计算机辅助药物设计理论及应用

胡建平　等　编著

U0252369

科学出版社
北　京

内 容 简 介

　　计算机辅助药物设计以化学和生物理论为基础，通过分子模拟、预测药物与靶点之间的分子识别，设计和优化先导化合物，在新药研发中发挥着不可或缺的作用。本书针对学生在计算机辅助药物设计学习过程中可能遇到的各种问题，介绍了数据库、定量构效关系、药效团、分子对接、虚拟筛选、同源模建、分子动力学模拟、自由能计算理论以及药物设计过程中常用软件和数值计算方法。本书覆盖全面，简单实用，加入了大量应用实例，穿插操作方法和技巧；每个章节自成体系，从易到难，层次分明。

　　本书不仅可以作为高等院校药学、计算化学、生物物理学及其他相关专业教材，也可以为科研院所教师、研究人员和研究生参考使用。

图书在版编目（CIP）数据

计算机辅助药物设计理论及应用/胡建平等编著. —北京：科学出版社，2019.4（2022.8重印）

ISBN 978-7-03-058530-1

Ⅰ.①计… Ⅱ.①胡… Ⅲ.①药物—计算机辅助设计—高等学校—教材 Ⅳ.①R914.2—39

中国版本图书馆 CIP 数据核字（2018）第 186688 号

责任编辑：郑述方 ／ 责任校对：彭　映
责任印制：罗　科 ／ 封面设计：墨创文化

科学出版社 出版

北京东黄城根北街 16 号
邮政编码：100717
http://www.sciencep.com

成都锦瑞印刷有限责任公司印刷
科学出版社发行　各地新华书店经销

*

2019 年 4 月第 一 版　开本：787×1092　1/16
2022 年 8 月第三次印刷　印张：23 1/2　插页：2
字数：570 000

定价：98.00 元
（如有印装质量问题，我社负责调换）

编委会主任简介

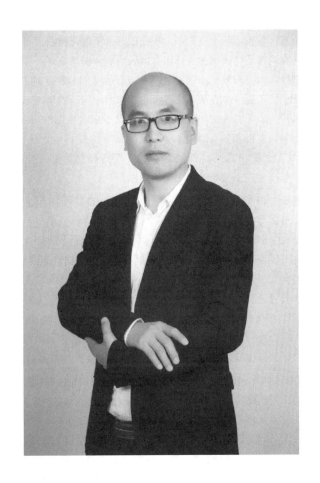

　　胡建平，1978 年生，湖南永州人，博士，教授，药物化学硕士生导师，四川省学术和技术带头人后备人选，成都大学学术带头人。1999 年毕业于吉林大学生命科学学院生物制药专业；2008 年毕业于北京工业大学生命科学与生物工程学院生物医学工程专业，获得北京工业大学优秀博士学位论文奖（排名第 3，获奖率＜8%），指导老师是王存新教授。2013 年 6 月作为学术带头人调入成都大学药学与生物工程学院工作。2015 年 3 月～2016 年 3 月在美国匹兹堡大学药学院做访问学者。从 2000 年至今，一直从事基于化学和生物信息学的分子模拟研究。目前的研究方向为药物靶点－配体的相互作用以及计算机辅助药物设计，筛选和生物活性评价等。主讲课程有药物合成反应、药物设计学、制药工艺学、计算机辅助药物分子设计、生物信息学和计算机在化学中应用等。截至 2019 年 3 月，在国内外期刊及会议上发表学术论文 105 篇，SCI 检索论文 60 篇，其中第一作者及通讯作者 SCI 检索论文 42 篇，引用 500 余次；主编教材 2 部，参编 2 部；主持完成 2 项国家级、2 项省部级和 10 余项市厅级课题。目前是"药食同源植物资源开发四川省高校重点实验室"的主要成员。

编委会副主任简介

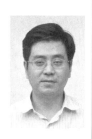

苟小军，教授，硕士生导师，现任成都大学四川抗菌素工业研究所所长，成都大学药食同源植物资源开发四川省高校重点实验室主任，担任四川省科技青年联合会理事，四川省分析测试协会环境与食品安全专委会副主任委员，全国生化检测标准化技术委员会委员，成都市科学技术顾问团特聘专家，四川省第九批学术和技术带头人后备人选，成都市特殊津贴专家。长期从事糖生物化学相关的研究。历年来，主持和参与国家和省部级项目近 20 项；出版专著 3 部；发表论文 130 余篇(SCI 收录 28 篇)；制定国家标准 1 项；获发明专利 18 项，申报 5 项；获四川省科学技术进步奖等省部级奖励 9 项。

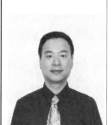

石虎兵，1977 年生，教授，博士生导师，2007 年毕业于清华大学，获得博士学位；后在美国加州大学洛杉矶分校从事肿瘤分子靶向治疗及耐药性机理研究。2015 年入选国家"青年千人"计划。2016 年成为国家"十三五"重点研发计划"精准医学研究"项目负责人。主要利用高通量交叉组学技术，从事以 MAPK 分子靶向和 PD-1-PD-L1 免疫检测点抑制的精准个体化治疗机理研究。研究期间共发表研究论文 20 篇，影响因子共计 358.2，被引用 4620 次，撰写专著 1 部，以第一作者或共同第一作者身份共发表论文 9 篇，包括：*Nature*，*Cell*，*Cancer Cell*，*Nature Communications*，*Cancer Discovery*，*Blood*，*Cancer Research*，影响因子共计 186.8，被引用 2970 次。

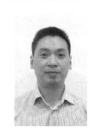

唐典勇，1978 年生，博士，重庆文理学院创新靶向药物国际研究院教授，硕士生导师，创新靶向药物重庆市工程实验室副主任，四川省学术和技术带头人后备人选。主要从事药物设计和催化反应理论研究，主持国家自然科学基金面上项目 1 项，主持和主研完成 10 余项国家级科研项目。主持、参与了省级教改和质量工程项目 5 项，出版教材 2 部。近年来发表 SCI 研究论文 70 余篇，其中包括在 *Nano Letters*、*ACS Catalysis*、*Journal of Physical Chemistry Letters* 等国际著名科技期刊上发表论文 20 余篇。

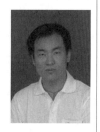

常珊，1982 年生，湖南岳阳人，博士，教授，硕士生导师，美国密苏里大学哥伦比亚分校博士后，现任江苏理工学院生物信息与医药工程研究所所长，江苏省生物信息学专业委员会委员。主要研究方向：生物信息学和智能计算方法。在国内外期刊及会议上发表学术论文 70 余篇，被 SCI 检索 40 余篇，引用超过 400 次，H 指数为 12，获得软件著作权 11 项，主持国家自然科学基金等各类项目十余项。获广东省首批优秀青年教师，广东省第八批"千百十"人才省级培养对象，江苏省"六大人才高峰"和江苏省"双创博士"。

编委（按姓氏汉语拼音排序）简介

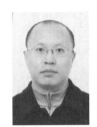

安海龙，博士，教授，博士生导师，河北工业大学元光学者特聘教授。河北省政府特殊津贴专家，河北省学科评议组成员，天津市五一劳动奖章获得者。获得河北省杰出青年科学基金资助，入选河北省高校"百名优秀人才创新支持计划"和河北省"三三三人才工程"三层次人选。现任河北工业大学国家大学科技园管理中心副主任兼科学技术研究院副院长，生物物理学研究所常务副所长。河北省物理学会、天津市物理学会理事，*Scientific Reports* 编委，*PLOS ONE*、《中国物理快报》《北京工业大学学报》审稿人。主要研究领域为离子通道结构与功能关系、离子通道与重大疾病以及离子通道靶向药物分子设计。发表学术论文 50 余篇，被 SCI 收录 40 余篇（总影响因子：126.41，被引用 200 余次）。主持、承担国家级、省部级项目 18 项。获得河北省优秀博士论文奖、河北省自然科学二等奖（第二名）、三等奖（第四名）各 1 项。

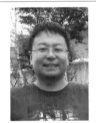

高雪峰，副教授，1977 年 2 月生，1999 年 6 月毕业于吉林大学生物化学专业。2000 年 9 月～2005 年 6 月就读于吉林大学理论化学研究所，并获得博士学位。2006 年 3 月起在吉林大学生命科学学院工作，为高年级本科生及研究生讲授生物信息学理论。近年来主要从事酶的结构和功能以及代谢物组学研究，发表第一责任作者 SCI 收录文章 20 余篇，并主持翻译了 D. R. 韦斯特海德等的《生物信息学》先导版。

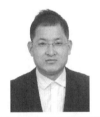

龚新奇，博士，中国人民大学数学科学研究院 PI，Tenure-track 副教授，从事计算生物学和生物数学的教学科研工作。已经发表 SCI 学术论文 30 余篇，其中计算方法和生物应用各占一半，发表的杂志包括 *Nature*、*Science*、*PNAS*、*Cell Research* 和 *Proteins* 等顶级学术刊物，论文被 SCI 引用次数已超过 500 次。

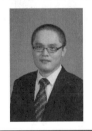

郭锋彪，电子科技大学教授，博导，教育部新世纪优秀人才。中国细胞生物学会功能基因组信息学与系统生物学专委会委员，中国运筹学会计算系统生物学专委会委员，中国生物物理学会生物信息学分会理事。*Scientific Reports* 编委，SCI 刊物 *Current Bioinformatics* 编委。至今已在 *Molecular Biology and Evolution*、*Nucleic Acids Research*、*Briefings in Bioinformatics*、*Bioinformatics* 等杂志发表 SCI 论文数十篇，被引用 1000 余次。2001 年至今一直围绕微生物基因组展开生物信息学的研究工作。

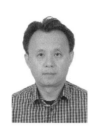

何杨，四川大学华西医院研究员。四川大学理学学士、中科院成都生物所硕士、德国奥斯纳布吕克大学生物有机化学博士、德国马克斯普朗克学会斯图加特智能体系研究所博士后。研究方向为核酸化学，围绕核苷与核酸相关化合物的设计、合成、生物活性以及在纳米生物医学材料和分子示踪剂方面的应用。曾完成德国科学基金项目（平行链 DNA），参与欧盟第七框架项目（抗病毒核苷类似物），主持并参与多项国家自然科学基金项目与省市科研项目。申请国家发明专利 16 项，已获得授权 9 项，PCT 国际专利 5 项，美国专利 1 项，总计发表 SCI 论文 40 余篇。

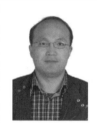

焦雄，博士，教授，2007 年博士毕业于北京工业大学生命科学与生物工程学院。目前主要从事细胞分子生物力学研究、生物大分子的计算机模拟、蛋白质结构功能关系研究、蛋白质氨基酸网络的计算分析等。主持一项国家自然科学基金面上项目，一项博士后科学基金特别资助项目，一项博士后基金面上项目，一项山西省青年基金项目。近年来在国内外核心期刊以及学术会议发表论文 20 余篇。2010 年作为主要参与人获得山西省科学技术奖（自然科学类）二等奖，2012 年当选山西省高等学校优秀青年学术带头人。

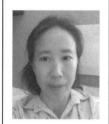

李春华，北京工业大学生命学院教授，博士生导师。2003 年博士毕业，获全国百篇优秀博士学位论文提名奖，导师王存新教授。目前从事蛋白质－配体相互作用、生物大分子变构和药物设计方面的研究。曾在美国密歇根大学 Yang Zhang 实验室访学一年。已入选北京市优秀人才培养计划和北京市科技新星计划。主持国家自然科学基金项目 4 项和北京市自然科学基金项目 2 项等，参加国家自然科学基金重大项目子课题、科技部国际科技合作交流项目（中意）。近年来，在国内外核心学术期刊，如 *Proteins*，*Physical Review E*，*Biophysical J*，*the Journal of Chemical Physics*，*Journal of Physical Chemistry* 等上发表学术论文 70 余篇。

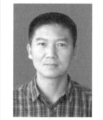

卢本卓，中国科学院数学与系统科学研究院"百人计划"研究员。中国仿真学会集成微系统建模与仿真专业委员会副主任委员。2002 年毕业于中国科技大学，获得分子生物与生物化学博士。2003～2008 年分别在美国加州大学圣地亚哥分校及霍华德休斯医学研究所做博士后和研究人员。从事计算化学/生物/器件/数学的交叉研究。在生物分子静电和电扩散过程模型、计算方法和软件方面取得了系统的、有国际影响的成果。担任几个国际国内期刊编委/编委顾问。

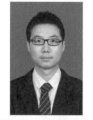

罗亚飞，理学硕士，四川乐山人。2013 年毕业于乐山师范学院化学学院，同年考取西南大学物理化学专业硕士研究生。2016 年 7 月进入重庆文理学院创新靶向药物国际研究院工作至今。主要从事 OLED 磷光材料分子设计及光失活机制、表界面催化反应、计算机辅助设计方面的理论研究。目前发表 SCI 论文 15 余篇。

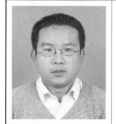

苏计国，博士，教授，2000 年本科毕业于兰州大学金属物理专业，2011 年获北京工业大学生物医学工程专业博士学位。目前在燕山大学理学院应用物理系任教，主要从事蛋白质折叠和结构－功能关系研究，基于物理学理论，发表了多个有效的理论模型和方法，成功用于蛋白质折叠机理、蛋白质变构效应以及功能位点识别研究。发表 SCI 论文 40 余篇，主持国家自然科学基金 2 项，荣获首批"河北省青年拔尖人才"称号。

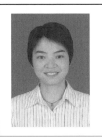

田元新，女，南方医科大学药学院副教授，主要从事计算机辅助药物设计的教学科研。博士毕业于中山大学分析化学专业。2014 年获国家留学基金委资助，赴新加坡国立大学药学系访学一年。主持和参与多项各级课题，在 *Journal of Chemical Information and Modeling*、*Journal of Physical Chemistry*、*European Journal of Medicinal Chemistry* 等杂志上发表论文 10 余篇，授权专利多项。主持药物设计学教学改革项目，获南方医科大学 2017 年度教学成果二等奖。

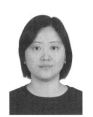

万华，女，1978 年生，副教授，硕士生导师。2003 年 6 月于华南师范大学计算机专业获得硕士学位，2003 年 7 月加入华南农业大学数学与信息学院。科研方面目前主要从事分子模拟和机器学习等方面研究，在国内外期刊发表 SCI 论文十余篇。主持国家自然科学基金青年基金 1 项、广东省科技计划项目 1 项、国家自然科学基金委员会－广东省政府联合基金(第二期)超级计算科学应用研究专项资助 1 项、国家星火计划引导项目 1 项。2013 年被列为"华南农业大学青年骨干教师"。教学方面获得第六届华南农业大学校级青年教师教学观摩比赛二等奖，主持华南农业大学校级教改项目 1 项，院级教改项目 1 项。

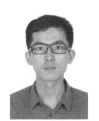

许磊，山东临朐人，博士，江苏理工学院/生物信息与医药工程研究所副教授，硕士研究生导师。2013 年在苏州大学获得博士学位，随后在浙江大学从事两年博士后研究，2016 年获得江苏省高校自然科学成果三等奖 1 项(医药类，1/3)，2017 年入选江苏省高校"青蓝工程"优秀青年骨干教师培养对象。2012 年至今在 *Advanced Drug Delivery Reviews*、*Journal of Medicinal Chemistry*、*Drug Discovery Today*、*Journal of Chemical Information and Modeling* 等国外著名期刊发表 SCI 论文 20 余篇，引用超过 500 次。长期从事计算机辅助药物分子设计方法学、生物信息学和应用研究。

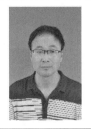

张大为，1985 年生，中国医学科学院北京协和医学院博士。目前工作于江苏理工学院生物信息与医药工程研究所，硕士研究生导师，研究方向：基于蛋白－蛋白相互作用的抗艾滋病小分子抑制剂的发现；老药新用在抗病毒领域的研究；基于噬菌体展示库的多肽或抗体药物发现。已在 *Scientific Reports*、*Analytical Biochemistry*、《药学学报》等国内外杂志上发表学术论文 20 余篇，近 5 年承担国家自然科学基金 1 项，参与 3 项；主持江苏省自然科学基金 1 项；获得江苏省"双创博士"(世界名校类〈创新〉)一项。

前　　言

随着人类基因组计划的完成，蛋白组学的迅猛发展，以及大量与人类疾病相关基因的发现，药物作用的靶标分子急剧增加。在计算机技术的推动下，计算机辅助药物设计的方法孕育而生，并在近几年取得了巨大的进展。计算机辅助药物设计是生命科学与计算机、药学、化学、物理、数学等全方位交叉的学科。主要研究内容包括研究靶点与药物的分子识别，靶点及药物的结构功能关系，先导化合物的发现及优化等。计算机辅助药物设计技术的飞速发展为生物医药业开辟了广阔的前景，极大地推动了新药研发的速度。因此，世界各国都把计算机辅助药物设计确定为未来科技发展的关键技术和开发新药的重要手段。

目前，有关计算机辅助药物设计的书籍较少，内容的编排不甚合理。各个高校的计算机辅助药物设计课程的内容侧重点不同，有的立足于基础理论，但晦涩难懂，初学者难以接受；有的侧重于实践操作，但没有深入地阐明基本原理；有的虽然理论与操作兼顾，但表述得不够详细。总之，课程的覆盖面、侧重点不统一，且缺少细节的阐述。计算机辅助药物设计教学必须与科研实践相结合。

本书主编从 2000 年硕士研究生开始涉足分子模拟和计算机辅助药物设计领域，针对国家重大需求与国际学术发展趋势，结合承担的一些国家级、省部级项目，获得了一系列研究成果。经与科学出版社协商，出版一本关于计算机辅助药物设计方面的技术指导性专著，希望对从事计算机化学、药物研发科研工作者、药物化学和药学相关专业低年级研究生有所帮助。实际上，在编写本书初稿后，我们用 PPT、讲义，对药学专业研究生进行了试用，取得了良好的教学和科研效果。

本书按照计算机辅助药物设计科学研究所需理论以及技术知识顺序而编排，总共分为四个部分，十个章节。第一部分是计算机辅助药物设计的知识背景和交叉学科基础，包括第一、二章，主要围绕药物研发、生命科学及药学基本理论、Linux 操作系统展开，内容涉及生物化学、药物化学、计算机科学等领域。该部分的主要负责人是苟小军，撰写人包括苟小军、石虎兵、郭锋彪和罗亚飞。第二部分给出了在药物设计研究中的常用数据库计算和软件，即第三章内容，详细介绍了药物小分子、靶点、生物学通路、毒理性质等数据库的使用流程，并详细讲述了 ChemDraw、PyMol、EndNote 等软件的操作方法。该部分主要负责人是唐典勇，撰写人包括唐典勇和高雪峰。第三部分是科学工作者必备的计算机辅助药物设计方法和内容，分布在本书第四、五、六、七、八、九章。知识点覆盖了计算化学、生物物理学、物理化学、药物化学和数学等学科，详细介绍了计算机辅助药物设计中的基本原理和软件模块，包括定量构效关系、药效团、分子对接、同源模建、分子动力学模拟、结合自由能、粗粒化模型、自由能曲面、聚类分析等。该部分负责人有胡建平和石虎兵，参与编写人员有：胡建平、石虎兵、安海龙、何杨、龚新奇、李春华、苏计国、焦雄、张大为、许磊、田元新、万华等。第四部分是药物设计常用的数值分析，涉及回归分析、ROC 曲线、贝叶斯分类等方法，主要是第十章内容。该部分负责人是常珊，撰写人有：常珊、卢本卓。

总之，本书内容编排新颖、语言简单易懂，每个章节彼此有一定联系，但也可独立学习。并且在介绍基本原理之后加入了已经发表在 SCI 杂志上的科研应用实例，具有严谨、实用、可操作和指导性等特点。本书由近二十位编者共同完成。本书的编者们均是科研第一线从事计算机辅助药物设计或计算化学的相关研究人员，对于他们在百忙之中完成本书的撰写并促成本书的出版表示深切的感谢。本书的应用实例得到了课题组老师梁立、刘嵬、何钢、甘亚和研究生杜文义、左柯、孙歆、严潇、吴志祥、谢涛、段怀川、罗青的帮助，在本书的编写过程中他们共同参与查阅文献和相关书籍，在此谨对他们的付出一并表示衷心的感谢。

本书的出版得到了成都大学 2016 年教材建设项目、成都大学 2017 年研究生教育教学改革项目（cdjgy2017036）、国家"十三五"重点研发计划"精准医学研究"项目（No. 2016YFC0906000）、国家自然科学基金（No. 11247018，31600591）、四川省科技厅国际合作项目（2016HH0012）、四川省科技厅项目（2015JY0117）、四川省教育厅重点项目（17ZA0194，17ZA0092）、四川省中医药管理局中医药科研专项（2018KF006）、成都市科技局项目（2016-XT00-00023-GX）、乐山市科技局项目（14GZD022）、四川省抗生素研究和再评价重点实验室项目（ARRLKF17-11）、四川省天然产物化学小分子催化重点实验室项目（No. TRCWYXFZCH 2016015，TRCWYXFZCH2016014）、NSFC-广东联合基金（第二期）超级计算科学应用研究专项、江苏省六大人才高峰资助项目（2016-XYDXXJS-020）、江苏省产学研前瞻资助项目（BY2016030-06）等的大力支持，在此表示感谢。

随着生物技术和计算机技术的快速发展，有关新药研发的信息层出不穷，各类计算机辅助药物设计方面的文献报道推动着本课程的发展，这也给该门课程的教学和研究提出了更高的要求。由于我们的水平有限，且时间紧迫，本书存在一些纰漏在所难免，请广大读者见谅。如果您有什么宝贵的意见或建议，请您发邮件至 hjpcdu@163.com。

胡建平
2018 年 2 月于成都大学

目　录

第一章　绪　论

药物设计是新药研究的中心环节，是人工预建可与机体重要功能分子(蛋白质、核酸、酶、离子通道等)发生作用的化学物质的过程。具体来说，药物分子设计是依据生物化学、酶学、分子生物学、遗传学等生命科学的研究成果，针对这些基础研究中所揭示的药物作用靶位，再参考其内源性配体或天然底物的化学结构特征设计合理的药物分子[1]。近年来，生命科学和计算机科学的进展，使药物分子设计趋于定向化和合理化[2]。

基于配体与受体间相互作用原理的不断完善，出现了开发新药的新方法——计算机辅助药物设计(computer aided drug design，CADD)[3]，该方法以计算机为工具，利用有关药物及其生物大分子靶标的结构知识，通过理论模拟、计算和预测，来指导和辅助新型药物分子的设计和发现[4]。随着计算机化学、分子图形学、X 射线晶体衍射、多维核磁共振以及各种分子模拟技术的发展，计算机辅助药物设计已渐渐成为药物化学家研究的热点。

CADD 是一个多学科互相渗透的新兴研究领域。在 CADD 过程中，首先利用晶体学确定受体部位以及药物和靶点之间的相互关系，并利用计算机图形学和分子模拟技术来分析这些相互关系的全过程，设计出符合要求的新化合物分子，最后利用化学或生物合成的方法得到这些活性化合物。

第一节　新药开发的基本途径和方法

一、新药研发到上市的主要流程

药物研发从无到有再到最后上市的流程主要包括四个阶段：临床前研究、Ⅰ～Ⅲ期临床研究、药物批准上市、Ⅳ 期临床研究。在临床前研究中，首先需要确认药物的作用靶点，这是所有工作的开始；随后进行化合物的合成，包括新化合物合成和现有化合物的改造和优化，不是所有合成出来的化合物都能有理想的活性，在这个阶段需要通过生物实验手段筛选出初步有活性的先导化合物用作备选；继续进行先导化合物的改造和优化，得到活性更高的化合物；评估药物的药理活性、安全性与毒性、药物的吸收、分布、代谢和排泄情况；最后是制剂开发设计。临床前研究一般耗时 4～6 年。

临床研究包括临床Ⅰ期研究，其间将新药第一次用于健康人体以研究新药性质的试验，得到药代动力学信息；临床Ⅱ期给药于少数病人志愿者，然后重新评价药物的药代动力学和排泄情况，对新药的有效性和安全性作出初步评价；临床Ⅲ期中将试验药物用于更大范围的病人志愿者身上，进行扩大的多中心临床试验，进一步评价药物的有效性和耐受性(或安全性)。临床研究耗时一般为 6～7 年。完成临床Ⅰ、Ⅱ、Ⅲ期研究后，药物被批准上市，审批手续大约耗时 0.5 年。药物上市之后，还要长期进行药物上市后监测（即临床Ⅳ期研究），主要关注药物在大范围人群应用后的疗效和不良反应监测。从图 1-1 可以看出，从新药开发到上市，历时 12 年左右，其中有一个较为重要的阶段：先导化合物的发现和优化。而计算机辅助药物设计的主要任务就是提供一种先导化合物发现与优化的策略，能有效缩短获取候选化合物的时间（节约 2～3 年），降低药物研发成本。

综上，创新药物研发具有周期长、费用高的特征。一般而言，从疾病靶标（target）的确定、先导化合物的发现、临床前药理学、药物代谢动力学（pharmacokinetics）及安全性评价研究到药物成功上市，一般需要花费 10～15 年。一般来说，研发一种新药的平均费用为 13 亿美元[5]。对于药物企业而言，提高研发效率、降低研发成本、缩短新药发现和早期开发时间是保持市场竞争实力的关键[6]。

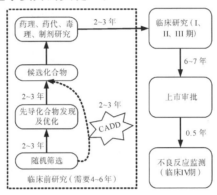

图 1-1　新药开发的基本流程

二、先导化合物的发现

先导化合物又称原形物，是通过各种途径或方法得到的具有某种生物活性的化学实体。先导化合物未必是可使用的优良药物，可能由于药效不强、特异性不高或毒性较大等缺点，不能直接药用，但作为新的结构类型，可对其进行进一步的结构修饰和改造，即先导化合物的优化。先导化合物的发现是创新药物研究的关键环节之一。先导化合物通常是通过合理的药物设计、组合化学、高通量筛选、虚拟筛选等方法来发现，或是药物化学专家将来源于天然产物或微生物代谢物中的化学成分提取出来，应用各种动物模型进行筛选，从中发现的新的功能性化合物。

先导化合物的主要来源有几个途径，第一个途径为天然产物：从动物、植物、微生物以及海洋生物体内分离出具有生物活性的物质，是先导物甚至是药物的主要来源。青蒿素是我国学者屠呦呦在 1971 年自黄花蒿中分离出的倍半萜类化合物，具有强效抗疟作用。经醚化得蒿甲醚，毒性比青蒿素低，对疟原虫有较强的杀灭作用。二氢青蒿素进行酯化得青蒿素琥珀酸酯，可制成粉针静注，适用于抢救脑疟和危重昏迷的疟疾病人。基于此，2015 年 10 月，屠呦呦获得诺贝尔生理学或医学奖。图 1-2 给出了青蒿素系列化合物的结构。

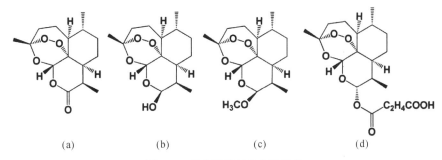

图 1-2　青蒿素系列化合物结构

(a)青蒿素；(b)二氢青蒿素；(c)蒿甲醚；(d)青蒿素琥珀酸酯

另外，紫杉醇别名泰素、紫素、特素，化学名称 $5\beta,20$-环氧-$1,2\alpha,4,7\beta,10\beta,13\alpha$-六羟基紫杉烷-11-烯-9-酮-4,10-二乙酸酯-2-苯甲酸酯-13[(2'R，3'S)-N-苯甲酰-3-苯基异丝氨酸酯]，分子量 853.92，分子式 $C_{47}H_{51}NO_{14}$。紫杉醇能促进微管聚合和稳定已聚合的微管，能使细胞分裂停止于有丝分裂期，阻断细胞的正常分裂。紫杉醇主要适用于卵巢癌和乳腺癌，对肺癌、大肠癌、黑色素瘤、头颈部癌、淋巴瘤、脑瘤也有一定疗效。紫杉醇最初就是从国家一级保护植物紫杉(又叫红豆杉)的皮、根、枝叶中提炼出来的(结构式详见图 1-3)。

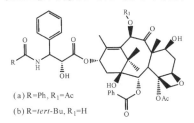

(a) R=Ph, R₁=Ac

(b) R=tert-Bu, R₁=H

图 1-3　紫杉醇系列化合物结构

(a)紫杉醇；(b)多西紫杉醇

第二个途径是以现有药物作为先导物，比如异丙嗪、氯丙嗪；可以由药物副作用发现先导化合物，再比如治疗糖尿病的药物磺胺异丙噻二唑、甲苯磺丁脲等；可以通过药物代谢研究得到先导物，比如保泰松和羟基保泰松。还可以以现有突破性药物作先导，比如基于西咪替丁研发出"me too"药物，雷尼替丁和法莫替丁等。相关分子结构式见图 1-4。

第三个途径是用活性内源性物质作先导化合物，比如抗肿瘤药氟尿嘧啶，其内源性活性物质为尿嘧啶；以及基于炎症介质 5-羟色胺为先导化合物研发出抗炎药吲哚美辛等。相关分子结构式见图 1-5。

第四个途径为利用组合化学和高通量筛选(high throughput screening，HTS)得到先导化合物。具体来说，由于组合化学技术的发展，化合物的合成速度显著提高，能够更多更快地发现先导化合物或功能性化合物，对于创新药物研究是一项挑战，也是缩短新药发现时间的关键。高通量筛选技术采用自动化的操作系统，可以进行大规模的化合物筛选，但是这种方法筛选设备复杂，需要培养大量的靶酶或靶细胞，阳性率低，并且需要大量资金支持，因此仅仅采用高通量筛选的方法寻找先导化合物成本高，效率低。随着计算机技术的更新以及大数据技术的发展，应用虚拟筛选策略发现先导化合物逐渐成为主流。这种策略通过各种算法对大量化合物库进行搜索来获得有功能的化合物分子，其中应用分子对

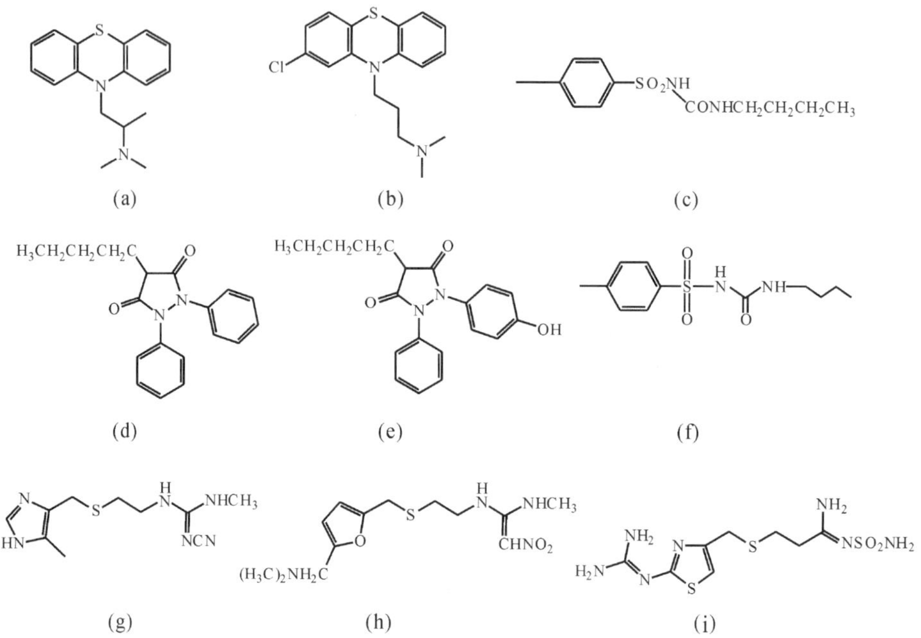

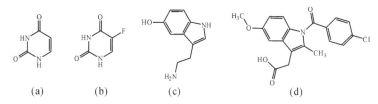

图 1-4　基于药物代谢得到的先导化合物相关分子

(a)异丙嗪；(b)氯丙嗪；(c)磺胺异丙噻二唑；(d)保泰松；(e)羟基保泰松；(f)甲苯磺丁脲；

(g)西咪替丁；(h)雷尼替丁；(i)法莫替丁

图 1-5　基于活性内源性物质得到先导化合物

(a)尿嘧啶；(b)氟尿嘧啶；(c)5-羟色胺；(d)吲哚美辛

接方法进行药物或功能化合物发现是一项有效的筛选技术，该技术通过计算的方法将靶蛋白和小分子化合物进行一对一的对接，从大量的化合物库中筛选出与靶蛋白有作用的小分子，从而发现先导化合物。与高通量筛选相比，虚拟筛选方法可以富集活性化合物，降低筛选成本，提高药物筛选的可行性，因此应用虚拟筛选技术进行药物发现已成为新药发现的重要方法。

　　一直以来我们国家发展新药的口号是"以仿为主，仿创结合"。真正由我国自己研制的全新结构药物寥寥无几。但随着我国药品专利法的实施和进入 WTO，必须尽快完成由仿制向创新的转轨。面临创新药物研究方面人才缺乏、资金不足、技术理论储备不够的困境，药学工作者肩上的担子很重，我们也正面临着严峻的挑战。

三、先导化合物的优化

　　先导化合物结构优化是新药研发的关键环节。由于先导化合物只提供一种具有特定药理作用的新结构类型，往往由于在药效学、药代动力学等方面的缺点而不能直接用于临床。因此，需要对先导化合物进行进一步化学结构改造或修饰，以期优化上述特性。生物电子等排取代是对先导化合物进行合理优化的有效策略之一。

1. 生物电子等排体

经典的生物电子等排体包括 Grimm 的氢化物取代规律及 Erlenmeyer 定义所限定的电子等排体。1925 年 Grimm 引入氢化物置换规律：从周期表第四主族起，任何一种元素的原子与一个或几个氢原子结合成的分子或分子团，就化学作用来说，可以当作假原子。化学性质类似于其临近的较高族元素[7]。

经典的生物电子等排体可分为：一价、二价、三价、四价及环等同体五种类型。一价生物电子等排体在药物先导化合物优化中的例子很多，主要包括—F 替代—H、—NH$_2$ 替代—OH、—SH 替代—OH 以及—F、—OH、—NH$_2$、—CH$_3$（Grimm 氢化物取代规律）之间的相互替换和—Cl、—Br、—SH、—OH（Erlenmeyer 对 Grimm 的氢化物取代规律的扩展）之间的相互替换等。如图 1-6 所示，抗雌激素药物他莫昔芬(a)苯环上的氢原子被甲基化取代后得到化合物(b)，随后在化合物(b)的基础上分别用生物电子等排体—OH、—Cl 取代。研究表明，化合物(b)、(c)和(d)对乳腺中的雌激素受体均有选择性作用[8]。

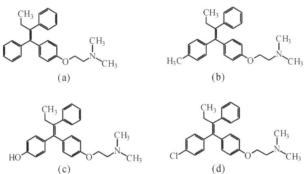

图 1-6 他莫昔芬系列化合物

(a)他莫昔芬；(b)甲基取代；(c)羟基取代；(d)氯取代

二价原子或基团相互替换经典的代表系列为—O—、—S—、—NH—以及—CH$_2$—等。在抗高血压药物的研究中，寻找可乐定的类似物，希望能增强对 I$_1$ 咪唑啉受体的选择性，降低对 α$_2$ 肾上腺素受体的活性，将可乐定中的—NH—用—O—替换，得到了新的先导化合物利美尼定，再将—O—用其他二价生物电子等排体—CH$_2$—替换，得到了吡咯啉衍生物，发展了一系列抗高血压药物(图 1-7)。

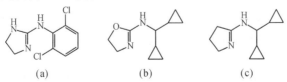

图 1-7 可乐定系列化合物

(a)可乐定；(b)利美尼定；(c)吡咯啉衍生物

在经典电子等排体的运用中，最成功的例子即为芳环中—CH═被—N═的替代。比如用吡啶环取代安替根中苯环得到强效抗组胺药(即新安替根，图 1-8)，这是由于吡啶氮原子上的孤对电子能与水形成氢键，增加药物的亲水性，从而增加了对抗组胺的活性。

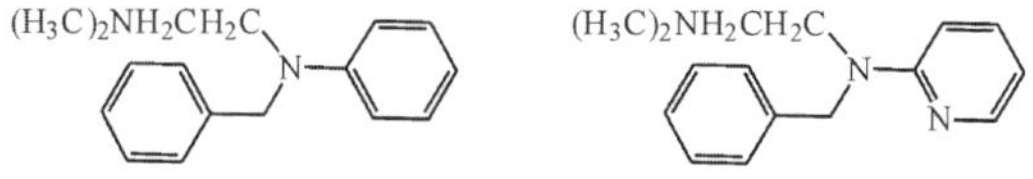

图 1-8　安替根类化合物

(a)安替根；(b)新安替根

四价取代中最常用的为季铵盐中氮原子与季碳原子的替换。比如肉毒碱的羟基被铵基替换产生的类似物，与其四价三甲基胺基团被其电子等排体叔丁基替换产生的新类似物(图 1-9)具有相似的活性。

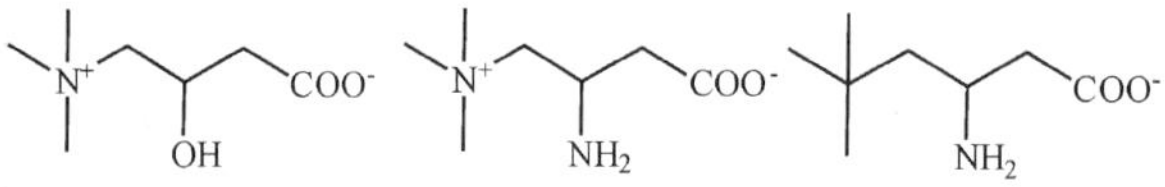

图 1-9　肉毒碱类化合物

(a)肉毒碱；(b)铵基取代的肉毒碱类似物；(c)叔丁基取代的肉毒碱类似物

在各类药物及先导化合物的改造和优化过程中，环系等价体的取代十分常见，而且成功率较高。最成功的例子之一为芳环中的—CH ＝CH—被—S—，以及—CH ＝被—N ＝替代。图 1-10 给出了较为经典的例子，即磺胺类抗菌药磺胺吡啶、磺胺噻唑及磺胺嘧啶的发展。

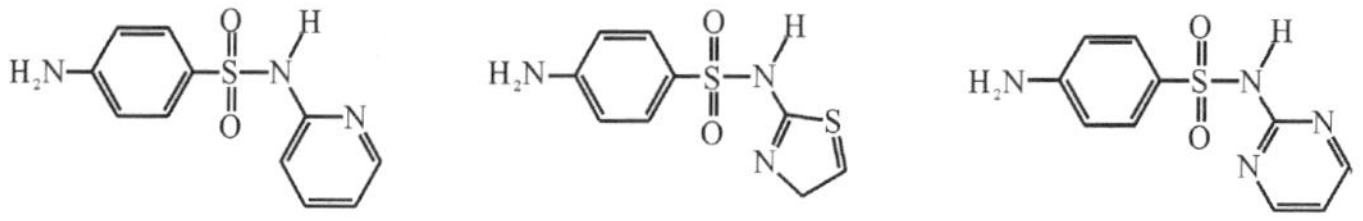

图 1-10　经典环等排体

(a)磺胺吡啶；(b)磺胺噻唑；(c)磺胺嘧啶

非经典的电子等排体不符合 Erlenmeyer 定义，但能产生相似或相拮抗的生理作用。不具备相同总数的外层电子，但在分子大小、分子形状、构象、电子分布、脂水分配系数、pK_a、化学反应活性、氢键形成能力等方面有相似性。这些参数不必全部相似，仅在某些重要参数上近似，并能产生相似的生物活性即可。比较有代表性的有：①基团反转，比如 R_1COOR_2 与 R_2COOR_1、R_1CONHR_2 与 R_2CONHR_1 等，均有相似的疏水性，这两种酯及酰胺的空间效应和电性效应亦较近似；②芳杂环替代，比如羧基的 pK_a 与四氮唑 pK_a 相近，二者互换产生相似或相抵抗的药理作用。图 1-11 给出了部分非经典的生物电子等排结构。

在"me too"药物的开发中，更是常常应用生物电子等排原理，设计新化合物。"me too"药物是指在已经发现的药物的结构基础上，通过官能团取代或侧链改变，使得活性、生物利用度等有所提高或者毒副作用有所降低，并能绕开专利保护的药物。"me too"药物有别于"仿制药"，其本质上属于化学创新药，但由于基本的母环骨架是建立在已有药物的基础上，在药物作用机理和结构上均非全新，与新化学实体(new chemical entities,

NCE)相比在创新性方面有些许逊色。由于"me too"药物的开发在前期投入较少、成功率较高、风险低、周期短，故其仍然是我国新药研发的重要途径之一。

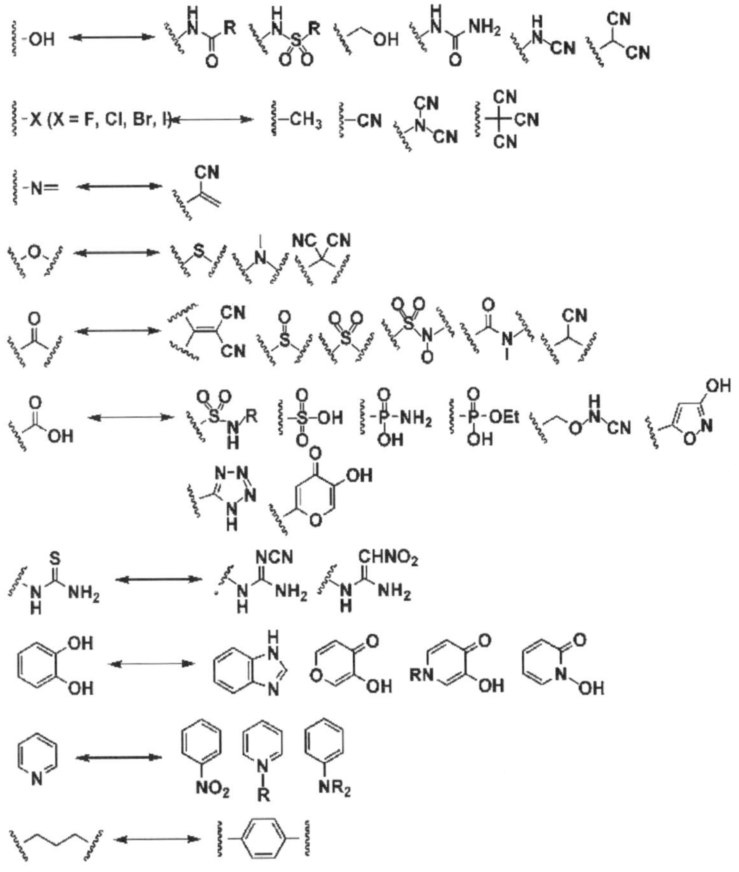

图 1-11　部分非经典的生物电子等排结构

值得一提的是，除了使用生物电子等排体原理进行先导化合物优化、做成前体药物和软药以外，系列先导化合物及药物的定量构效关系(quantitative structure-activity relationship，QSAR)以及分子对接等理论模拟研究结果，在先导化合物优化和设计领域日益变得重要。

2. 结构修饰的目的

先导化合物的改造主要是为了实现以下 4 个目的，具体为：①改变代谢途径，提高代谢稳定性；②降低潜在毒性；③改善水溶性；④改善血脑屏障通透性。

通过改变先导化合物的代谢途径可以改善化合物的药代动力学特性，延长药物在体内的作用时间，增强代谢稳定性，提高生物利用度。具体策略包括封闭代谢位点、降低脂溶性、骨架修饰、生物电子等排以及前药等。其中封闭代谢位点是提高先导化合物代谢稳定性最重要的结构改造策略之一。亲脂性化合物苯环对位的氢原子易被肝脏中的 P450 酶氧化得到 4-羟基代谢产物，该产物随即与体内的葡萄糖醛酸结合转化为极性更强、水溶性更好的化合物，通过胆汁和尿排出体外，是大多数化合物的主要代谢途径。通过在苯环的对位引入氟、氯、氰基等基团封闭此代谢位点，改变该类化合物的主要代谢途径，能够有效地提高先导化合物的代谢稳定性，详见图 1-12。另外，采用氘封闭代谢位点，也是提高化合物代谢稳定性的重要结构改造策略之一[9]。

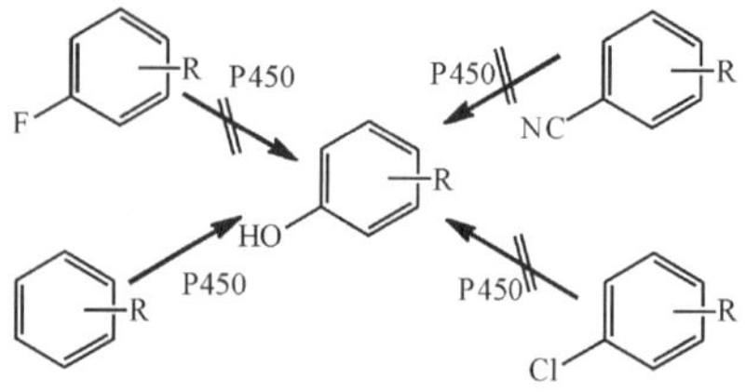

图 1-12　封闭代谢位点策略

　　药物特质性毒性反应能够引发严重的药物毒副作用甚至危及患者生命。含有警惕结构的药物在体内能够产生活性代谢物，这是药物发生特质性毒性反应的一个重要原因。优化药物分子中的警惕结构以及通过结构改造避免警惕结构产生活性代谢物，是药物早期研发中降低药物毒性风险的重要手段。降低药物毒性风险的结构改造策略，包括封闭代谢位点、改变代谢途径、降低警惕结构反应性、生物电子等排以及前药等。警惕结构是指本身对生物大分子无影响，但通过体内 I 相或 II 相代谢酶系催化可产生活性代谢物，进而引起毒性风险的官能团或结构片段。基于文献报道及美国食品药品监督管理局（U. S. Food and Drug Administration，FDA）文件，图 1-13 给出了药物中常见的警惕结构[9,10]。

　　水溶性是有机小分子药物极为重要的物理化学性质，也是小分子药物研发过程中的关键因素之一。药物水溶性的降低会带来一系列问题，主要包括以下几个方面：①较差的水溶性会降低化合物的暴露量，影响药效的发挥；②低水溶性会影响药物在体内的代谢；③水溶性差的药物为了达到药效往往需要增大给药剂量，这会造成药物在体内蓄积或产生结晶，增加了毒副作用的风险；④水溶性差的药物不易制成口服或静脉制剂，会造成后期研发投入的增加。所以，在药物研发的各个时期都应该注重对药物水溶性的关注。通过化学结构修饰改善水溶性的基本策略，包括成盐修饰、引入极性基团、降低脂溶性、构象优化、前药修饰等。

　　成盐是改善物理化学性质、提高成药性的重要手段之一[11]。常用的酸性阴离子有氯离子、硫酸根、溴离子、甲磺酸根、马来酸根、酒石酸根、乙酸根和磷酸根等；常用的碱性阳离子有 Na^+、Ca^{2+}、K^+、Zn^{2+}、Mg^{2+} 等。引入极性基团实际上是增加化合物的水合作用，促进溶解的热力学过程。一般来说，各种链状和环状的醇和胺也是常用的极性基团。

　　减少脂溶性基团是增加水溶性的另一种方法。特别是在化合物结构中含有数量较多或体积较大的芳香体系时，减少芳香环可以降低晶体中的分子堆积作用提高化合物的水溶性。另外，也常采用饱和环替代芳香环，利用破坏分子平面性的作用降低晶格能。一般来说，平面型分子特别是含有共轭芳香环的分子，由于分子之间紧密堆积和 π-π 作用，导致较难溶解。这时，可以通过化学修饰方法干扰分子的平面性，进而影响晶格能，增加化合物的溶解性。常有的策略：第一种为增加共轭体系间的位阻，干扰化合物的平面性；第二种为改变稠环体系的电性，干扰平面性。通过前药修饰提高化合物水溶性的策略主要有：磷酸盐修饰、氨基酸修饰、糖基化修饰、酰胺修饰、聚乙二醇修饰等。在图 1-14 中，伊立

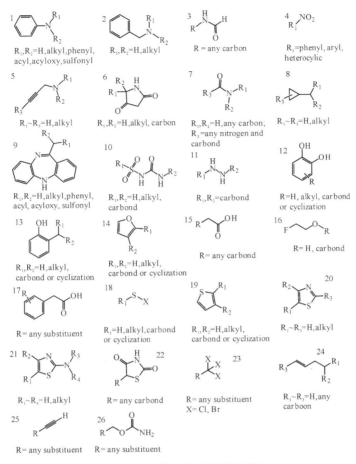

图 1-13 药物中常见的警惕结构

1~11、12~17、18~22、23~26 分别为氮原子、氧原子、硫原子和碳原子的警惕结构

替康(b)的水溶性为 20 mg·mL^{-1}，相比 10-羟基喜树碱(a)本身(水溶性为 2 μg·mL^{-1})提高了上万倍。从药代动力学参数看，药物的达峰浓度和暴露量分别提高了 30~40 倍。

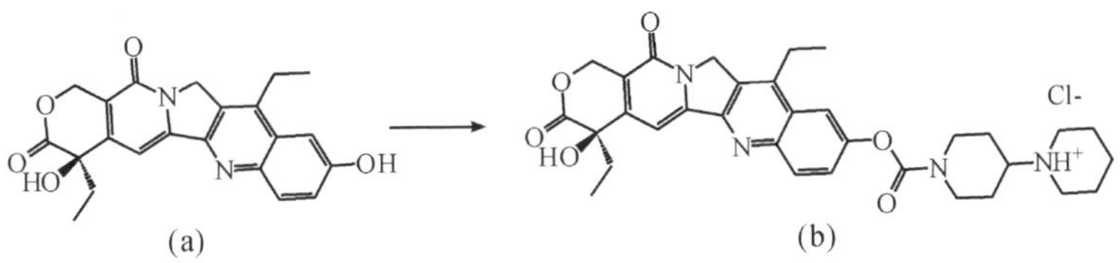

图 1-14 羧酸酯前药修饰

(a)10-羟基喜树碱；(b)伊立替康

血脑屏障(blood brain barrier，BBB)是人体的天然屏障，它在保护中枢神经系统免受外来物质干扰和伤害的同时，也阻碍了许多潜在的中枢神经系统药物进入中枢，增加了中枢神经系统药物研发的难度。旨在为中枢神经系统药物的优化提供思路，常用的几种改善化合物血脑屏障通透性的策略包括：增加脂溶性、减少氢键给体、简化分子、增加刚性、降低极性表面积、剔除羧基、前药策略、修饰为主动转运体底物及规避易被 P-糖蛋白识别的结构等[12]。比如，在图 1-15 中，化合物 URMC-099 是 Biofocus 公司报道的蛋白激酶 3(MLK3)抑制剂，可用于帕金森及伴随 HIV-1 的认知失调的治疗。在其研发中，通过降低

先导化合物(a)的分子极性表面积,而获得化合物 URMC-099(分子极性表面积 PSA 从 72 Å² 降低至 51 Å²),有效地增加了化合物的脑通透性[13]。

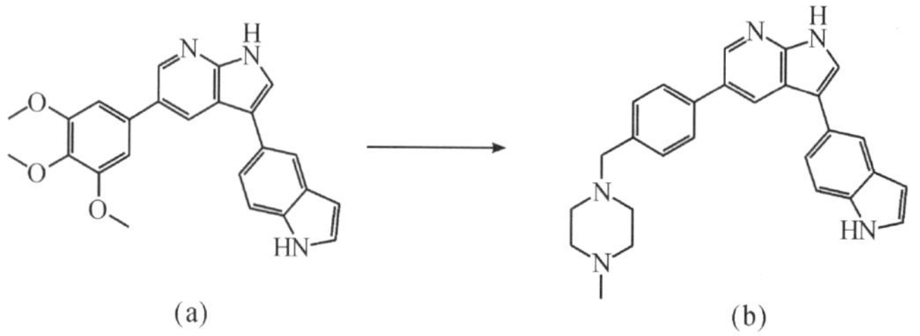

图 1-15　降低 MLK3 抑制剂的分子极性表面积
(a)MLK3 抑制剂先导化合物;(b)URMC-099

第二节　计算机辅助药物设计的常用研究方法

计算机辅助药物分子设计大致可分为直接药物设计(基于受体的药物设计)和间接药物设计(基于配体的药物设计)[14]。直接法是从已知受体的三维结构设计配体或药物分子,前提条件是受体的三维立体结构已知[15]。间接法则是从一系列作用于同一受体并显效的药物分子中找出共同的基本结构,据结构的相似性与性质的相似性之间的关系,推导出新的先导化合物。间接法的优点是绕开了确定受体立体结构这一难点。

一、直接药物设计

设计过程大体分为 3 步:①分析受体的构象,确定受体的活性区域,在活性区域搜索可能的结合位点;②寻找与受体结合位点相匹配的配体分子,得到候选化合物;③对候选化合物进行评价[16]。

对于已知 X 射线晶体或 NMR 结构的受体,用有关分子结构中原子的精确位置以及原子相互关系的信息,进行分子结构的模拟与能量优化[17,18],确定受体的结合位点空间形状和特征分布(电性、疏水性、氢键和范德瓦耳斯力等)。构象分析之后,从受体的三维结构出发,利用计算机找出结合位点(如氢键结合位点和疏水作用方式位点),按照结合部位对配体的互补性要求来设计先导化合物。

1. 受体构象分析与结合部位的确定

一般而言,药物是小分子,而作为受体的蛋白质等生物分子是大分子。配体小分子—生物大分子相互作用,要求立体互补性和化学互补性。配体与受体的结合部位包括识别位点、活性位点、变构区域以及一些必要的非功能区。在确定受体的结合部位之前必须知道受体的三维药效结构。

确定结合部位的一种常用方法是 GRID[19]。在这个方法中,将一个探针基团,如甲基或羧基,放在结合部位附近的空间格点中,按经验势能公式,计算探针与受体分子之间的作用能。根据每个格点的能量,找出热点就可以确定结合部位。

另外,还可以利用一些实验中总结的经验规则来确定结合位点。如通过分析小分子的晶体结构可以得到氢键参数，利用这些参数就可以确定受体的氢键结合位点。HSITE（LUDI 的一个模块）[20]就是用这种方法来确定结合部位，同时 HSITE 还利用其他一些规则确定疏水作用点和静电作用点。

2. 配体与受体的作用方式的确定

目前，大体有下列两类方法（即搜索法、构建法）可用于探索配体与受体的作用方式，以寻求合适的配体分子。

搜索法是依据受体结合位点的空间结构，在一个已知的小分子三维结构数据库中进行搜索，根据受体与配体的互补性要求（包括立体和电荷效应），找到具有特定三维结构的配体分子。例如，受体活性部位含有凹穴，则配体应有相应大小的突起；受体活性部位含有正电区，则配体一定含有负电区。在此方法中，完整的配体三维结构数据库显得十分重要。按结构信息来源不同，可将数据库分为实验结构数据库和计算数据库。X 射线衍射法和 NMR 技术均能提供完整小分子或大分子的三维结构信息。小分子大型晶体数据库有剑桥结构数据库（cambridge structural database，CSD），库中约含 13 万个有机化合物的结构信息。另外，还比较常用的小分子数据库有 ChEMBL、PubChem、Dictionary of Natural Products 等。

搜索实际上是一个复杂的多步骤过程，包括初筛、查询和柔性搜索。初筛主要是除去那些与受体结合部位所要求的特定三维结构根本不匹配的分子，减少进入下一步程序的分子数。查询主要是确定配体在空间与电荷之间的连接方式是否匹配。查询方法有：回溯法、划分松弛法和筛分法等。柔性搜索是指所要筛选的分子除满足三维结构匹配的基础上，还要满足三维空间柔性匹配。数据库中对每个分子不仅存储了一个低能构象，还会有其他一些构象。

构建法分为生长法和连接法。生长法是让分子碎片（即药物基团或原子）在受体结合点的空间区域内生长，通过逐个递增原子或基团，建筑配体分子，推导新的先导化合物。生长法是以原子为最小单位进行全新分子构造，具体做法是让多种原子随机在结合点的空间内以不同的键连接，得出不同的空间构型，比较各方面因素，取合理的设计结果。此法存在一定的缺点，首先是组合爆炸问题：原子随机组合，键的自由连接加上不同空间位置的组合，得到的分子数目会相当巨大；其次，各原子随机组合的结果未必具有化学合理性。连接法则是在受体结合空间的各个子区域内先找到与之匹配适合的基团或原子，再用合适的化学键将它们连接起来，形成全新的先导化合物。

3. 受体－配体复合物模型的确定

无论是搜索法还是构建法，能找到的适合配体分子会很多，必须要在它们之间进行比较，找出最佳的一个或几个配体分子进行后续的生物学实验。配体分子的筛选大多采用近似方法来处理，通常是计算受体－配体范德瓦耳斯作用力的非键作用项，以结合能量作为判据。原则上最好是能计算受体－配体结合的自由能变化，并由此计算结合常数，但对分子量很大的分子而言，计算自由能变化目前还很困难，对这方面的研究还须更深入才能有所突破。该领域内常用的应用软件多为 Kuntz 等设计的 DOCK 程序。

DOCK 操作包括以下 3 个步骤：①结合部位的模拟，这一部分包括受体的构象分析、结合部位的确定；②将已知配体或模拟配体引入结合部位，这一部分工作完成了如上所述的搜索过程或构建过程；③比较所有可能的结合方式，找出其中作用能量最低的一对作为配体和受体作用的模型。

二、间接药物设计

直接法虽取得了一定的成绩，但目前已知结构的受体数目还不多，许多受体蛋白因难以结晶而不能通过 X 射线衍射方法测定结构。多维 NMR 技术还仅限分子量为 4 万以下的蛋白质的结构测定[21]。因此，只好在一系列与同一受体作用，并具有相似生物效应的配体结构基础上进行研究，首先搜索各个配体的药效构象，然后按一定的规则进行构象重叠，求得在这一系列配体中重叠构象的共同部分，反推受体结合部位的大致情况。在间接药物设计方法中，比较常用的策略有药效团模型和定量构效关系。

1. 药效团模型

G. R. Marshall 等提出了活性类似物方法（active analogue approach，AAA），通过对作用在相同受体上的一系列化合物结构进行分析，推导出共同的药效三维结构图形，即药效团。主要步骤为：①通过构象分析构建出各配体分子的三维结构，精简配体结构，把能代表整个配体系列共同结构特征和它们之间重要不同点的原子或原子团简化，设定一组共同的关键药效原子或基团，构成药效基团模型；②用若干个分子内两点间距离来描述配体的药效基团，对作用在同一受体上的一系列配体计算出各药效原子间的距离；③利用分子结构与性质信息表做出分子能量优化图；④比较各配体的分子能量优化图，寻找一种对各配体都适合的结合模型，即候选分子的药效基团距离；⑤根据以上确定的药效基团和它们之间的距离，通过化学键的连接得到全新配体。如果得到的配体不止一个，可以利用结合能参数搜寻结合能最低的结合模式，计算出结合能，即可预测新配体的生物活性。

活性类似物方法推测药效构象时，常采用限制性系统搜寻法，即对一组化合物中活性最高的进行非限制性系统搜寻，把它的构象空间作为下一个活性较高的化合物构象搜寻限制条件，如此进行，化合物的药效构象空间变得越来越窄，最后停留在某一很小的区域内。

2. 定量构效关系

比较分子场分析法（comparative molecular field analysis，CoMFA）是由 RD Cramer 等提出的。CoMFA 的基本假设为：配体和受体结合时静电作用和立体效应是发生相互作用的根本原因。作用于同一受体的一系列药物分子，它们与受体之间的相互作用的力场应该有一定的相似性。这样，在不了解受体三维结构的情况下，研究药物分子周围力场分布，把它们与药物分子的生物活性联系起来，就可以推测出受体的某些性质及预测一些新化合类似物的活性。

CoMFA 研究方法的主要步骤为：①计算被研究化合物的优势构象；②叠合被研究化合物构象；③设计一个三维的网格，其空间大小应能容纳所有的被研究化合物的重叠构象；④以一个探针原子在网格中以一定的步长移动（通常为 2 Å）；⑤用偏最小二乘法（partial least square，PLS）确定可区分被研究化合物活性的最少网格点，以立体排斥能、静电势、疏水性相互作用表示，得出 3D-QSAR；⑥用得出的 3D-QSAR 来预测未知化合物的活性，指导下一步的合成，并通过生物活性验证 3D-QSAR 的正确。若不正确则重复④、⑤步骤。

其他间接药物设计方法还有椭圆算法、排它体积分析、三维静电势类比及距离和电荷分析（distance and charge analysis，DISCA）等。

三、虚拟筛选

1. 虚拟筛选的两个重要问题

在虚拟筛选中，有两个较为重要的科学问题需要考虑：①用什么方法来虚拟筛选？②如何构建小分子数据库？一般来说，虚拟筛选有两种策略，即：a. 基于药效团模型的虚拟筛选；b. 基于分子对接方法的虚拟筛选。基于药效团模型的虚拟筛选充分考虑了活性小分子的三维结构特征，而基于分子对接方法的虚拟筛选则充分考虑了受体靶点的空间结构以及小分子配体与受体之间的分子识别细节。在实际操作中，往往是联合使用两种筛选策略来对小分子数据库进行筛选。

在确立了虚拟筛选策略之后，一般要首先证明筛选策略的可靠性。验证策略常用步骤为：首先构建针对该靶点已有实验报道，具有相互作用的小分子数据库；其次将这些数据库与其他数据库融合，将已有的筛选策略用于该混合数据库，通过分子对接的打分排序或者药效团模型有效筛选出个性化小分子数据库的小分子，则证明在虚拟筛选中，受体构象适合虚拟筛选，药效团模型可靠，分子对接策略也较为合理。

2. 个性化小分子数据库的创建

合理的小分子化合物数据库是进行虚拟药物筛选的前提和基础，主要作用有：①用于证明虚拟筛选的靶点构象是否合理，其能否用于虚拟筛选；②建立 2D 及 3D-QSAR 方程，分析药物活性与其结构之间的关系；③通过研究它们与受体的分子识别，能建立适合于受体－特异性配体分子对接的个性化打分函数，更加有效地从大型商业数据库中筛选出活性小分子。现存的小分子化合物数据库种类繁多、分类比较杂乱、小分子结构转化容易出错、大多数小分子化合物难以购买到。针对这些不足，有必要构建格式准确、有注释信息、与生物医学领域密切相关、可购买、适用于虚拟筛选的个性化三维小分子化合物数据库。

个性化数据库构建流程如图 1-16 所示。首先对于收集到的小分子用 ChemDraw 进行绘制，并将格式存为 PDB。收集的方法可以从现有的 ChEMBL、PubMed、PubChem 等知名小分子数据库中检索关键词，记录小分子的 IC_{50}、pK_a、K_i 等实验值信息，并记录文献的出处，也可以收集文献中报道的相关小分子信息。然后用 SYBYL 或 Discovery studio 将 PDB 格式转化为 MOL2 或 SDF 格式，最终转化为带上电荷、分子对接所能使用的 PDBQT 格式[22]。对收集到的小分子按照一定原则进行分类，尽管当前计算能力大大提高，但盲目地对所有小分子进行筛选会浪费大量时间和计算资源，因此有必要根据小分子的分子量、氢键给体、氢键受体、可旋转键数目、CLog$P$ 等性质将小分子进行个性化分类[23]，将分类的小分子存放于数据库中，比如 SYBYL 格式的 mdb 数据库文件和 Discovery studio 格式的 dsv 数据库文件，个性化小分子数据库的建立将有利于后续开展基于特定靶点或针对特定疾病的大规模虚拟筛选。

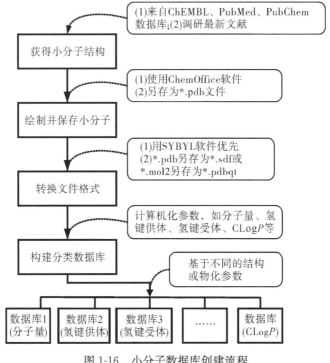

图 1-16　小分子数据库创建流程

目前，可以基于 ZINC 数据库、国内中医药资料库等多个数据库，个性化创建各种类型的小分子化合物数据库，比如先导化合物库、类药化合物库、中草药成分库、多样性化合物库、上市药物库、片段库、农药库、天然产物库等。

第三节　计算机辅助药物设计的常用软件

一、SYBYL 简介

SYBYL 是目前最全面的药物与分子设计专业工具之一，该软件由美国 Tripos 公司商业发行。截至目前，世界上最大的 20 家大型制药公司都已经购买了 Tripos 的软件作品。药物设计软件 SYBYL 主要由基础软件和应用软件组成。

基础软件包括分子建模的基础模块和工具，可以实现分子结构搭建、优化、比较、结构和相关数据的可视化、注释、硬拷贝、抓屏以及多种分子力场的研究。具体来说包括：完整的计算化学和分子模拟环境、分子表面及其性质的计算和高级的可视化工具、分子结构及动力学研究和可视化工具、探索化合物的构象性质、计算分子表面积和体积性质等 5 个部分。应用软件部分包括一套完整的计算化学应用程序，它简化和加速了先导化合物的发现和候选药物的开发。具体来说包括：构效关系和 ADME 研究、药效团分析与分子叠合、分子对接和虚拟筛选、全新药物分子设计、结构生物学和生物信息学、组合化学库设计、化学信息学、补充技术。主要的模块架构如图 1-17 所示。

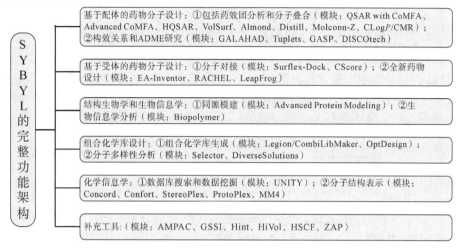

图 1-17 SYBYL 软件的完整功能架构

在图 1-17 中，常见的计算模块分为 35 个，具体为：QSAR with CoMFA——建立 3D-QSAR 模型；Advanced CoMFA——优化和增强 3D-QSAR 模型；HQSAR——实现自动的 QSAR 分析；VolSurf——预测化合物的吸收、代谢、分布性质；Almond——快速计算和使用不依赖于叠合的分子描述符；Distill——确定和显示构效关系；Molconn-Z——计算用于 QSAR/QSPR 模型的描述符以产生化学解释性强的结果；CLog$P$/CMR——计算分子的脂水分配系数及分子摩尔折射率；GALAHAD——快速生成高质量的药效团和分子叠合结果；Tuplets——基于药效团的虚拟筛选工具；GASP——采用全构象柔性搜索法生成药效团模型；DISCOtech——基于优化构象的药效团搜索；Surflex-Dock——分子对接和虚拟筛选；CScore——配体－受体亲和力的一致性评分函数；EA-Inventor——从头药物设计引擎；RACHEL——先导化合物的高级优化工具；LeapFrog——基于片段生长的全新药物设计方法；Biopolymer——预测、搭建、显示和分析大分子三维结构；Advanced Protein Modeling——通过序列比对发现同源蛋白质，从蛋白质序列出发搭建三维结构；Legion/CombiLibMaker——构建虚拟组合化学库；OptDesign——设计和编辑组合库；Selector——化合物库的表征和采样；DiverseSolutions——化合物库的设计、比较和选择；UNITY——强大的数据库搜索；Concord——三维结构快速、准确的生成；Confort——分子多样性好、能量低的构象的集合生成；StereoPLex——化合物立体化学多样性的拓展；ProtoPlex——化合物的前体和互变异构体的快速生成；MM4——应用分子力学对分子结构和能量的精确计算；AMPAC——使用半经验量子力学方法快速计算过渡态和光谱性质；GSSI——通过考虑溶质－溶剂相互作用对溶液相性质进行模拟；Hint——非键相互作用能的计算和显示；HiVol——大容量数据集的分析与筛选；HSCF——半经验分子轨道信息服务器；ZAP——静电相互作用的快速、稳定、精确的模拟。

二、DS 简介

Discovery Studio(简称 DS)，基于 Windows/Linux 系统和个人电脑、面向生命科学领

域的新一代分子建模和模拟环境。DS 是全球最大的科学计算软件提供商 BIOVIA 公司在生命科学领域的核心产品，Discovery Studio 是一款综合性应用于生命科学预测领域的软件，集成了目前分子模拟领域的各种经典、先进算法及高质量的图形界面，在计算生物学和药物设计领域都有着广泛的应用。

DS 目前的主要功能包括：蛋白质的表征（包括蛋白－蛋白相互作用）、同源建模、分子力学计算和分子动力学模拟、基于结构药物设计工具（包括配体－蛋白质相互作用、全新药物设计和分子对接）、基于小分子的药物设计工具（包括定量构效关系、药效团、数据库筛选、ADMET）和组合库的设计与分析等。主要的功能模块架构如图 1-18。

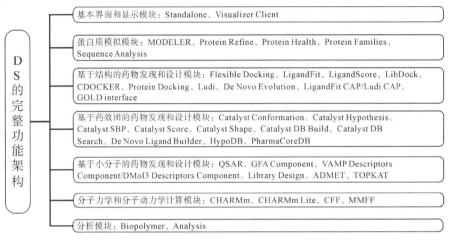

图 1-18　DS 软件的完整功能架构

在图 1-18 中，常见的计算模块分为 39 个，具体为：Standalone——用于操作分子的可视化界面；Visualizer Client——与远程服务器相连时的客户端可视化界面；MODEL-ER——蛋白质模型的同源模建；Protein Refine——利用 CHARMm 对模建蛋白进行侧链和 loop 区的优化；Protein Health——蛋白质三维结构合理性评价；Protein Families——分析序列和残基的保守性；Sequence Analysis——序列比对；Flexible Docking——配体－受体双柔性对接；LigandFit——快速地将小分子化合物对接到生物大分子的活性位点中；LigandScore——评价受体－配体间的相互作用的打分函数；LibDock——快速的分子对接程序，适合虚拟筛选；CDOCKER——基于 CHARMm 的柔性分子对接；Protein Doc-king——蛋白－蛋白复合物结构预测；Ludi——全新配体设计，发现新的具有潜在活性的化合物；De Novo Evolution——在一定分子骨架的基础上发现与受体结合位点结构和化学特征互补的全新小分子；LigandFit CAP/Ludi CAP——提供了超过 65000 种可购买获得的分子结构；GOLD interface——GOLD 程序的接口；Catalyst Conformation——构象模型生成；Catalyst Hypothesis——基于化合物结构生成药效团；Catalyst SBP——基于受体结构产生精准的药效团模型；Catalyst Score——用于分子和药效团之间的比较和叠合；Catalyst Shape——用一个特定化合物的形状作模板，确定可能与此模板具有相似形状的化合物，该程序是对药效团搜寻方法的有效补充；Catalyst DB Build——管理化合物三维结构数据库；Catalyst DB Search——基于药效团的数据库搜索；De Novo Ligand Build-er——药效团指导的全新配体构建工具；HypoDB——药效团数据库；PharmaCoreDB——

中国自己的药效团数据库；QSAR——定量构效关系；GFA Component——遗传算法建模；VAMP Descriptors Component/DMol3 Descriptors Component——用半经验量子力学程序 VAMP 及 DFT 量子力学程序 DMol3 进行化合物性质描述符计算；Library Design——组合化学库的构建和分析；ADMET——从化学结构预测吸收、分布、代谢、排泄和毒理性质；TOPKAT——化合物毒理性质预测；CHARMm——分子动力学程序；CHARMm Lite——预测配体与受体亲和力；CFF——高级 II 类力场；MMFF——来自从头算和实验数据的第二类力场；Biopolymer——模型搭建以及静电势分析；Analysis——结果分析和显示。

三、MOE 简介

MOE(molecular operating environment)是加拿大化学计算集团公司开发的针对分子模拟及计算机辅助药物设计的综合软件系统，在化学和生物制药领域有广泛的应用。MOE 可以安装在多种平台上，包括 Windows、Linux、Solaris、AIX、HP、Sun、SGI、OSX 等系统的各种版本，并且能够保证在所有系统下操作的一致性。它还提供 server-client 运行方式，可提供给多个不同操作系统的客户同时使用。此外，它还支持并行运算。MOE 主要有 4 个部分的应用，具体为：①分子建模和模拟；②化学定量构效关系，高通量筛选和组合化学；③蛋白质建模和三维生物信息学；④基于结构的药物设计。

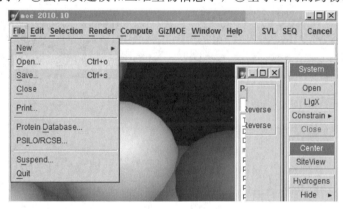

图 1-19　MOE2010 软件的操作界面

具体来说，第一部分包括分子力学和分子动力学计算、静电势能计算、构象搜索、分子对比等；第二部分包括分子描述符计算、QSAR 模型构建、库设计、库分析和三维药效团检索等；第三部分包括连接蛋白质数据库、同源检索、序列比对、蛋白及抗体的同源模建、蛋白结构分析和旋转异构体分析器等；第四部分包括蛋白质表面分析、配体活性位点搜索、接触统计学、受体－配体相互作用模式图、分子对接、蛋白质－配体相互作用指纹图谱、多碎片搜索、3D 配体生成器和骨架置换等。图 1-19 给出了 MOE2010 版的操作界面。

四、Schrödinger 简介

薛定谔(Schrödinger)是药物发现的完整软件包，能提供药物发现的完整解决方案。它

可以实现高通量虚拟筛选、精确分子对接、药效团和 3D-QSAR、全新药物设计、QM/MM 分子模拟、生物大分子(包括蛋白、核酸及多糖等)同源模建、ADME 性质预测和化学信息学分析等 7 个方面的研究工作。

最主要的模块有：分子对接 Glide、图形显示界面 Maestro、蛋白质结构预测 Prime、受体－配体结合自由能预测 Liaison、蛋白活性位点确定 SiteMap、小分子数据库创建 CombiGlide、预测 pK_a 的 Epik、力场模建 MacroModel、QM/MM 计算程序 Qsite、药效团模建 Phase、构建统计模型 Strike、ADME 预测 QikProp、分子 2D 到 3D 的转换 LigPrep、X 射线晶体结构精修 PrimeX、初步量化计算 Jaguar 等。图 1-20 给出了 Schrödinger 软件的操作界面。

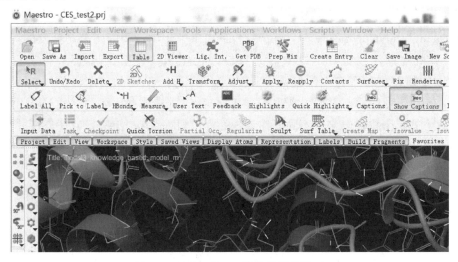

图 1-20　Schrödinger 软件的操作界面

五、药物设计相关的常用软件

除了上述最为主流的 4 个药物分子设计软件之外，其他一些与药物设计相关的软件也常被国内外药物公司和科研课题组所采用，其中包括 InsightII、Pipeline Pilot 等。

InsightII 三维图形环境软件由 Accelrys 公司开发，集成了从生物分子结构功能研究到基于药物靶点设计的全套工具，是生物学家从事理论研究和具体实验方案设计的助手。InsightII 包括六大主要模块：①核心模块及图形界面(InsightII LS——图形操作界面)；②结构模型构建(Sketcher——帮助用户构建分子结构)；③能量计算(Discover——分子力学计算、CHARMm——哈佛大学开发的分子力学计算工具、CFF——具有量子力学尺度的第二类力场、DeCipher——分子稳定性分析)；④生物大分子结构模建与性质分析(Biopolymer——构建和调整生物大分子的结构、Homology——蛋白质同源模建、Modeler——自动的蛋白质建模、Profiles-3D——蛋白质反向折叠的结构预测、SeqFold——基于序列的相似性和结构的相似性寻找同源序列、DelPhi——分子表面静电势分析、Binding Site Analysis——寻找蛋白质的活性位点)；⑤基于靶标结构的药物设计(Affinity——分子对接程序、Ludi——全新配体设计、MCSS——配体结合部位分析和表征、Search/Compare——生成及比较不同分子的构象特征)；⑥核磁共振结构测定(NMR

Refine DGII——根据 NMR 数据计算和评价生物大分子三维结构)。

Pipeline Pilot(PP)是美国 Accelrys 公司旗下用于信息整合和流程定制的软件,特别适合药物设计者、化学信息学者和药物化学家从事药物开发。与药物设计较为相关的是 Chemistry 模块,主要内容包括:计算化合物的理化性质、标准化和处理分子结构、分子指纹的介绍和使用、化合物的相似性搜索、化合物的聚类分析、分子筛选(子结构、类药性、HTS 筛选)、组合化学库设计(通过化学反应和 R 基团方法)、生成 SAR 表、识别化合物的 MCSS(最大公共子结构)、利用生物等电子体进行先导化合物优化、枚举化合物的互变异构体和立体化合物结构等。

第四节　近年来 CADD 在药物设计中的应用实例

一、应用实例

李国栋等[24]联合使用密度泛函理论(density functional theory,DFT)、分子力学和统计学等方法对 22 个具有抗人体乳腺癌活性的 6-异位-5,8-O-二甲基乙酰紫草素类衍生物进行 2D-QSAR 研究,同时运用 CoMSIA 方法进行 3D-QSAR 研究。从电子效应的角度深入又详细地解释了两种具有杂环原子化合物的活性差别原因。近期 QSAR 研究的相关体系还有:丙型肝炎病毒 NS5A 抑制剂[25]、炔基苯氧乙酸类 CRTH2 拮抗剂[26]、噻吩并[3,2-d]嘧啶-6-甲酰胺类 SIRT1-3 抑制剂[27]、用于治疗患者疼痛的 N-甲基-D-天冬氨酸受体拮抗剂[28]、基于新型氨基酸描述符 SVICE 的肽类药物设计[29]、基于 19 种卤代苯分子的量子化学参数对黑头呆鱼的毒性进行有效预测[30]等。

常美佳等[31]联合使用分子对接、CoMFA 和 CoMSIA 方法,研究了 2,4-噻唑烷二酮类醛糖还原酶抑制剂结构与活性之间的关系。研究结果揭示抑制剂与醛糖还原酶之间的相互作用以及影响醛糖还原酶抑制剂活性的化合物的结构特征。二芳基苯胺衍生物是一种具有良好外部预测能力和稳定性的强效抗 HIV 药物。仝建波等[32]通过三维定量构效关系研究了药物结构和活性之间的关系,并采用分子对接分析了二芳基苯胺衍生物与 HIV-1 逆转录酶之间的相互作用。对接结果表明小分子与大分子的氨基酸残基 LYS101 可以形成氢键。近期还有一系列采用 3D-QSAR 和分子对接策略来研究先导化合物的结构功能关系的研究,研究体系涉及 2,3-羟基白桦酸衍生物的抗肿瘤作用[33]、来曲唑类和阿那曲唑类衍生物与芳香化酶的作用模式和识别机制[34]、新型高效 B-Raf 抗癌抑制剂与 B-Raf 激酶的识别和开发设计[35];噻吩并嘧啶类表皮生长因子受体抑制剂的 QSAR 模型及其与表皮生长因子受体的相互作用[36]等。

基于 41 个 HDAC2 苯甲酸氨类抑制剂分子建立了 3D-QSAR 模型,随后建立了药效团模型,并对 NCI 数据库进行了抑制剂的虚拟筛选,再将筛选得到的分子与 HDAC2 进行分子对接,研究获得 18 个潜在的 HDAC2 新型抑制剂[37]。近期涉及药效团及虚拟筛选的研究体系有:基于他克林的乙酰胆碱酯酶抑制剂的 3D-QSAR 研究及虚拟筛选[38];胡建平等[39]从活性及非活性大麻素 CB2 受体,非活性 CB$_2$-反向激动剂 SR144528 和活性 CB$_2$-激动剂 WIN55,212-2 复合物模型出发,基于它们的识别模式,建立药效团,对 NCI 进行了药物筛选，找到了2个具有新型结构的先导化合物，而且还发现，从非活性 CB_2 筛选得到的主要是反向激动剂，而从活性 CB_2 发现了一个中性拮抗剂。最后，通过一些 cAMP 实验验证了模拟结果。

药物设计研究中，常用到的分子模拟策略，除了 2D/3D-QSAR、分子对接、药效团构建及虚拟筛选以外，同源模建受体分子和分子动力学模拟也是两个十分必要的研究手段。细胞周期蛋白依赖性激酶 1 的异常表达会导致 G2 期的停滞及多种肿瘤的发生，张青青等[40]以细胞分裂调控蛋白 2 的同源体为模板，同源模建了 CDK1 的结构，并与靛玉红类小分子抑制剂进行分子对接。分别运用 3 种叠合方法进行分子叠合，并在此基础上采用 SYBYL 7.1 中的 CoMFA 模块及 DS 3.0 中的 3D-QSAR 模块分别建立了 3D-QSAR 模型。蒙延娟等[41]采用分子对接和分子动力学模拟方法研究植物雌激素类化合物与雌激素受体的相互作用机制，对接结果表明，雌激素受体活性位点的疏水和氢键作用是影响植物雌激素化合物活性的主要原因，植物雌激素类化合物主要与氨基酸残基 Glu353、Arg394、His524 和 Leu525 之间形成氢键。然后以对接后的分子构象进行分子结构叠合，结合 CoMFA 和 CoMSIA 方法建立了 3D-QSAR 模型。

二、计算机辅助药物分子设计的发展方向

从 20 世纪 80 年代中期开始，药物分子设计应用于创新药物先导结构的发现和优化。主要原因是基于 3 个领域研究的突破性进展：①结构生物学的发展，使得一些靶标生物大分子的功能被阐明，三维结构被测定；②计算机科学的发展，出现了功能先进的图形工作站，极大地提高了计算和数据分析的速度和精度；③发展了许多药物分子的设计方法，如基于生物大分子三维结构的分子对接方法和基于药物小分子的三维定量构效关系分析方法和数据库搜寻方法等。

从 20 世纪 90 年代开始，众多分子模拟和计算机辅助药物分子设计软件得到开发，并开始被一些药物研发团队和药物公司所采用，在众多新药成功上市方面起着较为重要的辅助作用。迄今，国内外利用计算机辅助药物分子设计工具取得了一些显著成绩。具体来说，计算机辅助药物设计方法依靠超大型计算机的计算能力进行药物筛选、分子设计改造、建立基因图谱等。比如在药物设计方面，结合虚拟高通量筛选、并行分子对接等策略能将药物先导化合物的发现缩短在 2 年以内。成立于 1999 年的美国 Locus Discovery Inc.(LDI)公司专注于为大型制药公司设计先导化合物，并取得了较大的成功。比如，LDI 仅用两年时间，即得到了具有促进血红细胞生长功能的小分子化合物和高活性的抗 HIV 分子。美国结构生物信息公司利用高通量虚拟筛选方法为国际上众多大型制药公司设计了一系列先导化合物，在药物设计和新先导化合物发现研究领域处于国际领先地位。英国的普塞利克分子设计有限公司发展了高通量虚拟筛选方法 DockCrunch，目前正用此方法针对雌激素受体筛选一百多万个化合物的数据库。

当前大型制药公司在研发上面的投入主要集中在 7 个领域：生物信息学、高通量筛选、合理药物设计、组合化学、基因组学、蛋白质组学、化学信息学。前 3 个领域都属于小分子药物设计范畴，也从另一方面反映了药物设计的发展趋势以及在创新药物研究的重要地位。

参考文献

[1]李伟章，恽榴红. 药物研究的有效途径：组合化学与合理药物设计相结合[J]. 药学学报，1998，33
  (9)：710—716.

[2]李利华，赵蔡斌，闵锁田，等. 基于配体—受体理论的计算机辅助药物分子设计方法及应用[J]. 西
  北药学杂志，2007，22(5)：282—285.

[3]许志宏，周家驹，杨章远，等. 计算机化学的发展和前沿[J]. 中国科学院院刊，1992，1：11—16.

[4]陈安进，石杰. 计算机辅助药物设计中用于建模的计算方法研究进展[J]. 中国海洋大学学报，2005，
  35(3)：407—411.

[5]Mullard A. 2013 FDA drug approvals[J]. Nature Reviews Drug Discovery，2014，13(2)：85—89.

[6]袁丽，杨悦. 国际创新药物研发现状及未来发展趋势[J]. 中国新药杂志，2013，22(18)：2120
  —2125.

[7]徐文芳. 药物设计学[M]. 2版. 北京：人民卫生出版社，2012.

[8]崔永梅，南发俊. 生物电子等排原理在药物先导化合物优化中的应用[J]. 生命科学，2006，18(2)：
  161—167.

[9]王江，柳红. 先导化合物结构优化策略(一)——改变代谢途径提高代谢稳定性[J]. 药学学报，2013，
  48(10)：1521—1531.

[10]刘海龙，王江，林岱宗，等. 先导化合物结构优化策略(二)——结构修饰降低潜在毒性[J]. 药学学
  报，2014，49(1)：1—5.

[11]栗增，王江，周宇，等. 先导化合物结构优化策略(三)——通过化学修饰改善水溶性[J]. 药学学
  报，2014，49(9)：1238—1247.

[12]洪玉，周宇，王江，等. 先导化合物结构优化策略(四)——改善化合物的血脑屏障通透性[J]. 药学
  学报，2014，49(6)：789—799.

[13]Goodfellow V S，Loweth C J，Ravula S B，et al. Discovery，synthesis and characterization of an o-
  rally bioavailable，brain penetrant inhibitor of mixed lineage kinase 3[J]. Journal of Medicinal Chemis-
  try，2013，56：8032—8048.

[14]王礼琛，刘春河. 计算机在药物合成中的应用[J]. 药学进展，1998，22(4)：236—240.

[15]Kuntz I D，Blaney J M，Oatley S J，et al. A geometric approach to macromolecular ligand
  interactions[J]. Journal of Molecular Biology，1982，161：260—288.

[16]骆兆文，来鲁华. 基于蛋白质结构的药物分子设计[J]. 国外医学药学分册，1995，22(6)：331
  —335.

[17]Andre I，Putaux J L，Mazeau K，et al. NMR and molecular modeling of sophorose in solution[J].
  New Journal of Chemistry，1995，19(3)：331—339.

[18]Bergamini J F，Boisset C，Mazeau K，et al. Conformational behavior of oligo-galactomannan chains
  inferred from NMR spectroscopy and molecular modeling[J]. New Journal of Chemistry，1995，19
  (1)：115—122.

[19]Verlinde C L，Hol W G. Structure-based drug design：progress，results and challenges[J].
  Structure，1994，8(4)：467—475.

[20]Bohm H J. The computer program LUDI：a new method for the denovo design of enzyme inhibitors
  [J]. Journal of Comput-aided Molecular Design，1992，6(1)：61—78.

[21]稽汝运，曾繁星，唐赟，等. 根据受体结构进行药物设计研究[J]. 化学研究与应用，1999，11(6)：
  591—597.

[22]James C A，Vandermeersch T，Hutchison G R，et al. Open babel：an open chemical toolbox[J]. Journal of Cheminformatics，2011，3(20)：1－14.

[23]Irwin J J，Shoichet B K. Zinc-a free database of commercially available compounds for virtual screening [J]. Journal of Chemical Information and Modeling，2005，45(1)：177－182.

[24]李国栋，彭发，陈兰美，等. 6-异位-5,8-O-二甲基乙酰紫草素衍生物的 2D/3D-QSAR 研究[J]. 化学研究与应用，2015，27(2)：113－121.

[25]孟令鑫，刘蒙蒙，王远强，等. 丙型肝炎病毒 NS5A 抑制剂的 3D-QSAR 研究[J]. 重庆理工大学学报(自然科学)，2015，29(5)：52－60.

[26]姚爽，舒茂，王远强，等. 炔基苯氧乙酸类 CRTH2 拮抗剂的 3D-QSAR 研究[J]. 免疫学杂志，2014，30(6)：539－549.

[27]丁雪垒，常自超，刘蒙蒙，等. 噻吩并[3,2-d]嘧啶-6-甲酰胺类 SIRT1-3 抑制剂的 3D-QSAR 模型建立及初步分析[J]. 免疫学杂志，2016，32(3)：250－256.

[28]于蕊，王娟，宰小丽，等. 四氢喹啉类 NMDA 受体拮抗剂的 3D-QSAR 研究[J]. 计算机与应用化学，2016，33(1)：80－84.

[29]仝建波，常佳，赵翔，等. 基于新型氨基酸描述符 SVICE 对肽类药物进行 QSAR 研究[J]. 分子科学学报，2014，30(4)：280－286.

[30]李珊珊，吴启勋. 卤代苯化合物的生物活性与分子结构的定量构效关系研究[J]. 陕西理工学院学报(自然科学版)，2014，30(1)：55－59.

[31]常美佳，罗盛，杨旭曙，等. 2,4-噻唑烷二酮类醛糖还原酶抑制剂的三维定量结构－活性关系及分子对接研究[J]. 南京师大学报(自然科学版)，2015，38(3)：31－40.

[32]仝建波，吴英纪，白敏. HIV-1 逆转录酶抑制剂的 3D-QSAR 和分子对接研究[J]. 陕西科技大学学报，2016，34(2)：134－138.

[33]张婷婷，毕毅，陈蒙蒙，等. 2,3-羟基白桦酸衍生物抗肿瘤作用的三维定量构效关系及分子对接模式探索研究[J]. 中国药学杂志，2014，49(14)：1200－1204.

[34]仝建波，赵翔，钟黎，等. 苯基吡咯类芳香化酶抑制剂的 3D-QSAR 及分子对接研究[J]. 分子科学学报，2014，30(5)：403－409.

[35]刘海春，卢帅，冉挺，等. 基于分子对接和 QSAR 方法预测 B-Raf II 型抑制剂活性[J]. 物理化学学报，2015，31(11)：2191－2206.

[36]王必武，文晓荣，舒茂，等. 噻吩并嘧啶类表皮生长因子受体抑制剂的三维定量构效关系及分子对接研究[J]. 中国新药杂志，2016，25(11)：1286－1292.

[37]齐娜，宋静林，相玉红，等. 苯甲酰氨类 HDAC2 抑制剂的 3D-QSAR 及虚拟筛选研究[J]. 计算机与应用化学，2014，31(5)：587－594.

[38]王文鹃，相玉红，宋佳，等. 基于他克林的乙酰胆碱酯酶抑制剂的 3D-QSAR 研究及虚拟筛选[J]. 化学研究与应用，2014，26(2)：241－249.

[39] Hu J P，Feng Z W，Ma S F，et al. Difference and influence of inactive and active states of cannabinoid receptor subtype CB_2：from conformation to drug discovery[J]. Journal of Chemical Information & Modeling，2016，56：1152－1163.

[40]张青青，姚其正，张生平，等. 靛玉红类 CDK1 抑制剂的同源模建、分子对接及 3D-QSAR 研究[J]. 物理化学学报，2014，30(2)：371－381.

[41]蒙延娟，易忠胜，艾芳婷，等. 基于对接的植物激素 3D-QSAR 和分子动力学模拟[J]. 环境化学，2014，33(6)：880－890.

（苟小军，石虎兵）

第二章 计算机辅助药物设计的相关基础

计算机辅助药物设计(computer aided drug design，CADD)是由数学、化学、药学及计算机科学等多学科交叉融合，逐渐发展成熟的新兴科研领域，现已成为新药研发中的重要技术手段[1]。通常情况下，利用计算机辅助药物分子设计，首先需要了解目标分子所针对的疾病类型、发病机制以及病理状态下的人体生化反应指标等；其次，根据病理生理状态下出现的某些异常生理生化反应确定治疗靶点，这些靶点多为功能明确的生物大分子；然后通过现代生物学技术，经表达、分离、纯化、结晶等多个步骤得到有关药物靶点的三维立体结构，并将其结构信息以特定的文件格式存储起来；之后再使用专业软件对文件进行读取、计算及统计分析，得出药物分子结合口袋的详细信息，指导药物分子设计；最后将设计得到的分子通过计算机模拟打分，并进行结构优化，优化完成后再打分，再优化，如此循环几轮后，可将最终结果用于指导实体化合物的合成以及后续药学研究。若无法获得生物大分子靶点的结构信息，也可通过计算分析已知有活性的药物结构特征，间接推测药物与靶点的结合方式，指导药物分子设计及化合物结构修饰。

由于CADD属于理论性研究，对于刚涉足这一领域的初学者而言，要求具备较为扎实的专业基础和较强的上机实践能力。为了方便后续各章节的理论学习和上机操作，本章将对CADD中涉及的基础学科的重要概念、原理等相关基础知识做简略介绍。

第一节 计算机辅助药物设计的生命科学基础

以生物化学、分子生物学、生理学、生物信息学及结构生物学等为代表的生命科学的理论及实验技术为疾病的病因学、发病学以及疾病转归等研究奠定了物质结构及功能基础。同时也在药物靶点的确证，新药作用机理的探寻等方面做出了巨大的贡献，是开展CADD研究的重要基础学科。

众所周知，药物进入人体后，需经过一系列的生理代谢流程抵达病灶处与相应的生物靶点发生相互作用，改变靶点的空间构象、自由能等理化参数，促使其原有生物学功能得到加强或减弱，从而体现药效。人体内药物的作用靶点主要分为四大类，即受体、酶、离子通道和核酸。据不完全统计[2]，目前已知人体内的药物靶点约500个，分布于各类靶细胞的膜上和胞浆中，其中受体类靶点数量最多，尤其是G蛋白耦联受体(G protein-coupled receptor，GPCR)；以受体为靶点的上市药物约占总体药物的52%，以酶为靶点的药物约占22%，以离子通道为靶点的药物约占6%，以核酸为靶点的药物约占3%。另有约17%的药物尚无清晰的作用靶点。

在这四类靶点中，受体、酶和离子通道的化学本质均为蛋白质。蛋白质和核酸的化学结构及生理功能是开展CADD研究的重要基础。

一、蛋白质

1. 蛋白质的元素组成

蛋白质作为生物体的重要组成物质之一，具有多种生物学功能。如：参与催化、免疫、凝血、肌收缩等动态生化反应；也行使构成结缔组织、骨基质，形成组织形态等结构功能。蛋白质在人体内分布广泛、种类繁多，但其元素组成大致相同：主要有碳(C)、氢(H)、氧(O)、氮(N)和硫(S)。某些蛋白质还含有磷(P)或金属元素，如：铁(Fe)、锌(Zn)、镁(Mg)、锰(Mn)、铜(Cu)等。这些金属元素多以离子形式存在于蛋白质内部，往往在蛋白质发挥生物学功能过程中起着关键作用，在进行分子模拟及药物设计时，应重点关注。

蛋白质是生物体内主要的含氮物质，尽管蛋白质的种类不同，但含氮量基本相同，平均约为 16%，因此可以根据式(2-1)估算蛋白质的大致含量。

$$N_s \times 6.25 \times 100 = P_s \text{ (g\%)} \tag{2-1}$$

式(2-1)中，N_s 表示每克样品的含氮量；P_s 表示 100 g 样品中的蛋白质含量。

2. 蛋白质的一级结构

人体内的蛋白质均由 20 种 L-α-氨基酸(除甘氨酸外)组成。根据氨基酸的结构和理化性质可将这 20 种氨基酸分成五大类：①非极性脂肪族氨基酸；②极性中性氨基酸；③芳香族氨基酸；④碱性氨基酸；⑤酸性氨基酸。

图 2-1 给出了 6 个非极性脂肪族氨基酸结构，分别为甘氨酸(glycine，Gly/G)、丙氨酸(alanine，Ala/A)、缬氨酸(valine，Val/V)、亮氨酸(leucine，Leu/L)、异亮氨酸(isoleucine，Ile/I)和脯氨酸(proline，Pro/P)。

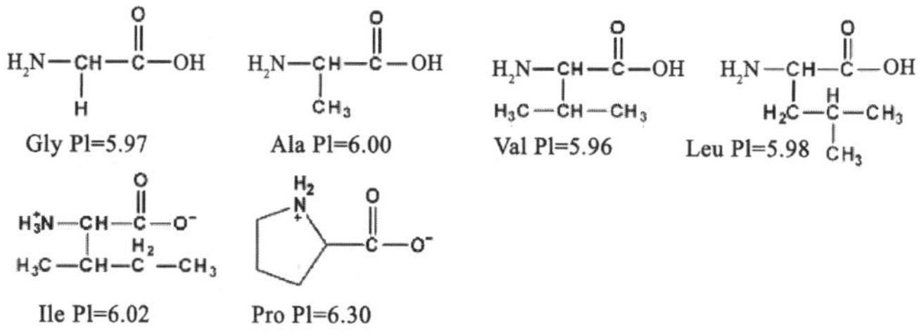

图 2-1 6 个非极性脂肪族氨基酸的结构

图 2-2 给出了 6 个极性中性氨基酸的结构，分别为丝氨酸(serine，Ser/S)、半胱氨酸(cysteine，Cys/C)、甲硫氨酸(methionine，Met/M)、天冬酰胺(asparagine，Asn/N)、苏氨酸(threonine，Thr/T)和谷氨酰胺(glutamine，Gln/Q)。

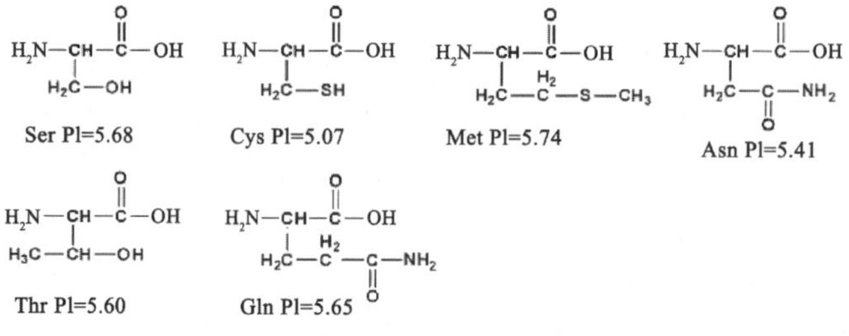

图 2-2 6 个极性中性氨基酸的结构

图 2-3 给出了 3 个芳香族氨基酸的结构，分别为苯丙氨酸（phenylalanine，Phe/F）、酪氨酸（tyrosine，Tyr/Y）和色氨酸（tryptophan，Trp/W）。

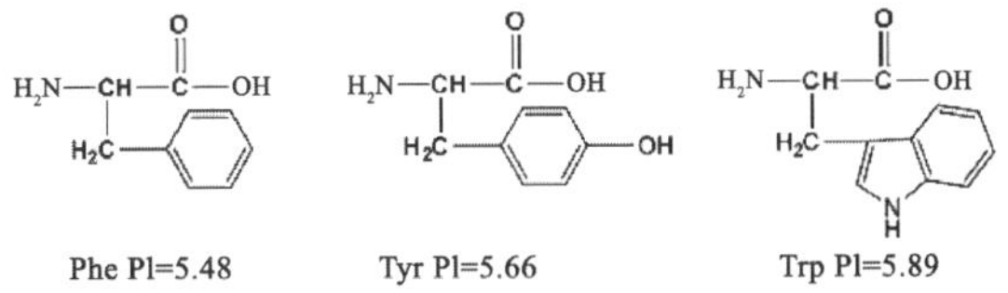

Phe PI=5.48　　　　Tyr PI=5.66　　　　Trp PI=5.89

图 2-3　3 个芳香族氨基酸的结构

图 2-4 给出了 3 个碱性和 2 个酸性氨基酸的结构，分别为精氨酸（arginine，Arg/R）、赖氨酸（lysine，Lys/K）、组氨酸（histidine，His/H）和天冬氨酸（aspartic acid，Asp/D）、谷氨酸（glutamic acid，Glu/E）。

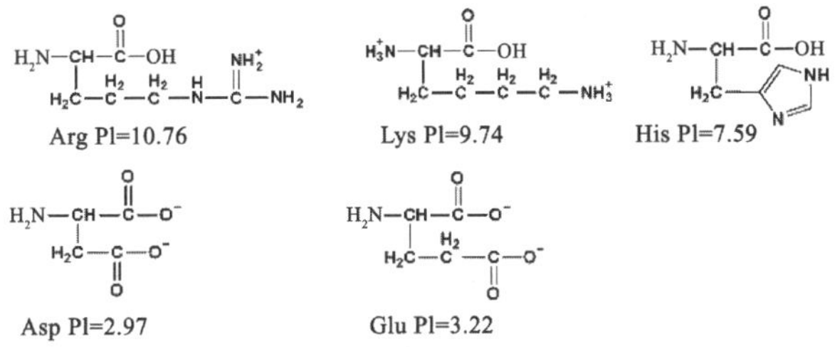

Arg PI=10.76　　　　Lys PI=9.74　　　　His PI=7.59

Asp PI=2.97　　　　Glu PI=3.22

图 2-4　3 个碱性和两个酸性氨基酸的结构

其中，Pro 为亚氨基酸，在蛋白质合成加工时可被修饰为羟脯氨酸（Hyp）。Lys 也可被修饰为羟赖氨酸（Hyl）。Cys 中的巯基有较强的失质子倾向，是极性最强的氨基酸；两个 Cys 通过脱氢反应以二硫键相连形成胱氨酸，如图 2-5 所示。蛋白质分子中的 Cys 多以胱氨酸的形式存在，二硫键的形成可以使原本距离较远的 Cys 在空间上相互靠近，使蛋白质分子更加紧密，对维持蛋白质构象稳定等方面有重要意义。

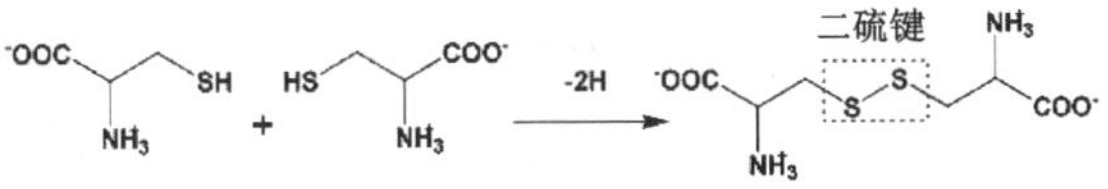

图 2-5　胱氨酸与二硫键

除此以外，硒代半胱氨酸在某些情况下也可参与蛋白质的合成，如过氧化物酶等。人体内也存在不参与蛋白质合成但具有其他生理活性的氨基酸，如鸟氨酸、瓜氨酸和精氨酸代琥珀酸等，图 2-6 给出了上述特殊氨基酸的结构式。

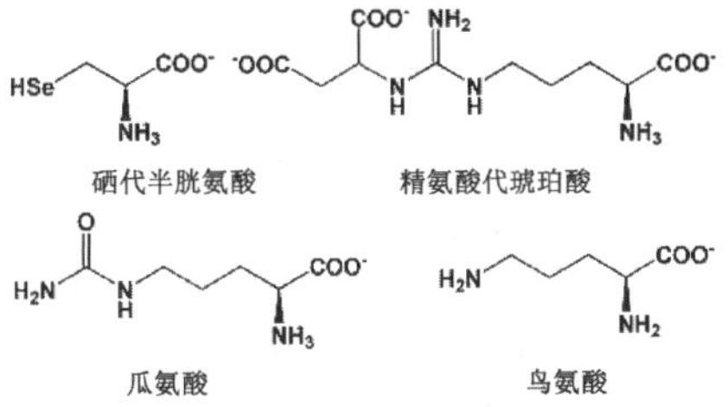

硒代半胱氨酸　　　　精氨酸代琥珀酸

瓜氨酸　　　　鸟氨酸

图 2-6　部分特殊氨基酸的结构式

一个分子氨基酸的 α-羧基与另一个分子 α-氨基脱水形成酰胺键称为肽键，生成的产物则称为肽，如图 2-7 所示。根据脱水生成肽的氨基酸数量(n)将肽称为"n 肽"，如 4 个氨基酸脱水形成的肽可称为四肽。通常将 10 个及以内的氨基酸形成的肽称为寡肽，超过 10 个但少于 50 个氨基酸形成的肽称为多肽，而蛋白质则是肽链进行折叠加工，形成特定构型的生物活性物质，常含有 50 个以上氨基酸。如胰岛素由 51 个氨基酸构成，属于蛋白质；而促肾上腺皮质激素由 39 个氨基酸组成，属于多肽。无论是肽还是蛋白质，在它们的末端均含有一个游离的 α-氨基和一个 α-羧基。含有游离 α-氨基的末端常称为 N 端，而含有游离 α-羧基的末端常称为 C 端。由于在形成肽键的过程中，氨基酸因脱水而不再完整，故又将肽或蛋白质中的氨基酸称为残基。

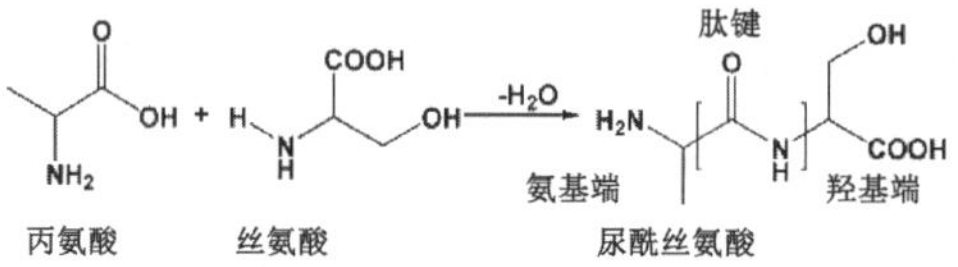

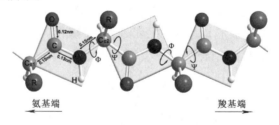

图 2-7　肽与肽键

在蛋白质分子中，从 N 端至 C 端的氨基酸序列被称为蛋白质的一级结构。一级结构是理解蛋白质高级结构与生物学功能的重要基础。需要强调的是，蛋白质的一级结构中除了肽键信息外，还包括二硫键的位置。从第一个被测定出一级结构的蛋白质分子——牛胰岛素至今，已有超过 10 万种蛋白质的一级结构被测定完成。这些数据多以数据库的形式存储并通过互联网向各国科研人员公开，具体的蛋白质数据库介绍与使用方法将在下一章做详细介绍。

3. 蛋白质的二级结构

蛋白质的二级结构是指蛋白质内某一段肽链骨架(—HN—C_α—CO—)的局部空间结构，不涉及氨基酸残基侧链的构象。主要包括：α-螺旋、β-折叠、β-转角和无规卷曲等。形成二级结构的基础是肽键中 N 上的孤对电子与羰基的 π 键形成 p-π 共轭，使肽键具备部分的双键性质，而不再是可以自由旋转的单键。参与形成肽键的 $C_\alpha 1$、CO、NH 和 $C_\alpha 2$ 共 6 个原子位于一个平面内，且 $C_\alpha 1$ 与 $C_\alpha 2$ 总是呈反式构型；而连接相邻两个肽平面或肽单元的 C_α 原子形成的共价键是两个普通的 σ 键，理论上可任意转动，使得肽单元间存在一定的空间位置，如图 2-8 所示。

图 2-8　肽单元的结构特征

α-螺旋是一种常见的蛋白质二级结构，如图 2-9 所示。在 α-螺旋中，螺旋呈顺时针方向，螺旋上升一圈需要 3.6 个氨基酸残基，螺距为 0.54 nm；每个肽键的—NH—和第 4 个肽键的—CO—形成氢键，且方向基本与螺旋长轴平行，以维持 α-螺旋的稳定。在 20 种基本氨基酸中，Ala、Glu、Leu 和 Met 是 α-螺旋中的常见氨基酸。

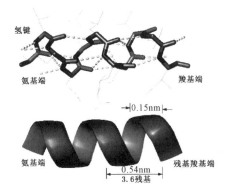

图 2-9　α-螺旋的结构特征

β-折叠与 α-螺旋均为蛋白质二级结构的主要形式。β-折叠为舒展的锯齿状片层结构，一般由 5～8 个氨基酸残基构成，氨基酸残基的侧链交替分布于片层的上下方。片层与片层间可以平行排列，也可通过回折呈反平行走向，并依靠层间的—CO—与—NH—形成氢键维持稳定，如图 2-10 所示。

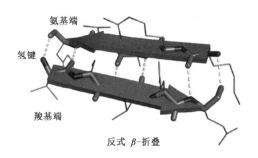

图 2-10　β-折叠的结构特征

β-转角一般由 4 个氨基酸残基组成，第一个残基的—CO—与第四个残基的—NH—形成氢键，通常第二个氨基酸残基是 Pro，Gly、Asp、Asn 和 Trp 也是 β-转角中的常见氨基酸残基。此外，将含有 5 个及以上氨基酸残基组成的转角称为环；无规卷曲则是没有确定规律的肽链结构。如图 2-11 所示，由于其侧链间的相互作用较小，使得无规卷曲易受到溶剂分子的碰撞而扭曲。但这种大柔性结构往往出现在酶的活性部位和一些蛋白质的功能区，具有一定的生物学意义。

图 2-11　β-转角的结构特征

由于非极性氨基酸间的相互作用，α-螺旋之间、β-折叠之间、α-螺旋与 β-折叠之间在空间上相互靠近形成有规则的组合，称为超二级结构。常见的超二级结构有 $\alpha\alpha$、$\beta\alpha\beta$、$\beta\beta$

等，如图 2-12 所示。模体是指蛋白质分子中具有特定空间构象和功能的结构，是一种特殊的超二级结构。具体的表现形式有 α-螺旋-β-转角-α-螺旋、链-β-转角-链、链-β-转角-α-螺旋-β-转角-链等。锌指结构也是一种独特的超二级结构，常见于能与 DNA 或 RNA 结合的蛋白质中。锌指结构由 1 个 α-螺旋和 2 个反向平行的 β-折叠组成，形似手指；锌离子位于其围成的空腔中，与 N 端的 2 个 Cys 和 C 端的 2 个 His 配位形成稳定的四面体结构。

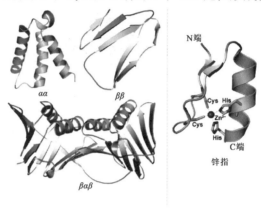

图 2-12　常见超二级结构与锌指结构

4. 蛋白质的三级结构

蛋白质的三级结构是指蛋白质分子的整体构象，是在二级结构的基础上按照一定的方式扭曲折叠形成的空间结构。形成和稳定这种结构主要依靠疏水键、盐键、氢键和范德瓦耳斯力等非共价键作用，如图 2-13 所示。

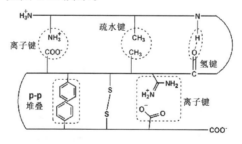

图 2-13　维持蛋白质分子空间构象的各种相互作用

在分子量较大的蛋白质内，常常通过特定的折叠形成一些结构较为紧密而稳定的功能区，被称为结构域。大多数结构域由 $100\sim200$ 个连续的氨基酸残基构成。需要说明的是，与超二级结构不同，结构域可以使用限制性蛋白酶切割分离得到，且分离出的结构域的构象和生物学功能基本不变。另外，蛋白质多肽链在折叠形成正确的三级结构过程中，除了自身一级结构的特点外，往往需要在其他蛋白质的辅助下才能完成，这类辅助蛋白质被称为分子伴侣。

5. 蛋白质的四级结构

在人体内，一些功能性蛋白质不只含有一条多肽链，有的含有 2 条甚至更多。每条多肽链都具有独立完整的三级结构，这样的多肽链被称为亚基。亚基与亚基之间通过非共价键，按照一定的空间排布相互连接组成蛋白质整体。这种亚基间的排布、相互作用就称为蛋白质的四级结构。与结构域不同，单一的亚基往往没有生物学功能。如果构成蛋白质的亚基相同，则称为同多聚体(homopolymer)；若亚基分子不同，则称为异多聚体。图 2-14 给出了去氧血红蛋白 S 的结构示意图[3]。

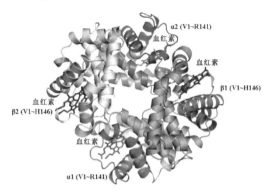

图 2-14 去氧血红蛋白的四级结构

6. 蛋白质的结构解析

蛋白质作为生物体中重要的生物大分子，具有复杂的空间结构。如何获得蛋白质完整的空间结构信息是结构生物学科研人员一致的工作重点。自 1958 年起，Kendrew 等[4]解析出肌红蛋白的三维结构至今的近六十年时间里，已有超过 12 万个蛋白质的结构通过各种实验技术，如：X 射线衍射晶体学成像技术、NMR 成像和超低温电子显微镜成像技术等方法解析获得。这些蛋白质的三维结构是开展 CADD 工作的重要基础，下面将对这些技术做简要介绍。

X 射线衍射晶体学成像[5]是应用最广泛的结构解析方法之一。X 射线在照射分子晶体时，会发生衍射现象。通过探测器收集衍射信号，即可了解晶体内部电子密度的分布，进而获得各粒子的空间位置。在 RCSB Protein Data Bank 中，有超过 88% 的蛋白质结构是采用此方法解析得到的。此法虽然常用，但也存在一些不足，如：对用于解析的晶体的纯度要求较高；X 射线会对晶体造成较大的损伤等。

核磁共振(nuclear magnetic resonance，NMR)成像[6]是利用带孤对电子的原子核在外加磁场下会产生能级裂分，从而产生一定的共振频率，而共振频率与外加磁场强度相关的特性，推测特定原子的位置信息。在 RCSB Protein Data Bank 中约有 10% 的结构是通过 NMR 成像技术解析得到的。与 X 射线衍射晶体学成像技术不同，NMR 成像技术中使用的蛋白质多是溶液状态，更能描述蛋白质分子在细胞中的真实结构，但也存在蛋白质在溶液中不稳定易导致核磁信号不稳定等缺憾。

超低温电子显微镜(electron cryomicroscopy，cryo-EM)成像[7]是通过电子束轰击样本，利用电子的反射信号获取样本图像的一种技术。通过 cryo-EM 得到的图像分辨率与电子束的速度、入射角度等相关。将获得的图像进行多次计算机建模可获得近原子级精度的结构信息。该项技术在解析结构巨大的蛋白质中有较多应用。

二、核酸

1. 核酸的化学组成

核酸作为重要的生物信息大分子，具有复杂的结构和重要的生物学功能，也是许多药物，尤其是抗癌药物的作用靶点。根据基本单位的不同，可将核酸分为脱氧核糖核酸（de-oxyribonucleic acid，DNA）和核糖核酸（ribonucleic acid，RNA）。组成核酸的基本单位称为核苷酸，每分子核苷酸都由 1 分子磷酸、1 分子碱基和 1 分子戊糖（核糖或脱氧核糖）构成。

碱基是一类含氮的杂环化合物，有嘌呤和嘧啶两类。主要有腺嘌呤（adenine，A）、鸟嘌呤（guanine，G）、胸腺嘧啶（thymine，T）、胞嘧啶（cytosine，C）和尿嘧啶（uracil，U）5种，图 2-15 给出了其化学结构。从其结构可以看出，当外界 pH 发生改变时，碱基可出现酮－烯醇和氨－亚氨两种互变异构。这种异构现象为碱基间形成氢键提供了结构基础。

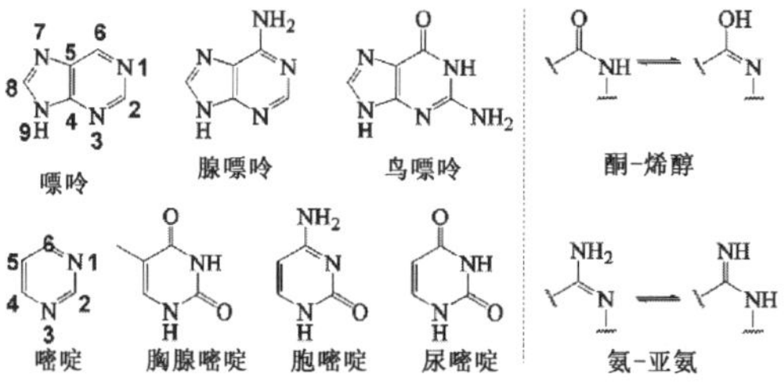

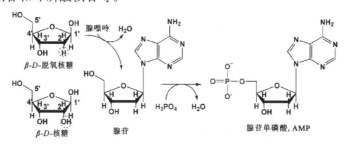

图 2-15　嘌呤和嘧啶的结构式

构成核酸的戊糖有脱氧核糖和核糖两类，其区别就在于 C2' 上有无羟基，如图 2-16 所示。无羟基的脱氧核糖较有羟基的核糖更稳定，存在于 DNA 中；而核糖存在于 RNA 中。核糖中 C1' 通过 β-N-糖苷键与嘌呤的 N9 或嘧啶的 N1 连接形成核苷或脱氧核苷；后者的 C5' 再与磷酸反应，磷酯化，即为核苷酸。由于核糖和磷酸均有多个羟基，在生物体内还可生成多磷酸核苷和环磷酸核苷等。

图 2-16　核糖、核苷及核苷酸的结构式

脱氧核糖核苷酸通过 3',5'-磷酸二酯键连接形成的多聚核苷酸链即为 DNA；类似地，核糖核苷酸通过 3',5'-磷酸二酯键连接形成的多聚核苷酸即为 RNA。由于核酸的 5' 端为磷酸，3' 端为羟基，因此多聚核酸链的延伸具有 5'→3' 的方向性。形成 DNA 的脱氧核苷酸和形成 RNA 的核糖核苷酸之间的差异在于碱基的不同，将碱基自 5'→3' 的排列顺序，即碱基序列称为核酸的一级结构（图 2-17）。

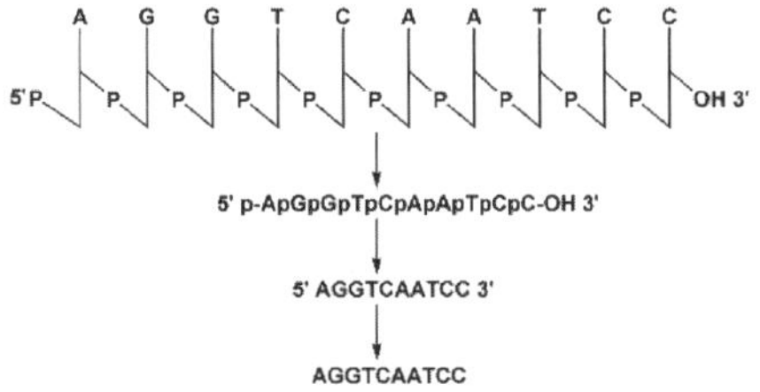

图 2-17　核酸的一级结构

在描述单链 DNA 或 RNA 大小时，常用核苷酸数目表示；而描述双链 DNA 时则用碱基对数目(bp)表示。通常将小于 50 bp 的核酸片段称为寡核苷酸。

2. DNA 的结构

DNA 在一级结构的基础上进一步扭曲旋转分别形成二级结构和高级结构。DNA 的二级结构即 DNA 的双螺旋结构，高级结构是指超螺旋结构。DNA 形成双螺旋结构的基础是 Chargaff 规则：①不同生物体的 DNA 具有不同的碱基组成；②同一个体不同器官或组织的 DNA 具有相同的碱基组成；③对于特定组织的 DNA，其碱基的组分不随生物体年龄、营养状况和环境的变化而变化；④一定的生物体，A 与 T 的摩尔数相等，G 与 C 的物质的量相等。

DNA 双螺旋结构具有如下特征：①由两条多聚脱氧核苷酸链组成，有 3 种类型：呈右手螺旋的 A-DNA[8]、B-DNA[9] 和呈左手螺旋的 Z-DNA[10]，如图 2-18 所示，两条多聚脱氧核苷酸链为反向平行，一条链的 5'→3' 方向自上而下，另一条的 5'→3' 方向则自下而上。②核糖与磷酸组成的亲水骨架位于外侧，具有疏水性的碱基位于内侧。从外观上看，DNA 双螺旋结构中存在一个大沟和一个小沟。③DNA 双链间的碱基互补配对形成氢键。具体地说：A 与 T 形成 2 个氢键，G 与 C 形成 3 个氢键。具有这种配对关系的碱基称为互补碱基对，相应地，两条 DNA 链也称为互补链。

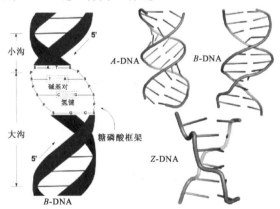

图 2-18　不同类型的 DNA 双螺旋结构

形成的碱基对在螺旋行进过程中彼此重叠产生疏水性的碱基堆积作用，与碱基对间的氢键均为维持双螺旋结构稳定的重要作用力，尤其是前者，如图 2-19 所示。

在特定的环境中，DNA 还可形成多链结构。形成这种结构的基础是酸性条件下，C 的 N3 被质子化，可与 G 的 N7 形成氢键；C 的 N4 也可与 G 的 O6 形成氢键(图 2-20)。这种氢键与传统双螺旋结构中碱基间的氢键(Watson-Crick 氢键)不同，称为 Hoogsteen 氢

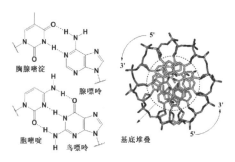

图 2-19 DNA 中的碱基对

键。Hoogsteen 氢键的形成使得 C＋GC 三链结构的形成成为可能：GC 双链以 Watson-Crick 氢键结合，C＋G 双链以 Hoogsteen 氢键结合。同理，T＋AT 三链结构也可形成。第三链刚好结合于双螺旋的大沟中。真核生物的端粒 DNA 末端通过自身折叠可形成 G-四链结构。四链结构的基础是 4 个 G 间通过 8 个 Hoogsteen 氢键形成 G-平面。

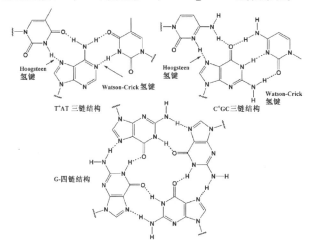

图 2-20 DNA 的多链螺旋结构

DNA 双链进一步盘旋缠绕形成超螺旋结构时，盘绕方向若与螺旋方向一致则形成正超螺旋，反之则形成负超螺旋。由于原核生物与真核生物结构的区别，DNA 超螺旋结构也有所差异，由于在 CADD 中较少遇到超螺旋结构，且此处受限于篇幅，详细内容请读者参考相关文献与专著。

3. RNA 的结构

RNA 种类繁多，常以单链形式存在，与蛋白质共同调控基因表达等重要生理功能，不同种类的 RNA 具有不同的结构特点，一些 RNA 也可通过碱基互补配对形成局部的双链结构和高级结构。这里主要介绍了信使 RNA（messenger RNA，mRNA）、转录 RNA（transfer RNA，tRNA）、核糖体 RNA（ribosomal RNA，rRNA）和非编码 RNA（non-coding RNA，ncRNA）等 4 种常见 RNA 的结构及特点。

mRNA 是生物体中含量最少（2％～5％），寿命最短，但种类最多的一类 RNA。真核生物中新生成的 mRNA 被称为不均一核 RNA（heterogeneous nuclear RNA，hnRNA），较成熟的 mRNA 大得多。hnRNA 经过一系列酶的剪切加工才能称为成熟的 mRNA。真核生物的 mRNA 具有如下结构特征：①5' 端有反-7-甲基鸟嘌呤-三磷酸核苷（m7Gppp）结构，被称为 5'-帽结构（5'-cap）结构。该结构可与帽结合蛋白（cap-binding protein，CBP）结合形成复合体维持 mRNA 稳定性，并协助其从细胞核向细胞质转运。在蛋白质生物合成中，该复合体还能促进核糖体与翻译起始因子的结合。②3' 端有一由 80～250 个腺苷酸构成的多聚腺苷酸尾［poly(A)-tail］。poly(A)尾中每 10～20 个腺苷酸可结合一个 poly(A)结合蛋白［poly(A)-binding protein，PABP］单体，与 5'-帽结构共同协助 mRNA 的转运，维持 mRNA 的稳定性以及翻译起始的调控。③成熟的 mRNA 有编码区和非编码区之分。5' 端的第一个起始密码子至终止密码子之间的核苷酸序列称为开放阅读框（open reading frame，ORF），决定了多肽链的氨基酸序列。非编码序列（untranslated region，UTR）位于 ORF 的两侧，分别称为 5'-UTR 和 3'-UTR。图 2-21 给出了真核生物 mRNA 的结构示意图。

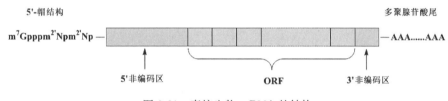

图 2-21　真核生物 mRNA 的结构

tRNA 是氨基酸的载体，在遗传信息的翻译过程中发挥着重要作用。tRNA 约占总 RNA 的 15％，由 74～95 个核苷酸组成，稳定性较好。tRNA 具有以下结构特征：含有双氢尿嘧啶（dihydrouracil，DHU）、假尿嘧啶（pseudouracil，PU）和甲基化嘌呤（m7G/m7A）等稀有碱基构成的核苷酸，如图 2-22 所示；tRNA 中部分序列可通过碱基互补配对形成局部双链结构，未配对的序列向外突出形成茎环结构，也称为发夹结构。

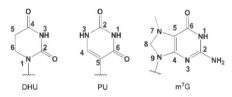

图 2-22　稀有碱基的结构式

图 2-23 展示了人硒代半胱氨酸 tRNA[11] 的二级和三级结构。从图中可以看出，由于茎环结构的存在，使得 tRNA 的二级结构呈三叶草形。根据两侧的茎环结构中含有稀有碱基，将其分别命名为 DHU 环或 D 环和 TΨC 环或 T 环。上方为氨基酸接纳茎，下方为反密码环。tRNA 的空间结构为倒 L 形，D 环和 T 环在空间上相距很近；3' 端均以 CCA 结束，并通过酯键与氨基酸相连；反密码环上的反密码子可与 mRNA 上的密码子通过碱基互补识别，从而正确运送氨基酸，合成多肽链。

rRNA 是含量最多（＞80％）的 RNA，与核糖体蛋白结合构成核糖体，为蛋白质生物合成提供了空间环境。表 2-1 列出了核糖体的组成。由于核糖体结构巨大，常根据结合的核糖体蛋白的不同分为大亚基和小亚基，也可根据 rRNA 在超速离心时沉降系数的不同分为 5S、16S、23S 等。由于核糖体结构复杂，具体细节请读者参考生物化学或分子生物学

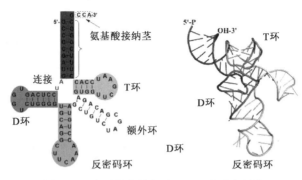

图 2-23　人硒代半胱氨酸 tRNA 的高级结构

表 2-1　核糖体的组成

项目	原核生物(大肠杆菌)		真核生物(小鼠肝脏)	
小亚基	30S		40S	
rRNA	16S	1542 nt	18S	1874 nt
蛋白	21 类	40%质量	33 类	50%质量
大亚基	50S		60S	
rRNA	23S	2940 nt	28S	4718 nt
	5S	120 nt	5.8S	160 nt
			5S	120 nt
蛋白	31 类	30%质量	49 类	35%质量

等专业书籍[12]。

ncRNA 是一类具有重要生物学功能但不编码蛋白质的特殊 RNA。通常将核苷酸长度大于 200 nt 的 ncRNA 称为长链非编码 RNA(long non-coding RNA，lncRNA)，小于 200 nt的则称为小非编码 RNA(small non-coding RNA，sncRNA)。lncRNA 结构类似于 mRNA 但无 ORF，具有复杂的生物学功能，并与一些疾病的发病机制密切相关。sncRNA 种类较多，功能复杂，如：核内小 RNA(small nuclear RNA，snRNA)、核酶、核仁小 RNA (small nucleolar RNA，snoRNA)、胞质小 RNA(small cytoplasmic RNA，scRNA)、小干扰 RNA(small interfering RNA，siRNA)以及微 RNA(microRNA，miRNA)等。

三、酶

1. 酶的结构与功能

酶是活细胞产生的一类具有高度特异性和催化效能的生物催化剂，其化学本质基本是蛋白质。根据组成酶的亚基数目可分为单体酶和寡聚酶。多种具有不同催化功能的酶还可通过非共价键连接聚合成多酶复合物。此外，某些酶的一条肽链上具有多个催化位点，被称为多功能酶。

若按酶的分子组成分类，可将酶分为单纯酶和缀合酶。前者仅含蛋白质成分，后者还含有非蛋白质部分。其中，蛋白质部分称为酶蛋白，非蛋白部分称为辅助因子，二者结合后称为全酶。酶蛋白和辅助因子单独存在时均无催化活性，只有全酶才具有催化活性。根据辅助因子与酶蛋白结合的紧密程度又可将辅助因子分为辅酶和辅基，前者结合较为松散，可通过透析或超滤除去；而后者结合紧密，不能通过上述方法除去。

金属离子是最常见的辅助因子，据不完全统计[12]，约2/3的酶含有金属离子。一般将金属离子与酶结合紧密，不易丢失的酶称为金属酶；将金属离子与酶可逆结合的酶，称为金属激活酶。金属离子的主要作用是：①作为酶活中心的组成部分参与催化；②连接酶与底物；③中和电荷，利于底物与酶的结合；④稳定酶的空间构象。表 2-2 列出了一些金属酶和金属激活酶。

表 2-2 一些金属酶和金属激活酶

金属酶	金属离子	金属激活酶	金属离子
过氧化氢酶	Fe^{2+}	丙酮酸激酶	K^+、Mg^{2+}
过氧化物酶	Fe^{2+}	磷脂酶	Ca^{2+}
核糖核苷酸还原酶	Mn^{2+}	细胞色素氧化酶	Cu^{2+}
碳酸酐酶	Zn^{2+}	脲酶	Ni^{2+}
碱性磷酸酶	Mg^{2+}	蛋白激酶	Mg^{2+}、Mn^{2+}

酶的活性中心或活性部位是具有与底物特异性识别和催化功能的特定空间结构区域。其中，与酶活性密切相关的基团称为必需基团，但必需基团并不一定位于活性中心内部，也可位于活性中心之外。必需基团可分为结合基团和催化基团。顾名思义，前者在酶与底物发生分子识别、结合过程中具有重要作用；后者则主要影响底物的化学键，催化底物发生化学反应。常见的必需基团有：Ser-OH、His-咪唑基、Cys-SH 以及酸性氨基酸中的—COOH等。酶的活性中心往往形成凹陷、空腔或裂缝，并由酶的特定构象维持。图 2-24 给出了酶的活性中心示意图。

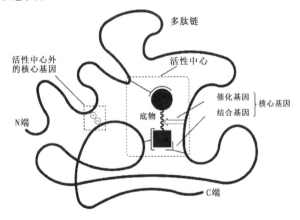

图 2-24　酶的活性中心示意图

2. 酶的工作原理

酶与化学催化剂一样，只能催化热力学允许的化学反应，并且不能改变反应的平衡点，只能加速反应的进程。但作为生物大分子，酶促反应还具有以下特点：①催化效率极高，比一般催化剂高 $10^7 \sim 10^{13}$ 倍；②对底物具有高度的特异性，有的酶只作用于特定结构的化合物，有的酶则作用于含有某一特定基团或化学键的化合物；③酶活和酶量受到体内代谢物和激素的调节；④酶具有不稳定性，这与其蛋白质的化学本质有关。

酶在发挥催化功能时，须先与底物识别结合形成中间过渡态产物。该过程是释能过程，是降低反应活化能的主要能量来源，在整个催化过程中起关键作用。这一过程大致有以下 3 个关键点：①酶在与底物结合时，二者的结构相互诱导、变形、适应，最终形成复合物中间体，如图 2-25 所示。这种诱导变形的过程称为诱导契合作用，可使酶与底物结合更加紧密。②酶分子将参与反应的多个底物结合在活性中心，使之按照利于反应发生的形式定向排列，并在空间上相互靠近，产生邻近效应，提高反应速率。③酶的活性"口袋"往往具有疏水性。在此环境下进行酶促反应，可产生表面效应，即：使底物分子去溶剂化，防止水化膜的形成，排除水分子对反应的干扰，利于底物与酶结合得更紧密。

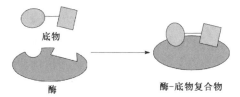

图 2-25 酶与底物的诱导契合作用

酶的催化机制多元化，如：活性位点上的 Ser-OH、Cys-SH、Tyr-OH 等可对底物进行亲核催化。也可在辅助因子的参与下对富电子底物进行亲电催化反应。在底物被激活后，形成中间态的瞬时共价键断裂，可体现出共价催化的特征。但在实际的酶促反应中，常常涉及多种催化机制，协同完成催化反应。

3. 酶促反应动力学简介

酶促反应动力学主要研究酶促反应速率以及各种因素对反应速率的影响机制。由于受到篇幅限制，此处仅简略介绍底物浓度、酶浓度、pH、抑制剂和激活剂 5 个因素对反应速率的影响。

在固定酶浓度及其他反应条件不变的情况下，底物浓度（$[S]$）与反应速率（v）成矩形双曲线关系，如图 2-26(a)所示。根据 Henri 的酶—底物中间复合物学说[13]，酶与底物先形成中间复合物，然后再分解生成产物和游离酶(式 2-2)。

$$E+S \underset{k_2}{\overset{k_1}{\rightleftharpoons}} ES \overset{k_3}{\longrightarrow} E+P \tag{2-2}$$

式(2-2)中，k_1、k_2 和 k_3 分别表示各向反应的速率常数。Michaelis 和 Menten 依据实验数据，对$[S]$-v曲线进行数学处理得到单底物$[S]$与v的数学关系式，即米氏方程[14](式 2-3)。

$$v=\frac{v_{\max}[S]}{K_m+[S]} \tag{2-3}$$

式(2-3)中，K_m 表示米氏常数；$v_{\max}$ 表示最大反应速率。从式(2-3)可以看出，当$[S] \ll K_m$时，$[S]$可以忽略，将式(2-3)简化为式(2-4)：

$$v=\frac{v_{\max}}{K_m}[S] \tag{2-4}$$

此时，反应速率正比于底物浓度，如图 2-26(a)中的 A 段，反应呈典型的一级反应态。当

$[S] \gg K_m$ 时，K_m 可以忽略，此时可将式(2-3)化为式(2-5)：

$$v = v_{max} \tag{2-5}$$

相当于图 2-26(a) 中的 C 段，催化反应表现为零级反应。

　　综上可以看出，K_m 与 v_{max} 是酶促反应动力学中的重要参数。K_m 是酶的特征常数，与酶、底物的结构、环境 pH、温度及离子强度有关，但与酶浓度无关。K_m 在数值上等于最大反应速率一半时对应的底物浓度。在单底物反应中，K_m 为 k_1、k_2、k_3 的综合，如式(2-6)所示：

$$K_m = \frac{k_2 + k_3}{k_1} \tag{2-6}$$

当限速步骤的速率常数 $k_3 \ll k_2$ 时，K_m 相当于 ES 的分解常数。此时，K_m 值越大表明酶对底物的亲和力越小，其值越小说明酶对底物的亲和力越大。但如果 k_3 不满足上述条件，K_m 就无法表示酶对底物的亲和力。当反应速率达到 v_{max}，说明酶已被底物完全饱和。将此时单位时间内，单个酶分子催化底物转变为产物的分子数称为酶的转换数，即 k_3。

　　当底物充足时，固定其他影响因素不变，随着酶浓度的增加，酶促反应速率呈正比例增加，如图 2-26(b) 所示。对于一般的酶促反应而言，随着温度的升高，分子的热运动加快，反应速率上升。但当温度达到某一个临界值时，继续升高温度可使酶分子变性、失活，从而导致反应速率下降[图 2-26(c)]。酶促反应速率达到最大值时的温度称为最适温度。需要注意的是，酶的最适温度并不是酶的特征常数，该因素与反应时间有关。酶活中心的极性基团在不同的 pH 环境下表现出不同的解离状态，往往只有在特定的解离状态下才能与底物结合最佳，以最优的构象发挥出最大催化活性。酶催化反应达最大反应速率时的 pH 称为酶促反应的最适 pH。最适 pH 也不是酶的特征常数，与底物浓度、缓冲液种类等因素有关。图 2-26(d) 给出了 pH 对胃蛋白酶、胰蛋白酶和胆碱酯酶活性的影响。

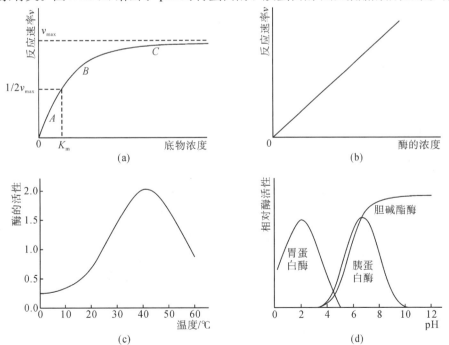

图 2-26　影响酶促反应速度的 4 个因素

(a)底物浓度；(b)酶浓度；(c)温度；(d)pH 对胃蛋白酶、胰蛋白酶和胆碱酯酶活性的影响抑制剂是指能使酶活性下降但不引起酶变性的物质。也是基于酶结构进行 CADD 的主要研究内容之一。根据与酶结合的紧密程度可将抑制剂分为可逆抑制剂和不可逆抑制剂。通常,不可逆抑制剂与酶活性中心的关键残基形成共价键,从而抑制酶的生物活性,不可被超滤、透析等方法除去;可逆抑制剂主要通过非共价键相互作用与酶可逆性结合,可通过透析等法除去。可逆抑制剂的抑制作用遵循米氏方程,下面简要介绍 3 种典型抑制作用:①竞争性抑制作用。可发挥此类抑制作用的抑制剂多具有与酶的底物类似的结构特征,可与之竞争酶的活性中心,影响酶—底物复合物的形成。②非竞争性抑制作用。造成此类抑制作用的抑制剂往往结合于酶活性中心以外的某一位点,不与底物产生竞争关系。抑制剂结合后形成抑制剂—酶—底物三元复合物,改变原酶—底物复合物的理化特征或构象等,导致其无法释放产物。③反竞争性抑制作用。与非竞争性抑制剂类似,反竞争性抑制剂同样结合于酶活中心外。但不同之处在于,反竞争性抑制剂不能与游离酶结合,只能结合酶—底物复合物,从而使复合物数量下降,达到抑制作用。图 2-27 给出了上述 3 种抑制作用的示意图。

能使酶从无活性态变为有活性态或者使现有活性增强的物质称为酶的激活剂,有必须激活剂和非必须激活剂之分,前者多为金属离子,参与酶与底物的识别以及复合物中间态的形成。缺乏此类激活剂,将无法测得酶活性;而后者不存在于体系时,酶分子仍具有一定的活性,但添加此类激活剂后,可提高酶的生物活性。

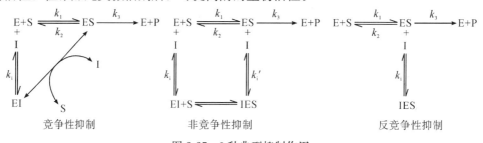

图 2-27　3 种典型抑制作用

四、细胞膜

1. 细胞膜的分子结构

细胞是构成人体的基本单位。药物分子进入人体后,绝大多数需要透过细胞膜进入细胞才能发挥药效。因此,从某种意义上讲,细胞膜对药物分子起到了一定的阻碍作用。为了解除这种限制,了解细胞膜的分子结构将有助于指导药物分子设计。

细胞膜又称为质膜,厚 7～8 nm,主要由脂质、蛋白质和少量的糖类组成(图 2-28),其含量随细胞种类的差异而不同。根据 Singer 和 Nicolson 的液态镶嵌模型[15],细胞膜中的液态脂质构成膜的基本骨架,其中镶嵌有不同结构和功能的蛋白质,而糖类则与脂质、蛋白质结合形成复合物附着于膜表面。

构成细胞膜的脂质主要有磷脂、胆固醇和少量的糖脂。这些脂质分子都是双嗜性分子,在细胞膜中形成脂质双层结构[15]。脂质中的亲水端朝向细胞外液或胞质,疏水端彼此相对构成膜内部的疏水区。由于人体温高于膜脂质的熔点,所以膜脂质在人体内呈溶胶

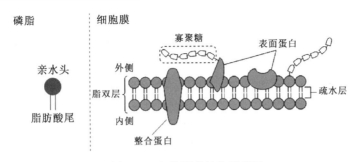

图 2-28 细胞的结构示意图

状态,具有一定的流动性。

膜蛋白是细胞膜发挥功能的关键成分,有表面蛋白和整合蛋白之分。前者通过静电引力与脂质的亲水部分结合或通过盐键与整合蛋白结合,主要附着于细胞膜胞外侧;后者则以其肽链反复穿越质膜整合于膜上。位于膜内的肽段多由疏水性氨基酸组成,形成 α-螺旋,膜外侧的肽段则多表现为亲水性,并以直链形式形成连接跨膜 α-螺旋的环。

细胞膜上糖类主要为寡糖和多糖链,通过共价键结合于膜蛋白或脂质形成糖蛋白或糖脂。这些糖链多伸向细胞膜外侧,可作为分子标记发挥受体或抗原功能。

2. 跨细胞膜的物质转运

药物分子或其他生理性物质由于理化性质的差异,在跨过细胞膜时采用不同的转运机制:①脂溶性物质和少数不带电荷的极性小分子(O_2、CO_2、N_2等)可从质膜高浓度侧向低浓度侧直接跨膜扩散,即单纯扩散;②一些非脂溶性小分子或离子可在膜蛋白的介导下顺浓度或电位梯度进行跨膜转运,这种转运方式称为易化扩散;③某些物质在膜蛋白的协助下,由细胞代谢功能可逆浓度或电位梯度实现跨膜转运,即主动转运;④大分子和颗粒物质跨膜时,往往通过细胞膜包围形成囊泡,经历包裹、膜融合和断离等过程实现转运,而不直接穿过细胞膜。这种转运方式成为膜泡运输,也称为批量运输。此过程需要多种蛋白质参与,并消耗能量,有胞吐和胞吞两种形式。

五、信号转导通路

信号转导是指兴奋、抑制等生物学信息在细胞间或细胞内转换和传递,产生生物学效应的过程。一般在不加说明的情况下,所说的信号转导是指激素、神经递质等生物活性物质通过受体或离子通道,从细胞膜外将生物学信息传入细胞膜内的跨膜信号转导。信号转导的本质是细胞和分子水平的功能调节,是生物体生理功能调节的基础[16]。

在信号转导中,有两个重要概念,即受体和配体。受体是指细胞中具有接受和转导信息功能的蛋白质,而将能与受体发生特异性结合的活性物质称为配体。需要提醒的是,在CADD中,也常借用这两个名词,但将其概念广义化:将生物大分子称作受体,将与之作用的小分子化合物称为配体。根据受体类型的不同,可将信号转导通路分为离子通道介导的信号转导、G蛋白偶联受体介导的信号转导、酶联型受体介导的信号转导、招募型受体介导的信号转导及核受体介导的信号转导等。图2-29为人体中几种主要信号转导通路的模式图。

信号转导功能是机体生理功能的分子机制,信号转导通路中各信号分子、通路间相互

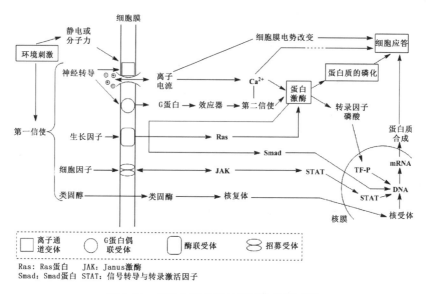

图 2-29　几种主要信号转导通路的模式图

作用的改变正是许多疾病的分子机制。基于信号转导通路中的信号分子、转导环节等进行
药物设计是目前 CADD 研究的前沿领域之一。

第二节　计算机辅助药物设计的药学基础

　　药物是一类用于预防、诊断、治疗疾病，保障人体健康，提高生活质量的特殊化学
品。根据 2015 版《中华人民共和国药典》对药品的收录形式，可将药物分为中药、化学
药和生物制品三大类。但无论药物的种类如何，其本质均为拥有特异结构的化学品。正是
这些药物分子的结构特征很大程度上决定了其最终的药用价值。在药物学中，常将未赋予
任何剂型的化学药物称为原料药，原料药无法直接药用；根据具体的医疗需要，原料药须
在临床应用前制成与给药途径相适应的给药形式，这种给药形式称为药物剂型，如：片
剂、注射剂、胶囊剂等；将具体的原料药按某一药物剂型，根据 ChP 或国家标准制成的
供临床应用的药品称为药物制剂[17]。

　　通常，药物以制剂的形式进入人体，需要经过一些生理生化反应释放出药物分子，药
物分子再按照一定的药效动力学和药代动力学规律，经过吸收、分布、代谢，然后与药物
作用靶点结合，从分子层面起发挥药效。与此同时又以原型或经肝药酶等代谢后排泄出体
外。有时，过量的药物还会产生毒性反应[18]。药物在人体内经历的这些生物学处置一方
面与其剂型有很大关系，但其最为根本的影响因素还是药物分子的化学结构。例如，药物
的副作用往往是由于药物分子对靶点的特异性低下，即化学结构因素导致的。良好的药物
应该在充分发挥药物治疗效果的同时尽可能减少不良反应。

　　利用 CADD 对药物分子进行设计时，有必要对药物分子的基本特性、机体对药物处
置的过程等药物学基本概念有所了解。本节将重点介绍在 CADD 中常见的药学术语、概
念及技术等。

一、类药性

目前，上市销售的药物结构千差万别。"什么样的分子可能具有开发成药物的潜质?"一直是困扰药物研发人员的难题。药学工作者在总结了大量药物结构特点与性质的基础上提出了"类药性"的概念。类药性是药代动力学性质和安全性的综合，是一个较为抽象的概念。具体地讲，类药性包括了药物的分子量、亲脂性、pK_a 等理化性质；可旋转键数、氢键给体原子数、极性表面积等拓扑结构特征；生物利用度、血浆蛋白结合律等药代动力学性质；以及药物－药物相互作用、hERG 通道阻滞等毒性特征。需要注意的是，具有类药性的分子不一定是药物，只是有较大可能开发成药物。因此，在筛选或设计化合物分子时，通过对化合物的类药性评价结构，大致判断该化合物是否有必要继续开发，可在药物研发早期集中优势资源，加快药物研发进程。

Lipinski 五规则[19]是基于经验对化合物进行类药性评价的经典方法之一，也是 CADD 基于类药性原理进行药物分子筛选或设计的常用方法之一。Lipinski 五规则认为具有以下条件的化合物可能具有较好的吸收和透膜性：①分子量小于 500；②氢键给体小于或等于 5；③氢键受体数小于 10；④$CLogP$ 小于 5 或 $MLogP$ 小于 4.15。但值得注意的是，这项规则是针对口服药物总结出的经验性规律，并非适用于所有药物，如抗生素、强心苷类药物等。之后，Veber 等[20]对 Lipinski 规则进行了补充：①氢键给体与氢键受体数之和小于或等于 12(或极性表面积小于或等于 1.4 nm²)；②可旋转键数小于或等于 10。但这些规则仍然有一定的限制，并不具有普适性。

在对化合物做类药性评价时，除了通过 Lipinski 五规则等经验性总结外，还要重点考察化合物的理化性质。在 CADD 研究中，化合物的亲脂性、pK_a 及溶解度 3 个参数的计算应用频率较高。

亲脂性参数常用 $LogP$ 和 $LogD$ 表示，前者指化合物在油相和水相的分配平衡；后者则用于描述不同 pH 条件下，离子化与未离子化的化合物在油相和水相中的分配系数，计算公式如式(2-7)所示。式(2-7)中，$[X_O]$ 表示化合物 X 在有机相中的浓度，$[X_W]$ 表示化合物 X 在水相中的浓度。亲脂性对诸多药代动力学性质具有决定性作用，过高的亲脂性难溶于水，不利于药物在体内随血液的转运；过低的亲脂性，不利于以被动扩散形式透过细胞膜的脂质双层。测定化合物亲脂性的方法有毛细管电泳法、反向 HPLC 保留值法等，也可通过 CADD 有关专业软件进行预测。

$$LogD_{pH} = Log\left(\frac{[X_O]}{[X_W]}\right) \tag{2-7}$$

至于 pK_a 参数，由于有大多数药物均含有可离子化的基团，当环境 pH 发生改变，药物分子的离子化程度也随之改变。一般而言，分子的离子化程度越高，水溶性越好，但透膜性越差；反之，离子化程度越低，透膜性越好，水溶性越差。因此，pK_a 是影响化合物溶解度和透膜性的主要因素。表 2-3 列出了部分药物的 pK_a。测定 pK_a 的常用方法有毛细管电泳法和光谱梯度分析法等。pK_a 也可通过专业软件进行预测。

表 2-3　部分药物的 pK_a

名称	分子式	pK_a
	酸性药物	
青霉素 V		2.7
阿司匹林		3.5
苯巴比妥		7.4，11.8
扑热息痛		9.9
	碱性药物	
可卡因		8.4
阿托品		9.7
麻黄素		9.4

药物分子进入人体后需跟随血液循环分布到靶细胞，因此对药物分子在水中的溶解度有一定的要求。该参数常用 $LogS$ 表示，S 定义为化合物在水溶液的饱和浓度，单位为 $mol \cdot L^{-1}$。通过结构修饰，引入离子化基团，降低亲脂性是调节化合物溶解度的有效方法。据不完全统计，$LogS$ 为 $-1 \sim -5$ 时具有较为合理的水溶性和透膜性[2]。

二、药物－受体相互作用与药物活性测定

药物分子的结构特征决定了其与受体靶点的作用模式。通常，根据药物与受体作用方式的不同，可将药物分为结构特异性药物(structurally specific drugs，SSD)和结构非特异性药物(structurally nonspecific drugs，SND)。SSD 是指分子结构变化会对药物活性产生较大影响的药物，而对于 SND 而言，药物结构上的细小变化不会对药效产生较大的影响。大多数药物属于 SSD，SSD 可在低浓度下通过一些级联放大系统产生生物效应；而 SND 只有在高浓度时才有活性，吸入型全麻药就是典型的 SND。图 2-30 展示了一种腺苷酸环化酶介导的放大系统。

SSD 与受体结合形成复合物才能产生药理活性。因此，药物－受体相互作用是决定 SSD 活性的主要因素。常见的药物－受体相互作用主要有化学键作用和分子立体作用两大

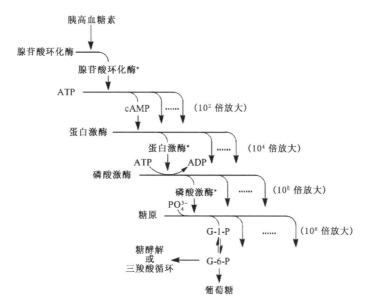

图 2-30　一种腺苷酸环化酶介导的放大系统(图中 ＊ 表示酶处于激活态)

类。其中，化学键作用可分为可逆的非共价键相互作用和不可逆的共价键相互作用。多数药物与受体的结合是可逆的，维持这种可逆结合的非共价键相互作用主要有离子键、氢键、范德瓦耳斯力等；仅有少数药物，如氮芥类抗肿瘤药物等，与受体间形成共价键。图 2-31列出了药物－受体相互作用的主要化学键。

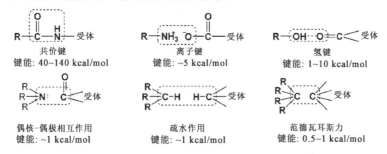

图 2-31　药物－受体相互作用的主要化学键

分子立体作用主要是构型因素和构象因素两方面的综合结果。当药物分子中含有双键、刚性或半刚性环时会产生几何异构现象。几何异构体间的理化性质及生物活性均有较大差异，如：通过对雌激素的构效关系研究发现，雌激素分子中两个含氧官能团及氧原子间的距离是其发挥生理活性的关键因素。人工合成的 E-己烯雌酚中两个羟基相距1.45 nm，与雌激素雌二醇中两个羟基的距离一致，因而具有类似雌激素的药理活性；而 Z-己烯雌酚中两个羟基的距离仅有 0.72 nm，因此其生物活性大不如 E-己烯雌酚(图 2-32)[2]。

另外，大部分药物分子中含有手性中心，因而具有光学异构体。继沙利度胺事件后，世界各国纷纷开始重视对药物分子光学异构体间药效差异的研究。大多数手性药物的对映异构体间存在着药理作用或作用强度的差异，例如，L-($-$)-甲状腺素可用于甲状腺功能减退的替代治疗，而 D-($+$)-甲状腺素具有降血脂的功效；S-($-$)-氧氟沙星是 R-($+$)-氧氟沙星抑菌活性的 8～128 倍；S-($-$)-多巴胺可用于治疗帕金森病，但 R-($+$)-多巴胺无

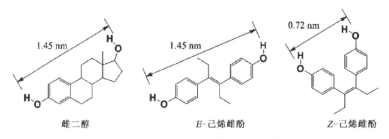

图 2-32　己烯雌酚的结构异构体

法被机体利用，因而无此药理活性。这些药理活性的差异，尤其是具有相同药理作用但作用强度不同的情况，主要反映了药物与受体结合时，受体较高的立体要求。例如：苄氧乙酰基羟肟酸类化合物 C8 与 C12 互为光学异构体，其对鲍曼不动杆菌 UDP-3-O-(R-羟基十四酰)-N-乙酰氨基葡糖脱乙酰酶的分子对接结果显示，C8 抑制活性大于 C12。分析发现，S 构型的 C8 肟端通过 F191、D241 形成氢键，准确结合于该较浅的结合区域中，而 R 构型的 C12 则不能，这可能是 S 构型的苄氧乙酰基羟肟酸类抑制剂活性高于 R 构型的主要原因(图 2-33)。除了受体对药物分子的光学异构体具有选择性外，这些光学异构体进入机体后，在吸收、分布、代谢和排泄过程中同样存在一定的选择性。这些选择性均会造成药效、毒性的差异。

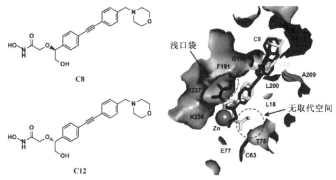

图 2-33　C8 与 C12 的结构及在其结合模式的差异

除了异构现象对药效有较大影响外，药物的构象也是一个重要因素。由于碳碳单键旋转所需的能量较小(一般<5 kcal·mol^{-1}，1cal＝4.186 J)，理论上药物分子存在无数个构象。但实际情况下由于分子内部各个基团的牵制和空间位阻的存在，使得分子某些构象的势能较高，不够稳定。因此，势能最低的构象出现的可能性最大，我们将这种构象称为优势构象。药物分子在与受体结合时，通过诱导互补，发生构象重组。此时，与受体结合的药物构象并不一定是优势构象，我们将药物分子与受体结合时的实际构象称为药效构象。有些药物分子的结构相差较大，但显示出相同的作用机制，便是因为它们具有相类似的药效构象，即构象等效性。

药物的生物学活性根据药物药理作用的不同有多种表示方式。常用的表示有：EC_{50}、IC_{50}、LC_{50}、K_i、K_d、MIC 等。半数有效浓度(median effective concentration，EC_{50})表示药物产生其最大生物学效应 50％的浓度，有时也称为效价强度，其值越小表明药物的药效强度越大；若考察的药物为某种抑制剂(如酶抑制剂、细胞抑制剂等)时，多用半数抑制浓度(median inhibitory concentration，IC_{50})代替 EC_{50}，描述其抑制作用的强度。IC_{50}定义为 50% 受体发生抑制反应时所需的抑制剂浓度。其值越低，说明抑制剂的抑制作用越强；类似地，在研究药物的毒性反应时，常使用半数致死浓度（median lethal concentration，LC_{50}）描述其毒性强弱。LC_{50}定义为在一次或 24 h 内多次染毒的急性毒性试验中，引起受试动物半数死亡的药物浓度。其值越低，表明药物的毒性越强。上述描述参数可通过药理实验绘制量－效曲线求出。

K_d为两个及以上生物分子组成的复合物分离组分时的解离平衡常数，是衡量药物与受体相互作用的一个重要物理量。K_d值越小，药物的结合能力越强，因此又称为亲和常数。对于如式(2-8)所示的反应，药物 K_d值的计算公式如式(2-9)所示。

$$R + D \underset{k_2}{\overset{k_1}{\rightleftharpoons}} RD \tag{2-8}$$

$$K_d = \frac{k_2}{k_1} = \frac{[R][D]}{[RD]} \tag{2-9}$$

式(2-9)中，[R]表示受体的物质的量浓度；[D]表示药物的物质的量浓度；[RD]表示复合物的物质的量浓度。K_i由米氏方程求得，与 IC_{50}含义类似，表示体系达到 50% 抑制效果时的抑制剂浓度。在相同实验条件下，K_i正比于 IC_{50}，二者可通过式(2-10)换算。

$$K_i = \frac{IC_{50}}{1 + \dfrac{[D]}{K_d}} \tag{2-10}$$

值得注意的是，IC_{50}只能在同一实验条件下测定，才具有可比性；而 K_i值不随实验条件变化而变化，只要是同一抑制剂，即使实验条件不同，仍可以进行比较。

对于抗菌药物而言，还常常使用最低抑菌浓度（minimum inhibitory concentration，MIC）和最低杀菌浓度（minimum bactericidal concentration，MBC）表示其抗菌活性。药物的活性测定方法众多，可用于描述的参数也较为多样。实验人员在具体的实验条件下，应针对不同的药物类型，选择合适的药物活性描述方法。

三、药物代谢反应

从药物的代谢过程中寻找先导化合物是先导化合物发现的重要途径之一，了解有关过程还可为先导化合物的结构优化提供指导。药物的代谢反应通常在多种生物酶催化下完成，大致可分为两步。第一步为生物转化，也称为Ⅰ相反应；第二步为结合反应，也称为Ⅱ相(phase Ⅱ)反应。Ⅰ相反应主要是在酶催化条件下，对药物分子中的官能团进行氧化、还原、水解、羟基化等反应，在药物分子中引入或暴露极性基团；Ⅱ相反应则是将Ⅰ相反应中的极性基团与葡萄糖醛酸、硫酸、甘氨酸、谷胱甘肽等内源性物质以共价键连接的结合反应。Ⅰ相和Ⅱ相反应的目的均是增大药物分子的极性，使之利于在水中溶解，排出体外[21,22]。

参与药物代谢的酶主要有四大类：细胞色素 P450 酶系(cytochrome P450 enzyme system，CYP450)、还原酶系、过氧化物酶和单加氧酶以及水解酶。CYP450 是一组由多种同工酶和亚型酶组成的酶系总称，主要存在于肝细胞内质网中，是人体中主要的药物代谢酶系。其功能主要是在辅酶 NADPH 与分子氧的协助下，参与Ⅰ相反应中的氧化反应。参与体内生物转化的还原酶系主要有氧化—还原酶系和醛—酮还原酶系。前者具有催化氧化和还原双重功能，后者在 NADPH 或 NADH 参与下使醛或酮还原为醇，也可催化醇氧化成醛或酮。过氧化物酶以过氧化物作为氧源，通常对杂原子进行氧化，也可催化 1,4-二氢吡啶的芳构化。单加氧酶中除去属于 CYP450 酶系的酶外，还有黄素单加氧酶(flavin mo-nooxygenase，FMO)和多巴胺-β-羟化酶。FMO 主要对 N 和 S 进行氧化，但不发生杂原子的脱烷基化反应。水解酶主要存在于血浆、肝、肾和肠，参与酯键和酰胺键的水解代谢。由于酰胺键水解速率慢，多数酰胺类药物常以原型排出体外。

I 相生物转化主要是官能团化反应。在具体的氧化反应、还原反应、脱卤反应以及水解反应中，药物分子总是在特定的结构片段处，按照一定的有机反应原理，在有关酶的催化下发生反应。如药物分子中的芳环在氧化代谢中，总是先在立体位阻小的部位发生环氧化反应，然后再在不同酶的催化下沿不同的代谢途径进行代谢(图 2-34)。

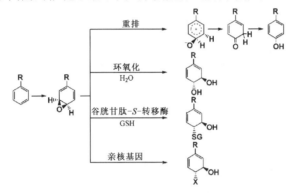

图 2-34　芳环化合物的代谢途径

II 相生物转化主要是结合反应。结合反应分两步完成，首先是内源性分子的活化反应，之后在转移酶的催化下与 I 相代谢产物中的极性基团结合。常见的内源性分子有：葡萄糖醛酸、硫酸、氨基酸、谷胱甘肽(glutathione，GSH)等。此外，结合反应中还有乙酰化和甲基化两种结合反应，它们的主要目的并非提高分子的极性，而是降低代谢物的生物活性。图 2-35 给出了上述内源性分子的活化形式。

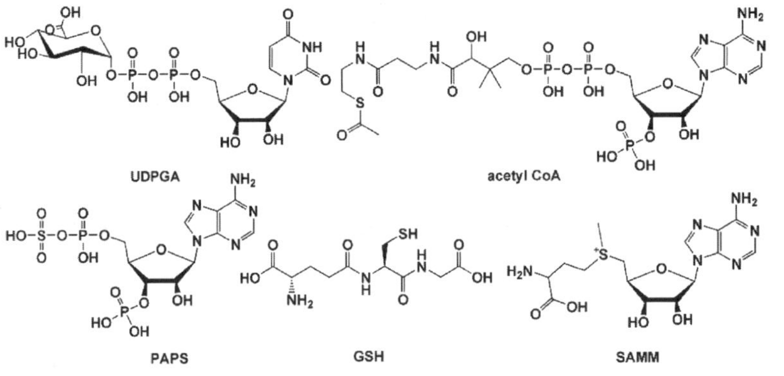

图 2-35　常见内源性分子的活化形式

葡萄糖醛酸通常以尿苷-5-二磷酸-α-D-葡萄糖醛酸(uridine diphosphate glucuronic

acid，UDPGA)形式在转移酶的作用下，使葡萄糖醛酸与代谢底物结合；硫酸的活化态为
3'-磷酸腺苷-5'-磷酰硫酸(3'-phosphoadenosine-5'-phosphosulfate，PAPS)；氨基酸多是与
羧基结合生成 N-酰化氨基酸，其中最常见的是 N-酰化甘氨酸。在此类结合反应中，辅酶
A 上的巯基先与羧基结合生成活化的酰化物，再在 N-酰化转移酶的作用下与氨基酸结合；
GSH 中的巯基具有亲核性，可发生 SN2 亲核取代反应、Michael 加成以及还原反应；乙
酸主要以乙酰辅酶 A 的形式发生乙酰化反应；甲基化反应中的常见甲基活化态是 S-甲基-
S-腺苷-L-甲硫氨酸(S-adenosyl-S-methyl methionine，SAMM)。对于有多个可结合基团
的分子，可进行多种不同的结合反应(图 2-36)。

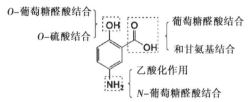

图 2-36　对氨基水杨酸可发生的结合反应

四、前药、软药与孪药

在对先导化合物的结构修饰和改造中，往往会用到前药设计的策略。在应用前药原理
进行先导化合物优化及药物设计的过程中，又逐渐提出了软药、硬药和孪药等概念。

最早提出的前药概念是指本身没有药理活性，在机体内经过生物转化后才显示出药理
活性的化合物。后来随着药物科学的发展，在这一概念的基础上，将前药的概念发展为：
通过不同的化学修饰有目地将具有一定生物活性但存在某些药代动力学缺陷的药物分子
与载体基团连接，形成在体外无活性的化合物，即前体药物，简称前药。前药在体内，经
酶或其他作用切除载体基团后，释放出原药(母药)发挥药效(图 2-37)。

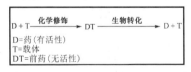

图 2-37　前药的结构修饰与活化过程

基于前药原理设计优化药物或先导物分子主要是利用分子中的羧基、羟基、氨基、醛
基等与载体分子中的羟基、羧基等形成酯、酰胺、亚胺、半缩醛、缩酮等。这种设计的目
的主要是改变药物的理化性质及药代动力学性质，以提高生物利用度；提高药物的稳定性
和溶解度；提高药物对靶点作用的选择性，降低或消除毒副作用；改善药物的不良气味，
以提高病人的依从性。阿司匹林就是为了降低水杨酸对胃肠道的刺激性而设计出的一种
前药。

有的药物在体内经过多种酶代谢会产生毒性物质。为了改善这种药代动力学缺陷，提
出了硬药的概念。硬药是指进入机体内发挥药效后，不受任何酶作用，直接以原型药物的
形式排泄出去。显然这是一个理想化的概念，并不存在能躲避人体众多代谢酶作用的药物
分子。认识到这一客观事实后，软药的概念又被提出来了。软药是指在完成治疗目的后，

能按照预先设定的代谢途径经过一步转化，变为无毒或几乎无毒的化合物，并迅速排出体外的药物。软药的设计目的是将药物的活性与毒性分开。

基于软药概念进行结构优化和设计的思路较多，一般都是将已知的无毒、无活性的结构片段通过易于水解的化学键（如酯键）与药理活性基团连接而成。例如，糖皮质激素类药物氯替泼诺便是以泼尼松龙在尿中的代谢产物，无活性的泼尼松龙酸结构为基础，依照软药原理设计而成（图 2-38）。

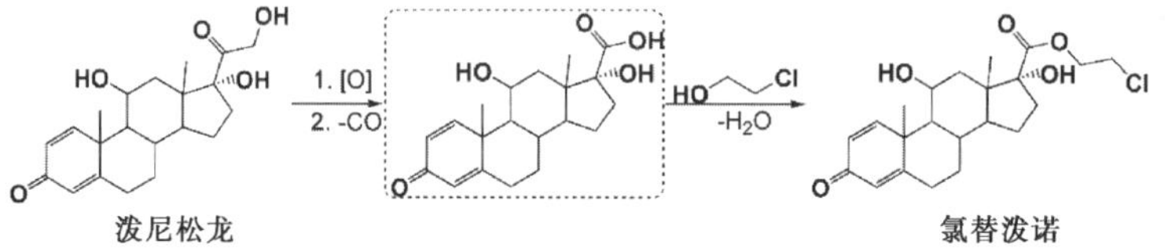

图 2-38　软药氯替泼诺的设计

根据拼合原理将两个相同或不同的药物通过共价键连接形成的新药物分子称为孪药。孪药同时将两个药效结构兼容于一个分子中，可使其同时兼具两种活性，强化药理作用，并减少各自的毒副作用；或独立发挥药效，协同完成治疗。孪药也是一种特殊的前药，须在体内经生物转化后才能发挥相应的药理活性。孪药根据拼合的片段相同与否可分为同孪药和异孪药两种。拼合方式也有直接拼合、链状拼合和重叠拼合等多种方式（图 2-39）。

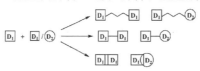

图 2-39　孪药中的拼合方式

图 2-40 给出了两种孪药的示例。硝苯地平是经典的二氢吡啶类钙离子通道阻滞剂，是治疗变异性心绞痛，并伴有高血压或窦性心动过缓的最佳药物。利用拼合原理，将两分子硝苯地平拼接在一起制得双-1,4-二氢吡啶类化合物（dis-dihydropyridine，BDHP），其活性是硝苯地平的 10 倍。将头孢克肟与罗氟沙星通过酯键相连形成孪药 RO 23-9424。此药在机体中释放头孢克肟和诺氟沙星，二者发挥协同作用：前者抑制细菌细胞壁的形成，使后者更易进入细胞抑制细菌 DNA 促旋酶活性，从而杀死细胞，大大提高了单独使用这两种药物时的药理活性。

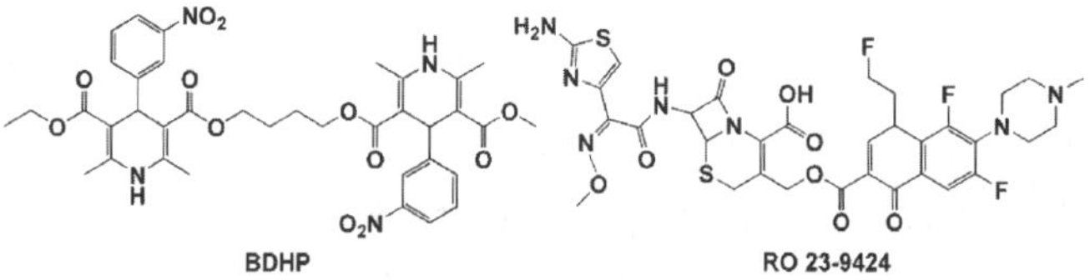

图 2-40　BDHP 与 RO 23-9424 的结构式

第三节　计算机辅助药物设计的 Linux 基础

与传统的药学学科不同，计算机是 CADD 研究中的主要仪器设备。计算机主要由硬件和软件两大部分组成。其中硬件主要由输入单元(包括鼠标、键盘、扫描仪等)、中央处理器(CPU)和输出单元(包括屏幕、打印机等)等部分组成,而软件又可分为系统软件和应用程序两大类。根据计算机的复杂度和计算能力的不同,可将其分为:超级计算机、大型计算机、迷你计算机、工作站和微电脑。

超级计算机的运行速度最快,多用于国防军事、气象预测等模拟领域;大型计算机虽不及超级计算机,但也可用来处理大量的数据与复杂的运算,与超级计算机一样,需要特殊的空调场所,往往常见于大型企业和全国性的证券交易所等;迷你计算机是在保留了大型计算机支持多用户的基础上,进行了一定的精简,可放在一般场所运行,多用于科学研究和工程管理、分析等;而工作站是针对特殊用途而设计的计算机,在价格上比迷你计算机便宜许多,由于其性价比是这几类计算机中较高的,故在学术研究与工程分析领域非常常见;微电脑又称微机,即个人计算机,具有体积小,价格低、功能全的特点,现在已基本普及到各个家庭中。微电脑可大致分为台式电脑、笔记本电脑、平板电脑等。

尽管计算机种类繁多,但如果没有软件的运行,也无法发挥其强大的功能。正如前文所述,软件可分为系统软件和应用软件。系统软件主要包括操作系统(operating system,OS)和一系列语言编译、数据库管理等工具程序,一般情况下是指 OS。OS 的实质是能让计算机正确地运行,并管理计算机的所有该活性以及驱动系统中的所有硬件的一组程序。而应用软件则是通过调用 OS 操作硬件完成各类工作的程序。这个程序又可分为两部分——内核和系统调用。因此,优良的 OS 对于计算机的运作至关重要。常见的 OS 有:DOS、UNIX、Windows、Linux、OS/2 等。

一、Linux 简介

Linux 是一套优秀的 OS,具有稳定、安全、开源、漏洞修补快速;免费或少许费用;多任务多用户,且对用户、用户组可规划;相对不耗资源;整合度佳,图形用户界面(graphical user interface,GUI)多样等特点。被广泛用于科学研究领域,也是 CADD 的工作站、微机上常用的 OS。

1. Linux 的历史

Linux 的开发与另一款稳定而成熟的操作系统——UNIX 有着深厚的渊源。而 UNIX 是在美国电信厂商 AT&T 公司旗下的贝尔实验室(Bell)原 Multics 项目组成员 Ken Thompson 以汇编语言写成的 Unics 系统基础上,与 Dennis Ritchie 等人合作用 C 语言重新改写编译而成的。由于当时 AT&T 公司对 UNIX 持开放态度,UNIX 便开始与学术界进行合作开发。早先的 UNIX 只能在服务器或工作站上使用,从第七版以后,UNIX 可以支持 x86 架构的个人计算机系统。但此时 AT&T 公司由于商业考虑收回了 UNIX 的版权,并在其发行的第七版 UNIX 中特别强调"不可对学生提供源码"。这样的版权声明对当时高校从事 UNIX 研究与教学的专家学者造成了巨大的影响。为了完成有关的教学任务同时避免版权纠纷,Andrew Tanenbaum 教授在不阅读 UNIX 源码的情况下,编写了一款名为 Minix 的类 UNIX 内核程序[22]。

1984 年,Richard Mathew Stallman 发起了以建立一个自由、开放的 UNIX 操作系统为目的的 GNU 项目,并成立了自由软件基金会(free software foundation,FSF)。

Stallman 从可在 UNIX 上运行的软件入手，开发了一系列自由的 GNU 软件。这些 GNU 软件均含有一份通用公共许可证(general public license，GPL)，以防止被他人利用注册为专利软件。值得注意的是，自由软件并不是指免费的意思，而是指用户可以自由执行、复制、修改和再发行。

1991 年，芬兰赫尔辛基大学计算机系的学生 Linus Torvalds，在接触了 UNIX 系统以后怀着与 GNU 相同的目标，也开始着手编写内核程序。他在学习了 Minix 系统的源码后，通过 GNU 项目开发的 bash 工作环境软件以及 gcc 编译程序，在 Intel 的 386 电脑上完成了 Linux 的内核程序的编写，并将其发布在了芬兰的 FTP 网站上，希望能得到更多人的建议与回馈，共同开发这个系统。因为 Torvalds 放置内核的目录为 Linux，大家便将这个内核称为 Linux。

Linux 的内核本身就是一款 GNU GPL 授权的自由软件，专业用户下载安装后，如果发现问题或者有特殊要求都会向 Torvalds 主动反馈。Torvalds 也会在能力范围内，对 Linux 内核进行更新和排错。毕竟个人能力有限，后来越来越多的志愿者加入了 Torvalds，自愿地维护、开发 Linux 系统，Linux 也逐渐发展壮大起来。1994 年以后，Linux 已支持 Intel、IBM、HP、Sun 等多家公司的硬件。

2. Linux 的特色

Linux 是开放性架构，拥有自由和开放的使用、学习环境；对硬件配备要求低廉，目前市面上销售的任何一台计算机均可达到其使用标准；内核功能强大而稳定；并且可以独立完成几乎所有的工作站或服务器工作。具体来说，Linux 有以下 4 个特点[23]：①Linux 属于自由软件，用户可以免费或花费少许费用获得它和它的源码，并可根据自己的需要对其进行必要的修改和再发行。②运行 Linux 的配置不高，支持众多个人计算机周边设备。③随着 Linux 越来越流行，许多销售的电脑上都预装有 Linux，Linux 系统也开始慢慢抢占台式电脑操作系统的市场，而 Linux 上的软件也越来越多，使用也越来越方便。④Linux 在 Linux 1.0 版本以后，加入了 X Window 系统，提供了友善的图形用户界面，不再是 UNIX 系统中单一的文本界面。且图形界面不止一种，如：KDE、GNOME 等，用户可根据个人喜好进行选择。

与 Windows OS 相比，Linux 还具有如下 5 个特色：①由于 Linux 是 GNU GPL 授权模式，使用 Linux 无版权之争，且绝大多数应用软件可免费获得。②Linux 可在 Intel 386 及以上各种 RISC 体系架构机上运行。由于其最早诞生于 386 个人计算机，一系列版本都充分利用了 x86 CPU 的任务切换能力，可使 x86 CPU 的效能发挥得淋漓尽致。③由于 Linux 充分利用了 x86 CPU 的任务切换机制，实现了真正的多任务、多用户环境，允许多个用户同时执行不同的程序，并可给紧急任务以较高优先级。④Linux 是依靠互联网迅速发展起来的，它本身也拥有强大的网络功能。可以轻松地与 TCP/IP、LANManager、Windows for Workgroups、Novell Netware 或 Windows NT 网络集成在一起，还可以通过以太网或调制解调器连接到互联网。⑤Linux 是完整的 UNIX 开发平台，几乎所有的主流程序设计语言都已经移植到 Linux 上，并可免费得到，如：C、C＋＋、Fortran77、ADA、PASCAL、Modual2/3、Tcl/TkScheme、SmallTalk/X 等。

3. Linux 的发行版本

Torvalds 等开发的 Linux 仅仅只是内核与内核提供的工具，很多的商业公司或非营利团体将 Linux 内核与可运行的软件和各自独特的工具程序集成为可完全安装的套件，再释放给用户。这样的套件称为 Linux distribution。当前，Linux distribution 主流的发行版本有：Red Hat、SuSE、Ubuntu、Fedora、Debian 等。虽然版本不同，但使用的内核均是 Linux 内核官网（www. kernel. org）上发布的。且开发商在开发的时候均会依据 LSB(Linux standard base)、FHS(file system hierarchy standard)等标准进行。因此，每个版本的 Linux distribution 除了架构的严谨度与套件内容有所差异外，其关键部分基本一致。大家可根据自己的要求和喜好选择安装。

二、命令行模式及热键

虽然 Linux 嵌入了 X Window，允许用户在较为友善的图形界面下操作，但目前的 X Window 对于 Linux 系统的管理还不能做到面面俱到，要深入地学习 Linux 操作必然还是离不开命令行模式的学习。与命令行有关的软件称为 shell，如 Linux 中的 bash。shell 包括了正则表达式、管道命令及数据流重定向等多种数据，系统地学习 shell 脚本较为困难。由于本章节的目的在于为后续章节中的知识与技能做理论铺垫，并非详细地研究 shell 脚本，因此仅对 CADD 中常用的命令进行介绍。

在终端界面通过命令行模式正确登录后显示的信息如下所示：

`[zk@puma ~] $_`

其中，zk 表示当前用户的账号；@以后的 puma 表示主机的名称；而～则代表用户的主文件夹，指当前所在的目录为主文件夹；＄是提示符。在执行命令时，一般按照如下格式进行输入：

`[zk@puma ~] $ command -options parameter1 parameter2 …`

在这个一般格式中，command 代表命令的名称，如变换路径的命令为 cd 等。-options 表示命令的参数。在实际进行参数设置时，可使用参数的单字母形式，也可使用全字母形式。单字母参数前不可遗失"-"号，若使用全字母参数，则参数前应带有"–"号，如：-d 或–directory。parameter1 parameter2 … 表示依附于 option 后的参数，或者是 command 的参数。command，option 及 parameter 之间以空格区分，在 shell 中无论空几个均视为一格。输入完成后，按下 Enter 键该命令便立即执行。值得注意的是，在 Linux 系统中，英文字母的大小写具有不同的含义，因此在输入命令时应注意区分。

在命令行模式下，有很多的功能组合键，可辅助命令的编写和程序的中断。①Tab 键具有补全命令和补齐文件的功能，可以避免人为输入造成的命令或文件名错误。例如，在命令行输入 ca 后，按两次 Tab 键，即可显示所有以 ca 开头的命令（图 2-41）。同理，在输入文件名时补全文件名。②在输入了错误命令或参数时，可以通过 Ctrl＋C 组合键中断目前运行的程序。③Ctrl＋D 组合键通常代表键盘输入结束，在命令行中直接使用相当于输入命令 exit，直接离开文字界面。

```
[zk@puma md]$ ca
cacertdir_rehash    cadd            calibrate_ppa        canberra-gtk-play   captoinfo        catchsegv
cache_check         cal             caller               cancel              cas
cache_dump          calcpka         callgrind_annotate   cancel.cups         cas-admin
cache_repair        calcpKa.pl      callgrind_control    capActiveSite       case
cache_restore       calcprop.pl     cameratopam          capsh               cat
[zk@puma md]$ ca
```

图 2-41　Linux 中 ca 开头的命令

三、文件操作命令

在 Linux 系统中，文件是一个重要的概念。文件可以存放信息和数据，因此常常会根据实际需要对文件进行创建、查阅、复制、删除等操作。在学习具体的操作之前需要了解 Linux 文件的属性。文件的属性可通过 ls-l 命令查看，其一般表示格式如下所示：

-rwxr-xr-x. 1 zk zk11 62 Jun 29 14：36 1. sh

-rwxr-xr-x. 表示文件权限，左起第一个"-"表示"文件"，若为 d 则表示"目录"，若为 l 则表示"链接文件"等；接下来的字符 3 个一组，每组均有 r、w 和 x 3 个参数，r 代表可读（read），w 代表可写（write），x 代表可执行（execute）。第一组表示文件所有者的权限，第二组表示同用户组的权限，第三组则表示其他非本用户组的权限。接着数字 1 表示此文件的连接数。zk 表示文件的所有者账号。zk11 表示此文件的所属用户组。数字 62 表示文件的容量大小，单位为 B。Jun 29 14：36 表示文件的创建日期或最近的修改日期。1. sh 则表示该文件的文件名。因此，文件 1. sh 的所有者 zk 对其具有可读、可写及可执行的权限，zk11 用户组成员以及非 zk11 用户组的其他成员仅有可读和可执行的权限，而没有可写的权限。

1. 文件属性修改的命令

（1）chgrp 命令：改变文件所属用户组。如：

[root@puma ～]# chgrp -R dwy install. log（将主文件夹内的 install. log 文件的用户组改为 dwy，该命令要以 root 身份执行。-R：进行递归（recursive），表示连同其子目录下的所有文件、目录均更新为这个用户组。）

（2）chown 命令：改变文件所有者。如：

[root@puma ～]# chown -R dwy install. log（将主文件夹内的 install. log 文件的所有者改为 dwy。）

（3）chmod 命令：改变文件的权限。Linux 系统中，可用数字代表各个权限：r＝4，w＝2，x＝1。每种身份各自的 3 个权限分数通过累加表示，因此，权限 rwx＝4＋2＋1＝7，权限 r－x＝4＋1＝5。其他权限以此类推。如：

[zk@puma ～]$ chmod 755 * sh（将当前目录下后缀名为 . sh 的所有文件的权限修改为所有者可读、可写、可执行，同用户组成员与非本用户组其他用户可读、可执行。）

2. 文件显示的命令

（1） cat 命令：由第一行开始显示文件内容。cat 命令有 6 个可用参数：-A 可列出非空白的特殊字符；-b 可列出行号，空白行不标号；-E 显示结尾的断行字符 $ ；-n 连同空白行打印出行号；-T 将 Tab 按键以^T 形式显示出来；-v 可列出一些看不出的特殊字符。如：

〔zk@puma md〕**$ cat leap. in**(在屏幕上显示文件 leap. in 的内容，显示结果如图 2-42 所示。)

```
[zk@puma md]$ cat leap.in
source leaprc.gaff
source leaprc.ff03.r1

#loadamberparams ./lig/ligand.frcmod
#loadamberprep ./lig/ligand.prepin
#set default PBRadii mbondi2

x1 = loadpdb 2p5r-a-C92A.pdb
saveamberparm x1 2p5r-a-C92A_vac.prmtop 2p5r-a-C92A_vac.inpcrd
addions x1  Na+ 7
solvateOct x1 TIP3PBOX 10.0
saveamberparm x1 2p5r-a-C92A_wat.prmtop 2p5r-a-C92A_wat.inpcrd
quit
[zk@puma md]$
```

图 2-42　cat 命令示例

（2）tac 命令：从最后一行开始显示文件内容。如：

〔zk@puma md〕**$ tac leap. in**(在屏幕上反向列示文件 leap. in 的内容，显示结果如图 2-43所示。)

```
[zk@puma md]$ tac leap.in
quit
saveamberparm x1 2p5r-a-C92A_wat.prmtop 2p5r-a-C92A_wat.inpcrd
solvateOct x1 TIP3PBOX 10.0
addions x1  Na+ 7
saveamberparm x1 2p5r-a-C92A_vac.prmtop 2p5r-a-C92A_vac.inpcrd
x1 = loadpdb 2p5r-a-C92A.pdb

#set default PBRadii mbondi2
#loadamberprep ./lig/ligand.prepin
#loadamberparams ./lig/ligand.frcmod

source leaprc.ff03.r1
source leaprc.gaff
[zk@puma md]$
```

图 2-43　tac 命令示例

（3）nl 命令：显示的时候输出行号。nl 命令有 3 种参数：-b、-n 和-w。每种参数又有各自的参数设置。示例如下：

〔zk@puma md〕**$ nl -b a -n rz -w 3 leap. in**(显示 leap. in 的内容，并连同空白输出行号，行号前自动补 3 个 0，显示结果如图 2-44 所示。)

```
[zk@puma md]$ nl -b a -n rz -w 3 leap.in
001     source leaprc.gaff
002     source leaprc.ff03.r1
003
004     #loadamberparams ./lig/ligand.frcmod
005     #loadamberprep ./lig/ligand.prepin
006     #set default PBRadii mbondi2
007
008     x1 = loadpdb 2p5r-a-C92A.pdb
009     saveamberparm x1 2p5r-a-C92A_vac.prmtop 2p5r-a-C92A_vac.inpcrd
010     addions x1  Na+ 7
011     solvateOct x1 TIP3PBOX 10.0
012     saveamberparm x1 2p5r-a-C92A_wat.prmtop 2p5r-a-C92A_wat.inpcrd
013     quit
[zk@puma md]$
```

图 2-44　nl 命令示例

（4）more 命令：一页一页地显示内容。在 more 命令运行中，按 Space 键代表向下翻一页；在查看文件时，按 b 代表往回翻页；按 Enter 键代表向下滚一行；按"/"后输入字符串代表在当前显示的内容中向下查找输入的字符串；输入"：f"立刻显示出文件名以及目前显示的行数；按 q 代表离开 more 模式，不再显示文件内容。具体示例如下：

〔zk@puma md〕**$ more leap. log**(一页一页地显示文件 leap. log 的内容。显示结果如图 2-45 所示。)

（5）less 命令：与 more 命令类似，但可以使用 PageUp 和 PageDown 前后翻页。还可输入"? ＋字符串"向上查询输入的字符串；按 n 重复前一个"/或?"的查询；按 N 反向重复前一个"/或?"的查询。例如：

[zk@puma md] $ less leap. log（一页一页地显示文件 leap. log 的内容。）

```
log started: Mon Jun 20 16:52:43 2016

Log file: ./leap.log
>> #
>> # ----- leaprc for loading the general Amber Force field.
>> #       This file is mostly for use with Antechamber.
>> #
>> #    load atom type hybridizations
>> #
>> addAtomTypes {
>>       { "h1"    "H"   "sp3" }
>>       { "h2"    "H"   "sp3" }
>>       { "h3"    "H"   "sp3" }
>>       { "h4"    "H"   "sp3" }
>>       { "h5"    "H"   "sp3" }
>>       { "ha"    "H"   "sp3" }
>>       { "hc"    "H"   "sp3" }
--More--(0%)
```

图 2-45　more 命令示例

（6）head 命令：查阅指定文件的前面几行。具体的行数由参数-n number 控制，例如：

[zk@puma md] $ head -n 5 leap. in（显示文件 leap. in 中的前 5 行内容，结果如图 2-46 所示。）

```
[zk@puma md]$ head -n 5 leap.in
source leaprc.gaff
source leaprc.ff03.r1

#loadamberparams ./lig/ligand.frcmod
#loadamberprep ./lig/ligand.prepin
[zk@puma md]$
```

图 2-46　head 命令示例

（7）tail 命令：查阅指定文件的末尾几行。使用方法与 head 命令类似，如：

[zk@puma md] $ tail -n 5 leap. in（显示文件 leap. in 中的后 5 行内容，结果如图 2-47 所示。）

```
[zk@puma md]$ tail -n 5 leap.in
saveamberparm x1 2p5r-a-C92A_vac.prmtop 2p5r-a-C92A_vac.inpcrd
addions x1  Na+ 7
solvateOct x1 TIP3PBOX 10.0
saveamberparm x1 2p5r-a-C92A_wat.prmtop 2p5r-a-C92A_wat.inpcrd
quit
[zk@puma md]$
```

图 2-47　tail 命令示例

（8）touch 命令：修改文件时间或创建新文件。touch 命令有 5 个可选参数：-a 表示仅修改访问时间；-c 表示仅修改文件的时间，若该文件不存在则不创建新文件；-d 后面接欲修改的日期而不用当前日期；-m 表示修改文件的 mtime；-t 后面接欲修改的时间而不用当前时间，格式为[YYMMDDhhmm]。具体示例如下：

[zk@puma md] $ touch test（在当前目录下创建一个名为 test 的空文件。）

3. 选取与排序的命令

（1）grep 命令：在文件中查找指定字符串，并将含有指定字符的行显示出来。此命令有 6 个可选参数：-a 表示将二进制文件以文本文件的方式进行数据查找；-c 表示计算找到指定字符串的次数；-i 表示查找字符串时忽略字母大小写差异；-n 表示输出时，将行号一并输出；-v 表示反向选择，显示不含指定字符串的行；--color＝auto 表示将找到的字符串部分加上颜色显示。示例如下：

[zk@puma md] $ grep -n --color＝auto 'prmtop' leap. in（在 leap. in 文件中选取含有关键字 prmtop 的行，连同行号显示，且用不同的颜色标示 prmtop，结果如图 2-48 所示。）

```
[zk@puma md]$ grep -n --color=auto 'prmtop' leap.in
9:saveamberparm x1 2p5r-a-C92A_vac.prmtop 2p5r-a-C92A_vac.inpcrd
12:saveamberparm x1 2p5r-a-C92A_wat.prmtop 2p5r-a-C92A_wat.inpcrd
[zk@puma md]$
```

图 2-48　grep 命令示例

（2）sort 命令：对文本中的各行进行排序。此命令有 8 个参数可选：-f 表示忽略大小写差异；-b 表示忽略最前面的空格；-M 表示以月份的名字排序；-n 表示使用纯数字排序；-r 表示反向排序；-u 表示相同的数据中，仅出现一行作为代表；-t 表示分隔符；-k 表示以区间进行排序。例如：

[zk@puma md] $ sort leap.in（以默认的第一个数据对 leap.in 中的各行排序，结果如图 2-49 所示。）

```
[zk@puma md]$ sort leap.in


addions x1  Na+ 7
#loadamberparams ./lig/ligand.frcmod
#loadamberprep ./lig/ligand.prepin
quit
saveamberparm x1 2p5r-a-C92A_vac.prmtop 2p5r-a-C92A_vac.inpcrd
saveamberparm x1 2p5r-a-C92A_wat.prmtop 2p5r-a-C92A_wat.inpcrd
#set default PBRadii mbondi2
solvateOct x1 TIP3PBOX 10.0
source leaprc.ff03.r1
source leaprc.gaff
x1 = loadpdb 2p5r-a-C92A.pdb
[zk@puma md]$
```

图 2-49　sort 命令示例

（3）uniq 命令：在完成排序的文件中去除重复的行。uniq 命令有两个参数：-i 表示忽略大小写字符的不同；-c 表示进行计数。例如：

[zk@puma md] $ sort leap.in | uniq -c（以默认的第一个数据对 leap.in 中的各行排序，排序完成后，将重复的数据仅以一行显示，并标出重复的次数，执行结果如图 2-50 所示。）

```
[zk@puma md]$ sort leap.in | uniq -c
      2
      1 addions x1  Na+ 7
      1 #loadamberparams ./lig/ligand.frcmod
      1 #loadamberprep ./lig/ligand.prepin
      1 quit
      1 saveamberparm x1 2p5r-a-C92A_vac.prmtop 2p5r-a-C92A_vac.inpcrd
      1 saveamberparm x1 2p5r-a-C92A_wat.prmtop 2p5r-a-C92A_wat.inpcrd
      1 #set default PBRadii mbondi2
      1 solvateOct x1 TIP3PBOX 10.0
      1 source leaprc.ff03.r1
      1 source leaprc.gaff
      1 x1 = loadpdb 2p5r-a-C92A.pdb
[zk@puma md]$
```

图 2-50　uniq 命令示例

（4）wc 命令：统计文件中的行数、字数及字符数，并将统计结果显示出来。此命令有 3 个可选参数：-l 表示列出行；-w 表示列出字（英文单字）；-m 表示列出字符。例如：

[zk@puma md] $ cat leap.in | wc（统计文件 leap.in 中的行数、字数和字符数，结果如图 2-51 所示。）

```
[zk@puma md]$ cat leap.in | wc
     13      33     351
[zk@puma md]$
```

图 2-51　wc 命令示例

4. 比较文件内容的命令

diff 命令：以行为单位比较两个文本文件之间的区别，也可用来比较整个目录下的区别。diff 命令有 3 个可选参数：-b、-B 和-i。-b 表示忽略一行当中有多个空白的区域；-B

表示忽略空白行的区别；-i 表示忽略字母大小写的区别。例如：

[zk@puma md]$ cat leap. in | sed -e 's/2p5r-a-C92A/2p5r-b-C44A/g' -e '10d' > leap-new. in(将 leap. in 文件中的 2p5r-a-C92A 字段修改为 2p5r-b-C44A，并删去 addions x1 Na+ 7 所在行后另存为 leap-new. in。)

[zk@puma md]$ diff leap. in leap-new. in(用 diff 命令比较 leap. in 与 leap-new. in。)

比较结果如图 2-52 所示。图中"<"表示左边文件，即 leap. in；">"表示右边文件，即 leap-new. in。8，10c8，9 表明左边文件的第 8 行至第 10 行被替换(c)为右边文件的第 8 行至第 9 行。具体的替换结果被列出。类似地，12c11 表示左边文件的第 12 行被右边文件的第 11 行替换。

```
[zk@puma md]$ cat leap.in | \
> sed -e 's/2p5r-a-C92A/2p5r-b-C44A/g' -e '10d' > leap-new.in
[zk@puma md]$ diff leap.in leap-new.in
8,10c8,9
< x1 = loadpdb 2p5r-a-C92A.pdb
< saveamberparm x1 2p5r-a-C92A_vac.prmtop 2p5r-a-C92A_vac.inpcrd
< addions x1 Na+ 7
---
> x1 = loadpdb 2p5r-b-C44A.pdb
> saveamberparm x1 2p5r-b-C44A_vac.prmtop 2p5r-b-C44A_vac.inpcrd
12c11
< saveamberparm x1 2p5r-a-C92A_wat.prmtop 2p5r-a-C92A_wat.inpcrd
---
> saveamberparm x1 2p5r-b-C44A_wat.prmtop 2p5r-b-C44A_wat.inpcrd
[zk@puma md]$
```

图 2-52　diff 命令示例

5. 复制、删除及移动文件的命令

(1)cp 命令：复制文件或目录。此命令除了单纯的复制之外，还可以创建快捷方式，对比文件的新旧并更新旧文件等。cp 命令共有 9 个参数可选：-a 相当于-pdr；-d 表示若源文件为连接文件(link file)属性，则只复制属性；-f 表示若目标文件已存在但无法开启，则删除后再尝试一次；-i 表示若目标文件已存在，进行覆盖操作前先询问；-l 表示创建硬链接(hard link)的连接文件；-p 表示连同文件的属性一起复制；-r 表示递归持续复制；-s 表示复制成快捷方式；-u 表示如目标文件比源文件旧，则更新目标文件。如：

[zk@ puma md]$ cp. /2p5r-a-C44A. pdb rec/rec. pdb(将当前文件夹下的 2p5r-a-C44A. pdb 文件复制到 rec 文件夹下，并更名为 rec. pdb。)

(2)rm 命令：移除文件或目录。rm 命令有 3 个参数可选：-f、-i 和-r。-f 表示强制删除，不会出现警告信息；-i 表示删除前询问；-r 表示递归删除。例如：

[zk@puma md]$ rm -i rec/rec. pdb(删除 rec 文件夹下的 rec. pdb，删除前询问用户是否执行删除命令，执行结果如图 2-53 所示。)

```
[zk@puma md]$ rm -i rec/rec.pdb
rm: remove regular file `rec/rec.pdb'? y
[zk@puma md]$
```

图 2-53　rm 命令示例

(3)mv 命令：移动文件与目录，或进行更名。mv 命令有 3 个可选参数：-f 表示强制移动，若目标文件已存在则直接覆盖；-i 表示若目标文件已存在，则询问是否覆盖；-u 表示源文件比目标文件新时，才更新目标文件。具体的命令书写如：

[zk@puma md]$ mv 2p5r-a-C44A. pdb rec(将 2p5r-a-C44A. pdb 移至 rec 文件夹。)

6. 文件连接的命令

ln 命令：用来创建连接。有两个主要参数：-s 表示建立符号连接(symbolic link)，即

快捷方式；-f 表示如果目标文件存在，则将目标文件删除后再创建。若不设置任何参数则表示建立硬链接。例如：

[zk@puma md] **$** **ln -s leap. sh rec/leap2. sh**（在 rec 文件夹下建立一个了 leap2. sh 符号连接文件，并使其指向当前目录的 leap. sh。）

7. 文件压缩与解压的命令

（1）gzip 命令：对文件进行压缩和解压缩。gzip 命令可以解开 compress、zip 及 gzip 等软件压缩的文件，而 gzip 压缩的文件将变为 *. gz。值得一提的是，gzip 压缩的文件可在 Windows 系统中被 WinRAR 解压。gzip 命令的参数有：-c 表示将压缩的数据输出在屏幕上，可通过数据流重定向来处理；-d 表示解压缩；-t 表示检验一个压缩文件的一致性；-v 表示显示出源文件/压缩文件的压缩比等信息；-♯ 表示压缩等级，-1 最快，但压缩比最差，-9 最慢，但压缩比最好，默认是-6。例如：

[zk@puma md] **$** **gzip -v leap. log**（将 leap. log 文件压缩，并显示压缩比，执行结果如图 2-54 所示。）

```
[zk@puma md]$ gzip -v leap.log
leap.log:        85.2% -- replaced with leap.log.gz
[zk@puma md]$ 
```

图 2-54　gzip 命令示例

（2）tar 命令：对多个目录或文件进行打包压缩。tar 命令功能强大，且参数众多，具体参数可通过下文介绍的 man 命令查阅。具体的应用如下：

[zk@puma md] **$** **tar -zcv -f test. tar. gz leap. log. gz**（将 leap. log. gz 压缩为新建的 test. tar. gz，并显示压缩过程中的文件名，执行结果如图 2-55 所示。）

```
[zk@puma md]$ tar -zcv -f test.tar.gz leap.log.gz
leap.log.gz
[zk@puma md]$ 
```

图 2-55　tar 命令示例

四、目录操作及联机帮助命令

在 Linux 系统中，所有的数据均以文件的形式呈现，而文件都存放在相应的目录中。这些目录以根目录为主向下呈树枝状分布形成目录树结构。因此对文件进行操作必然离不开对目录的使用和管理。

1. 目录的操作命令

（1）cd 命令：切换目录。应用 cd 命令时，只需输入需要切换目录的相对路径或绝对路径即可。此外，在 Linux 系统中"."表示当前目录，".."表示上层目录。例如：

[zk@puma md] **$** **cd. .**（去到当前的上层目录。）

（2）pwd 命令：显示当前所在的目录。pwd 命令有一个参数：-P，表示显示当前路径，而非连接路径。例如：

[zk@puma md] **$** **pwd**（显示当前所在路径，执行结果如图 2-56 所示。）

```
[zk@puma md]$ pwd
/home/zk/md
[zk@puma md]$ ▮
```

图 2-56　pwd 命令示例

（3）mkdir 命令：创建新目录。此命令有两个可选参数：-m 和-p。-m 表示配置文件案的权限；-p 表示直接将所需要的目录（含上层目录）递归创建起来。应用的格式如：

[zk@ puma md] $ mkdir -p test1/test2/test3（自动创建多层目录，从外向里依次为test1、test2 和 test3。）

（4）rmdir 命令：删除空目录。此命令有一个参数：-p，表示连同上层的空目录一起删除。如果需要删除的目录中含有其他目录或文件，rmdir 命令无法删除，须用 rm -r 命令删除。如：

[zk@ puma md] $ rmdir -p test1/test2/test3（同时删除 test1、test2 和 test3 目录。）

（5）ls 命令：查看文件与目录。在 Linux 系统中，此命令最常被执行，其可选参数较多。应用实例如下：

[zk@ puma md] $ ls -alF --color＝never（当前目录下不依据文件特性给予颜色显示所有文件，并根据文件、目录等信息添加附加数据结构，显示结果如图 2-57 所示。）

```
[zk@puma md]$ ls -alF --color=never
total 13580
drwxrwxr-x.  8 zk zk11     4096 Aug 24 20:22 ./
drwx------. 33 zk zk11     4096 Aug 24 20:07 ../
-rw-r--r--.  1 zk zk11    95577 Jun 20 16:54 2p5r-a-C44A_vac.inpcrd
-rw-r--r--.  1 zk zk11  1074968 Jun 20 16:54 2p5r-a-C44A_vac.prmtop
-rw-r--r--.  1 zk zk11   924711 Jun 20 16:54 2p5r-a-C44A_wat.inpcrd
-rw-r--r--.  1 zk zk11  4696271 Jun 20 16:54 2p5r-a-C44A_wat.prmtop
-rw-r--r--.  1 zk zk11   108573 Jun 20 16:49 2p5r-a-C92A.pdb
[zk@puma md]$ ▮
```

图 2-57　ls 命令示例

2. 联机帮助命令

（1）man 命令：显示指定命令的联机帮助手册页，例如：

[zk@ puma md] $ man ls（查看 ls 命令的手册页，执行结果如图 2-58 所示。）

```
LS(1)                        User Commands                        LS(1)

NAME
       ls - list directory contents

SYNOPSIS
       ls [OPTION]... [FILE]...

DESCRIPTION
       List information about the FILEs (the current directory by default).  Sort entries alphabetically
       -cftuvSUX nor --sort.

       Mandatory arguments to long options are mandatory for short options too.

       -a, --all
            do not ignore entries starting with .

       -A, --almost-all
            do not list implied . and ..

       --author
            with -l, print the author of each file
:▮
```

图 2-58　man 命令示例

（2）info 命令：与 man 命令类似，info 命令是将查询指令的文件数据拆成段落，每个段落用独立页面撰写，并在每个页面中还存在类似"超链接"的形式可跳转到其他页面。如：

[zk@ puma md] $ info ls（查看 ls 命令的手册页，执行结果如图 2-59 所示。）

```
File: coreutils.info,  Node: ls invocation,  Next: dir invocation,  Up: Directory listing

10.1 `ls': List directory contents
==================================

The `ls' program lists information about files (of any type, including
directories).  Options and file arguments can be intermixed
arbitrarily, as usual.

    For non-option command-line arguments that are directories, by
default `ls' lists the contents of directories, not recursively, and
omitting files with names beginning with `.'.  For other non-option
arguments, by default `ls' lists just the file name.  If no non-option
argument is specified, `ls' operates on the current directory, acting
as if it had been invoked with a single argument of `.'.

--zz-Info: (coreutils.info.gz)ls invocation, 57 lines --Top----------------------
```

图 2-59　info 命令示例

五、工作及进程管理

进程是工作程序的执行过程，是操作系统中的重要概念之一。进程在完成工作时需要消耗一定的计算机资源，如：CPU 时间、内存空间等，因此进程是分配计算机资源的基本单位。Linux 命令的执行也是通过进程来实现的。

1. 工作管理

(1)& 字符：将命令转至后台执行。转至后台后，bash 会赋予该命令一个"[x]"的工作号码(job number)，并为其进程配备一个 PID 号码。后台运行完成后，系统会提示 Done。例如：

[zk@puma md] $ ./leap. sh &(后台执行 leap. sh，结果如图 2-60 所示。)

```
[zk@puma md]$ ./leap.sh &
[1] 28694
[1]+  Done                        ./leap.sh
[zk@puma md]$
```

图 2-60　后台执行程序

(2)Ctrl＋Z 组合键：此组合键的功能是将工作转至后台并暂停，在工作管理中经常被使用。

(3)jobs 命令：查看目前的后台工作状态。此命令有 3 个参数：-l 表示除了列出工作号码与命令串外，同时列出 PID 号码；-r 表示只列出后台正在运行的工作；-s 表示只列出正在后台暂停的工作。例如：

[zk@puma md] $ jobs -l(查看当前 bash 所有的工作与对应的 PID。)

(4)fg 命令：将后台工作移至前台处理。在应用此命令时，只需在 fg 命令后添加"％"和目标工作的工作号码即可。例如：

[zk@puma md] $ fg ％1(将工作号为 1 的后台工作移至前台。)

(5)bg 命令：让后台中暂停的工作在后台中运行。使用方法与 fg 命令类似，例如：

[zk@puma md] $ bg ％1(将工作号为 1 的后台工作由暂停状态改为运行状态。)

(6)kill 命令：向工作发出信号(signal)删除或重新启动该工作，可以使用的信号有很多，可以通过参数-l 查看，常用的有：-1 表示重新读取一次参数的配置文件；-9 表示立即强制删除一个工作；-15 表示以正常的程序方式终止一项工作。具体的写法为：

[zk@puma md] $ kill -9 ％2(强制删除 2 号工作。)

2. 脱机管理

nohup 命令：脱机管理。nohup 命令可以使工作在脱机或注销系统后继续进行，示例如下。需要注意的是，nohup 命令不支持 bash 内置的命令。

`[zk@puma md] $ nohup . /md1. sh &`（在终端机后台运行 shell 脚本 md1. sh。）

3. 查看进程

(1)ps 命令：查阅某个时间点的进程运行情况。ps 命令有两种常用组合参数：aux 和-l。具体的区别如下：

`[zk@puma md] $ ps aux`（查看系统所有的进程数据。）

`[zk@puma md] $ ps -l`（仅查看自己的 bash 相关进程。）

(2)top 命令：动态查看进程的变化。top 命令有 4 个参数可选：-d 后面接进程界面更新的秒数，默认为 5 秒；-b 以批次的方式执行 top；-n 与-b 搭配，表示需要进行几次 top 的输出结果；-p 指定查阅某些 PID 的进程。在进程界面下，可以按 k 给予某个 PID 一个信号，按 r 给予某个 PID 一个新 nice 值，按 q 离开此界面。top 命令的功能强大，可用按键较多，更多详细内容请读者参考内部说明文件。例如：

`[zk@puma md] $ top -d 2`（查看当前进程情况，每两秒更新一次进程信息。）

4. 进程管理

(1)killall 命令：利用执行命令名称给予进程信号。killall 命令类似 kill 命令，用于给予进程一定的信号，但由于 kill 命令需要 PID 或是工作号，因此往往需要配合 ps、pstree 等命令使用。而 killall 命令则可直接对指定的命令名称给予信号。此命令有 3 个可选参数：-i 表示删除进程时，给用户发出提示；-e 表示后面接的命令名称要一致，完整命令的字符不能超过 15 个。例如：

`[zk@puma md] $ killall -i -9 bash`（终止每个 bash 进程，终止前依次询问用户是否终止。）

(2)nice 命令：调整新执行进程的执行优先序。Linux 在执行进程时，会对每个进程赋予一个优先执行序(priority，PRI)。PRI 越低，该程序越优先；反之，越滞后。PRI 由内核动态调整，用户无法直接调整此 PRI 值。若想调整进程的优先执行序，就只能通过调整进程的 nice 值(NI)。调整 NI 后，新的 PRI 值等于原 PRI 值加上 NI 值。需要注意的是：超级用户可以随意调整自己或他人进程的 NI 值，可调范围为 -20~19；一般用户只能调整自己进程的 NI 值，范围为 0~19，且只能越调越高。nice 命令可以调整新执行命令的 nice 值，例如：

`[zk@puma md] $ nice -n -5 vi`（给新执行的 vi 进程-5 的 nice 值。）

(3)renice 命令：对已存在的进程的 nice 值进行调整。例如：

`[zk@puma md] $ renice 10 55623`（调整 PID 为 55623 的进程的 nice 值为 10。）

5. 磁盘使用情况统计

(1)df 命令：列出文件系统的整体磁盘使用情况。df 命令有 7 个可选参数：-a 表示列出所有文件系统；-k 表示以 KB 显示文件系统；-m 表示以 MB 显示文件系统；-h 表示以 GB、MB 或 KB 等格式自行显示；-H 表示以 M＝1000 K 的进制代替 M＝1024 K 的进制；-T 表示将分区的文件一同列出；-i 表示用 inode 的数量显示。例如：

[zk@puma md]$ df -h（将磁盘容量结果以 GB、MB 等格式显示，执行结果如图 2-61 所示。）

```
[zk@puma md]$ df -h
Filesystem      Size  Used Avail Use% Mounted on
/dev/sda3       101G   19G   77G  20% /
tmpfs            16G   72K   16G   1% /dev/shm
/dev/sda2       101G  217M   95G   1% /boot
/dev/sda1       102G  320K  102G   1% /boot/efi
/dev/sda5       553G  272G  254G  52% /home
[zk@puma md]$
```

图 2-61　df 命令示例

（2）du 命令：评估文件系统的磁盘使用情况。此命令共有 6 个参数：-a 表示列出所有的文件夹与目录容量；-h 表示以 GB、MB 等格式显示；-s 表示只列出总量；-S 表示列出不包括子目录的总量；-k 表示以 KB 格式显示；-m 表示以 MB 格式显示。如：

[zk@puma lig]$ du -a（列出当前目录下的所有文件与容量。执行结果如图 2-62 所示。）

```
[zk@puma lig]$ du -a
4       ./1.sh
4       ./leap.in
4       ./leap.sh
4       ./2.sh
20      .
[zk@puma lig]$
```

图 2-62　du 命令示例

六、文本编辑

由于文件是 Linux 系统的基本组成部分，用户往往会根据具体的需要对文件进行各种操作，也经常会对文件的内容进行编辑，此时就需要用到文本编辑器。在 Linux 系统下有许多文本编辑器，常见的有：Emacs、pico、vi、vim 以及 joe 等。由于 Linux distribution 发行版本的不同，携带的文本编辑器也往往会有一定的差异，但所有的类 UNIX 系统都会内置 vi 编辑器。由于 vi 编辑器具有程序简单，编辑速度快等优点，对于 Linux 初学者来说容易接受与掌握。

1. vi 的使用

vi 编辑器一般可分为 3 种模式：一般模式、编辑模式与命令行模式。一般模式下，用户可以通过上下左右键移动光标，删除、复制、粘贴文件数据，但无法编辑文本内容；编辑模式下，用户可以根据实际需要，对文本进行编辑；命令行模式下，用户则可查找数据，读取、保存、大量替换字符等。

2. 进入和退出 vi

1）进入 vi

在♯或＄等系统提示符下输入 vi 与需要编辑的文件即可进入 vi 编辑器的一般模式，并显示目标文件的内容。若输入的文件名未存在，系统将视为新建文件。打开的 vi 编辑器中将不显示任何内容。进入 vi 编辑器后，若要对具体的文本进行编辑，则需要切换到编辑模式。方法是按下键盘上的 A、I、O 或 R（大小写均可）键。进入编辑模式后，界面左下方会出现 INSERT 或 REPLACE 字样。如：

［**zk@puma md**］**$ vi leap. in**（编辑文件 leap. in，图 2-63 给出了编辑模式下 vi 界面。）

```
source leaprc.gaff
source leaprc.ff03.r1

#loadamberparams ./lig/ligand.frcmod
#loadamberprep ./lig/ligand.prepin
set default PBRadii mbondi2

x1 = loadpdb 2p5r-a-C92A.pdb
saveamberparm x1 2p5r-a-C92A_vac.prmtop 2p5r-a-C92A_vac.inpcrd
addions x1  Na+ 7
solvateOct x1 TIP3PBOX 10.0
saveamberparm x1 2p5r-a-C92A_wat.prmtop 2p5r-a-C92A_wat.inpcrd
quit
~
-- INSERT --                              6,1          All
```

图 2-63　vi 编辑器示例

2)退出 vi

完成编辑后，可按 Esc 键返回一般模式。在一般模式下输入“:”、“/”或“?”即可进入命令行模式。若要保存编辑，输入“:wq”命令即可保存并离开 vi 编辑器；若不希望保存编辑，输入“:q!”命令，即可在不保存编辑的情况下强制退出 vi 编辑器。

3. vi 常用的操作命令

除了上述最基本的操作外，vi 编辑器还有很多的按键和命令可以使用，图 2-64 列出了 vi 编辑器一般模式下的部分按键功能。另外 vi 编辑器可以从一般模式切换到编辑模式，常用的按键有 a/A(插入字符)、i/I(插入字符)、o/O(插入新的一行)、r/R(替换字符)和 Esc(退出编辑模式)。vi 编辑器还有第 3 种模式，即命令行模式，常用的命令有：w(把编辑的内容写入硬盘文件)、q(离开 vi 编辑器)和 wq(保存后离开)等。

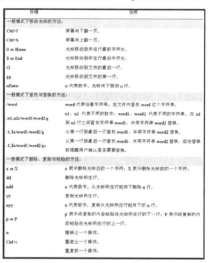

图 2-64　vi 编辑器一般模式下的部分按键功能

参考文献

[1] Ooms F. Molecular modeling and computer aided drug design, examples of their applications in medicinal chemistry[J]. Current Medicinal Chemistry，2000，7(2)：141－158.

[2]徐文芳. 药物设计学[M]. 2 版. 北京：人民卫生出版社，2012.

[3]Harrington D J，Adachi K，Royer Jr. W E. The high resolution crystal structure of deoxyhemoglobin S [J]. Journal of Molecular Biology，1997，272(3)：398—407.

[4]Kendrew J C，Bodo G，Dintzis H M，et al. A three-dimensional model of the myoglobin molecule obtained by x-ray analysis[J]. Nature，1958，181(4610)：662—666.

[5]唐有祺. 从劳厄发现晶体 X 射线衍射谈起[J]. 物理，2003，32(7)：424—426.

[6]林东海，洪晶. 用 NMR 技术研究蛋白质—配体相互作用[J]. 波谱学杂志，2005，22(3)：321—341.

[7]Nogales E，Scheres S W. Cryo-EM：a unique tool for the visualization of macromolecular complexity [J]. Molecular Cell，2015，58(4)：677—689.

[8]Monica P，Anna V，Pradeep K M，et al. Structure of d(CCCCGGTACCGGGG)2 at 1.65 Å resolution [J]. Acta Crystallographica Section d-Biological Crystallography，2014，70(7)：860—865.

[9]Watson J D，Crick F. A structure for deoxyribose nucleic acid[J]. Nature，1953，171(4356)：737—738.

[10]Wang A H，Quigley G J，Kolpak F J，et al. Molecular structure of a left-handed double helical DNA fragment at atomic resolution[J]. Nature，1979，282(5740)：680—686.

[11]Itoh Y，Chiba S，Sekine S，et al. Crystal structure of human selenocysteine tRNA[J]. Nucleic Acids Research，2009，37(18)：6259—6268.

[12]查锡良，药立波. 生物化学与分子生物学[M]. 8 版. 北京：人民卫生出版社，2013.

[13]姚文兵. 生物化学[M]. 7 版. 北京：人民卫生出版社，2011.

[14]Chakravortty D. Leonor Michaelis and Maud Leonora Menten：celebrating 100 years of the Michaelis-Menten Equation[J]. Resonance，2013，18(11)：963—965.

[15]Singer S J，Nicolson G L. The fluid mosaic model of the structure of cell membranes[J]. Science，1972，175(4023)：720—731.

[16]朱大年，王庭槐. 生理学[M]. 8 版. 北京：人民卫生出版社，2013.

[17]张志荣. 药剂学[M]. 北京：高等教育出版社，2007.

[18]朱依谆，殷明. 药理学[M]. 7 版. 北京：人民卫生出版社，2011.

[19]Lipinski C A，Lombardo F，Dominy B W，et al. Experimental and computational approaches to estimate solubility and permeability in drug discovery and development settings[J]. Advanced Drug Delivery Reviews，1997，23：3—25.

[20]Veber D F，Johnson S R，Cheng H Y，et al. Molecular properties that influence the oral bioavailability of drug candidates[J]. Journal of Medicinal Chemistry，2002，45(12)：2615—2623.

[21]尤启东. 药物化学[M]. 7 版. 北京：人民卫生出版社，2011.

[22]鸟哥. 鸟哥的 Linux 私房菜基础学习篇[M]. 3 版. 北京：人民邮电出版社，2010.

[23]胡建平. 计算机化学实践基础教程[M]. 北京：科学出版社，2013.

（郭锋彪，罗亚飞）

第三章　常用数据库和基础软件的使用

在计算机辅助药物设计(computer aided drug design，CADD)的过程中，药物设计科研人员一般需要了解并使用一些数据库，比如化学物质索引数据库包括大量具有药理活性及生物活性的物质性质信息、药用辅料、化学物质毒性等数据；化学合成数据库，包含有药物合成路线等信息；专利全文下载数据库，包括有美国食品药品监督管理局(FDA)的有效药品专利信息，欧洲、美国及中国专利信息；药品查询数据库以及药典等。其中，科研人员最为感兴趣的数据库主要集中在药物靶点结构、生理反应路径、小分子结构信息和毒性等数据库。

在编者之前教程(胡建平主编，计算机化学实践基础教程，2013 年科学出版社)的基础上，药物设计工作者有必要对常用的药物设计辅助软件有较为深刻的了解，比如药物和靶点的三维结构显示及绘制软件，包括 ChemDraw 和 PyMOL，以及参考文献管理工具 EndNote 等。

第一节　药物设计常用数据库

一、靶点数据库

1. 蛋白质数据库

蛋白质数据库(protein data bank，PDB)是一个专门收录蛋白质、核酸等生物大分子的三维结构资料的大型数据库(图 3-1)。这些资料和数据一般是世界各地的结构生物学家经由 X 射线晶体学或 NMR 光谱学实验所得，发布到公共领域供公众网络免费访问使用，并由世界蛋白质数据库(Worldwide Protein Data Bank，wwPDB)监管、审核与注解。PDB已经成为结构生物学研究中的重要资源，为了确保 PDB 资料的完备与权威，各个主要的科学杂志、基金组织会要求科学家将自己的研究成果，实验细节提交给 PDB。基于 PDB数据，还发展出来若干依据不同原则对 PDB 结构数据进行分类的数据库，例如，GO 将PDB 中的数据按基因进行分类等。

蛋白质相互作用数据库(database of interacting proteins，DIP)[1]专门储存经实验证实的来自文献报道的二元蛋白质与蛋白质相互作用，以及来自 PDB 数据库的蛋白质复合物，其目的是给公众提供一个简单、易用、高度可信的蛋白质－蛋白质相互作用(protein-protein interaction，PPI)信息平台。DIP 数据库的 PPI 包含果蝇、酵母、家鼠、挪威鼠和人等多个物种，提供多种查询方式，用户可直接基于蛋白质名称、物种查询相互作用蛋白质；也可基于序列匹配的 BLAST 搜索和模体搜索查询相互作用蛋白质。此外，DIP 数据

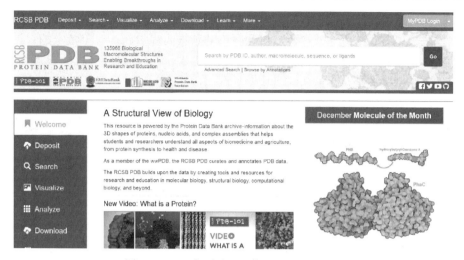

图 3-1 PDB 主页(http://www.rcsb.org/)

库还发展了 3 个子数据库，Live-DIP、DLRP 和 Prolink 数据库。Live-DIP 是 DIP 的扩展，它在描述 PPI 时涉及了 PPI 发生的细胞状态和状态转变，即实时 PPI；DLRP 是关于蛋白质配体与蛋白质受体配对的数据库；Prolink 则是利用系统发生谱、基因簇等计算方法预测得到的 PPI 数据库。

交互数据集生物通用库(biological general repository for interaction datasets, Bio-GRID)是由西奈山医院 Lenenfeld-Tanenbaum 研究所的 Mike Tyers、Bobby-Joe Breitkreutz 和 Chris Stark 于 2003 年创建的。BioGRID 数据库包含了蛋白质-蛋白质相互作用，遗传相互作用，化学相互作用和翻译后修饰等信息[2]，为大多数生物物种提供一个全面的数据资源，并试图创建单个数据映射。BioGRID 用户可以搜索感兴趣的蛋白质或文献已经报道的蛋白质。BioGRID 数据库工作室目前位于多伦多和达拉斯，并与酵母基因组数据库(saccharomyces genome database，SGD)合作。BioGRID 是国际分子交换协会(International Molecular Exchange Consortium，IMEx)的成员。

另外，全球蛋白数据库(Universal Protein，UniPort)是一个集中收录蛋白质资源并能与其他资源相互联系的数据库，也是目前为止收录蛋白质序列目录最广泛、功能注释最全面的一个数据库。UniProt 是由欧洲生物信息学研究所(European Bioinformatics Institute)、美国蛋白质信息资源(Prontein Information Resource)以及瑞士生物信息研究所(Swiss Institute of Bioinformatics)等机构共同组成的 UniProt 协会(UniProt Consortium)编辑、制作的一个信息资源，旨在为从事现代生物研究的科研人员提供一个有关蛋白质序列及其相关功能方面的广泛的、高质量的并可免费使用的共享数据库。全球科研人员都可以登录网站 www.uniprot.org 浏览并下载这些资料，对目标蛋白进行交互式分析或特定的分析。

2. 核酸数据库

核酸数据库(nucleic acid data bank，NDB)是指 DNA、RNA 序列的资料库(图 3-2)，主要包括 DNA 或 RNA 全序列及其特性，如启动区、起始和终止密码的位置、编码区、限制酶切位点以及推导的翻译产物蛋白质序列等。目前，国际上逐渐建立了以 GenBank、

EMBL、DDBJ 为代表的三大核酸序列数据库。1988 年，三大数据库共同成立了国际核酸序列数据库联合中心，三方达成协议，对数据库的数据同步更新。对于特定的查询，三个数据库的响应结果一致，仅在数据格式上有细微的差别。三大数据库综合了 DNA 和 RNA 序列数据，其数据来源于众多的研究机构和核酸测序小组的科学文献。数据库中的每条记录都代表着一条单独的、连续的、附有注释的 DNA 或 RNA 片段。

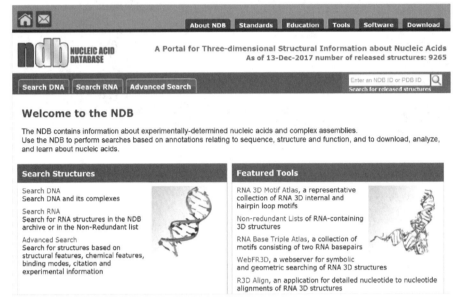

图 3-2　NDB 主页(http：//ndbserver. rutgers. edu/)

GenBank 是美国国家生物技术信息中心(National Center for Biotechnology Information，NCBI)建立的 DNA 序列数据库，数据主要来源于大规模基因组测序计划。GenBank 将数据按高通量基因组序列(high throughput genomic sequences，HTGS)、表达序列标记(expressed sequence tags，EST)、序列标记位点(sequence tagged sites，STS)和基因组概览序列(genome survey sequences，GSS)单独分类。完整的 GenBank 数据包括序列文件，索引文件以及其他有关文件。索引文件是根据数据库中作者、参考文献等子段建立的，用于数据库查询。序列文件的基本单位是序列条目，包括核苷酸碱基排列顺序和注释两部分。序列条目每个字段由关键字起始，后面为该字段的具体说明。序列条目的关键字包括代码(locus)、说明(definition)、编号(accession)、核酸标识符(nid)、关键词(keywords)、数据来源(source)、文献(reference)、特性表(features)、碱基组成(base count)及碱基排列顺序(origin)等。基于 GenBank 中的 ID 号，进入 NCBI，在 Search 后的下拉框中选择 Nucleotide，把 GenBank ID 号输入"GO"前面的文本框中，点"GO"，即可以检索到所需序列。

欧洲分子生物学实验室(The European Molecular Biology Laboratory，EMBL)数据库于 1982 年由欧洲分子生物学实验室建立，与美国的 NCBI 及日本的 DDBJ 共同组成全球性的国际 DNA 数据库，近年来发展很快，自 1995 年数据量成倍递增。EBI 是 EMBL 在英国 Hinxton 的分部，主要负责建立 EMBL-DNA 数据库，可进行核苷酸序列检索及序列相似性查询。EMBL 数据库的基本单位也是序列条目，包括核苷酸碱基排列顺序和注释两部分，可用于生化实验技术质谱分析，细胞生物学、细胞生物物理学和结构生物学，以及细胞分化和基因表达等研究。

日本 DNA 数据库(DNA Data Bank of Japan，DDBJ)于 1984 年在日本建立，每日都交换更新数据和信息，并主持国际 DNA 数据库咨询会议和国际 DNA 数据库协作会议两个国际年会。DDBJ 主要向研究者收集 DNA 序列信息并赋予其数据存取号[3]，信息来源主要是日本的研究机构，亦接受其他国家呈递的序列，数据库通过 WWW 环球网、匿名 FTP、e-mail 或 Gopher 方式为广大研究人员服务。DDBJ 开发了 SQ match 工具，用来搜索基因或蛋白质中短的碱基或氨基酸序列区域，并建立了简便且易操作的 SOAP(simple object access protocol)服务器。它的数据主要通过 Sakura 和 MST 工具来完成。与 GenBank 和 EMBL 合作的项目主要包括 TPA(Tird Pannotation)、CON(struct)或 CON(tig)和 XML 数据交换格式的建立。TPA 是一种基于已有数据库中核酸序列产生的注释数据，格式与传统的 GenBank 一样，只是包含了"TPA"标签。CON(struct)或 CON(tig)则用于存储一些片段的拼接信息，这些片段是序列长度大于 350000 bp 的核酸被分割而产生，不过这种长度限制在 2004 年 6 月被取消。

二、小分子数据库

1. DrugBank

1)DrugBank 的发展

DrugBank 数据库第一个版本于 2006 年上线[4]，最初版本仅包含了 841 个美国食品药品监督管理局(Food and Drug Administration，FDA)批准的小分子药物和 113 个生物技术药物的相关基本信息。发展到 2018 年 7 月 3 号，该数据库共包含 11888 个药物实体，其中有 FDA 批准的小分子药物 2529 个、FDA 批准的生物制品(蛋白质/多肽)1184 个、营养食品 129 个、实验药物 5758 个等。除此以外，该数据库将 5131 条非冗余蛋白(non-redundant protein，如药物靶点、酶、转运子、载体)序列与这些药物实体相连接。每条药物记录涵盖 200 多个数据字段，其中一半用于记录药物数据、化学数据，另一半则用于记录药物靶点数据或蛋白数据。

2)DrugBank 的主要内容

DrugBank 数据库是一个全面的、可自由访问的在线数据库，其中包含了药物和药物靶标的相关信息。DrugBank 数据库属"生物信息学＋化学信息学"类资源，既涵盖了详细的药物数据(如化学数据、药理数据、药物数据)，也包括了综合的药物靶点信息(如序列、结构和作用途径)[4,5]。DrugBank 数据库受到药品行业人员、化学家、药剂师、医生、学生和普通公众的欢迎和使用。它广泛的药物信息和药物靶点数据使发现和再利用现有的药物治疗罕见或全新疾病成为可能。

DrugBank 数据库含有 4 个附加数据库：HMDB、T3DB、SMPDB 和 FooDB，它们也是完整的代谢/化学信息学数据库。HMDB 含有 40000 多种人类代谢物的信息，T3DB 含有 3100 个常见的毒素与环境污染物的信息，SMPDB 含有近 700 条人类代谢途径和与疾病有关的途径的途径图信息，而 FooDB 包含大约 28000 种食品成分和食品添加剂的信息。

3）DrugBank 的使用

在 DrugBank 中，可以用多种方式进行查询。比如，点击"Browse"按钮，可以选择 Drug Browse、Category Browse、Geno Browse、Reaction Browse、Pathway Browse、Class Browse、Target Browse 等查询，若点击"Drug Browse"会出现如图 3-3 的窗口，包含了药物名称，药物小分子的分子质量、结构、种类和可治疗的适应证等信息。

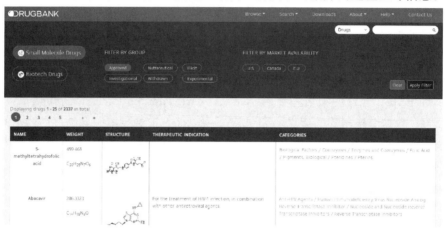

图 3-3　Drug 查询界面（https：//www.drugbank.ca/drugs）

点击"Search"按钮可以选择 ChemQuery Structure Search、Interax Interaction Search、Sequence Search、Advanced Search、MS Search、MS/MS Search、GC/MS Search、1D NMR Search、2D NMR Search。以化学序列结构查询（ChemQuery Structure Search）为例（图 3-4），可根据读者所画的化学结构进行搜寻，获取与其化学结构相似的药物。

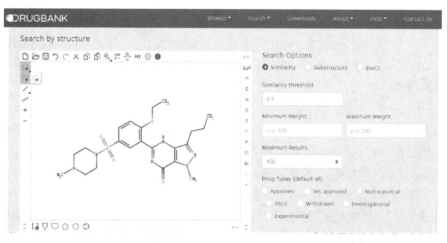

图 3-4　化学序列结构查询（https：//www.drugbank.ca/structures）

在"Tool"中可以选择 HMDB、T3DB、SMPDB、FooDB 数据库进行查询。可查询人类的代谢物、毒素、环境污染物、人类代谢途径、食品成分和食品添加剂等信息。

2. ChEMBL

1)ChEMBL 的发展

ChEMBL 最早的版本是 2010 年 1 月上线的 ChEMBL_02，包含约 240 万次生物活性实验得到的 622824 个化合物，其中天然产物有 2.4 万，涵盖了 12 种药物化学杂志的 3400 篇文献，成为最全面的公共数据库[6]。ChEMBL 可以通过网页或 ftp 下载化合物数据，并且为了比较分析不同杂志的生物活性数据，研究人员对所有数据进行了标准格式化，这样更有利于基于计算机的数据挖掘。截至目前，ChEMBL 已经更新到 ChEMBL_22 版本，涵盖了 65213 篇文献的 168 万多个不同的小分子化合物。ChEMBL 因其包含大量类药性化合物数据并且面向科研工作者免费开放而受到广泛使用，成为药物虚拟筛选中不可多得的化合物资源。

2)ChEMBL 的主要内容

ChEMBL 数据库主要以小分子化合物为主，主页如图 3-5 所示，主要包括工具栏(左)和搜索界面(右)。其中左侧工具栏包括与其他数据库的链接、个人信息以及网站的基本信息等。ChEMBL 的搜索界面主要可以分为两个部分：①通过直接在线绘制或从 ChemDraw 拷贝化合物的结构式到"Marvin JS"插件中，再对数据库进行筛选，筛选时可以选择结构的相似度(70%~100%)。②通过输入化合物、靶点、生物试验、细胞及组织的名称来对数据库进行匹配搜索。同时，ChEMBL 还提供对数据库中所有药物、靶点以及药物靶点的浏览功能，见"Browse Targets""Browse Drugs"和"Browse Drug Targets"。

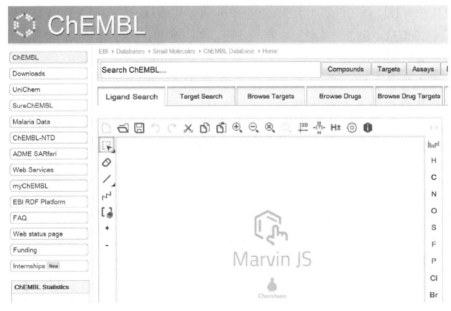

图 3-5 ChEMBL 主页(https://www.ebi.ac.uk/chembl/)

3)ChEMBL 的应用实例

ChEMBL 数据库的在线搜索方法有多种，但是针对药物靶点的数据搜索最常用也是最实用的功能，下面将以治疗艾滋病(acquired immune deficiency syndrome，AIDS)的靶点整合酶为例，简单介绍从 ChEMBL 数据库中如何下载活性化合物分子的具体步骤。在 ChEMBL 数据库的“Search ChEMBL”栏中输入“integrase”，点击后面的“Targets”进行搜索，得到如图 3-6 的界面，搜索结果主要包括了 ChEMBL 序号、名称、Uniprot 代码、靶点类型、来源、化合物数和生物活性数据。

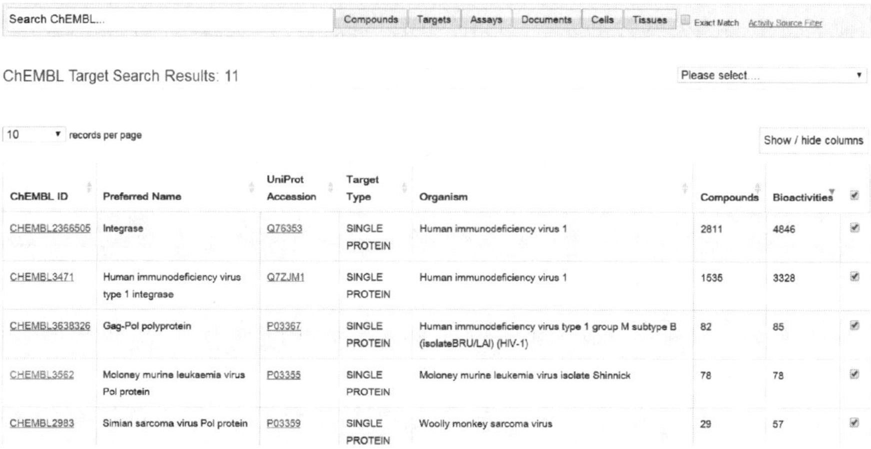

ChEMBL ID	Preferred Name	UniProt Accession	Target Type	Organism	Compounds	Bioactivities
CHEMBL2366505	Integrase	Q76353	SINGLE PROTEIN	Human immunodeficiency virus 1	2811	4846
CHEMBL3471	Human immunodeficiency virus type 1 integrase	Q7ZJM1	SINGLE PROTEIN	Human immunodeficiency virus 1	1535	3328
CHEMBL3638326	Gag-Pol polyprotein	P03367	SINGLE PROTEIN	Human immunodeficiency virus type 1 group M subtype B (isolateBRU/LAI) (HIV-1)	82	85
CHEMBL3562	Moloney murine leukaemia virus Pol protein	P03355	SINGLE PROTEIN	Moloney murine leukemia virus isolate Shinnick	78	78
CHEMBL2983	Simian sarcoma virus Pol protein	P03359	SINGLE PROTEIN	Woolly monkey sarcoma virus	29	57

图 3-6　基于药物靶点信息筛选 ChEMBL 数据库

点击“ChEMBL ID”项下的 ChEMBL 序号，可以查看数据库的基本信息以及所有化合物的靶向配体效率、靶点关联的化合物性质以及相关的参考文献等信息；点击“Target associated bioactivities”项目，获取需要下载的生物活性类型(包括 IC_{50}、Inhibition、Activity、Other、ID_{50}和 EC_{50}等)数据；点击扇形图中的 IC_{50}值，即可得到所有包含 IC_{50}数据的化合物的信息，包含分子量、生物活性值、实验类型、靶点来源和参考文献等；点击页面右上角的“Please select....”下拉选项中的“Download All Bioactivity Data(XLS)”，即可下载所有化合物的所有相关信息并存为 Excel 表格，表格中的 SMILES 项即为化合物的分子结构信息。

最后，通过对 Excel 表格中的化合物结构以及生物活性信息进行整理，即可得到 SMILES 格式的化合物库，并可用于后续的基于分子对接或药效团的虚拟筛选实验。

3. PubMed

1)PubMed 的发展

PubMed 来源于美国联机医学文献分析和检索系统 Medline，于 1996 年 1 月首次发布，开拓了私人、免费、家用和办公的搜索时代。在 Medline 搜索通过网络进行了论证后，PubMed 系统在 1997 年 6 月免费对公众开放，并由副总统阿尔·戈尔亲自演示[7]。在 2016 年，美国国家医学图书馆(The National Library of Medicine，NLM)改变了引擎系统，使得出版者可以直接对索引的文章进行修改。截至 2017 年 1 月，PubMed 有 2680 多万条记录可追溯到 1966 年，甚至可以查到 1809 年的纪录。根据数据显示，每年大约更新 50 万条信息。

2)PubMed 的主要内容

PubMed 是因特网上使用最广泛的免费、基于 WEB 的生物医学信息检索系统，是 NCBI Entrez 整个数据库查询系统中的一个。PubMed 界面提供与众多综合分子生物学数据库的链接(图 3-7),包括:DNA 与蛋白质序列、基因图数据、3D 蛋白构象、人类孟德尔遗传在线,也提供期刊全文的出版商网址的链接等。另外,PubMed 数据主要来源于MEDLINE、OLDMEDLINE、Record in process、Record supplied by publisher 等。

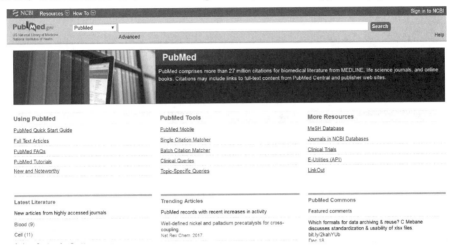

图 3-7　PubMed 主页(https://www.ncbi.nlm.nih.gov/pubmed)

3)PubMed 的应用实例

虽然 PubMed 的主要功能是生物医学方面的文献检索,但是其还可以用来搜索 DNA与蛋白质序列、基因图数据等。在 PubMed 网站主页左上角的下拉项中选择"Homolo-Gene",在搜索框中输入"Skp2",Skp2 为编码 S 期激酶相关蛋白 2(S-phase kinase-asso-ciated protein 2,Skp2)生成的基因。点击"Search",即可得到所有关于 Skp2 同源基因的序列信息,显示共有 3 条信息,如图 3-8 所示。

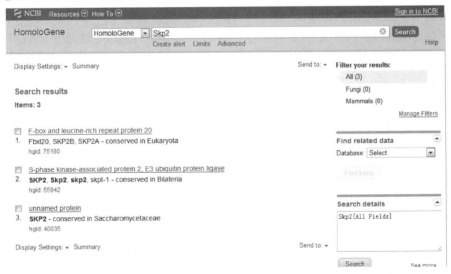

图 3-8　同源基因搜索结果

点击第一个搜索结果"F-box and leucine-rich repeat protein 20",弹出该同源序列的相关信息,如图 3-9 所示。包括了该基因的编号,蛋白质序列比对结果,用于序列比对的蛋白质信息，序列中的保守区域，非重复序列区域和相关的参考文献等。点击图 3-9 右上方的"Download Links"，弹出下载窗口，可以选择需要下载蛋白质的基因序列或 mRNA 序列。下载文件格式为 TXT 格式，用记事本打开可看到与 Skp2 同源蛋白的序列。

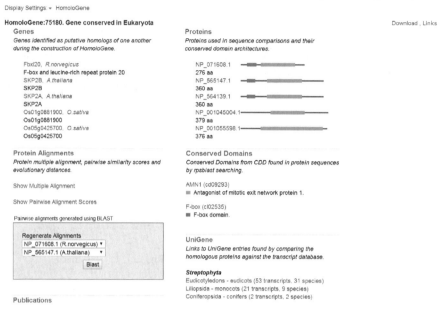

图 3-9　同源序列信息

4. NCBI

1）NCBI 简介

美国国家生物技术信息中心（National Center for Biotechnology Information，NCBI）是美国国家医学图书馆（United States National Library of Medicine，NLM）的一部分，由美国参议员 Claude Pepper 在 1988 年发起并于当年 11 月 4 日通过立法成立。NCBI 是一个免费公开的综合数据库，主要包含基因、DNA/RNA、蛋白质序列、文献索引以及化合物数据库等。

2）NCBI 的主要内容

NCBI 可以为研究人员提供全面的生物医学和基因组学方面的信息，网站提供给个人用户 6 种功能，分别是存放数据、下载数据、学习教程、提供应用程序数据接口（application programming interface，API）便于程序开发、提供各种生物数据分析工具和分子生物学等基本问题的研究。NCBI 数据库的主要内容包括基因数据库、文献搜索工具、序列比对工具、蛋白质序列信息和生物活性数据库。GenBank 数据库是 NCBI 在 1992 年建立的，关联了多种序列数据库，如 EMBL 和 DDBJ[8]。GenBank 的主要内容包括基因、人类在线孟德尔遗传、分子模型数据库、单核苷酸多态性数据库、人类基因组等，并与美国国家癌症研究所（National Cancer Institute，NCI）的肿瘤基因解剖计划（cancer genome anatomy project，CGAP）合作。

NCBI 的文献搜索工具可以提供对生物医学领域文献的获取功能，涵盖了分子生物学、生物化学、细胞生物学、微生物学、分子和细胞角度的疾病状态以及病毒学等广泛的学科

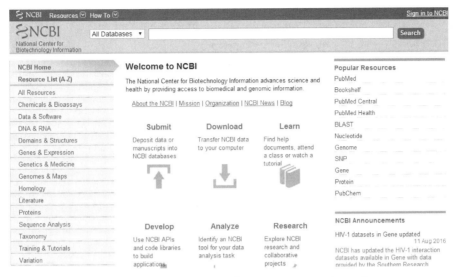

图 3-10 NCBI 主页(https://www.ncbi.nlm.nih.gov/)

领域。这种综合性的文献检索工具可以极大地节省研究人员的文献查阅时间。局部序列比对检索工具(Basic local alignment search tool,BLAST)是 NCBI 中非常重要的工具之一,这是一种用于计算生物序列相似性的算法,可以比对 DNA 核苷酸序列和蛋白质氨基酸序列。BLAST 是搜索与目标序列同源的序列的有力工具,比对的数据库是整个 NCBI 数据库以及在线服务器,比对的结果以图片和表格的形式展示。

蛋白质序列信息是 NCBI 的另一项重要的功能,包含了来自不同网站和服务器的蛋白质序列的文本信息,包括 NCBI 参考序列(reference sequence,RefSeq)项目、GenBank、PDB 和 UniprotKB/SWISS-Prot 等,同时提供了序列相关的基因、DNA/RNA 序列、生物学途径、表达和突变信息、参考文献等,研究人员可以通过 NCBI 查找几乎所有的蛋白质的序列信息。

Pubmed 生物试验数据库是小分子和 siRNA 生物活性实验试剂的公开数据库,其主要目的是提供快捷免费的获取数据的途径,并提供了直观的数据分析工具,包括检索文献、生物活性数据、生物试验记录以及分子靶标等。

3)NCBI 序列检索和比对工具应用实例

NCBI 是一个非常全面的蛋白质序列数据库,可以获得大多数蛋白质的氨基酸序列,下面将通过搜索蛋白质序列并用 BLAST 工具进行序列比对的方式对 NCBI 数据库作简要介绍。在 NCBI 网站主页中下拉"All Databases"选择"Protein",在搜索框中输入"integrase",点击"Search",即可得到所有整合酶蛋白质的序列信息,选择左侧物种来源中的"Viruses",显示共有 45935 条信息,如图 3-11 所示。

选择具有 288 个氨基酸的整合酶序列"integrase, partial[Human immunodeficiency virus 1]",可以查看对应序列的基本信息,包括 GenBank 代码、序列的特征以及参考文献等,并且在页面右侧还可以对该序列进行分析,包括进行序列比对(BLAST)、分析保守区域等;点击页面中的"FASTA",可以得到对应的蛋白质序列信息,通过拷贝这些信息到 BLAST 工具中即可进行序列比对,操作方法为在 NCBI 主页右侧点击"BLAST",

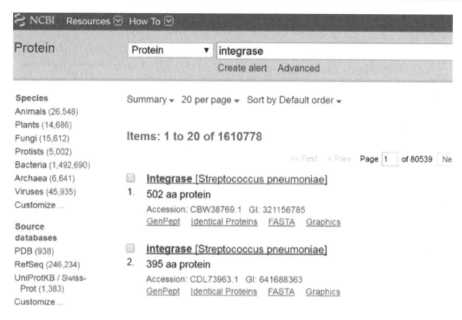

图 3-11 搜索蛋白质序列

选择"Protein BLAST",并在"Enter Query Sequence"的输入框中粘贴搜索得到的蛋白质序列信息,如图 3-12 所示,其他搜索参数可根据需要进行修改,或者在蛋白质序列详细信息页面点击右侧的"Run BLAST"可以快速实现上述操作。

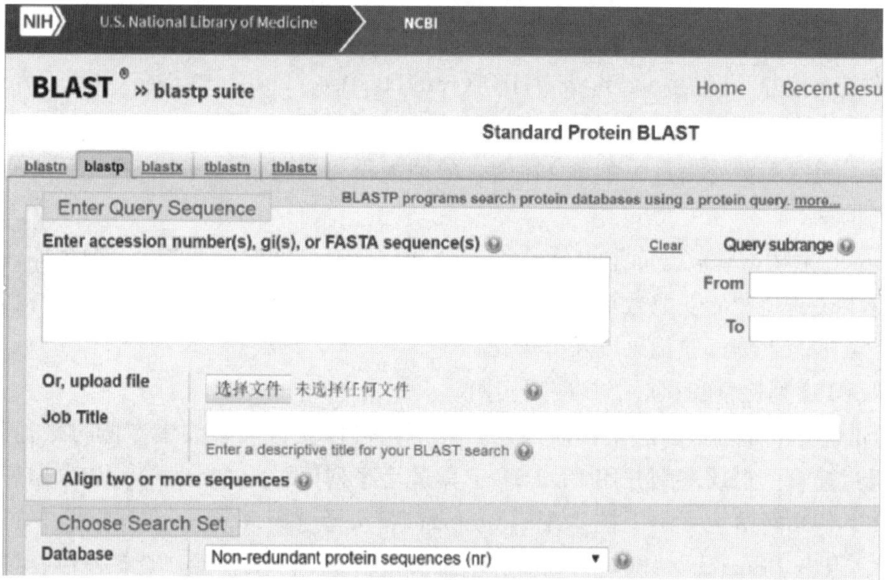

图 3-12 采用 BLAST 工具进行序列比对

经过一段时间的计算过程之后,即可得到序列比对的结果。包括所有相似序列的相似性、同源性和打分,并可以分别查看和下载对应的蛋白质序列的信息;由于本部分查找的"integrase"的序列很多,因此通过 BLAST 查找得到的序列基本是同一种序列,或者是某些氨基酸突变后的序列,所以相似性非常高,读者可根据需要按照上述步骤查找目标序列并进行序列比对分析。

5. Binding Database

1）Binding Database 简介

1997 年 9 月，由国家标准与技术研究院（National Institute of Standards and Technology，NIST）和国家基金会（National Science Foundation，NSF）资助得以初步开发了 Binding DB 项目。Binding DB 是一个公开的、可通过网络访问的测量结合亲和力的数据库，其域名为 www. bindingdb. org。其中包含天然和修饰的生物分子以及合成化合物的数据，并提供详细的实验信息，其收集的重点是作为药物靶点或候选药物靶点的蛋白质，并且包括蛋白质－配体、蛋白质－蛋白质、主客体结合模式和结合信息。目前，通过 Binding DB 可以查阅文献或计算结构－活性的关系，帮助药物化学研究和药物的发现；验证计算化学和分子建模方法（比如对接、评分和自由能方法）；开展化学生物学和化学基因组学，以及分子识别的基础研究。

截至 2011 年 3 月，Binding DB 包含约 650000 个结合数据、5700 个蛋白质靶标和 28 万个小分子。此外，Binding DB 还包括一小部分超分子系统主客体结合数据。Binding DB 的研究重点是将小分子与药物靶标或潜在药物靶点的蛋白质结合在一起，并且在 PDB 中获得三维结构，或者类似的蛋白质结构。研究将有助于选定靶点的药物发现，以及基于配体和受体结构的两种药物设计方法的发展[9-12]。

2）Binding DB 的应用实例

这里通过搜索 HIV-1 蛋白酶抑制剂对 Binding DB 作简要介绍。在 Binding DB 网站主页界面左边点击"Target"下的"Name"，进入目标搜索页面（图 3-13），在搜索框中输入"protease"，protease 是寻找小分子的靶标名称，即蛋白酶。

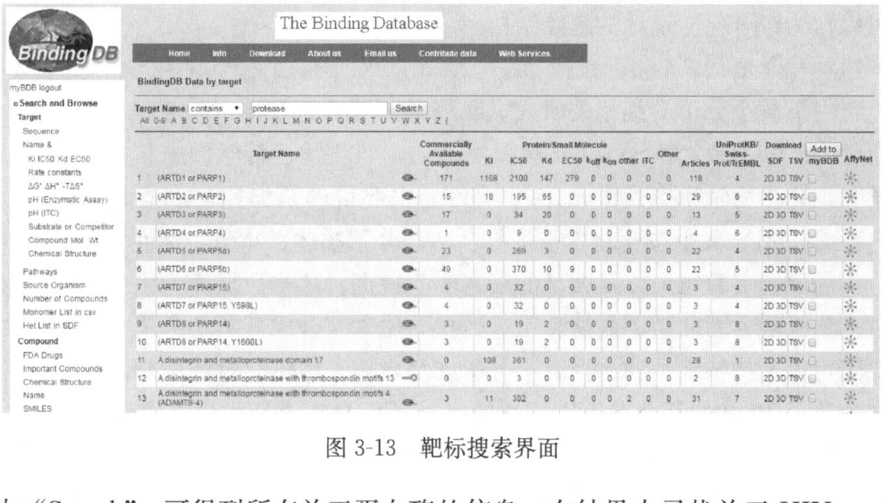

图 3-13　靶标搜索界面

点击"Search"，可得到所有关于蛋白酶的信息。在结果中寻找关于 HIV protease 和 Human Immunodeficiency Virus protease 的条目，如第 19 条搜索结果"19 HIV-1protease"，点击"19 HIV-1protease"，出现如图 3-14 所示页面。

在图 3-14 的这个表中，有靶标名字、小分子 BDBM 号、化学结构式（chemical structural formula）、英文名、SMILES、InChI、K_i、IC_{50}、K_d、EC_{50}、ΔG°、分子来源（相关文献、专利号、PubMed）等相关信息，此外，表格中还有靶标和小分子的相关链接，可以

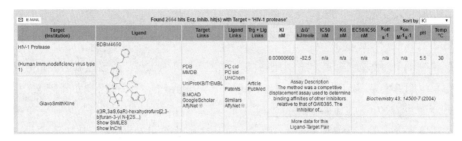

图 3-14 HIV-1 蛋白酶的小分子抑制剂信息

获得更多的信息。另外，Binding DB 提供了较为具体的操作教学视频以供参考。

6. 其他小分子数据库

中国天然产物数据库(Chinese natural product database，CNPD)由创腾科技有限公司和中国科学院上海药物研究所联合开发。这一数据库利用 Symyx 公司 ISIS 化学信息管理系统进行数据管理，可以方便地利用 ISIS/Base&Draw 检索或连接其他分子模拟和分子设计软件系统。CNPD 数据库目前共收集了 37 个类别的 57000 多个天然产物，其中 70% 的分子是类药性分子，相关的数据包括天然产物的 CAS 登录号、名称、分子式、分子量、熔点等，以及二维、三维分子结构、生物活性、自然来源和参考文献等信息。对于原植物或同属中药，还收录了对应的中文名、拉丁文名、性味、归经及功能主治信息。CNPD 可以帮助从事药物化学、植物化学、有机化学、医药、农药及生物化学等领域的研究人员系统了解天然产物分离、提取和鉴定的研究方法；或者对天然产物的结构及生物活性信息进行定量或定性的分析研究，深入了解某类药物的结构与活性间的关系，为新药研究提供系统的和有价值的信息。由于天然产物的结构具有非常好的差异性，因此数据库中的许多化合物还可以作为组合化学设计的起始结构。

美国纽约化学银行(Chemical Bank，ChemBank)是一个公共的化学生物学数据平台，人们可以自由下载小分子及其相关研究资源数据。最早的 ChemBank 版本是由美国国家癌症研究所(NCI)和哈佛大学 Schriber 教授发起的，与化学遗传学领域相关，起初总部设在哈佛化学和细胞生物学研究所[13]，这个项目的主要目的是加速与癌症相关的小分子探针的发掘[14]。ChemBank 中包含化学结构与名称、分子描述、小分子活性的相关信息、高通量生物分析的原始实验结果以及大量的筛选实验数据。这个数据库为生命科学领域的研究人员提供生物医药方面的相关数据和工具，指导化学家合成新的小分子化合物或文库，帮助人们找到可以干扰特殊生物途径的小分子或是影响一些催化过程的新型药物。目前，该数据库中收录了 1200 多万个有生物活性的小分子信息，人们可以在线获得这些小分子生物测试的数据。

三、Pathway 及毒性数据库

1. KEGG

1) KEGG 简介

日本于 1995 年 5 月建立了京都基因与基因组百科全书(Kyoto Encyclopedia of Genes and Genomes，KEGG)工程[15]。KEGG 工程将基因组信息和高一级的功能信息有机地结

合起来，通过对细胞内已知生物学过程的计算机化处理和将现有的基因功能解释标准化，对基因的功能进行系统化地分析。KEGG 工程的另一个任务是将基因组中的一系列基因用一个细胞内的分子相互作用的网络连接起来，如一个通路或是一个复合物，通过它们来展现更高一级的生物学功能。KEGG 数据库是基于此工程建立起来的，它包含了基因、生物学途径、疾病、药物和化学物质等信息，网站首页为 http：//www.kegg.jp/。

KEGG 是一个整合了基因组、化学和系统功能信息的数据库。把从已经完整测序的基因组中得到的基因目录与更高级别的细胞、物种和生态系统水平的系统功能关联起来是 KEGG 数据库的特色之一。KEGG 是一个生物系统的计算机模拟数据库，与其他数据库相比，其最显著特点就是具有强大的图形功能，它利用图形而不是繁缛的文字来介绍众多的代谢途径以及各途径之间的关系，使研究者能够对其所要研究的代谢途径有一个直观全面的了解。

2）KEGG 的使用实例

KEGG 是一个综合数据库，它们大致分为系统信息、基因组信息和化学信息三大类。进一步可细分为 16 个主要的数据库，可以通过不同的颜色编码来区分。这里简要介绍了 KEGG PATHWAY 数据库的使用方法。KEGG 中有一个专有名词"KEGG Oethology"，它是蛋白质或酶的一个分类体系，序列高度相似，并且在同一条通路上有相似功能的蛋白质被归为一组，然后打上 KO 标签。在 KEGG 的主页上找到 KEGG PATHWAY，再点击"Go"，得到途径通路图，在通路图的上方点击"Pathway entry"，找到蓝色字体的 Ortholog table，点击出现如图 3-15 所示页面。

Ortholog table

PATHWAY: 00010

Grp	Genus	Organism	K00844 (HK)[1305]	K12407 (GCK)[78]	K00845 (glk)[4653]	K01810 (GPI)[4657]
E.Ani	Homo	hsa	3101 3098 3099 80201	2645		2821
E.Ani	Pan	ptr	462298 450505 741291 450504	737923		100612813
E.Ani	Pan	pps	100990081 100983149 100969639 100969975	100979621		100983300

图 3-15　Ortholog table 页面

在图 3-15 中，行与物种对应，3 个字母都是相应物种的英文单词缩写，比如 hsa 表示 Homo sapiens，mcc 表示 Macaca mulatta；列就表示相应的 Ortholog 分类，比如 K00844 就表示生物体内的己糖激酶这一类序列和功能相似的蛋白质类或酶类。如下图 hsa 后有 3101、3098、3099、80201 这 4 个条目，它表示在人类细胞中存在 4 种不同的己糖激酶，它们分别由以上这 4 组数字代表的基因所编码，这 4 组数字应该是这 4 个基因的登录号。空白则表示在该物种中不存在这种酶。

点击"3101"，出现如图 3-16 所示界面。3101 是 KEGG 中的基因 ID（登录号），

Homo sapiens 表示物种，然后是基因的名称、表达的酶、属于哪个 KO 分类以及参与哪些代谢途径，下面还有结构、序列信息等。所以从 Ortholog table 中可以很容易地知道一张代谢通路图上有哪些 KO 分类、这些酶类的成员在各物种中分配存在的情况以及特定的名称。

KEGG **Homo sapiens (human): 3101**

Entry	3101 CDS T01001
Gene name	HK3, HKIII, HXK3
Definition	(RefSeq) hexokinase 3
KO	K00844 hexokinase [EC:2.7.1.1]
Organism	hsa Homo sapiens (human)
Pathway	hsa00010 Glycolysis / Gluconeogenesis hsa00051 Fructose and mannose metabolism hsa00052 Galactose metabolism hsa00500 Starch and sucrose metabolism hsa00520 Amino sugar and nucleotide sugar metabolism hsa00524 Neomycin, kanamycin and gentamicin biosynthesis hsa01100 Metabolic pathways hsa01200 Carbon metabolism hsa04066 HIF-1 signaling pathway hsa04910 Insulin signaling pathway hsa04930 Type II diabetes mellitus hsa04973 Carbohydrate digestion and absorption hsa05230 Central carbon metabolism in cancer
Module	hsa_M00001 Glycolysis (Embden-Meyerhof pathway), glucose => pyruvate hsa_M00549 Nucleotide sugar biosynthesis, glucose => UDP-glucose
Brite	KEGG Orthology (KO) [BR:hsa00001] Metabolism

图 3-16 基因 ID 为 3101 的界面

在查找界面上还可以点击"BRITE""DISEASE"以及"GENES"等。也可以使用自动注释服务(KASS)，在线网址为 http://www.genome.jp/tools/kaas/。当研究者提交一段 fasta 格式的蛋白质序列或者基因序列，它自动在内部进行相似性比对，找到最相似的基因，并确定检索基因的 KO 分类，然后给出这些基因所在的代谢通路并以不同的颜色标示这些基因。

2. MetaCore

MetaCore 是一个整合的套装软件，用于对芯片、代谢、SAGE、蛋白质组学、siRNA、miRNA 和筛选工作的数据进行功能性分析。MetaCore 的数据库在人、大鼠、小鼠方面的生物学信息是最全面的。MetaCore 包含的内容均经过同行评审和人工验证，在准确性、可靠性和全面性方面是行业领先的数据信息平台。

MetaCore 有很多用途，如结合通路图和网络关系，分析高通量筛选(high throughput screening，HTS)试验数据；针对研究人员所查找的基因、蛋白、转录本或化合物列表，找出与之相关的重要通路图、网络关系、疾病，并排序列出；在同一个通路和网络图上，展示/交叉验证不同类型的分子数据；针对研究人员的研究，通过疾病、组织、功能过程和亚细胞定位过滤功能，找到与研究人员的研究相关的网络关系图。

MetaCore 还具有很多优点，如严格精准的词表，规范了所有的生物学实体及其相互作用的术语；独有的强大功能，可同时处理多个样本数据和不同数据类型；导出和自动生成报告的功能帮助研究人员在几分钟内就获得网络相互作用信息和富集的报告，科学地简化了工作流程，节省大量的时间。

3. TOPKAT 数据库

TOPKAT 是由 Accelrys 公司开发的一个数据库，利用该数据库，可根据化合物的结构来定量地判断其毒性，美国 FDA 的仿制药品办公室认可该类数据库用于杂质毒性判断。加拿大的药品审评人员也在利用这类数据库帮助判断已知杂质的毒性。

TOPKAT 的设计原理是：全面收集文献报道的各种结构的化合物的毒性数据，按照一定的处理方式输入该数据库。当要查某一化合物的毒性时，输入该化合物的结构，数据库可自动进行结构的比较，根据待查化合物与数据库中收集的化合物结构的相似程度来预测待查化合物的毒性。该数据库除了可预测整个分子的毒性外，还可以分别给出分子中的某一部件对毒性的贡献大小。

该数据库一共收集了 16 种动物模型的数据，包括 FDA 啮齿动物致癌性、Ames 致突变性、皮肤敏感性、眼部刺激性等模型。使用者可根据需要分别购买不同的模型数据库，随着收集的动物模型和化合物数据的增加，该数据库也在不断升级，2004 年 3 月推出了 TOPKAT V 2.6。

由于 TOPKAT 数据库中收集的化合物的数量有限，各种动物模型的毒性数据也有限，所以在用该数据库预测某一化合物的毒性时，主要是根据待测化合物的结构与数据库中具有相似结构单元的一组化合物的毒性，来预测新化合物的毒性。如果待测化合物的结构不能很好地被该组化合物所涵盖，则预测的结果就会不可靠。

四、MDL 毒性数据库

MDL 毒性数据库由 Elsevier MDL 公司开发，涵盖了现今报道过的化合物的毒性和毒理数据，包括急毒、致畸、致癌、对皮肤和眼睛的刺激及多剂量效应。此毒性数据库的优点是：不需耗费大量的动物、化合物、时间就能较快地预测某化合物的毒性大小。这对于很难获得足够量的杂质的毒性测定，其优势就更为明显。因此，MDL 毒性数据库在国外的药品研发公司、药品评价机构及环境监测部门等都有所应用。

第二节　药物和靶点的三维结构显示及绘制软件

靶点是指存在于组织细胞内对疾病的产生和发展起关键作用的特定分子。在药物设计的过程中，避免不了绘制和观察药物和靶点的结构状况，由于人眼无法直观地观察，所以需要借助计算机软件。常用的绘制软件有 Chemwin、ChemSketch 和 ChemDraw 等。ChemDraw 是美国 CambridgeSoft 公司开发的 ChemOffice 系列软件中最重要的一员。由于 ChemDraw 相对于其他两个软件来讲，能为研究人员提供一套完整易用的绘图解决方案，包括绘制化学结构及反应式，并且可以获得相应的属性数据、系统命名及光谱数据，它还内嵌了许多国际权威期刊的文件格式，故近几年来成了化学界出版物、稿件、报告、CAI 软件等领域绘制结构图的标准，是目前应用最广泛的化学结构绘制软件。

常用的三维结构显示软件有 VMD、Gabedit、Molden、PyMOL、Moleke、Molecular modeling、Jmol、Rasmol、Cn3D 和 Chimera 等。PyMOL 是一个开放源码，由 Warren

Lyford DeLano 编写，并且由 DeLano Scientific LLC 将它商业化。PyMOL 适用于创作高品质的小分子或生物大分子(特别是蛋白质)的三维结构图像。由于其功能非常强大，受到很多科研工作者的青睐。在所有正式发表的科学文献中的蛋白质结构图像中，有四分之一是使用 PyMOL 制作的。本节将简单介绍 ChemDraw 与 PyMOL 的使用方法。

一、ChemDraw 的应用

1. 绘制和保存小分子实例

图 3-17 给出了 BPC 分子的结构，BPC 为一种抑制靶点 Skp2 的抗癌抑制剂，其结构的绘制步骤如下(从小分子左边开始绘制)：

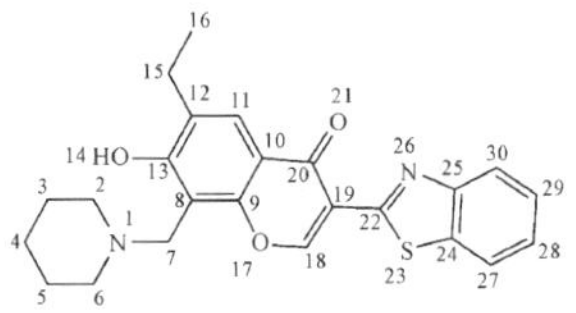

图 3-17　小分子 BPC 结构

打开 ChemDraw，找到如图 3-18 的图形工具板，点击 ⬡ ，在空白处画出环己烷并用鼠标左键调好位置；再点击 ＼ ，画两条单键，并连接环己烷；点击 ⬡ ，将苯环画在第二条单键的末端，并用鼠标调整好苯环的位置；利用 ＼ 将苯环上的单键补齐；点击 ⬡ ，点击 9 和 10 之间的键，即可将环己烷与苯环连接；点击 ＼ ，在 19 位点拉出一根单键；点击 ⬡ ，画在单键的末端并调整好位置；点击 ⬡ ，画在 24 和 25 位置之间，完成主体结构的绘制。在 1 号位点双击，输入 N，用同样办法，依次加上 O、N 和 S 等元素。输入的元素字体大小和颜色都可在主界面的上方调整；点击 ＼ ，在单键上单击鼠标左键即可将单键变为双键，也可以点击 ＼ ，直接加上双键。

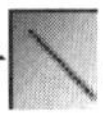

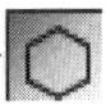

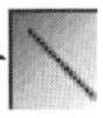

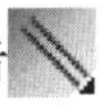

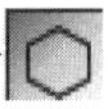

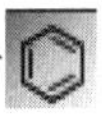

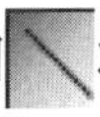

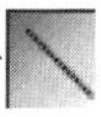

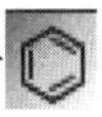

随后点击 ⬚ ，选中所画分子；点击"Object"→"Object Settings"，改 Line Width 的数值即可改变键的粗细；选中分子，点击鼠标右键"Atom"→"Show Atom Number"，即可将整个分子的原子进行编号，标号也可手动输入；最后选中分子，点击"Structure→Clean Up Structure"，自动调整分子结构。

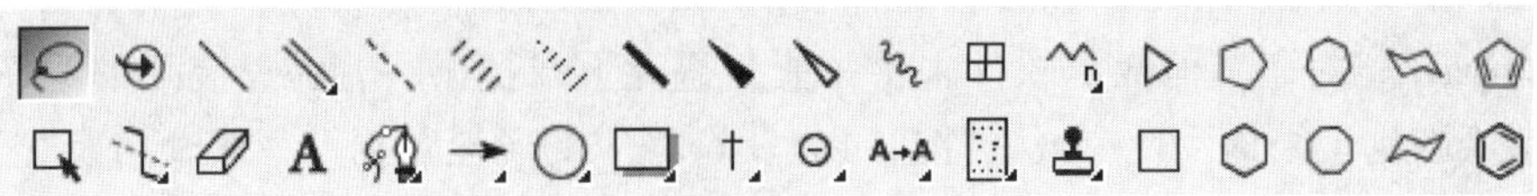

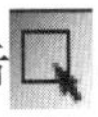

图 3-18　绘图的图形工具板

上述小分子画好后进行保存，点击"File→Save As"，选择"cdx"格式；用 Chem3D 打开"cdx"格式的小分子，点击"File→Save As"，保存为"pdb"格式即可。

2. 绘制反应式

ChemDraw 除了可以绘制分子结构外，还可以绘制各种反应式。比如绘制如图 3-19 所示方程式，步骤如下：

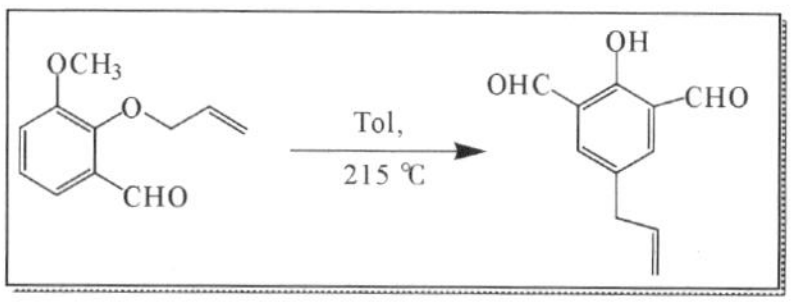

图 3-19　绘图的反应方程式示例

点击 ⬡，在空白的区域画出苯环，并用鼠标调整好位置；点击 ╲，在苯环的最上面的位点画出一根单键；在第一个位点的邻位画出连续的四根单键，并在最后一根单键的中间单击一下，使其变为双键；在其邻位画一根单键；在如图所示的位置上加上基团，并调整字体大小，加粗。反应物绘制完成。

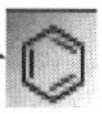

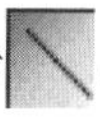

点击 ⬡，在空白处绘制苯环；点击 ╲，在苯环的最上端及其两端画出单键；在苯环的最下端画出三根单键，并在最后一根单键的中间用鼠标左键单击，使其变为双键；在如图所示的位置上用鼠标左键双击，输入基团，产物绘制完成。

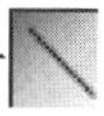

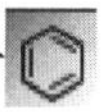

点击 ➡，绘制反应所需的箭头；点击 **A**，在箭头的上下方插入编辑框并填入反应所需的条件"Tol，215℃"，点击"View→Show Character Map"，在表格里可找出摄氏度符号以及其他的各种符号，插入到编辑框中即可。点击 ▢，给反应式加上阴影，会使得方程式更加美观。

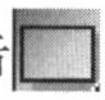

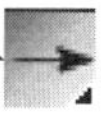

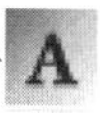

二、PyMOL 的使用

1. 操作界面

"Py"表示该软件基于 Python 计算机语言，MOL 则是英文分子的缩写，表示该软件用来显示分子结构。以 Win32 版的 PyMOL 安装包为例，先在 Windows 系统用鼠标左键双击安装包 python-2.7-window，默认路径为 C:\Python27，可将路径改到别的系统盘，一直点击"next"即可；鼠标左键点击安装包 pymol-1.5.0.3.win32-py2.7，默认路径 C:\Python27 \ PyMOL，在默认路径 C:\Python27 \ PyMOL 找到并双击任何一个"pymol-launch"（共 3 个），安装成功。

打开 PyMOL 后会看到如图 3-20 的界面。该界面分为 2 个窗口，上面的"Molecular Graphics System"窗口和下面的"Viewer Window"窗口。"Viewer Window"窗口又分为左右两块，左边是用来显示结构图像的"Viewer"窗口，右边则是一个"Inernal GUI"窗口。"Viewer"自身包含一个命令行（如图中左下方的"PyMOL＞"提示符），可以用来输入 PyMOL 命令。

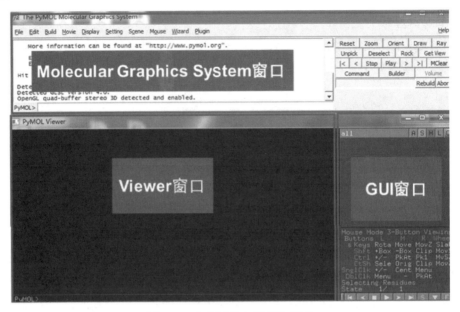

图 3-20　PyMol 的初始操作界面

在 Inernal GUI 中则可以选定一些特定的对象并完成一些操作。Internal GUI 右上角有 5 个按键：A、S、H、L、C，分别是 5 个单词 Actions、Show、Hide、Label、Color 的缩写。Actions 代表对这个对象的各种操作，Show 显示这个对象的某种样式，Hide 隐藏某种样式，Label 以某种类型的方式显示，Color 显示颜色，结构的颜色可以根据 element/chain/SS 等进行改变。Element 的意思是对不同的原子进行分别着色；chain 就是对不同的链进行不同的着色；SS 是 secondary structure 的缩写，也就是对不同的二级结构进行不同的着色。右下角也有一个 S，用来显示所有的氨基酸残基，方便选择所需要的残基或药物分子。右下角还有 Selecting 选项，可以选择不同的结构，如氨基酸残基、链、分子、原子等。

2. 基本操作

首先，从 www.rcsb.org 上下载一个 pdb 文件，代码为 1WDN。加载文件有 2 种方法：在 External GUI 中选择"File→Open"，或者直接用鼠标左键双击 1WDN.PDB 文件打开。打开后的蛋白质模型为 lines(线)模式，可利用鼠标和一些指令来观察蛋白质的构象，如任意旋转图像：对准图像的任意处按住鼠标左键然后移动鼠标；放大/缩小图像：对准图像的任意处点住鼠标右键然后移动鼠标，向上是缩小，向下则是放大；移动图像：对准图像的任意处按住鼠标中键或者滚轮，然后移动鼠标；设定图像旋转中心：Ctrl＋Shift＋鼠标中键或滚轮；移动剪切平面：Shift＋鼠标右键。鼠标上下移动，调整前剪切平面；鼠标左右移动，调整后剪切平面。

显示蛋白质的模式有很多种，例如，sticks、ribbon、cartoon、label、cell、spheres 等，最常用有 sticks 和 cartoon。在 Internal GUI 右上角有 3 个板块：all、1WDN 和 sele，分别代表对左边显示区域中的所有结构进行操作、对 1WDN 进行操作、对所选的部分进行操作。lines 模式不利于观察蛋白质的整体结构和局部的结构，所以需要改变显示蛋白质的模式。选择"1WDN"中的"H→lines",隐藏 lines 模式下的蛋白结构;点击"H→waters",隐藏所有的水分子;再点击"S→cartoon"即可。

由于 PyMOL 的默认背景为黑色,所以需要将背景调为白色,操作如下:在"Molecular Graphics System"窗口中选择"Display→Background→White",为了更方便地观察蛋白质的局部结构,可选择"Viewer Window"右下角的"S",在左边显示区域的上方会出现蛋白质所有氨基酸及其编号,所得蛋白质的三维结构如图 3-21(a)所示。

PyMOL 可用于观察小分子与蛋白的结合模式,即观察小分子在活性口袋中与周围氨基酸所形成的相互作用。图 3-21(b)和图 3-21(c)分别给出了隐藏/显示蛋白全貌的谷氨酰胺与接触残基识别的结合模式,具体操作步骤如下:在"Viewer Window"左上方找到并点击 Q226(谷氨酰胺),在窗口的右上方选择"sele→S→sticks",再选择"A→modify→around→residues within 4 Å",即选择在 Q226 周围 4 Å(0.4 nm)距离内的氨基酸残基,因为在此距离内易形成相互作用。此时这些氨基酸残基已被选中,点击"sele→C→magentas→lightmagenta"。选择"sele"中的"S→sticks",选中的氨基酸残基会以 sticks 的模式显示出来;再次选中 Q226,在"sele"中选择"A→find→polar contacts→to other atoms in object",Q226 与周围氨基酸上原子间的相互作用会用虚线显示出来[图 3-21(b)]。

从图 3-21(b)出发,此时与 Q226 有相互作用的氨基酸有两种模式(cartoon 和 sticks),两种模式的颜色相同,在 PyMOL 后输入"set cartoon_color,cyan",按下回车键。在"Molecular Graphics System"窗口中选择"Setting→Transparency→Cartoon→80%",将 cartoon 模式的蛋白质透明度调整为 80%,透明度根据实际情况进行更改。选择"Molecular Graphics System"窗口左边的"Ray",软件会自动对图像进行美化,调整分辨率。之后会发现图中影子的存在,所以在窗口上端选择"Setting→Rendering→Shadows→None",再点击"Ray",去除影子。在 PyMol 后输入"ray 2000,2000",即图的分辨率调整为 2000×2000。最后选择"File→Save Image As→PNG"即可,得到最终的显示蛋白全貌的结合模式[图 3-21(c)]。

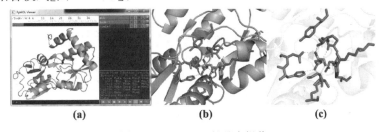

图 3-21　PyMOL 的基本操作

(a)cartoon 模式;(b)隐藏蛋白全貌的结合模式;(c)显示蛋白全貌的结合模式

除了能够观察药物与蛋白活性口袋之间的结合模式外,PyMOL 还能够测量原子之间的距离、角度和二面角。通过测量得到的这些数据可以使研究人员能够更加深入地理解药物分子与蛋白质或蛋白质内部氨基酸残基间的结构,下面将介绍怎样测量及标记重要的距离。如测得谷氨酰胺与两个看门残基(D10 和 K115)最近原子间的距离,在图 3-21(b)的基础上进行操作,步骤如下:在"Viewer Window"左上方选择"1wdn→H→cartoon",隐藏 cartoon 模式;在窗口左上方中找到并选中 D10 和 K115,观察虚线所连接的原子;按住

Ctrl＋鼠标中键，选中谷氨酰胺的 N 原子，此时 N 原子上会出现一个球体，代表该原子已被选中；按住 Ctrl＋鼠标中键选中虚线另一端所连接的原子(D10 上的原子)；在窗口的最下方 PyMOL 后输入"distance"，此时两个原子之间的距离在虚线的中间显示出来；按住 Ctrl＋鼠标中键选中刚刚所选择的两个原子，取消标记。用同样的方法按住 Ctrl＋鼠标中键选择谷氨酰胺上的 O 原子和虚线末端的原子(K115 上的原子)，在最下方输入"distance"，两个原子间的距离显示在虚线的中间，结果显示如图 3-22(a)。

如测量谷氨酰胺上的 N 原子和 O 原子与 D10 氨基酸距离谷氨酰胺最近原子之间的角度，可按照以下步骤操作：按住 Ctrl＋鼠标中键，同时选择 N、O 和 D10 距离谷氨酰胺最近的原子，在 PyMOL 后输入"angle"，按回车后，3 个原子的二面角显示如图 3-22(b)。

如测量谷氨酰胺 N、O 原子与距 D10、K115 最近的两个原子所形成的二面角，可按以下步骤进行操作：按住 Crtl＋鼠标中键，依次选中 4 个原子，在 PyMOL 后输入"dihedral(也可输入 dihe)"，结果显示如图 3-22(c)。

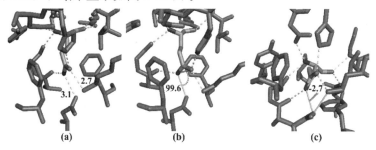

图 3-22　用 PyMOL 绘制原子间距离(a)、角度(b)和二面角(c)

通过氨基酸突变，可以观察到该氨基酸突变前后对蛋白质的稳定性、与药物分子的识别所造成的影响，同样也可以观察到突变的氨基酸是否是参与识别的关键残基，还可通过氨基酸突变来加强分子与靶点的识别。PyMOL 软件可以做氨基酸的突变和同分异构体。基于图 3-21(b)，以 D10 为例建立构象异构体的步骤如下：将蛋白质的显示模式调为 cartoon，选中 D10，在"Viewer Window"右上角选择"sele→S→sticks"，将其改为 sticks 模式；选择"C→by element"，改变颜色；在"Molecular Graphics System"窗口中选择"Wizard→Mutagenesis"，此时在"Viewer Window"的右下部分出现选择框；按住空格键，D10 会不停地绕着一个点进行旋转，当再按一次空格键后，旋转停止，出现一个新的 D10 构象；在右下部选择"Apply"后，新的构象形成，D10 原来的构象消失，结果如图 3-23(a)。

还可以对 D10 氨基酸进行突变，简单来讲，是将 D(天冬氨酸)改为其他的氨基酸，步骤如下：选中 D10，在"Molecular Graphics System"窗口中选择"Wizard → Mutagenesis"，在 Viewer Window 的右下部选择"No Mutaion"，可选择想要的氨基酸，如选择 TRP(色氨酸)，点击"Apply"，D10 变为 W10，结果如图 3-23(b)。

由于物种差异性和共同的进化起源，所以自然界中有很多同源蛋白。在药物设计的过程中，需要观察药物分子在同源蛋白中的结合口袋是否一致或同源蛋白之间的结构差异。可以通过 PyMOL 将蛋白质叠落这一功能实现，以 1WDN 和 1GGG 为例，具体步骤为：将 1WDN 和 1GGG 用 PyMOL 打开，分别在"Viewer Window"的右上部选择"S→

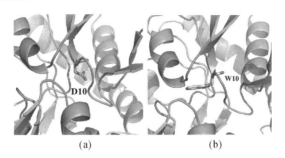

(a) (b)

图 3-23 用 PyMOL 绘制氨基酸 D10 的构象异构体(a)及 D10W 突变(b)

sticks""H→lines""H→waters",将两个蛋白用 cartoon 模式显示;在 PyMOL 后输入"align 1wdn,1ggg",两个蛋白进行叠落,意思为将 1WDN 叠加在 1GGG 上,结果如图 3-24。

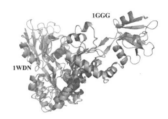

图 3-24 1WDN 和 1GGG 的叠落

　　除了绘制小分子与活性口袋的结合模式图;测量重要残基与小分子的距离,角度和二面角;绘制同分异构体和氨基酸突变;结构叠落外,PyMOL 还有其他的功能。若将蛋白质放在显示框的正中间,可在 PyMOL 后输入"center";若改变以 sphere(球)模式显示的原子的球体大小,先选中球体,再在 PyMOL 后输入"set sphere_scale,0.2";若改变 stick 模式中棍棒的尺寸,则可在 PyMOL 后输入"set stick_radius,0.2",其中 0.2 可根据具体情况更改;在 PyMOL 后输入"turn x,90",按回车后,蛋白会绕 x 轴进行 90 度旋转,其中 x 可改为 y、z,90 度可根据实际情况更改;若选中数个氨基酸残基,在 sele 处点击"S→surface"即可观察数个氨基酸所组成的表面;在 ribbon 模式下输入"set ribbon_sampling",1 可改变显示的圆滑度,输入"set ribbon_width",3 可改变粗细。

第三节　EndNote 文献管理

　　自从有了论文后,我们就需要对大量的文献进行收集和管理。一开始人们采用的是卡片式管理,但在阅读纸质文献、复印、手抄或剪报时效率很低,不易管理和检索。后来采用了非专业化工具管理,可以阅读电子文献,用资源管理器或 Excel 等软件进行管理,但是效率仍然低下。现在,采用专业工具管理,阅读电子文献,利用专业电子文献管理器管理,使用方便、功能强大、效率非常高。

　　专业的文献管理工具有 Reference Manager、Note Express、EndNote、Mendeley、PowerRef、RefWorks、Zotero 等。但目前应用最多的是 EndNote,EndNote 由 Thomson Corporation 下属的 Thomson ResearchSoft 开发,是 SCI(Thomson Scientific 公司)的官方

软件，支持国际期刊的参考文献格式有 3776 种，写作模板几百种，涵盖各个领域的杂志，能直接连接上千个数据库，并提供通用的检索方式。EndNote 快捷工具嵌入到 Word 编辑器中，使用者可以很方便地边书写论文边插入参考文献，书写过程中插入的参考文献不会发生格式错误或连接错误。正因为 EndNote 的诸多优点，本节将重点介绍其基本的使用方法。EndNote 的基本功能和使用方法如图 3-25。

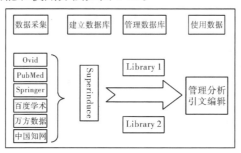

图 3-25　EndNote 的基本功能和使用方法

一、EndNoteX7 安装及操作界面

1. EndNoteX7 的安装

解压安装包，在 EndNoteX7 文件夹内有 ENX7Inst 和 License. dat。这两个文件必须在同一文件夹内才能安装成功，双击 ENX7Inst 开始安装。点击"next→accept→next→nextnext(选择接受协议)→next(选择 custom)"，选择"安装路径(默认安装路径为 C:\Program Files \ EndNoteX7)→next→next→finish"。在安装过程中有两个关键步骤需要注意，如图 3-26 所示，需要注意选择"I accept the license agreement"和"Typical"。

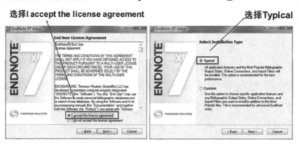

图 3-26　安装过程中需注意的步骤

安装后，在安装的目标文件里会出现 3 个文件夹，Filters 文件夹可以存放数据库导入的过滤器文件；Styles 文件夹用来存放引文输出格式文件；Templates 文件夹能存放预设写作模板。EndNote 会在"我的文档"目录里建一个名为 EndNote 的文件夹。将新建的 My EndNote Library. enl 文件存放在 EndNote 文件夹内，方便数据的迁移和备份，此文件是自己建立的 Library 数据库文件，通过此文件可以对数据库进行管理。随着 Library 文件的建立，会生成 My EndNote Library. Data 文件夹，此文件夹内存放 PDF 全文数据。Library 文件及其文件夹必须放在同一目录下，否则 Library 文件将无法使用。

2. EndNoteX7 的操作界面

安装完成后，打开 EndNote 程序，其初始界面如图 3-27。最上方为快捷工具栏；左边为分组管理、在线搜索窗口；中间为书目信息显示窗口；右边为书目编辑、预览、全文导入和批注窗口。

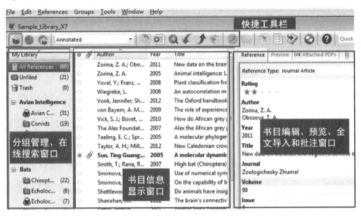

图 3-27 EndNote 的初始界面

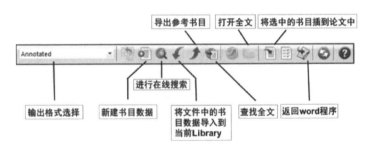

图 3-28 快捷工具栏

如图 3-28 所示，快捷工具栏中可以进行选择输出格式、新建书目数据、进行在线搜索、将文件中的书目数据导入到正在使用的 Library 中、导出参考书目、查找与打开全文、将选中的书目插到论文中、返回 Word 程序等操作。

如图 3-29 所示，Library 管理窗口可以查看所有的书目数据、分类或未分类的书目数据，可以将不要的书目放进回收站。在书目信息显示窗口可以查看文章的作者、出版年份、文章标题、期刊名称及书目更新日期等信息，回形针图标表示该文章有全文。

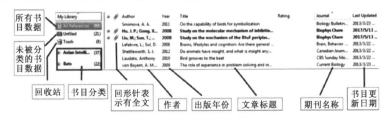

图 3-29 Library 管理和书目信息显示窗口

二、建立并管理数据库

1. 建立数据库

使用 EndNote 的第一步需要建立一个自己的数据库，比如手动输入，内置在线搜索，通过 PDF 导入，在 PubMed、FMJS、Sciencedirect 等数据库搜索并导入结果，也可以在 Google、百度学术、万方和中文的 CNKI 等数据库导入文献。

建立数据库的方法可以分为 5 种。第 1 种手动输入书目数据，首先在菜单栏点击 "References→new References" 或者在快捷工具栏中点击 "新建" 按钮，在弹出的 Reference 窗口按照要求填写作者、标题、期刊名称等信息，然后点击 "关闭" 即可。第 2 种方法是通过点击快捷工具栏上的 "Show Search Panel" 按钮打开在线搜索面板，在面板中输入作者、年份、标题等信息导入即可。第 3 种方法是直接在线搜索，点击快捷工具栏中的 "Online Search" 按钮，在弹出的在线数据库中选择对话框，选择要检索的数据库，比如 PebMed 在线数据库，可以在搜索版面中构建检索策略，但在线搜索功能不支持中文数据库。第 4 种方法是直接导入已有的 PDF 文件，在菜单栏点击 "File→Import→File"，在 "Import File" 中的 "Import Option" 中选择 "PDF"，批量导入 PDF 文件。其原理是采用 DOI 编码识别，没有 DOI 编码的文献无法正确导入。第 5 种方式是从网页中打开数据库并下载题录文件进行导入。

在我们国家较常用的数据库有中国知网和百度学术，下面我们将以百度学术为例，进行数据库的导入。例如在百度学术上输入关键词 Skp2 蛋白，会出现关于此蛋白的文章；打开想要看的文献；点击 "引用"，在弹出的对话框的下方点击 "EndNote→下载"（图 3-30 左）；会下载一个名为 xueshu. enw 的文件；在 EndNote 中的快捷工具栏中选择 "导入"；在弹出的对话框中选择 "Import File→xueshu，Import Option→EndNote Import"，点击 "Import" 即可（图 3-30 右）。

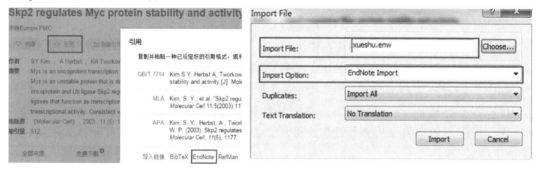

图 3-30　在百度学术中导入数据库

2. 导入全文，建立链接

在建立数据库后，需要将全文导入，建立链接。建议下载文献的 PDF 格式，有利于建立链接。这样对于管理个人科研数据及文章的相关文献有很大的意义。若文献没有下载 PDF，可根据下面操作建立链接：首先用鼠标右键单击需要链接 PDF 全文文件的条目，在下拉菜单中点击 "Find Full Text"，然后程序即可自动开始在互联网上搜索 PDF 全文并下载，下载成功后链接建立完成。需要注意的是并不是所有的全文都能搜索下载成功。若电脑中已下好全文，可按照以下步骤建立链接。右键单击需要链接 PDF 全文文件的条目，点击"File Attachments→Attach File"，然后找到 PDF 文件即可。

3. 管理数据库

在使用 EndNote 的过程中，可能会遇到 4 种简单的管理方式：修改书目信息、分类管理、去重和删除。有时导入的书目信息不完整或者格式不规范，需要手动来修改，这时需要选中要修改的条目，在右侧出现名为 Reference 的信息修改窗口，修改信息即可；有时我们需要将所有的文献进行分类，可在 EndNote 窗口最左边的一个分组上单击右键，在弹出的对话框中选择"Create Group"，然后将文件拖入该组即可；有时我们下载的文献过多，可能会导致文献重复下载，所以需要去重，在菜单栏中选择"Reference→Find Duplicate"即可找到重复的文献；有时我们需要删除文献，选中想要删除的文献，点击鼠标右键"Move Reference to Trash"即可，也可将文献直接拖进回收站。

三、参考文献格式修改及确定

1. 挑选数据库中已有的格式

如果你想要投稿某个杂志，比如 *Food Chemistry*，可以在快捷工具栏中的输出格式选择框中找到想要的参考文献格式，选择即可。为后续的 Word→EndNote 的连用做好充分的准备。

2. 自己建立所需格式

由于 EndNote 中的杂志不全，所以一般情况下需要在已有的杂志参考文献中进行修改，也可以自己重新建立参考格式，但是较为复杂，不建议使用。下面将介绍怎样在已有的文献参考格式中进行修改。例如，在 AIDS 杂志参考文献基础上，在题目后加上"[J]."，把年份后的","改为";"。

具体步骤为：在菜单栏中选择"Edit→Output Style→Open Style Manager"。在弹出的"EndNote Style"对话框中找到"AIDS 杂志"，然后点击"Edit"。在"Citations"下找到"Templats"，在"Citation"下找到"Bibliography Number"，在两边加上中括号，并点击右上方的"A¹"；然后在"Bibliography"下找到"Template"，在"Journal Article"下找到"Title"后加上"[J]."；在 Year 后加上"；"；在"Bibliography"下找到"Layout"，在"Bibliography Number"两边加上中括号；最后，在菜单栏中选择"File→Save As"，在弹出的对话框中为新的格式输入名字即可。

3. 从某杂志的网站下载所需的格式

比如投稿 PCCP(*Physical Chemistry Chemical Physics*)杂志，但是在 EndNote 库里并没有此文献，因为该杂志的历史相对较短，所以需要自己添加杂志文献格式。除了在原来其他杂志格式的基础上进行修改外，还可以从网络上下载相应的 EndNote 格式文件，导入个人文章。具体做法为：在 PCCP 的网站上选择"Submit your article→Help/Site Support→Article templates"；在弹出的网页中的最左边选择"Author templates"，然后在右侧找到"EndNote style files"，将其下载到桌面。下载完成后打开此压缩包，里面是英国皇家理学院（Royal College of Science，RCS）中各种杂志参考文献的模板（包括

PCCP），把这些 * . ens 文件拷贝到 EndNote 安装目录下的 Style 文件夹下，该杂志的参考文献格式即导入成功。

四、Word 中编辑 EndNote 文献

1. 插入文献

在 EndNote 中选中想要插入的文献，打开 Word，Word 中内置 EndNote X7 工具栏如图 3-31 所示。

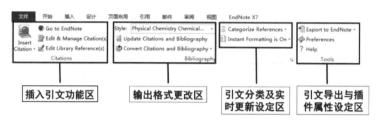

图 3-31　Word 内置 EndNote X7 工具栏

把光标放在想要插入文献的后面；在菜单栏中点击 "EndNote X7"；在 "Style" 中选择 "Select Another Style"，在弹出的窗口中选择并应用 PCCP 格式；点击 "Insert Citation→Insert Selected Citation(s)"，结果如图 3-32 所示。

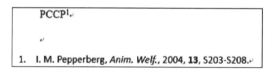

图 3-32　插入参考文献

2. 删除所选文献

若想要删除其中一篇参考文献，不能直接选中按 Delete 删除，需要使用 EndNote X7 工具栏上的 "Edit & Manage Citation(s)"，如图 3-33 所示，在弹出的对话框中选择需要删除的文献，点击 "Eidt Reference→Remove Citation" 即可。删除文献后，其他的文献编号会自动调整，不需手动调整。

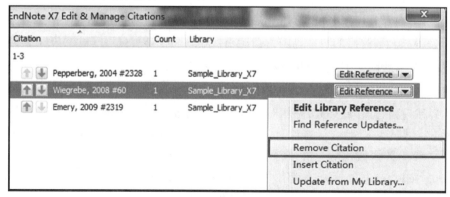

图 3-33　删除所选参考文献

参考文献

[1]Salwinski L，Miller C S，Smith A J，et al. The database of interacting proteins：2004 update[J]. Nucleic Acids Research，2004，32(1)：D449—D451.

[2]Breitkreutz B J，Stark C，Tyers M. The GRID：The general repository for interaction datasets[J]. Genome Biology，2003，4(3)：R23.

[3]Kosuge T，Mashima J，Kodama Y，et al. DDBJ progress report：a new submission system for leading to a correct annotation[J]. Nucleic Acids Research，2014，42(D1)：44—49.

[4]Wishart D S，Knox C，Guo A C，et al. Drug bank：a comprehensive resource for in silico drug discovery and exploration[J]. Nucleic Acids Research，2006，34：D668—D672.

[5]Wishart D S，Knox C，Guo A C，et al. Drug bank：a knowledgebase for drugs，drug actions and drug targets[J]. Nucleic Acids Research，2008，36：D901—D906.

[6]Bender A. Databases compound bioactivities go public[J]. Nature Chemical Biology，2010，3(5)：309—309.

[7]Lindberg D A. Internet access to the national library of medicine[J]. Effective Clinical Practice，2000，3(5)：256—260.

[8]Mizrachi I. GenBank：The nucleotide sequence database-the NCBI handbook-NCBI bookshelf[DB]. National Center for Biotechnology Information(US)，2007.

[9]Liu T，Lin Y，Wen X，et al. BindingDB：a web-accessible database of experimentally determined protein-ligand binding affinities[J]. Nucleic Acids Research，2007，35(Database issue)：198—201.

[10]Chen X，Lin Y，Gilson M K. The binding database：overview and user's guide[J]. Biopolymers，2010，61(2)：127—141.

[11]Chen X，Lin Y，Liu M，et al. The binding database：data management and interface design[J]. Bioinformatics，2002，18(1)：130.

[12]Chen X，Liu M，Gilson M K. BindingDB：a web-accessible molecular recognition database[J]. Combinatorial Chemistry & High Throughput Screening，2001，4(8)：719.

[13]Strausberg R L，Schreiber S L. From knowing to controlling：a path from genomics to drugs using small molecule probes[J]. Science，2003，300(5617)：294—295.

[14]Tolliday N，Clemons P P，Koehler A，et al. Small molecules，big players：the national cancer institute's initiative for chemical genetics[J]. Cancer Research，2006，66(18)：8935—8942.

[15]Ogata H，Goto S，Sato K，et al. KEGG：kyoto encyclopedia of genes and genomes[J]. Nucleic Acids Research，1999，27(1)：29—34.

（唐典勇，高雪峰）

第四章 基于配体的药物分子设计

计算机辅助药物设计(computer aided drug design，CADD)是将分子模拟技术应用于药物研发中，与传统药物学交叉融合，逐渐发展而成的一门新兴学科。也是目前先导化合物分子结构发现、优化及设计最常用的理论研究方法之一[1]。CADD综合运用多种理论和计算方法对药物靶点(如：受体、酶、离子通道等)或小分子的理化性质、运动行为等展开研究，在获得较为精确详细的物理、化学及生物学信息之后，通过整合、转化、统计分析所得数据进而指导药物设计。因此CADD又被称为合理药物设计[2,3]。根据研究的对象不同，CADD可大致分为基于配体的药物分子设计、基于受体的药物分子设计、基于信号通路的药物分子设计等，本章将重点介绍基于配体的药物分子设计的基本概念、原理及相关操作。

药物分子进入人体后大多需要与特定的靶点结合从而发挥其功能。了解靶点的结构生物学信息对指导药物分子设计意义重大，但受到目前实验技术的限制和其他种种原因，并不是所有的靶点都能被解析出来。这种情况下，只能从已知有活性的配体入手，通过分析其三维结构特征，推测配体与靶点的作用方式，从而"间接"指导药物分子设计。

基于配体的药物分子设计[4,5]主要由定量构效关系(quantitative structure-activity relationship，QSAR)和药效团模型两部分内容组成。前者是应用数学模型来阐释配体的化学结构参数与生物活性强度间的量变规律，指导配体的结构优化，预测同类新化合物的生物活性[6]；后者则是将配体的共有结构、对活性影响较大的基团或一组原子等药效团因素，根据一定的空间排列组合，建立抽象的药效团模型。药效团模型不仅可以用于活性预测，还可以配合分子对接等技术对化合物库进行虚拟筛选[7,8]，为发现先导化合物提供理论依据。

第一节 定量构效关系(QSAR)

一、QSAR 发展简介

QSAR作为现代药物设计的重要研究方法之一，至今已有100多年的发展史。早在1868年，苏格兰有机化学家Crum-Brown[9]就曾提出化合物的分子结构(C)与其生物活性(A)之间存在着一定的函数关系，即式(4-1)：

$$A = f(C) \tag{4-1}$$

1900年前后，德国药理学家Meyer[10]和英国生理学家Overton[11]分别测定了Et_2O、N_2O及$CHCl_3$等吸入性麻醉药在橄榄油中的溶解度，并比较了其脂溶性与麻醉效能间的关系。

结果发现分子的脂溶性与其麻醉效能成正相关。1939 年，Ferguson[12]利用数学方程式(4-2)表达了化学结构与生物效应之间的定量关系：

$$\lg \frac{1}{c_i} = m \lg A_i + k \tag{4-2}$$

式中，c_i表示第 i 个产生指定生物学效应的化合物浓度；A_i表示该化合物的溶解度(S)、脂水分配系数($\log P$)或蒸气压(p)等物化参数；系数 m 及常数 k 为该类化合物在特定生物系统中的特征值。但这种方法并未得到应用和发展。之后随着学科技术的不断进步，到了 1960 年前后，3 个课题组利用不同的数学模式，分别利用化合物的物理化学参数、结构参数及拓扑参数，建立了 3 种不同的二维定量构效关系(2D-QSAR)研究方法，即 Hansch 方法[13]、Free-Wilson 方法[14]和分子连接性指数法(molecular connective index，MCI)[15]。

考虑到 2D-QSAR 并不能准确描述化合物三维结构与其生物活性间的关系，加之计算机技术的迅猛发展。1980 年前后，基于分子构象的三维定量构效关系(3D-QSAR)逐渐兴起。1979 年，Crippen[16]提出了距离几何(distance geometry，DG)方法。1980 年，Hopfinger 等[17]在最小立体差异(minimal steric difference，MSD)的基础上，应用分子力学对分子进行叠落并计算其可能的构象，从而建立了分子形状分析法(molecular shape a-nalysis，MSA)。到了 1988 年，Cramer 等[18]提出了比较分子场分析法(comparative mo-lecular field analysis，CoMFA)。该法一经提出便在药物设计领域备受关注，并得到广泛的应用[19~21]。1994 年，Klebe 等[22]在 CoMFA 的基础上进行了改进，提出了比较分子相似性指数分析法(comparative molecular similarity indices analysis，CoMSIA)，除了可以分析分子立体场(steric field，S)和静电场(electrostaic field，E)外，还可对分子周围的疏水场和氢键受体、氢键给体进行探测计算。

1997 年，Hopfinger 等[23]首次采用遗传算法对分子动力学(molecular dynamics，MD)产生的构象进行搜寻，并用以生成最佳的 QSAR 模型。Hopfinger 等将化合物的构象集成参数(conformational ensemble profile，CEP)作为第四维，提出了 4D-QSAR 的概念，由于 4D-QSAR 以 CEP 计算每个格点对应的原子占有率，并以此作为偏最小二乘法(partial least squares，PLS)回归分析变量，同时考虑了多个原子的叠合方式，理论上较传统的 3D-QSAR 分析结果更加准确。随着 QSAR 研究考虑的因素越来越多，QSAR 也正向着更高维度发展，2002 年和 2005 年，Vedani 等先后提出了 5D-/6D-QSAR 的概念[24,25]。以受体与配体的诱导契合作用作为第五维，受体与配体相互作用时发生的水合和去水合溶剂化效应作为第六维。分子全息定量构效关系(halogram QSAR，HQSAR)[26]也是近年来发展兴起的一种新方法。该法基于分子结构全息(分子碎片数目的排列)采用 PLS 研究其与生物活性间的定量构效关系，可归属于 2D-QSAR，避免了 3D-QSAR 中构象搜索和叠合规则模糊等难题，有较好的应用前景。

这些新兴的 QSAR 研究方法各有特色，但尚未得到广泛的应用，有些尚待进一步的考证。2D-/3D-QSAR 仍然是当今基于 QSAR 开展药物设计的主要方法，因此本节将重点介绍 2D-/3D-QSAR 的基本原理及操作。

二、2D-QSAR

1. 2D-QSAR 的基本原理

目前，有关 2D-QSAR 的研究方法较多，其中以 Hansch 法、Free-Wilson 法和 MCI 法最为著名，而 Hansch 法又最为经典，应用最为广泛。

1964 年，Hansch 受到 Hammett 和 Ingold 关于取代基电性和立体效应对反应速率影响的启发，以有生理活性的化合物的半数有效量为活性参数，以其电性参数、立体参数和疏水参数等作为线性回归分析的自变量，建立了数学方程，即 Hansch 方程。之后，与日本访问学者藤田稔夫等人对方程进行了改进。引入了指示变量、抛物线模型和双线性模型等对方程进行修正，提高了方程的预测能力，并使之成了影响较大的 2D-QSAR 研究方法之一。Hansch 方程有多种表达式，式(4-3)为较常见的一种表达式[27]：

$$\lg \frac{1}{c} = a\pi + b\pi^2 + c\sigma + d\,E_\mathrm{s} + k \tag{4-3}$$

$$\pi = \mathrm{Log}P_\mathrm{X} - \mathrm{Log}P_\mathrm{H} \tag{4-4}$$

式(4-3)与式(4-4)中，c 为给定时间内产生某种生物效应的化合物浓度，如半数抑制浓度(IC_{50})、半数有效浓度(EC_{50})和半数致死浓度(LC_{50})等；P 为化合物的脂(正辛醇)水分配系数，P_H 表示 H 原子取代母体化合物的脂水分配系数，P_X 表示取代基 X 取代 H 原子时的脂水分配系数；σ 为 Hammett 取代基电子参数；E_s 表示 Taft 立体参数；a、b、c 和 d 分别为各项参数通过回归分析得到的权重系数，k 为常数。式(4-3)右边的各项均不是必需项，可根据实际情况进行取舍。由于方程中的所有参数均与化合物的自由能有关，故 Hansch 方程也被称为线性自由能相关法(linear free energy relationship，LFER)或超热力学相关模型。Hansch 法的应用，真正意义上使得人们对构效关系的认识从定性层面上升到了定量层面，成功地辅助了新药开发，如人们从萘啶酸出发，利用 Hansch 法对其进行结构优化，成功得到喹诺酮类抗菌药物。

同样在 1964 年，Free 和 Wilson 利用多变量回归分析，对有机化合物结构信息与生物活性间的相关性进行了研究，建立了一种不需要化合物物化参数的方法。该方法认为一组具有相同母核的同源化合物的生物活性是其母体结构的活性贡献与各取代基活性贡献的加和，故又称为基团贡献法。虽然 Free-Wilson 法在药物学、化学、光谱学等研究中均有应用，但仍有大量化合物的生物活性并不具有简单的加和性，因而限制了此法的普及。此外，Free-Wilson 法只能预测一系列化合物中已出现过的取代基在新化合物中的活性，并不能预测未出现过的取代基对化合物生物活性的贡献。

MCI 法即分子连接性指数法，是 1976 年由 Kier 和 Hall 提出的。该法使用拓扑学参数表征分子的化学结构。即使用各化合物分子内骨架原子的排列或连接方式来描述分子的结构性质，用多元线性回归分析将化合物结构与其生物活性联系起来。MCI 作为拓扑学参数，有零阶项、一阶项、二阶项等，可由分子结构式计算获得，与有机物的毒性数据有较好的相关性[28]。虽然 MCI 在反映分子立体结构方面有较大优势，但由于其缺乏明确的物理意义，其应用受到了一定的限制。

2D-QSAR 方程的建立一般采用多元线性回归分析，利用最小二乘法求得各个参数项的系数。对所建立的方程的评价指标主要有相关系数(r)、标准偏差(s/SD)和 Fisher 检验值 F。一般情况下，r 和 F 值越高，s 值越低，则表明建立的方程具有较好的拟合能力。上述指标的计算公式分别如式(4-5)、式(4-6)和式(4-7)所示：

$$r=\sqrt{1-\frac{\sum(A_{calc}-A_{exp})^2}{\sum(A_{calc}-A_{mean})^2}} \tag{4-5}$$

$$s=\sqrt{1-\frac{\sum(A_{calc}-A_{exp})^2}{n-k-1}} \tag{4-6}$$

$$F=\sqrt{1-\frac{r^2(n-k-1)}{k(1-r)}} \tag{4-7}$$

式中，n 表示样本数；k 表示变量数；A_{calc} 为生物活性的计算值；A_{exp} 为生物活性的实测值。

上述方法分别采用了不同类型的参数研究化合物结构与生物活性间的定量关系，且各自都取得了一定的成果。但在实际应用中，建议一个有效的 2D-QSAR 方程应该尽量使用最佳参数，而不是仅仅局限于某一种方法，应根据具体问题具体分析。参数的选择有较大的主观性，选择的恰当与否是决定所建立的 2D-QSAR 方程是否具有统计学意义及预测能力强弱的关键因素。表 4-1 列出了建立 2D-QSAR 方程时的常用参数。

表 4-1　常用分子参数(描述符)

类别	参数	含义	类别	参数	含义
	$LogP$	正辛醇—水分配系数		n_R	环的数量
	$LogD$	pH＝7.4 下的表观分配系数	物化参数	n_{AR}	芳香环的数量
	$LogS$	分子溶解性		n_{O+N}	氧原子和氢原子数量
物化性质	MW	分子量			
	n_{HBD}	氢键给体数目		PSA	极性表面积
	n_{HBA}	氢键受体数目	几何相关描述符	MFPSA	分子部分的极性表面积
	n_{rot}	可旋转链个数		MSA	分子表面积

2. 建立 2D-QSAR 方程的操作

建立 2D-QSAR 方程，首先需要获得目标化合物的生物活性数据(IC_{50}、EC_{50}、LC_{50} 等)，并将其组成一个训练集。这部分数据可通过文献调研得到，也可以根据研究者实验室条件自行测定。值得注意的是，要是建立的 2D-QSAR 方程具有较为显著的统计学意义，用于构建方程的训练集应至少含有 15 个化合物，但最好不要超过 50 个化合物；且化合物之间的生物活性有足够大的差异(取负对数后，最大值与最小值之差至少为 2 或 3)，数值分布较为均匀。建立训练集后，需对训练集中各分子用于构建方程的参数或描述符进行计算。最后使用统计学软件对参数和生物活性数据进行分析拟合。若拟合结果较好，则可用于对测试集中分子的活性预测；反之则需优化参数，再次拟合。

目前，可用于计算相关参数或描述符的软件较多，且各有特色，如：TOPIX、HyperChem、Discovery Studio、SYBYL 等。本节以 SYBYL 为例，介绍构建 2D-QSAR 方程的具体步骤。

SYBYL-X 是一款较为全面的药物与分子设计专业工具，提供了结构搭建、优化、比较；结构与相关数据可视化；注解、硬拷贝、以及屏幕截图等多种分子模拟工具；此外，全部的用户界面均较为友好，交互性强；为工作者节约了时间并简化了工作流程。图 4-1 给出了 SYBYL-X 2.0 版的操作界面。

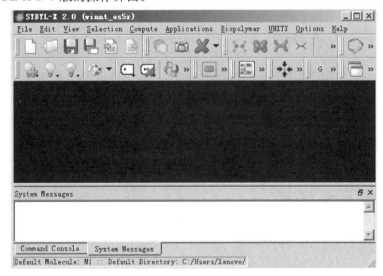

图 4-1　SYBYL-X 2.0 版的操作界面

1) 化合物分子结构的构建

使用 ChemBio3D 构建化合物结构，采用其自带的 MM2 分子力场进行结构优化。能量收敛条件，即 RMS 值，需人为设定。该收敛条件并没有统一标准，应根据具体情况具体分析。为了保证 QSAR 分析结果的可靠性，原则上要求尽可能多地优化循环数以保证所得构象为合理的近天然构象。优化完成后存为 ＊. mol2 文件，并放置于同一文件夹下备用。此流程中的化合物分子的能量收敛条件为 RMS 参数小于 0.001。

2) 数据库的建立

打开 SYBYL-X，在开始工作前，先在工具栏中点击 ![图标] ▼的下拉箭头，选择"Delete Everything"，保证工作界面被清空；然后鼠标点击视图工具栏中的 ![图标]，重置界面中的旋转角度和变化。之后点击菜单栏中的"File"，在弹出的下拉菜单中选择"Database"，点击"New"新建一个数据库。在弹出的"New Database"对话框中输入数据库的名称，如：MSH，点击"OK"即完成数据库的建立(图 4-2)。

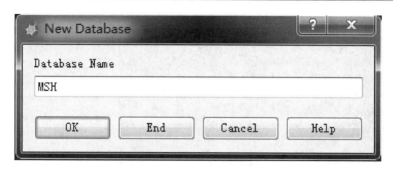

图 4-2 新建数据库命名

完成数据库的建立后，开始向里添加化合物。鼠标点击"File"菜单下的"Import File"选项，在弹出的"Open File"对话框中选择存放化合物的文件路径，选中 * . mol2 文件，在"Files of Type"一栏中选择"Molecule"，点击"OK"即可将该文件在 SYBYL-X 中打开(图 4-3)。

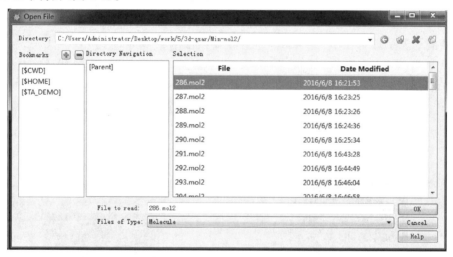

图 4-3 化合物文件的选择

打开 * . mol2 文件后，可在操作界面上看到化合物的分子结构。此时，该分子的名称默认为 NONE，且以后每次新添加的化合物均为此名。为了后续计算、分析的便利，此时需要更改化合物的名字。在操作界面中双击化合物结构，全部选中。此时原子会以绿色方块的形式显示。将鼠标箭头移至任意方块上，单击右键，在弹出的菜单栏中选择"Rename"，便可在弹出的对话框中更改分子的名称，如图 4-4 中将化合物命名为 286。更改完成后点击"OK"即可。

修改完化合物的名称后，需要对分子结构做进一步的优化。这是因为：①通过 ChemBio3D 构建的分子内原子与原子间的距离较近，结构不够舒展；②ChemBio3D 另存为的 * . mol2 文件不包含分子的电荷信息，无法用于与电荷有关的参数计算；③仅通过 MM2 分子力场优化得到的构象并不能认为是近天然构象。点击菜单栏里的"Compute"，在下拉菜单中选择第一项"Minimize→Molecule"。在弹出的对话框中点击"Minimize Details"和"Modify"即可根据实际需要设定优化方法、收敛条件、最大循环次数以及电荷等参

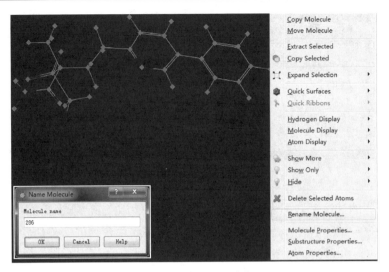

图 4-4 化合物的重命名

数。此例中，选择 Gasteiger-Hückel 方法计算分子电荷，在 Tripos 力场下使用 Powell 方法进行优化。最大循环次数为 1000，能量收敛条件为最低能量变化小于 0.05 kcal/mol，其余参数缺省。修改完参数后点击 "OK"，SYBYL-X 将开始进行能量优化。具体操作如图 4-5 所示。

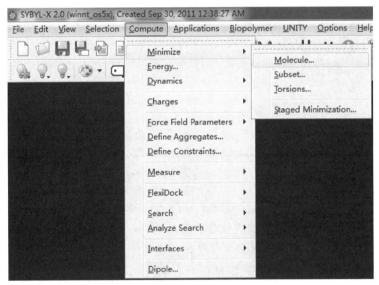

图 4-5 化合物的能量优化

能量优化完成后便可将化合物添加到数据库中。具体的操作是：点击菜单栏中的 "File"，在下拉菜单中选择 "Database"，点击 "Put Molecule" 即可。按照上述步骤逐一添加全部用于构建 2D-QSAR 的化合物分子。

3）电子表格的生成

SYBYL-X 的 QSAR 操作均基于一张电子表格完成。因此在完成了数据库的建立后，需要将数据库中的分子结构信息转化为电子表格形式。鼠标点击菜单栏中的 "File"，在下拉菜单中点击"Import File",或者直接点击工具栏中的 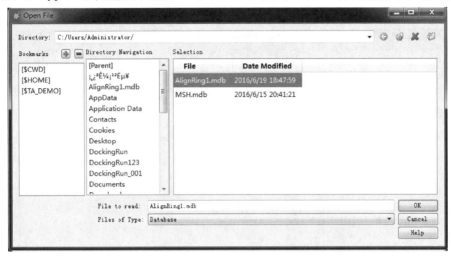。在弹出的对话框中找到数

据库文件所在路径,选择用于生成电子表格的数据库文件,如图 4-6 中的 MSH.mdb,并

在"Files of Type"下拉选项中选择"Database"。点击"OK"即可生成电子表格。

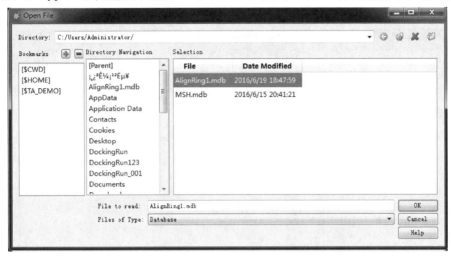

图 4-6 电子表格的生成

4)参数计算

新生成的电子表格中主要包含两列信息。从左往右,第一列是数据库中各化合物的名

称;第二列为各个化合物的结构式。接下来需要对各化合物的理化参数进行计算。

SYBYL-X 提供了 6 大类参数:统计类(Counts)、类药性参数(Lipinski Properties)、物理

参数(Physical Properties)、QSAR 参数、相似性(Similarity)以及表面积(Surface)和体积

(Volume),如图 4-7 所示。

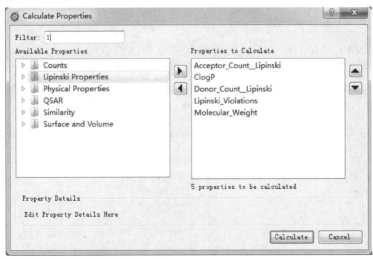

图 4-7 SYBYL-X 中可计算化合物性质列表

鼠标点击展开每类参数,即可选择需要用于计算的具体性质。值得注意的是,个别涉

及电荷的参数,如:偶极矩、内能等,在计算时应选择同样的 Gasteiger-Hückel 方法。计

算过程可能提示是否需要重新保存电荷信息，点击确认即可。具体操作如下：在第三列的表头处点击鼠标右键，在弹出的菜单栏中点击"Calculate Properties"。在弹出的对话框（图 4-7）左栏中选择需要计算的参数，点击对话框中间向右的箭头，将其移入右栏。待全部选定后，点击"Calculate"开始计算。计算完成后，所得数据将自动填充入表格中对应的空白栏中，如图 4-8 所示。

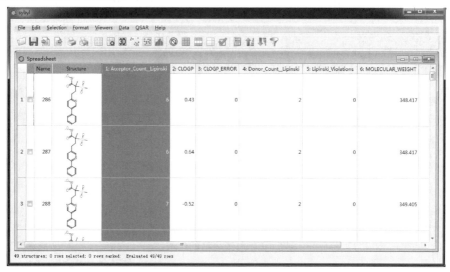

图 4-8　化合物性质计算结果

5）多元线性回归分析

SPSS 是一款功能强大、界面友好、操作便捷的统计分析软件。SPSS 采用类似 EXCEL 的方式输入与管理数据。输出结果美观，可用专用的 SPO 格式储存，也可以转存为 HTML 格式和文本格式。将 SYBYL-X 电子表格中的数据拷入 EXCEL 表格中，并手动添加生物活性数据（负对数形式，建议保留到小数点后 3 位），保存。使用 SPSS 打开 EX-CEL 表格，点击菜单栏中的"分析"，选择"回归→线性"（图 4-9）。

在弹出的线性回归对话框中，将因变量设为生物活性数据，如 pIC_{50}；将计算所得的各个参数值设为自变量。方法选择"后退"。点击"确定"即开始分析（图 4-10）。

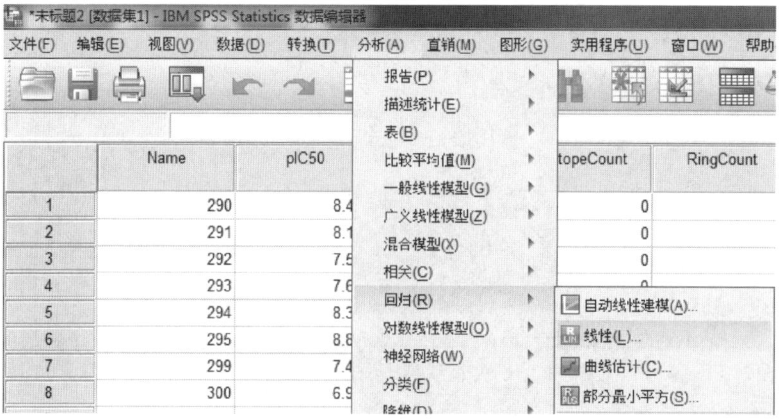

图 4-9　用 SPSS 进行线性回归分析

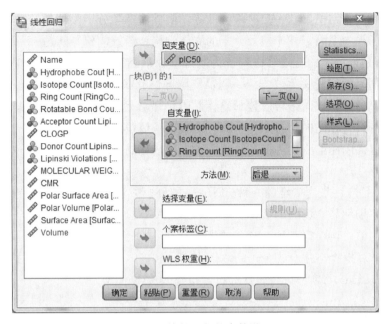

图 4-10　线性回归的参数设置

　　分析结束后，可得到结果报告。在报告左侧目录中点击"模型摘要"，即可看到后退法回归分析所得结果。就此例而言，经过 7 步后退，去掉与 pIC_{50} 相关性不大的参数后，得到的 2D-QSAR 方程为

$$pIC_{50}=0.956\,n_{\mathrm{R}}+0.343\,n_{\mathrm{rot}}+0.628\mathrm{Log}P+0.11MW-0.758MR+7.676，R=0.853$$

$$(4\text{-}8)$$

式中，n_{R} 表示化合物中环的数量；n_{rot} 表示可旋转键的数量；$\mathrm{Log}P$ 表示分子的脂水分配系数；MW 表示分子量；MR 表示摩尔折射率。拟合方程的相关系数 $r=0.853$，表明该方程仅有粗略的预测能力，有待进一步分析研究(图 4-11)。

模型摘要

模型	R	R 平方	調整後 R 平方	標準偏斜度誤差	R 平方變更	F 值變更	df1	df2	顯著性 F 值變更
1	.866^a	.749	.657	.378635	.749	8.144	11	30	.000
2	.866^b	.749	.668	.372486	.000	.001	1	30	.972
3	.866^c	.749	.679	.366629	.000	.002	1	31	.969
4	.865^d	.749	.688	.361282	.000	.044	1	32	.834
5	.865^e	.748	.696	.356607	-.001	.126	1	33	.725
6	.863^f	.744	.700	.354166	-.004	.523	1	34	.475
7	.853^g	.728	.690	.359852	-.016	2.165	1	35	.150

7												
(常數)	7.676	1.305		5.883	.000	5.030	10.322					
Ring Count	.956	.299	.698	3.203	.003	.351	1.562	.629	.471	.278	.159	6.292
Rotatable Bond Count	.343	.147	.371	2.329	.026	.044	.641	.480	.362	.202	.297	3.363
CLOGP	.628	.129	.587	4.869	.000	.367	.890	.614	.630	.423	.519	1.926
MOLECULAR WEIGHT	.011	.004	.558	2.741	.009	.003	.019	.728	.416	.238	.182	5.483
CMR	-.758	.208	-1.081	-3.638	.001	-1.180	-.335	.605	-.518	-.316	.086	11.692

a. 應變數: pIC50

图 4-11　多元线性回归分析结果

三、3D-QSAR

1. 3D-QSAR 的基本原理

众所周知，药物分子与靶点间的相互作用是一种三维模式。而 2D-QSAR 分析采用的

诸如物理化学参数、结构参数、拓扑学参数等，虽然涉及了分子整体的结构与性质，但其基本上是将分子视为平面，并未涉及分子的立体结构和药效构象等问题。

3D-QSAR 是以分子的三维结构特征为基础，处理结构中立体性、静电性、疏水性及氢键与生物活性间的定量关系。与 2D-QSAR 不同，3D-QSAR 不需要对化合物的各种物化参数等进行单独计算，而是考虑分子整体性质。理论上讲，只要化合物有相同的结合靶点，不论其是否具有相同的结构骨架，都可以进行 3D-QSAR 分析。虽然与 2D-QSAR 有许多的不同，但都以能量变化为依据，故两种方法描述的特征可以相互补充。

1）CoMFA

CoMFA[18] 是应用最为广泛的一种 3D-QSAR 分析方法，主要用于研究化合物的生物活性与分子立体场和静电场间的关系。应用 CoMFA 分析时，首先确定化合物的生物活性构象，即药效构象；再根据某种合理的规则将化合物分子进行叠合，置于一空间网格中；然后在格点上计算探针与化合物分子的立体作用势和静电作用势；最后通过偏最小二乘法（partial least squares，PLS）进行统计分析，拟合 QSAR 模型。

分子叠合是 CoMFA 研究的第一步，也是最关键的一步。分子叠合结果的好坏对建立的 QSAR 模型质量的高低有非常大的影响。传统的结合方法是基于方均根（root mean square，RMS）匹配规则进行叠合，即在满足 RMS 最小的条件下，将各个化合物分子构象按照包括关键官能团在内的骨架取向一致的原则进行叠合。这种方法的理论基础是，所有类似化合物与统一靶点结合时，其骨架在活性位点中应占有相同的位置，并采取相同的取向。但实际情况并非如此，这种假设并不严格。由于分子叠合在 CoMFA 研究中至关重要，学者们在 RMS 匹配规则基础上衍生出了其他的叠合方法[29]，如：场匹配规则[30]，通过平移、转动等调整，使分子间的力场差别最小化，进而进行叠合；SEAL 匹配规则[31]，依据蒙特卡罗搜寻技术优化分子叠合，使分子内原子的部分电荷与空间体积差别最小化；以及互补受体场匹配规则[32] 等。此外，如果靶点明确且三维结构已知，也可以通过分子对接进行分子叠合。通过分子对接获得的叠合构象具有更加明确的物理意义[33]。

分子叠合完成后，在叠合的分子周围生成一个可充分包围（网格边界距离最外侧原子至少 0.4 nm）所有分子的空间网格，并按照一定的网格步长，一般为 0.1～0.2 nm，均匀产生格点。然后选取适当的探针粒子（如：C^+、CH_4、H^+、H_2O 等）置于格点上，计算其与分子场间的立体化学作用、静电相互作用等非键相互作用。计算立体作用时，一般以 sp^3 杂化的碳原子为探针，根据 Lennard-Jones 函数计算得出，如式（4-9）所示；计算静电作用时，一般选择 +1 价的离子作探针，依据库仑定律进行计算，如式（4-10）所示。类似地，还可以计算格点处探针与分子间的疏水作用、氢键等非键相互作用。

$$E_{\text{vdw}} = \sum_{i=1}^{n} (A_{ij} r_{ij}^{-12} - C_{ij} r_{ij}^{-6}) \qquad (4\text{-}9)$$

$$E_C = \sum_{i=1}^{n} \frac{q_i q_j}{D\, r_{ij}} \qquad (4\text{-}10)$$

式中，A、C 和 D 均为常数；r_{ij} 表示原子 i 与探针 j 间的距离；q_i 和 q_j 分别表示原子 i 和探针 j 所带的电荷。计算所得的数据与生物活性均保存于一张电子表格中，以备后续 QSAR 分析使用。

根据叠合分子的体积大小，系统生成的格点数有所不同，即自变量数目不同。但这一数目都远大于因变量数目，因此 CoMFA 采用 PLS 法统计处理，建立 QSAR 模型。运用 PLS 对数据进行统计处理时，首先要进行交叉验证以确定具有最佳预测能力的模型，然后根据该模型的主成分数进行常规的回归分析，进而拟合得到 CoMFA 模型。所谓交叉验证是依次从 N 个样本中抽取 n 个样本，利用剩余的 $(N-n)$ 个样本建立 QSAR 模型，然后利用该模型对抽取的 n 个样本进行活性预测，循环重复直至所有的样本都被抽取和预测到。如果每次抽取样本后剩余的样本数为 $1(N-n=1)$，则称为留一法（leave one out，LOO）交叉验证。评价交叉验证的指标主要有预测误差平方和（PRESS）和交叉验证系数（R^2）。具体的计算方法分别如式 (4-10) 和式 (4-11) 所示。PRESS 越小或者 R^2 越大，则表明模型的预测能力越强。一般情况下，R^2 大于 0.5 即认为所建立的模型具有较为显著的统计学意义，有较强的活性预测能力；R^2 小于 0.4 则表明建立的模型不具备活性预测能力。

$$\mathrm{PRESS}=\sum_{i=1}^{n}(A_{\mathrm{calc}}-A_{\mathrm{exp}})^2 \tag{4-11}$$

$$R^2=\sqrt{1-\frac{\mathrm{PRESS}}{\sum\limits_{i=1}^{n}(A_{\mathrm{calc}}-A_{\mathrm{mean}})^2}} \tag{4-12}$$

式中，A_{calc} 表示预测的生物活性值，A_{exp} 表示实验测定的生物活性值，A_{mean} 表示计算所得生物活性值的平均值。

考虑到分子场的数据量较大，回归方程系数较多，故一般不采用方程的形式表示 QSAR 模型，而使用等势图表示。从等势图中可以直观看到立体场和静电场对分子生物活性的影响，从而据此设计新化合物。此外，还可根据等势图推测化合物与靶点的作用模式，并基于作用模式进行化合物结构改造。

CoMFA 在基于配体的药物分子设计中有广泛的应用。但此法先要搜寻化合物的生物活性构象，并进行"适当"的分子叠合，在实际操作中，这一过程耗时费力，且具有较大的主观性和偶然性，因而建立的 QSAR 模型常常因人而异。为了克服这一问题，有学者在 CoMFA 的基础上发展出了 Topomer CoMFA[34]，此法可以自动、快速且相对客观地对化合物进行叠合，最终所得结果与传统 CoMFA 相似。

2) CoMSIA

CoMFA 虽然在 3D-QSAR 研究中取得了革命性成功，但在应用过程中也逐渐暴露出了一些不足，如：CoMFA 仅考虑了立体场和静电场，而没有涉及对药物活性影响较大的疏水作用和氢键；另外，选用的 Lennard-Jones 势能函数在某些格点附近会有显著变化，导致得出不正常的分子场数值，需要定义能量阈值，使得一些区域的分子场信息不能很好地表达。

CoMSIA 是 Klebe 等在 CoMFA 的基础上衍生出的另一种得到广泛应用的 3D-QSAR 方法。CoMSIA 的基本思想及操作步骤与 CoMFA 基本一致，其不同之处在于：① CoMSIA 可定义 5 种分子场：立体场、静电场、疏水场、氢键给体场和氢键受体场，使用半径为 0.1 nm 的探针，与电荷、疏水指数、氢键给体及氢键受体间的强度皆为 +1，弥补了 CoMFA 在实际运用中的不足；② CoMSIA 采用基于距离的高斯函数形式，使得分子场能量在格点上迅速衰减，不需要定义能量阈值，从而避免了参数选择对计算结果造成的影响；③CoMSIA 的分子相似因子 A_F 可通过式（4-13）计算：

$$A_{F,k}{}^q(j) = -\sum_{i=1}^{n} \omega_{\text{probe},k}\omega_{ik}\,e^{-ar_{iq}^2} \tag{4-13}$$

式中，$A_{F,k}{}^q(j)$ 表示第 j 个分子的第 k 种分子场在格点 q 处与探针之间的相似因子；i 表示分子 j 中的原子序号；ω_{ik} 和 $\omega_{\text{probe},k}$ 分别表示原子 i 及探针的第 k 种场的实际值；r_{iq} 为位于格点 q 上的探针与原子 i 间的距离；α 为衰减因子。α 越大，分子整体的相似性影响越小；反之，则影响越大。通常情况下，α 设为 0.3，此时距探针 0.1 nm 的原子对相似性的贡献度为 0.741，0.2 nm 处为 0.301，0.3 nm 处为 0.067。

2. 3D-QSAR 的操作

CoMFA 和 CoMSIA 作为 3D-QSAR 的主要研究方法，已作为 SYBYL、Discovery Studio 等大型分子模拟软件中的一个模块实现了商业化，被广泛应用于药学、化学等各学科领域。本部分以构建 2D-QSAR 方程的化合物为例，主要介绍 SYBYL-X 中 CoMFA 和 CoMSIA 的具体操作。

1）数据库的建立

此步骤与 2D-QSAR 的操作一致，详细操作请参看前文。

2）分子叠合

分子叠合的好坏是影响模型质量的一个十分重要的因素。在 SYBYL 中提供了多种叠合的策略，如按照公共骨架叠合、按照药效团模型叠合、按照分子对接结果叠合等。为了得到优秀的 CoMFA 模型，可能需要尝试多种叠合方式。下面以按照公共骨架叠合为例，介绍具体操作。

鼠标点击菜单栏中的"File"，在下拉菜单中选择"Database"，点击"Align Database"。在弹出的对话框中"Database to Align"一栏选择用于叠合的数据库文件，如 MSH.mdb；然后在"Template Molecule"一栏中选择数据库中的一个分子作为模板分子，值得注意的是：在 CoMFA 中假定所有分子均以相同活性方式结合于同一位点，故常选取活性最高化合物为模板分子，如图 4-12 中选择化合物 326。

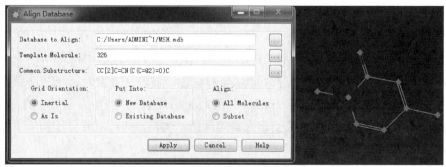

图 4-12　叠合参数的选择

在"Common Substructure"栏中输入用于叠合的公共骨架。鼠标左键＋Shift 键在模板分子上进行选择或在弹出的"Atom Expression"对话框进行勾选。选择结束后点击"OK"，操作界面中模板分子的非选择部分将会隐去。图 4-12 中选择吡啶酮环为公共骨架。选择时须注意：①骨架必须是数据库中所有化合物所共有，如果不是，不含有该骨架的分子将无法自动叠合；②选择的骨架结构中不能包含氢原子。

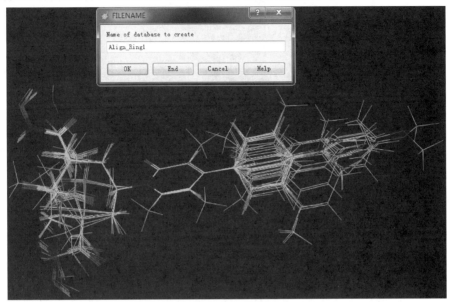

图 4-13　分子叠合结果

　　"Grid Orientation" 项选择 "Inertial"，"Put Into" 项选择 "New Database"，"Align" 项选择 "All Molecules"。确认无误后点击 "Apply" 开始进行分子叠合。分子叠合过程中如果遇到不含有公共结构的分子，系统会弹出对话框提示。点击确认后，系统将继续叠合。叠合完成后，在弹出的对话框中输入新数据库的名称，如图 4-13 中的 Align_Ring1，点击 "OK"。

　　注意：①在实际 QSAR 研究中，除了用于构建模型的分子外，还需选择一些分子组成测试集，用于模型预测能力的检验。测试集中的分子也需要进行叠合，且模板分子须与训练集叠合时选择的模板分子一致；②为了使 CoMFA 力场中的信息能被最大效率的利用，提高 CoMFA 模型的交叉验证系数以及便于其他科研工作者更好地重复这一工作，需要冻结模板分子的构象。点击菜单栏中的 "View"，在下拉菜单中选择 "Transformation"，点击 "Freeze All" 即可。

　　3) 电子表格的生成

　　此步骤与 2D-QSAR 中的操作相似。不同之处在于，选择生成表格的数据库文件时应使用分子叠合后新生成的数据库文件。选择 Align_Ring1.mdb，而不选 MSH.mdb。

　　生成的表格中不含有生物活性数据，只有化合物的名称和结构式，需要手动添加。添加的数据形式应为负对数形式，如：pIC_{50}。在空表头处，点击鼠标右键，在弹出的菜单中点击 "Add Empty Column"；在弹出的对话框中输入数据的名称，数据类型选择 "Number"，点击 "OK"，如图 4-14 所示。之后可将生物活性数据复制粘贴至相应位置。数据量较大时，也可以先将拟添加的数据按照电子表格中的形式保存为文本文档（ * .txt），再在 "Spreadsheet" 的工具栏中点击 "Import File" 导入。

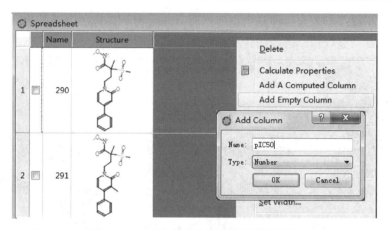

图 4-14　电子表格中生物活性数据的添加

4）添加格点

在空白表头处点击鼠标右键，在菜单中选择"Add A Computed Column"。如果建立 CoMFA 模型，则在弹出的对话框中选择"COMFA"，点击"OK"；如果建立 CoMSIA 模型，则选择"COMSIA"。建立 CoMFA 模型需要在弹出的对话框中设定能量阈值（cut off），一般情况下立体场和静电场的阈值均设为 30.0 kcal/mol。其他参数没有特殊要求，均为缺省值。点击"Add Column"，计算并添加格点。建立 CoMSIA 模型需要在弹出的对话框中选择分子场类型，一般选择单独的 5 种场。衰减因子（decay factor）一般设为 0.3。点击"Add Column"开始添加格点。两种参数界面如图 4-15 所示。

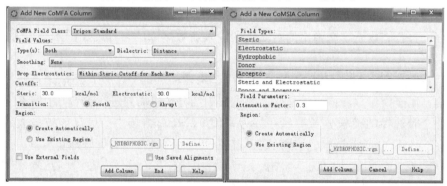

图 4-15　CoMFA/CoMSIA 参数设置界面

两种模型在计算完成后，都会弹出"COL_EXP"对话框，直接点击"OK"；接着会弹出"STRING"对话框，提示输入数据，直接点击"End"。格点数据便会自动添加到电子表格中，CoMSIA 结果如图 4-16 所示，数据填充完毕后，点击"File"，选择"Save"保存电子表格，如：123.tbl。

5）PLS 分析

鼠标选中生物活性数据列（pIC_{50}）和 CoMFA 列；在电子表格中的菜单栏选择"QSAR"，并在下拉菜单中点击"Partial Least Squares"。在弹出的对话框中，设置"Components"值为 6；关闭"Use SAMPLES"；在"Validation"栏中勾选"Leave-One-

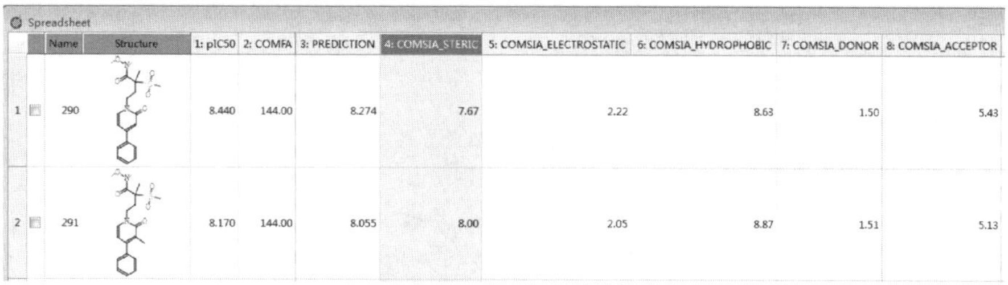

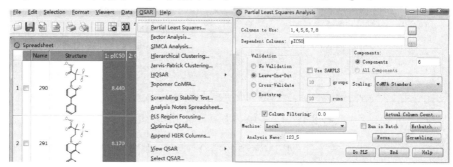

图 4-16 CoMSIA 计算结果

Out";勾选 "Column Filtering",并设为 2.0;在 "Scaling" 项中选择 "CoMFA Standard",如图 4-17 所示;设置完成后,点击 "Do PLS",开始进行交叉验证。验证结果将存为以 Analysis Name 命名的 *.pls 文件,如:ALIGNRING1_1x.pls。

图 4-17 CoMFA 的 PLS 分析及交叉验证的参数设置

注意:①进行交叉验证时,Components 的值可以根据实际需要修改,一般情况下设为 6 即可得到最佳模型;②Column Filtering 可以自动过滤与因变量相关性不大的描述符,其值越大,系统过滤的描述符越多,计算量越小,计算速度越快。因此可在保证结果准确性的前提下,设置较大的 Column Filtering 值,以节约计算资源。

对 CoMSIA 模型进行 PLS 分析时,操作类似。在点击 "QSAR" 前,选中生物活性值(pIC_{50})与全部 5 种分子场数值即可。点击 "Do PLS" 后,PLS 的窗口并不会消失。在 SYBYL 主界面左下角的命令窗口中,可以观察到交叉验证后的结果。在本例中,验证结果如图 4-18 所示。交叉验证得到的最佳主成分数为 6,交叉验证系数 R^2 为 0.622。

```
Summary output
Standard Error of Predictions (Crossvalidated)
Run  #           Comp1     Comp2     Comp3     Comp4     Comp5     Comp6
---  -           -------   -------   -------   -------   -------   -------
  1  1 pIC50     0.569     0.524     0.494     0.466     0.442     0.430
Optimum # of components is 6.
R squared                            0.622
```

图 4-18 CoMFA 交叉验证结果

返回 "PLS" 对话框,更改 Components 值为交叉验证后得到最佳主成分数,由于本例中为 6,故不需要更改;在 "Validation" 栏中勾选 "No Validation",关闭 "Column Filtering",如图 4-19 所示;点击 "Do PLS",进行常规回归分析,分析结果也将以 *.pls 的形式保存,如:ALIGNRING1_2xx.pls。

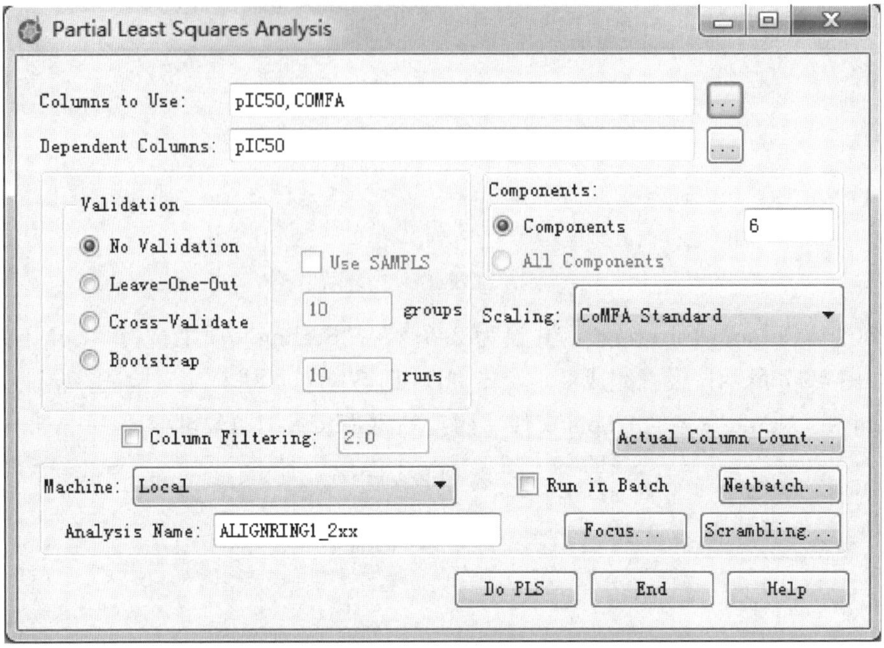

图 4-19　CoMFA 常规回归分析参数设置

这时，可在命令窗口查看 CoMFA 模型的拟合结果。本例而言（图 4-20），立体场的贡献率为 64.9%，静电场的贡献率为 35.1%。模型的相关系数 r 为 0.926，F 值为 72.801，表明建立的 CoMFA 模型具有较好的预测能力和较为显著的统计学意义。

```
Relative Contributions
 #                                              Norm.Coeff. Fraction
 -                                              ----------- ---------
 1 COMFA (1350 vars) (Steric)                      2.936      0.649
 2 COMFA (1350 vars) (Electrostatic)              1.591      0.351

Summary output
Standard Error of Estimate              0.190
R squared                              0.926
F values      ( n1= 6, n2=35 )        72.801
Prob.of R2=0 ( n1= 6, n2=35 )          0.000
```

图 4-20　CoMFA 回归分析结果

在"PLS"对话框中点击"End"关闭对话框，完成模型建立。CoMSIA 操作与 CoMFA 类似，操作过程此处不再赘述。

6）等势图的生成

鼠标点击菜单栏中的"QSAR"，在下拉菜单中选择"View QSAR"。点击"CoMFA"即弹出 CoMFA 等势图（contour map）参数设置对话框；点击"CoMSIA"则弹出 CoMSIA 的对话框。CoMFA 和 CoMSIA 的对话框中的选项略有不同。其中相同之处在于：在对话框的"TYPE OF FIELD TO DISPLAY"栏中勾选"PLS Analysis"，选择常规回归分析保存的文件，StDev * Coeff 表示。在"CONTOUR SPECIFICATIONS"栏中，选择"Contour by：Contribution，Display as：Solid"。每种分子场在没有特殊要求的情况下，

Favored 截断值均设为 80.0，Disfavored 截断值均设为 20.0。

　　在 CoMFA 模型中，只有两种分子场，即 Sterics 和 Electrostatics，表示每种分子场的色块颜色不可更改；而在 CoMSIA 模型中则有 5 种分子场，表示分子场的颜色可以更改。根据作图需要，勾选相应的分子场后即可在操作界面上显示，可以单独作图，也可合并作图。

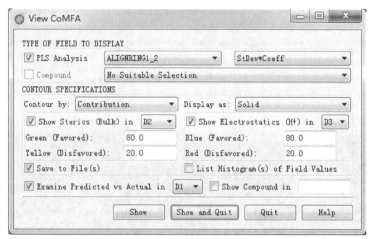

图 4-21　CoMFA 等势图参数设置界面

　　图 4-21 给出了 CoMFA 等势图参数设置界面。勾选"Show Sterics（Bulk）in D2"和"Save to File(s)"；去掉"Show Electrostatics（H+）in D3"和"Examine Predicted vs Actual in D1"前的勾；"点击 Show and Quit"，在操作界面上出现立体场的色块分布。在电子表格中，选中模板分子所在行，如分子 326；在行头序号处点击鼠标右键，在下拉菜单中点击"Put Structures in SYBYL-X Window"，即可将该分子添加到色块中。

　　按照类似的操作，可以得到静电场的等势图。图 4-22 给出了 CoMFA 的立体场和静电场的等势图。

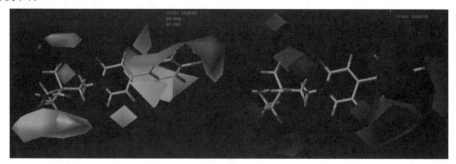

图 4-22　CoMFA 等势图

　　绘制 CoMSIA 疏水场和氢键场等势图时，如图 4-23 所示，分别勾选"Hydrophobic"和"Donor""Acceptor"，并根据制图需要调整色块的颜色；勾选"Save to File(s)"；点击"Show and Quit"。

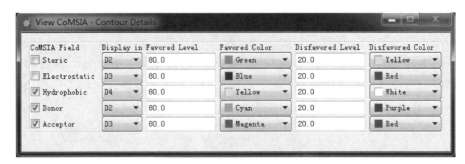

图 4-23　CoMSIA 等势图颜色设置

操作界面中显示色块后。利用同样的操作将模板分子显示在色块中，即完成了CoMSIA 等势图（图 4-24）。

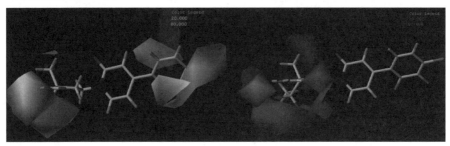

图 4-24　CoMSIA 等势图

7)生物活性值的预测

选中电子表格的空列，点击鼠标右键，在下拉菜单中选择"Add A Computed Column"，在弹出的对话框中选择"PREDICT"，点击"OK"；选择用于预测的电子表格，如：123. tbl，点击"OK"，如图 4-25 所示。

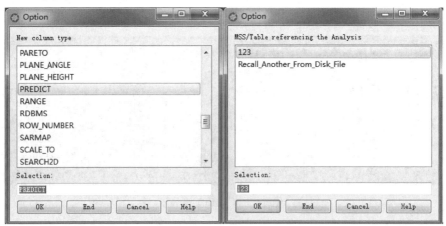

图 4-25　生物活性值的预测

选择用于计算预测值的模型，如图 4-26 中的 123_2. pls，点击"OK"，系统将会自动计算并将预测结果填入表格中，需要注意的是：①在选择用于计算预测值的模型时，无论是 CoMFA 还是 CoMSIA，不能选择交叉验证时的模型，而要使用常规回归分析的模型；

②在对测试集进行预测时，必须将记录训练集信息的电子表格打开，否则将无法进行预测。

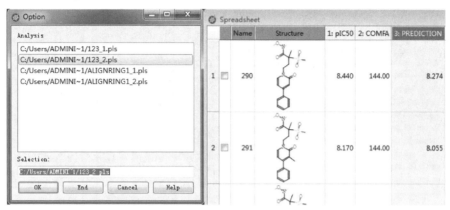

图 4-26　CoMFA 预测方程的选择及预测结果

得到预测值后，可将其与生物活性值一并拷入制图软件(如：Origin 等)中制图，给出了文中示例的预测活性与实验值的相关性图。

四、QSAR 实例

细菌耐药，尤其是革兰氏阴性菌(Gram-negative bacteria，G⁻)已成为世界性公共卫生问题，正严重威胁着人类的健康。G⁻细胞壁外膜层中的脂多糖又称内毒素，是 G⁻ 的特有结构，可引起患者发热、微循环障碍及内毒素休克等[35,36]。其在细胞壁上的装配过程主要由脂质 A(lipid A，LA)介导完成[37,38]，因此抑制 LA 的生物合成可造成 G⁻ 细胞壁缺陷，使 G⁻ 更易受到外界因素的影响，从而引起菌体死亡。UDP-3-O-(R-羟基十四酰)-N-乙酰氨基葡糖脱乙酰酶(LpxC)是 LA 生物合成途径中的首个关键酶[39-41]，在 G⁻ 中高度保守(超过 40 种)，且在人和哺乳动物体内无同源性蛋白质[42]。因此，LpxC 是理想的抗菌药物新靶点。

基于 LpxC 的晶体结构，研究者们设计、合成了多种有效的 LpxC 抑制剂[43-47]，由于 LpxC 抑制剂的抑菌机理与现有抗菌药物有所不同，因此对目前的耐药菌均表现出较好的抑制活性。Montgomery 等[48]报道了一类吡啶酮甲基砜羟肟酸类(pyridone methylsulfone hydroxamate，PMSH)抑制剂，对铜绿假单胞菌、大肠杆菌等多种 G⁻ 均有较好的抑制活性，是潜在的新型抗菌药。

定量构效关系(quantitative structure-activity relationship，QSAR)是借助数学和统计学方法建立化合物分子理化性质或结构参数与其生物活性间的定量数学模型，并用于化合物生物活性预测的研究方法[49]，根据建立模型参数的不同可分为 2D-QSAR 和 3D-QSAR。2/3D-QSAR 联用策略在先导化合物的发现和改造中得到了广泛采纳[50,51]。

选取 42 个 PMSH LpxC 抑制剂(图 4-27)，进行 2D-和 3D-QSAR 研究，为预测、设计和改造具有高活性的 PMSH LpxC 抑制剂提供理论依据。图 4-27 中"Cmpd♯ 编号"用以表示抑制剂分子的名称。

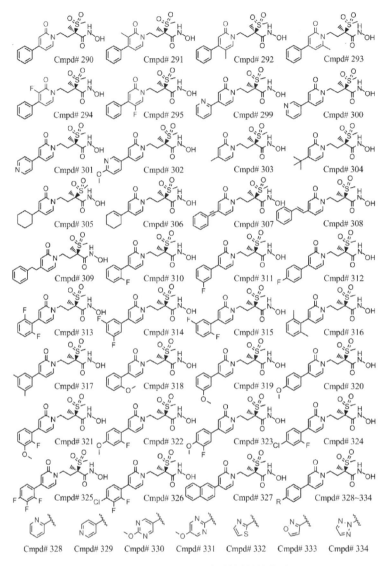

图 4-27　PMSH LpxC 抑制剂的结构式

1. 计算方法

1) 分子构建与结构优化

根据图 4-27 给出的结构式，利用 ChemBio3D Ultra 12.0 构建 PMSH LpxC 抑制剂分子结构。使用 MM2 分子力场对构建的结构进行能量优化，能量收敛条件为 RMS 参数小于 0.0001。优化结束后将结构导入 SYBYL-X 1.3[52]，使用 Gasteiger-Hückel 方法计算分子电荷后，采用 Powell 算法，在 Tripos 力场下对导入结构进行进一步优化。优化的最大循环数设为 10000，其余计算参数均为缺省值。

优化完成后，随机选取 33 个分子组建训练集，用于构建 QSAR 模型；剩下的 9 个分子组成测试集，用于检验模型对生物活性的预测能力。

2) 参数计算

在 2D-QSAR 计算中，使用 SYBYL-X 1.3 选取计算了 PMSH LpxC 抑制剂分子类药性参数、结构统计参数及物理性质参数共 13 个性质参数，包括脂水分配系数（LogP）、分子量、分子摩尔折射率、环数、可旋转键数、偶极矩、最大正电荷、最大负电荷、氢键受体数、氢键给体数分子极性表面积、分子表面积和疏水计数。电性参数计算采用 Gasteiger-Hückel 方法完成，本征值法收敛。

根据实际情况，将实验[48]测定的 IC_{50} 值转换为负对数 pIC_{50}（$-\lg IC_{50}$）用于回归分析。经过后退法线性回归，从 13 个参数中逐步筛选出 5 个与生物活性相关性较大的参数。表 4-2 列出了 PMSH LpxC 抑制剂的生物活性与参数计算结果。

3）分子叠合

在构建 3D-QSAR 模型前，需要对化合物分子进行叠合。分子叠合的质量对模型的可靠性有较大影响。在进行分子叠合时，确保用于模建的所有分子具有最大分子场相似性的空间取向，有利于提高计算所得的立体场和静电场等的相似性[53]。考虑到 3D-QSAR 模型假定所有分子均以相同活性方式结合于同一位点，故选取活性最高的 Cmpd♯326 为模板分子，以吡啶酮环为公共骨架进行叠合，并将叠合好的训练集和测试集以新数据库的形式保存。

4）CoMFA 与 CoMSIA 参数设置

比较分子场分析法（comparative molecular field analysis，CoMFA）[18]和比较分子相似性指数分析法（comparative molecular similarity indices analysis，CoMSIA）[22]是 3D-QSAR 常用的两种分析方法。

CoMFA 是将叠合后的 PMSH LpxC 抑制剂分子置于一空间网格中，以探针粒子（probe particle，如 C^+、CH_4、H^+、H_2O 等）在分子周围的空间中游走，范德瓦耳斯半径为 15.2 nm，行进步长为 20 nm[54]。计算探针粒子与分子之间的相互作用，分子场效应能的阈值设为 126 kJ/mol[54]，并记录下空间不同坐标中相互作用的能量值，从而获得立体场（steric field，S）与静电场（electrostaic field，E）数据；CoMSIA 与 CoMFA 的计算流程相似，但除了分析 S 和 E 外，还对分子周围的疏水场和氢键受体、氢键给体进行探测计算。此外，CoMSIA 采用基于距离的高斯函数形式对格点与建模分子中各原子间的作用力进行计算，避免了原子附近能量数值的非一致性与分子表面在格点处势能的变化。本书中的 CoMFA 和 CoMSIA 在 SYBYL-X 1.3 中完成，如未做特殊说明，参数缺省。

5）偏最小二乘法分析

偏最小二乘法（partial least squares，PLS）分析可通过将误差的平方和最小化，从而确定一组数据的最佳函数匹配。本书采用 PLS 对训练集 33 个 PMSH LpxC 抑制剂分子进行分析，建立具有统计显著性的 CoMFA 和 CoMSIA 模型。分析第一步使用留一法（leave-one-out，LOO）进行交叉验证（参数缺省），验证后得到最佳组成分数（optimal numbers of component，ONC）和决定系数 r^2；第二步根据确定的 ONC 使用非交叉验证建立 3D-QSAR 模型，得到相关系数 r、标准偏差 E_s 以及显著系数 F。根据 PLS 分析所得的上述参数可用于评估模型的预测能力与稳定性，并对测试集中各分子的生物活性进行预测。

表 4-2 PMSH LpxC 抑制剂的生物活性与结构参数

Cmpd#	pIC_{50}	LogP	MW	MR	n_R	n_{rot}
290	8.444	−0.80	364.416	9.41	2	6
291	8.174	−0.60	378.443	9.88	2	6
292	7.588	−0.60	378.443	9.88	2	6
293	7.683	−0.30	378.443	9.88	2	6
294	8.310	−0.53	382.407	9.43	2	6
295*	8.638	−0.53	382.407	9.43	2	6
299*	7.495	−1.96	365.404	9.20	2	6
300	6.996	−2.17	365.404	9.20	2	6
301*	7.409	−2.17	365.404	9.20	2	6
302	8.194	−1.36	395.430	9.82	2	7
303	6.773	−2.19	302.347	7.37	1	5
304	7.088	−0.86	344.426	8.76	1	5
305*	7.959	−0.07	370.464	9.51	2	6
306	8.387	−0.37	368.448	9.48	2	6
307*	8.745	−0.05	388.438	10.29	2	6
308	8.495	0.01	390.453	10.47	2	7
309	8.222	−0.24	392.469	10.34	2	8
310*	8.553	−0.63	382.407	9.43	2	6
311	8.523	−0.63	382.407	9.43	2	6
312	8.706	−0.63	382.407	9.43	2	6
313	8.319	−0.48	400.397	9.45	2	6
314	8.409	−0.48	400.397	9.45	2	6
315	8.357	−0.48	400.397	9.45	2	6
316	7.117	−0.40	392.469	10.34	2	6
317	8.276	0.20	392.469	10.34	2	6
318	7.921	−1.37	394.442	10.03	2	7
319	8.339	−0.81	394.442	10.03	2	7
320	8.684	−0.81	394.442	10.03	2	7
321*	8.745	−0.77	412.433	10.05	2	7
322*	8.959	−0.57	412.433	10.05	2	7
323*	8.699	−0.77	412.433	10.05	2	7
324	9.159	0.09	416.852	9.92	2	6
325	8.241	−0.48	418.387	9.46	2	6
326	9.258	0.16	434.842	9.94	2	6
327	8.921	0.38	414.475	11.10	3	6
328	9.125	−0.20	441.500	11.71	3	7

Cmpd#	pIC_{50}	$LogP$	MW	MR	n_R	n_{rot}
329	8.921	−0.41	441.500	11.71	3	7
330	8.538	−0.41	472.514	12.12	3	8
331	8.917	−0.60	472.514	12.12	3	8
332	9.225	−0.36	447.528	11.52	3	7
333	8.963	−0.72	431.462	10.93	3	7
334	9.242	−0.60	431.466	10.93	3	7

* 测试组中的分子。

2. 结果与讨论

1)2D-QSAR 方程的建立

通过最小二乘法，以 13 个计算参数为自变量，pIC_{50} 为因变量。对训练集分子进行逐步后退法多元回归分析，建立 2D-QSAR 线性方程如下：

$$pIC_{50} = 0.662 LogP + 0.009 MW - 0.81 MR + 1.158 n_R + 0.349 n_{rot} + 8.416$$
$$(N=33, R=0.882, F=18.846) \tag{4-14}$$

式中，$LogP$ 为脂水分配系数；MW 为分子量；MR 为分子摩尔折射率；n_R 为分子环数；n_{rot} 表示分子中可旋转键数。

从方程可以看出，PMSH LpxC 抑制剂分子的抑制活性与 $LogP$、MW、n_R 和 n_{rot} 成正相关，与 MR 呈负相关，其中环数 n_R、摩尔折射率 MR 与脂水分配系数 $LogP$ 对 pIC_{50} 的影响较大。从训练集中分子结构可以看出：n_R 的增加能使 PMSH LpxC 抑制剂分子的抑制活性上升明显增加，如 Cmpd♯ 304 的环数为 1，pIC_{50} 为 7.088，而 Cmpd♯ 327 的环数为 3，pIC_{50} 为 8.921。n_R 的增加一方面提高了 MW，同时由于环系多为芳香环，扩大了母核内部电子云体系，起到了供电子作用，一定程度上减小了电子云极化率，从而降低了 MR；另一方面，考虑到受体活性口袋为狭长的疏水通道，环系的增加使分子延长，能与口袋结合得更紧密，从而提高抑制活性。

图 4-28 给出了通过方程所得计算值与实验测定值的相关性。从图中可以看出，计算值与测定值相关性不高，r 仅有 0.73，无法用于此类化合物生物活性的预测。这表明 PMSH LpxC 抑制剂的生物活性不单由分子的结构参数决定，还可能与其他因素有关。而且，2D-QSAR 方程仅反映了影响活性的主要参数，不能给出具体的改造指导。因此，本书采用 CoMFA 和 CoMSIA 两种分析方法进一步探究了 PMSH LpxC 抑制剂分子的定量构效关系。

2)分子叠合

图 4-29 给出了 PMSH LpxC 抑制剂分子叠合结果。从图可以看出，使用 SYBYL-X 1.3 的 Database Align 进行自动叠合，以 PMSH LpxC 抑制剂以吡啶酮环为刚性共有骨架叠合效果较好，所有分子均结合于模板分子 Cmpd♯ 326 上，相似基团的叠合取向基本一致，保证了后续 CoMFA 及 CoMSIA 分子场分析结果的有效性。

3)CoMFA 模型

使用 PLS 分析，一般认为交叉验证系数 R^2 大于 0.5 即认为建立的模型具有较好的统

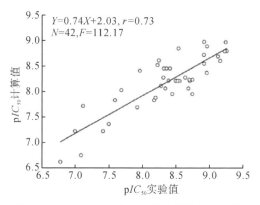

图 4-28　pIC_{50}实验值与方程计算值的相关性

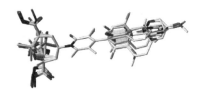

图 4-29　训练集 PMSH LpxC 抑制剂分子叠合图

计学意义。本文将训练集中 33 个 PMSH LpxC 抑制剂分子用于 QSAR 模型的建立，相关参数与结果如表 4-3 所示。在主成分数为 6 时，交叉验证得到 $R^2 = 0.519$，非交叉验证得相关系数 $r = 0.927$，$F = 55.042$，标准偏差 $E_s = 0.199$，表明模型具有一定的统计学意义。分析结果显示，从 CoMFA 模型中可以看出，PMSH LpxC 抑制剂分子立体场(S)的贡献率为 63.7%，静电场(E)的贡献率为 36.3%。表明 PMSH LpxC 抑制剂分子周围的立体场对其抑制活性有重要贡献。

前文 2D-QSAR 的分析结果显示，PMSH LpxC 抑制剂的抑制活性主要受到分子内环数的影响。而 CoMFA 模型分析结果表明，影响 PMSH LpxC 抑制剂抑制活性的主要因素为立体场，即分子体积，与 2D-QSAR 的分析结果基本一致。另外，静电场分布的改变可以影响分子内电子云的极化率，从而改变 MR 和分子极性，最终影响 PMSH LpxC 抑制剂的 Log$P$。虽然静电场在 CoMFA 模型中的贡献率仅为 36.3%，仅有立体场贡献率的一半左右，但绝对数值较大，仍然是较为重要的影响因素，与 2D-QSAR 分析结果相符合。

表 4-3　训练集 CoMFA 与 CoMSIA 的模型参数

模型	ONC	R^2	E_s	r	F	贡献率				
						S	E	H	D	A
CoMFA	6	0.519	0.199	0.927	55.042	0.637	0.363	—	—	—
CoMSIA	6	0.609	0.176	0.943	71.355	0.310	0.186	0.206	0.187	0.111

图 4-30 给出了 CoMFA 模型对训练集中各分子 pIC_{50} 预测结果与实验值的相关性。CoMFA 预测值与 pIC_{50} 值间存在显著的线性相关，相关系数 $r = 0.98$，证明了模型的可靠性。利用建立的 CoMFA 模型对测试集中的分子进行活性预测，预测结果如表 4-4 所示。预测值与实验值的偏差均小于 1，个别预测结果与实验值基本一致，如：Cmpd♯ 322。表明利用此训练集建立的 CoMFA 模型稳定性较好，并对 LpxC 抑制剂的抑制活性具有较好

的预测能力。

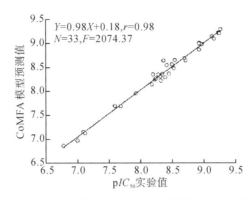

图 4-30 实验值与 CoMFA 模型预测值的相关性

4)CoMSIA 模型

在 CoMSIA 模型中，除了对训练集分子 S 和 E 两种场进行计算外，还计算了疏水场（H）、氢键受体(A)和氢键给体(D)。因此该模型计算较 CoMFA 模型更为细致，能提供的有关配体—受体间相互作用的信息更加丰富。仍然以训练集 33 个 PMSH LpxC 抑制剂分子为建模对象，使用 PLS 分析建模。CoMSIA 模型有关参数与结果如表 4-4 所示。PMSH LpxC 抑制剂训练集在主成分数为 6 时，交叉验证系数为 0.609，非交叉验证系数为 0.943，标准偏差 E_s 为 0.176，显著系数 $F=71.355$。

表 4-4 CoMFA 与 CoMSIA 模型测试集的实验值和预测值

化合物	pIC_{50}	CoMFA			CoMSIA		
		预测值	残差	误差率	预测值	残差	误差率
295	8.638	8.578	0.060	0.69%	8.289	0.349	4.04%
299	7.495	8.338	−0.843	−11.25%	8.233	−0.738	−9.85%
301	7.409	7.631	−0.222	−3.00%	7.463	−0.054	−0.73%
305	7.959	7.901	0.058	0.73%	8.086	−0.127	−1.60%
307	8.745	8.377	0.368	4.21%	9.109	−0.364	−4.16%
310	8.553	7.935	0.618	7.23%	7.829	0.724	8.46%
321	8.745	8.463	0.282	3.22%	8.487	0.258	2.95%
322	8.959	8.961	−0.002	−0.02%	8.647	0.312	3.48%
323	8.699	8.839	−0.14	−1.61%	8.735	−0.036	−0.41%

图 4-31 给出了 CoMSIA 模型对训练集中各分子 pIC_{50} 预测结果与实验值的相关性。通过 CoMSIA 模型得到的预测值与实验值呈现良好的相关性，相关系数 $r=0.94$，表明 CoMSIA 模型具有良好的预测能力。与 CoMFA 模型对比，CoMSIA 模型的整体预测能力稍逊于 CoMFA 模型，这也是由于 CoMSIA 模型计算的参数更多的原因导致的。表 4-4 列出了 CoMSIA 模型对测试集各 PMSH LpxC 抑制剂分子抑制活性的预测结果。预测值的残差均小于 1，个别预测值与实验值相差不大，如：Cmpd♯ 301 和 Cmpd♯ 323。上述数据表明 CoMSIA 模型仍然具有良好的预测能力和较高的稳定性。与 CoMFA 模型相互补充，可为基于 QSAR 的药物设计、先导化合物结构修饰改造等提供更加综合的信息。

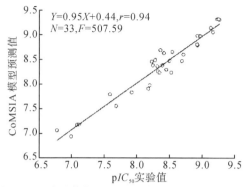

图 4-31 实验值与 CoMSIA 模型预测值的相关性

5）CoMFA 等势图

图 4-32（其彩图见附图 1）展示了 CoMFA 模型的等势图。等势图用 STDEV * COEFF 表示，等势线截断比为 80％：20％。图中的参考分子为模板分子 Cmpd♯326，黄色与绿色色块表示立体场，红色与蓝色色块表示静电场。在立体场中，绿色区域表示增加体积有利于抑制活性的增强，黄色区域表示减少体积有利于增强活性；在静电场中，蓝色区域表示增加正电荷可使抑制活性增强，红色区域则表示增加负电荷可增强抑制活性。

根据图 4-32 给出的信息，可以设计或改造出理论上具有更高抑制活性的 PMSH LpxC 抑制剂，如：在苯环上，吡啶酮环的对位引入五元或六元环等大体积取代基；邻位处引入羟基、羧基等带负电荷基团；间位引入含 N 的带正电基团等均有利于增加 PMSH LpxC 抑制剂的生物活性。而在甲基砜端提升负电荷有利于抑制活性的提升，可以引入氟、氯等小体积吸电子取代基，增强电子极化提高负电荷。

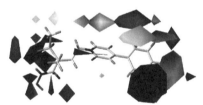

图 4-32 CoMFA 立体场与静电场贡献图

6）CoMSIA 等势图

CoMSIA 模型能呈现出 S、H、E、A 和 D 5 种不同分子场结果，可提供比 CoMFA 模型更多的分子设计信息。图 4-33(a)[其彩图见附图 2(a)]展示了 CoMSIA 模型中的疏水场等势图，图 4-33(b)[其彩图见附图 2(b)]给出了氢键受体与给体场等势图，参考分子均为 Cmpd♯326。图 4-33(a)中，灰色色块表示引入疏水基团不利于分子生物活性的增加，黄色色块表示引入疏水基团将增加分子的生物活性。因此，在苯环上吡啶酮环的对位引入疏水性较强的基团，在甲基砜端引入亲水性基团将有利于 PMSH LpxC 抑制剂抑制活性的提升。

图 4-33(b)中洋红色色块与红色色块表示氢键受体场，青色色块与紫色色块表示氢键给体场。氢键是药物分子与受体相互识别、结合的重要非键相互作用之一。从图 4-33(b)可以看出，氢键形成的区域主要集中在甲基砜端，因此在设计改造 PMSH LpxC 抑制剂结

构时可以不考虑在吡啶酮环和苯环上大量引入含 N、O、F 等基团用以与受体口袋形成氢键。相反，羟肟酸端引入可形成氢键给体和受体的基团，在乙基桥、砜基上去掉含有氢键受体和给体的基团，理论上可提高 PMSH LpxC 抑制剂的抑制活性。

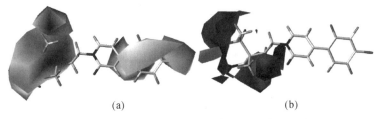

(a)   (b)

图 4-33 CoMSIA 疏水场与氢键受体、给体场贡献图
(a)疏水场；(b)氢键受体和给体场

3. 结论

PMSH LpxC 抑制剂是目前新抗生素开发的热点之一。应用最小二乘法对 PMSH LpxC 抑制剂结构参数与抑制活性进行多元线性拟合，建立了具有粗略预测能力的 2D-QSAR 模型。延长分子，降低电子极化率和提升脂水分配系数有利于提升 PMSH LpxC 抑制剂的抑制活性。应用 CoMFA 和 CoMSIA 两种方法进一步探究了 PMSH LpxC 抑制剂的定量构效关系，采用 PLS 建立了具有显著统计学意义的 3D-QSAR 模型。其中，CoMFA 模型的 $R^2=0.519$、$r=0.927$；CoMSIA 模型的 $R^2=0.609$、$r=0.943$。CoMSIA 模型从 S、H、E、D 和 A 5 种分子场对叠合分子周围力场的相似性进行分析，较 CoMFA 模型提供了更多指导信息。虽然 CoMSIA 模型对 PMSH LpxC 抑制剂抑制活性的预测能力整体较 CoMFA 模型差，但二者均表现出良好的预测能力。综合 CoMFA 和 CoMSIA 模型及 2D-QSAR 方程，可为设计更加合理高效的 PMSH LpxC 抑制剂提供理论指导。

第二节 药效团模型

一、药效团模型简介

药效团模型[7,8]是基于配体进行药物分子设计的另一种重要方法。早期，药物化学家对化合物进行结构改造时就发现，改变结构中的某些原子或基团会对化合物的生物活性造成较大影响，而改变其他的一些原子或基团则对生物活性的影响较小。将这些化合物共有的、对某种生物活性具有较大影响的原子或基团称为活性药效基团或药效团元素[55,56]。药效团即是这些药效团元素及其空间排列形式的集合。国际纯粹与应用化学联合会（International Union of Pure and Applied Chemistry，IUPAC）推荐的药效团定义为：药效团是指可以确保与特定的可触发或阻止一定的生物学响应的靶标之间的最佳超分子作用的必要的立体和电子特征的集合。由此可以看出，药效团并不是指某种特定的原子、基团或骨架结构，而是一个纯粹的抽象概念。药效团解释了一类化合物与靶点结合时互补的化学特征[57]。

药效团模型与 QSAR 类似，均假设具有相同生物活性的一类化合物结合在相同的活性位点上。二者的区别在于，QSAR 侧重于研究具有相同母核（骨架）的一系列化合物，在基于母核的结构修饰方面更具优势；而药效团模型则概括了不同类型化合物的构效关系，更能体现活性化合物的抽象特征。换言之，符合这种抽象特征的分子，不论具体结构如何，都可能具有一定的生物活性。因此，基于药效团模型对化合物库进行虚拟筛选，成了发现具有新结构的先导化合物的一种有效途径。

目前建立药效团模型的方法多依附于 SYBYL 等专业软件，它们实现了商业化，并被广泛地应用于各类药物的研发。Marshall 等开发的活性类似物法（active analogue approach，AAA）[58]是最早的药效团识别方法，该方法对比具有结构多样性的活性化合物和非活性化合物的构效关系，寻找药效团元素建立药效团模型；距离比较法（distance comparison，DISCO）[59]可提供多个药效团模型，用户可以根据实验结果对每种模型进行验证，以选出最好的模型，选出的模型可作为提问结构，在数据库中筛选先导化合物；Jones 等提出的 GASP(genetic algorithm similarity program)[60]是基于遗传算法的药效团识别方法，可定义 3 种药效团元素：氢键受体、氢键给体和芳香中心，并具有计算速度快、计算效率高的特点；美国 MSI 公司开发的 CATALYST 是一款独立药物设计软件。CATALYST 不仅提供了更加完备和细致的药效团元素定义方法，还具备分子构建及优化、构象分析、数据库管理、倒换及搜索等多种功能，是国际上应用最广泛的基于药效团的药物设计软件之一。

二、相关概念

1. 药效团元素

药效团元素的选择与 2D-QSAR 结构参数的选择类似，是决定药效团模型质量的关键因素。用来建立药效团模型的药效团元素包括：氢键、疏水、芳香、正电荷中心、负电荷中心等位点，而这些位点可用原子、环中心或虚假原子等定义。药效团元素常用抽象的点表示电荷中心或疏水中心等，用线表示氢键等相互作用，用面表示芳香平面等。有些药效团元素，如氢键受(给)体，具有方向性，在不同的软件中有不同的表示方式(图 4-34)。

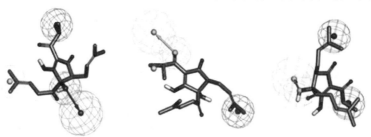

图 4-34　药效团元素示意图

2. 几何约束

药效团模型中除了药效团元素外，还包括药效团元素间的空间排列，即几何约束。约束一般通过药效团元素间的距离、角度和二面角等来定义，其中距离限制最为常见。几何约束的形式多样，如点的空间活动范围、点到点的距离、点到线的距离、直线与平面的角度、平面与平面的角度等(图 4-35)。

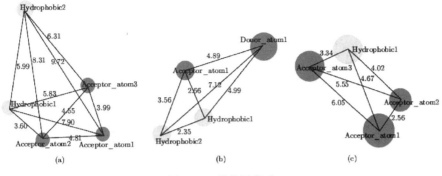

图 4-35　药效团模型

3. 骨架跃迁

骨架跃迁技术是 1999 年 Schneider 提出的[61]。这项技术的初衷是依据药效团模型,通过计算化学方法在保持生物活性的基础上在数据库中搜寻具有与苗头化合物完全不同的拓扑骨架。骨架跃迁可以改变活性分子的母体结构,具有如下特点:①增加药物的溶解度;②改变药物的脂水分配系数;③提高药物的稳定性;④改善药物的药代动力学性质;⑤降低分子的柔性;⑥提高药物对受体的亲和力;⑦产生新的结构,可获得专利保护。因此,该技术在现代药物化学中占有突出的地位。

三、建立药效团模型的操作

1. NCI 数据库

NCI(National Cancer Institute)数据库是一个免费的有机分子结构数据库,由美国癌症研究机构提供。该数据库对用户提供有机分子的结构、数据、工具、软件和其他可利用的信息。对于计算机辅助药物设计(computer aided drug design,CADD)的专业人员来说具有重要的意义。该信息库网址为 https://cactus.nci.nih.gov/download/nci/ ,从该数据库可以下载所需的化合物数据库。后续基于此数据库的虚拟筛选也将在此基础上展开。

登录 https://cactus.nci.nih.gov/download/nci/,下载最新的化合物数据库,得到 NCI-Open_2012-05-01.sdf.gz。解压后为 NCI-Open_2012-05-01.sdf,该文件后缀为 sdf。由于 SYBYL-X 2.0 不能识别该文件格式,因此需要进行数据库文件格式转换。打开 SYBYL-X 2.0,点击 "File→Translate Molecular Files",得到如图 4-36 所示对话框。在 "Input" 的 "File Type" 中选择 "MDL-SDF" 格式。点击对话框中红色部分,选择下载的 NCI-Open_2012-05-01.sdf。在 "Output" 中更改文件名和路径。完成数据库格式,后缀更名,即得到 SYBYL 识别的 sln 数据库文件。

2. 确定药效团特征

药效团的构建是基于一个或一系列活性分子,本例的活性小分子结构为图 4-37 所示。分子为 PD-L1 的小分子抑制剂 BMS 37。根据文献[62]报道的结合模式、实验数据以及专利信息给出了药效团模型(图 4-37),图中的 H 代表疏水相互作用,A 代表氢键受体。用

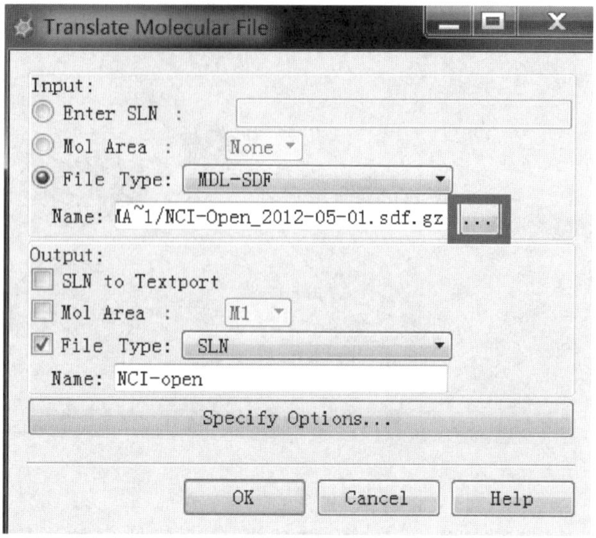

图 4-36　加载输入文件

Chemdraw 绘制完小分子之后，存为 ligand.cdx。随后使用 Chem3D 对进行能量优化，然后通过 PyMOL 测量得出距离参数。具体步骤如下：打开 Chem3D，点击 "File"，输入构建的 ligand.cdx 文件，点击 "Calculation MM2 Minimize Energy" 出现优化命令对话框之后，直接点击 "OK"。优化结束后用 Chem3D 将文件存为 ligand.pdb 文件。

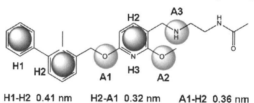

H1-H2 0.41 nm　　H2-A1 0.32 nm　　A1-H2 0.36 nm
H2-A2 0.36 nm　　A2-A3 0.37 nm　　A3-H1 0.95 nm

图 4-37　抑制剂 BMS 37 的分子结构及药效团模型结构参数

　　为获得药效团的约束距离，可以用 PyMOL 测量疏水中心和 H 键受体中心的距离参数。用 pymol 打开 BMS 37 中得到的 pdb 文件。具体步骤有：①将 PyMOL 背景设置为白色，打开 PyMOL，点击 "Display→Background→white"，将背景色设置为白色，根据实际情况需要，也可设置为其他相应的颜色。②鼠标左键点击 PyMOL 面板右下角模式选择区域，直到出现 "Picking Atoms"，这时即可任意选择原子，选择苯环的对角原子即可确定苯环的中心，将鼠标移到想选择的原子上，点击鼠标左键，选中该原子即可。③选择苯环对角原子之后，在命令框输入 "pseudoatom ligandcenter，pk1｜pk2"，即可见苯环的原子中心。④同理，可得到另一个苯环中心。⑤得到苯环中心后，鼠标左键选中俩苯环中心，在命令框中输入 "distance" 即可得到两苯环中心的距离，图 4-38 给出了结果。⑥进行相同操作即可得到 ligand.cdx 文件中其他的距离参数。一般距离为 $(5\pm X)$ Å $(X\leqslant 1$，X 值越小越精确)。⑦用 Discover studio 2.5 将 ligand.pdb 文件存为 ligand.mol2 文件。操作步骤为：打开 "DiscoverStudio-open"，选中工作文件，再点击 "File→save as"，保存为 mol2 文件格式即可。

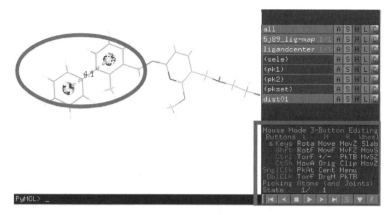

图 4-38　两苯环中心的距离

3. 构建五点药效团模型

打开 SYBYL-X 2.0 软件，点击 "File→import file→ligand. mol2"。首先是加入疏水基团(hydrophobic group)H1 特征，点击 SYBYL 页面的 "UNITY→Edit Query→Add Features→Hydrophobic"。弹出图 4-39 的 "Molecular Area" 对话框，选择 "M2"，表示把 H1 特征存为 M2 中，点击 "OK" 按钮。

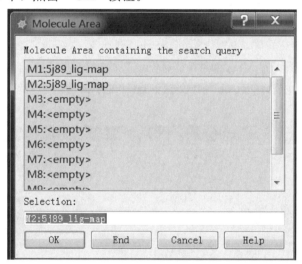

图 4-39　添加基团特征时出现的对话框

在随后会出现创建疏水中心的 "Option" 对话框，可以选择 "DEFINE_HYDROPHOBIC_CENTER"。按住 Shift 键，点击疏水中心团中原子(如选中苯环中心的 6 个原子)。完成后在对话框中选择 "End Select"。随后在弹出的 "IDENTIFIER" 对话框中，输入疏水基团名字，这里命名为 HYDROPHOBIC1。继续点击 "OK"，得到图 4-40 所示的药效团弛豫空间设置。在初筛阶段可将这个值设置为 1.5，较大的值能得到较多的候选化合物，后续的对接筛选有较多的选择。

完成此选择后，选择弛豫空间颜色，建议把相同的基团类型选择相同的颜色。重复上述操作后，得到图 4-41 所示结果，这里就算完成了五点药效团的构建。

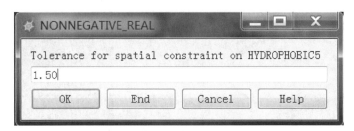

图 4-40   弛豫空间设置对话框

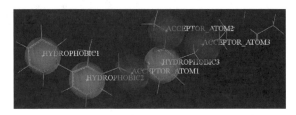

图 4-41   构建的五点药效团模型

4. 基于药效团来筛选 NCI 库

完成上述五点药效团模型构建之后，点击"UNITY→Start UNITY Search"。弹出了图 4-42 的"UNITY Search"对话框，选择"M2"和"3D search"，同时选中自己下载并转换成"sln"格式的文件库。完善"job"中工作的命名，点击"OK"按钮，开始筛选工作。点击"UNIT→SearchManagement"即可查看工作进度，结束工作后，保存生成"Yx_Dec23_NCI-open_3d.0.res.hits"文件，这个文件将是后续基于分子对接进行虚拟筛选的数据库文件。

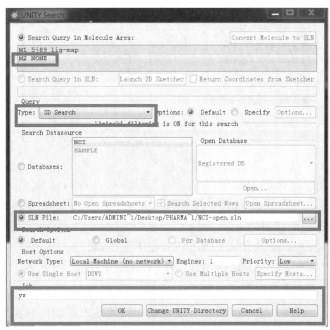

图 4-42   筛选工作条件的选择

参考文献

［1］Ooms F. Molecular modeling and computer aided drug design. Examples of their applications in medicinal chemistry［J］. Current Medicinal Chemistry, 2000, 7 (2): 141—158.

［2］Grassy G, Calas B, Yasri A, et al. Computer-assisted rational design of immunosuppressive compounds［J］. Nature Biotechnology, 1998, 16 (8): 748—752.

［3］Rajakrishnan V, Manoj V R, Subba R G. Computer-aided, rational design of a potent and selective small peptide inhibitor of cyclooxygenase 2 (COX2) ［J］. Journal of Biomolecular Structure & Dynamics, 2008, 25 (5): 535—542.

［4］Bacilieri M, Moro S. Ligand-based drug design methodologies in drug discovery process: an overview ［J］. Current Drug Discovery Technologies, 2006, 3 (3): 155—165.

［5］Andricopulo A D. Structure- and ligand-based drug design: advances and perspectives［J］. Current Topics in Medicinal Chemistry, 2009, 9 (9): 754—754.

［6］Tropsha A. Best practices for QSAR model development, validation, and exploitation［J］. Molecular Informatics, 2010, 29 (6—7): 476—488.

［7］Islam M A, Pillay T S. Exploration of the structural requirements of HIV-protease inhibitors using pharmacophore, virtual screening and molecular docking approaches for lead identification［J］. Journal of Molecular Graphics & Modelling, 2015, 56 (2): 20—30.

［8］Islam M A, Pillay T S. Structural requirements for potential HIV-integrase inhibitors identified using pharmacophore-based virtual screening and molecular dynamics studies［J］. Molecular BioSystems, 2016, 12 (3): 982—993.

［9］Brown A C, Fraser T R. On the connection between chemical constitution and physiological action［J］. Transactions of the Royal Society of Edinburgh, 2013, 25 (2): 693—739.

［10］Meyer H. Zur theorie der alkoholnarkose［J］. Archiv Für Experimentelle Pathologie Und Pharmakologie, 1901, 42 (2—4): 109—118.

［11］Overton E. Studien uber die narkose zugleich ein beitrag zur allgemeinen pharmakologie［J］. Jena, Germany 1901, 287—287.

［12］Ferguson J. The use of chemical potentials as indices of toxicity［J］. Proceedings of the Royal Society of London, 1939, 127 (848): 387—404.

［13］Hansch C, Fujita T. Additions and corrections-analysis. A method for the correlation of biological activity and chemical structure［J］. Journal of the American Chemical Society, 1964, 86 (24): 5710.

［14］Jr Free S, Wilson J W. A Mathematical contribution to structure-activity studies［J］. Journal of Medicinal Chemistry, 1964, 7 (8): 395—399.

［15］Kier L B, Hall L H. Molecular connectivity VII: Specific treatment of heteroatoms［J］. Journal of Pharmaceutical Sciences, 1976, 65 (12): 1806—1809.

［16］Crippen G M. Distance geometry approach to rationalizing binding data［J］. Journal of Medicinal Chemistry, 1979, 22 (8): 988—997.

［17］Hopfinger A J. Inhibition of dihydrofolate reductase: structure-activity correlations of 2, 4-diamino-5-benzylpyrimidines based upon molecular shape analysis［J］. Journal of Medicinal Chemistry, 1981, 24 (24): 818—822.

［18］Cramer R D, Patterson D E, Bunce J D. Comparative molecular field analysis (CoMFA). 1. Effect of shape on binding of steroids to carrier proteins［J］. Journal of America Chemistry Society, 1988,

110（18）：5959－5967.

［19］Carroll F I，Gao Y G，Rahman M A，et al． Synthesis，ligand binding，QSAR and CoMFA study of 3 beta-（p-substituted phenyl）tropane-2 beta-carboxylic acid methyl esters［J］． Journal of Medicinal Chemistry，1991，34（9）：2719－2725.

［20］Li A H，Moro S，Forsyth N，et al． Synthesis，CoMFA analysis，and receptor docking of 3，5-diacyl-2，4-dialkylpyridine derivatives as selective a3 adenosine receptor antagonists［J］． Journal of Medicinal Chemistry，1999，42（4）：706－721.

［21］Cavalli A，Poluzzi E，De P F，et al． Toward a pharmacophore for drugs inducing the long QT syndrome：insights from a CoMFA study of HERG K（＋）channel blockers［J］． Journal of Medicinal Chemistry，2002，45（18）：3844－3853.

［22］Klebe G，Abraham U，Mietzner T． Molecular similarity indices in a comparative analysis（CoMSIA）of drug molecules to correlate and predict their biological potency［J］． Journal of Medicinal Chemistry．1994，37（24）：4130－4146.

［23］Hopfinger A J，Shen W，John S T，et al． Construction of 3D-QSAR models using the 4D-QSAR analysis formalism［J］． Journal of America Chemistry Society，1997，119（43）：10509－10524.

［24］Vedani A，Dobler M M． 5D-QSAR：the key for simulating induced fit［J］． Journal of Medicinal Chemistry，2002，45（11）：2139－2149.

［25］Vedani A，Dobler M M． Combining protein modeling and 6D-QSAR． Simulating the binding of structurally diverse ligands to the estrogen receptor［J］． Journal of Medicinal Chemistry，2005，48（11）：3700－3703.

［26］Honorio K M，Garratt R C，Andricopulo A D． Hologram quantitative structure-activity relationships for a series of farnesoid X receptor activators［J］． Bioorganic & Medicinal Chemistry Letters，2005，15（12）：3119－3125.

［27］Hansch C． A quantitative approach to biochemical structure-activity relationships［J］． Accounts of Chemical Research，1969，2（8）：232－239.

［28］曹红英，王鑫，陶澍． 预测有机物对虹鳟半致死浓度的分子连接性指数法［J］． 生态科学，2003，22（1）：9－12.

［29］朱杰，盛春泉，张万． 比较分子力场分析法（CoMFA）的研究新进展［J］． 化学进展，2000，12（2）：203－207.

［30］Clark M，Iii R D C，Jones D M，et al． Comparative molecular field analysis（CoMFA）．2. toward its use with 3D-structural databases［J］． Tetrahedron Comput Methodol，1990，3（1）：47－59.

［31］Kearsley S K，Smith G M． An alternative method for the alignment of molecular structures：maximizing electrostatic and steric overlap［J］． Tetrahedron Comput Methodol，1990，3（6）：615－633.

［32］Waller C L，Oprea T I，Giolitti A，et al． Three-dimensional QSAR of human immunodeficiency virus（I）protease inhibitors． A CoMFA study employing experimentally-determined alignment rules［J］． Journal of Medicinal Chemistry，1993，36（26）：4152－4160.

［33］Zhu W L，Chen G，Hu L H，et al． QSAR analyses on ginkgolides and their analogues using CoMFA，CoMSIA，and HQSAR［J］． Bioorganic & Medicinal Chemistry，2005，13（2）：313－322.

［34］Jilek R J，Cramer R D． Topomers：A validated protocol for their self-consistent generation［J］． Journal of Chemical Theory and Computation，2004，44（4）：1221－1227.

［35］Raetz C R，Whitfield C． Lipopolysaccharide endotoxins［J］． Annual Review of Biochemistry，2002，

71 (1): 635-700.

[36] Konya V, Maric J, Jandl K, et al. EP4 receptor prevents endotoxin-induced neutrophil infiltration into the airways and enhances microvascular barrier function[J]. British Journal of Pharmacology, 2015, 172 (18): 4454-4468.

[37] Raetz C R, Reynolds C M, Trent M S, et al. Lipid a modification systems in gram-negative bacteria [J]. Annual Review of Biochemistry, 2007, 76 (1): 295-329.

[38] Murzyn K, Pasenkiewiczgierula M. Structural properties of the water/membrane interface of a bilayer built of the E. coli lipid A[J]. The Journal of Physical Chemistry B, 2015, 119 (18): 5846-5856.

[39] Anderson M S, Bull H G, Galloway S M, et al. UDP-N-acetylglucosamine acyltransferase of Escherichia coli. The first step of endotoxin biosynthesis is thermodynamically unfavorable[J]. Journal of Biological Chemistry, 1993, 268 (26): 19858-19865.

[40] Young K, Silver L L, Bramhill D, et al. The envA permeability/cell division gene of escherichia coli encodes the second enzyme of lipid A biosynthesis UDP-3-O-(R-3-hydroxymyristoyl)-N-acetylglucosamine deacetylase[J]. Journal of Biological Chemistry, 1995, 270 (51): 30384-30391.

[41] Miller M D, Ning G, Ross P L, et al. Crystal structure of A. aeolicus LpxC with bound product suggests alternate deacetylation mechanism[J]. Proteins-structure Function & Bioinformatics, 2015, 83 (9): 1706-1719.

[42] Mcclerren A L, Stephanie E, Bowman J L, et al. A slow, tight-binding inhibitor of the zinc-dependent deacetylase Lpxc of lipid A biosynthesis with antibiotic activity comparable to ciprofloxacin[J]. Biochemistry, 2006, 44 (50): 16574-16583.

[43] Mochalkin I, Knafels J D, Lightle S. Crystal structure of LpxC from pseudomonas aeruginosa complexed with the potent BB-78485 inhibitor[J]. Protein Science, 2008, 17 (3): 450-457.

[44] Cole K E, Gattis S G, Angell H D, et al. Structure of the metal-dependent deacetylase LpxC from yersinia enterocolitica complexed with the potent inhibitor CHIR-090[J]. Biochemistry, 2011, 50 (2): 258-265.

[45] Pradhan D, Priyadarshini V, Munikumar M, et al. Para-(benzoyl)-phenylalanine as a potential inhibitor against LpxC of leptospira spp.: homology modeling, docking, and molecular dynamics study [J]. Journal of Biomolecular Structure & Dynamics, 2014, 32 (2): 171-185.

[46] Müller H, Gabrielli V, Agoglitta O, et al. Chiral pool synthesis and biological evaluation of C-furanosidic and acyclic LpxC inhibitors[J]. European Journal of Medicinal Chemistry, 2016, 110: 340-375.

[47] Tangherlini G, Torregrossa T, Agoglitta O, et al. Synthesis and biological evaluation of enantiomerically pure glyceric acid derivatives as LpxC inhibitors[J]. Bioorganic and Medicinal Chemistry, 2016, 24 (5): 1032-1044.

[48] Montgomery J I, Brown M F, Reilly U, et al. Pyridone methylsulfone hydroxamate LpxC inhibitors for the treatment of serious gram-negative infections[J]. Journal of Medicinal Chemistry, 2012, 55 (4): 1662-1670.

[49] Iii R D C, Bunce J D, Patterson D E, et al. Crossvalidation, bootstrapping, and partial least squares compared with multiple regression in conventional QSAR studies[J]. QSAR, 2006, 7 (1): 18-25.

[50] Asati V, Bharti S K. QSAR studies for some thiazolidine-2,4-dione derivatives as PIM-2 kinase inhibitors[J]. Medicinal Chemistry Research, 2016, 25 (7): 1329-1339.

[51] Sharma M C. A Structure-activity relationship study of imidazole-5-carboxylic acid derivatives as angio-

tensin II receptor antagonists combining 2D and 3D QSAR methods[J]. Interdisciplinary Sciences Computational Life Sciences，2016，8（1）：1—10.

[52]SYBYL-X，Version 1.3[Z]. St. Louis，MO：Tripos International，2010.

[53]Lindberg W，Persson J A，Wold S. Partial least-squares method for spectrofluorimetric analysis of mixtures of humic acid and lignin sulfonate[J]. Analytical Chemistry，1983，55（4）：643—648.

[54]陶诗莹，于柯楠，熊静，等. 糖原合成激酶-3β马来酰胺类抑制剂构效关系的理论研究[J]. 分子科学学报，2016，32（1）：53—59.

[55]白东鲁，陈凯先. 高等药物化学[M]. 北京：化学工业出版社，2011.

[56]徐文芳. 药物设计学[M]. 2版. 北京：人民卫生出版社，2012.

[57]Kapetanovic I M. Computer-aided drug discovery and development（CADDD）：in silico-chemico-biological approach[J]. Chemico-Biological Interactions，2008，171（2）：23—38.

[58]Marshall G R，Barry C D，Bosshard H E，et al. The conformational parameter in drug design：The active analog approach[C]. ACS Symposium Series. 1979：205—226.

[59]King R D. A new 3D molecular structure representation using quantum topology with application to structure-property relationships[J]. Chemometrics & Intelligent Laboratory Systems，2000，54（2）：75—91.

[60]Jones G，Willett P，Glen R C. A genetic algorithm for flexible molecular overlay and pharmacophore elucidation[J]. Journal of Computer-Aided Molecular Design，1996，9（6）：532—549.

[61]Schneider G，Schneider P，Renner S. Scaffold-hopping：how far can you jump [J]. Qsar & Combinatorial Science，2007，25（12）：1162—1171.

[62]Katarzyna G，Krzysztof M Z，Przemyslaw G，et al. Small-molecule inhibitors of the programmed cell death-1/ programmed death-ligand 1（PD-1/PD-L1）interaction via transiently induced protein states and dimerization of PD-L1[J]. Journal of Medicinal Chemistry，2017，60：5857—5867.

（安海龙，张大为）

第五章 基于受体的药物分子设计

第一节 分子对接的原理和分类

一、分子对接的原理

分子对接思想的历史可以追溯到 100 年前 Fisher 提出的锁钥模型[1]。根据"锁钥模型",药物与体内的蛋白质即受体会发生类似钥匙与锁的识别关系,这种识别关系主要依赖两者的几何匹配,该模型又叫作受体学说。而随着"锁钥模型"的发展,后来发现,药物与受体结合时,伴随着构象变化。1958 年,Koshland 提出分子识别过程中的诱导匹配概念[2],指出受体分子和配体分子在结合过程中,受体(或配体)分子将采取能与配体(或受体)分子最佳结合的构象,互相适应对方,从而达到更完美的匹配。

随着人们对受体与配体结合认识的不断深入,比如从几何匹配的刚性模型发展到基于几何匹配和能量匹配的柔性模型,同时由于计算机和计算科学的迅速发展,人们已经能够快速处理大量数据。这两个因素共同促成了分子对接方法的出现。分子对接比"锁和钥匙"模型复杂得多,该方法从已知两个分子的单体结构出发,找到它们之间的最佳结合模式。结合较好的受体与配体需要满足以下互补匹配规则:几何形状互补匹配,即复合物具有较大的接触面积;静电相互作用互补匹配;复合物界面包含尽可能多的氢键、盐桥;疏水相互作用互补匹配。

蛋白质分子对接方法是已知两个单体蛋白质分子的三维结构,通过计算机模拟来预测其复合物的结合模式和三维结构。蛋白质分子对接方法的关键点包括两个方面:其一是充分地进行空间搜索采样,获得尽可能多的候选复合物构象;其二是对所有的对接结构进行打分排序,把与复合物天然结构类似的近天然结构从众多的对接结构中筛选出来。

为了推动分子对接技术的发展,2001 年欧洲生物信息学研究所(European Bioinformatics Institute,EBI)开始举办蛋白质复合物结构预测竞赛(Critical Assessment of Predicted Interactions,CAPRI)[3-5]。截至 2018 年 4 月,共进行了 43 轮试验。在竞赛中,竞赛组委会选取尚未发表实验结构数据的蛋白质复合物为竞赛内容,要求参赛者在规定时间内,从蛋白质单体结构或序列出发,用分子对接方法对蛋白质复合物结构进行预测,通过网络提交 10 个预测结果。它以实验上已经解析但尚未发表的蛋白质复合物结构为测试对象,并与实验结构对比来评估理论预测方法的准确性。CAPRI 评估与研讨会已成功举办了 5 届,2002 年、2004 年、2007 年、2009 年和 2014 年,分别在法国、意大利、加拿大、西班牙和以色列举办。

二、分子对接的分类

分子对接有多种分类方法。根据不同模型的复杂程度大致可以分为三类：刚性对接、半柔性对接以及柔性对接。刚性对接指在对接过程中，研究体系的构象不发生变化，其中比较有代表性的就是 Katchalski-Katzir 小组[6]发展的 FTdock 分子对接算法。刚性对接适合考察比较大的体系，比如蛋白质与蛋白质以及蛋白质与核酸之间的对接，它计算较为粗略，原理也相对简单。半柔性对接指在对接过程中，研究体系尤其是配体的构象允许在一定范围内变化，其中比较有代表性的方法有 Kuntz 等发展的 DOCK[7]以及 Olson 等开发的 AutoDock[8]。半柔性对接适合于处理小分子和大分子之间的对接。在对接的过程中，小分子的构象一般是可以变化的，但大分子比如靶酶则是刚性的。由于小分子相对较小，因此在一定程度考察柔性的基础上，还可以保持较高的计算效率。在药物设计，尤其在基于分子对接的数据库搜索中，一般采用半柔性的分子对接方法。柔性对接指在对接过程中，研究体系的构象基本是可以自由变化的，其中比较有代表性的方法有 Accelrys 公司发展的基于分子力学和分子动力学的分子对接方法。柔性对接方法一般用于精确考察分子之间的识别情况。由于在计算过程中体系的构象是可以变化的，因此柔性对接需要消耗较长的计算时间。

根据对接中两分子所处的状态，也可将分子对接分为 3 种类型[4,9]：结合状态的分子对接，非结合状态的分子对接，假非结合状态的分子对接。结合状态的分子对接，对接中两分子均直接取自复合物晶体结构中的相应部分，即复合物状态结构；非结合状态的分子对接，这种对接的配体和受体的初始构象来源于复合物形成前的两分子单体构象，即非结合状态的构象；假非结合状态的分子对接介于前两者之间，一个分子来自非结合状态，另一个分子来自复合物状态。

第二节　分子对接的搜索算法

分子对接过程就是寻找配体结合在受体活性位点处的低能构象的过程。配体与受体有海量的结合模式，从中寻找低能构象必须借助于优化算法。数学上有许多优化方法可以确定势能面上的最小点，如最陡下降法、共轭梯度法和拟牛顿法等[10]，但是这些方法一般只能给出一个与当前状态较为接近的能量局部极小，对于求出复杂体系的全局最小，还需要其他一些方法，比如启发式搜索算法和全局匹配算法。著名的分子对接程序 Autodock3.0、RosettaDock、ZDOCK 和 LZerD，其搜索算法分别是：拉马克遗传算法、蒙特卡洛算法、快速傅里叶变换算法和几何哈希匹配算法。

一、启发式搜索算法

启发式搜索算法的基本思想是把对体系的分子坐标进行随机改变得到新的构象，并对新构象进行优化和取舍。目前所用的蛋白与其各种配体分子对接的常用启发式搜索算法有遗传算法（genetic algorithm，GA）[11]和蒙特卡洛（monte carlo，MC）算法[12]。

1. 遗传算法

GA 算法模仿自然界生物的遗传和进化，对多极值优化问题的解集合进行选择、杂交和突变操作，使得解集合不断优化，直至收敛于全局最优解或近似全局最优解。Holland 在 1975 年提出的遗传算法一般被称为常规遗传算法[11]。在常规遗传算法中，一个二进制串表示个体，若干个体构成一个种群。先随机产生初始种群，通过交叉操作来产生新的子代，新个体按一定的概率进行突变操作，适应度高的个体将以更高概率被选中成为新个体，进而形成新种群。把 GA 算法用到分子对接中，受体一般不动，而配体相对于受体的一系列平移和旋转对应着基因，并把受体和配体相互作用能的高低用来表示配体的适应度。能量低，则适应度高。

GA 算法的主要步骤是：①产生初始种群，种群中的元素叫个体，个体对应对接复合物的一个结构，很多的个体组合叫种群。②平动和转动种群中个体，把对复合物结构的操作，如平移、旋转进行二进制化（即编码），对二进制数值进行突变或者对两个二进制的操作进行交叉。③选择操作，也就是说比较突变和交叉前后的个体匹配程度。用打分函数来比较它们的匹配程度，匹配好的留下，不好的剔除，以保证平动和转动操作之后种群的个数不变。④部分替换操作，有时为了尽快跳出局部极小，可以每次突变和交叉之后，把种群中若干个匹配最差（得分最差）的个体用随机产生的个体所替代。⑤判断收敛以跳出循环，判断收敛可以有几种方式：第一种是简单定义循环的步数；第二种是计算种群的总得分或者平均得分，当循环一次之后新种群与旧种群的总得分或平均得分差距在一定的阈值之内，就认为收敛了。基于上面步骤的介绍可知，与传统的系统搜索方法相比，遗传算法的优势在于搜索过程不直接作用在目标变量上，而是作用在变量进行编码后的二进制串个体上，二进制编码方式使得遗传算法可直接对结构对象进行平移或转动操作。

一般来说，在执行 GA 算法的过程中，4 个参数的选择会影响该算法的执行效率[6]：①种群中的个体数，个体数越大，找到正确对接复合物的可能性越大，但是计算时间也越长，一般定义在 100 左右。②交叉因子和突变因子，按照自然选择的规律，突变因子稍大于交叉因子，突变因子一般定义在 0.01 左右，而交叉因子常设为 0.001 左右。③GA 算法迭代次数，次数越大，搜索范围越大，也越耗时，一般定义为 2000 左右。④定义迭代的 L_RMSD（root-mean-square displacement of the ligand）阈值，以判断空间上的两个对接复合物是否可以认为是具有相同的构象。这个值一般取 0.1 nm。

遗传算法的主要特点是直接对个体对象进行操作，不存在求导和函数连续性的限定，具有较好的启发式寻优能力。概率化的寻优方法，能自动获取并指导寻优搜索，自适应地调整搜索方向，不需要确定的规则。Gardiner[13] 和 Taylor[14] 等发展的对接程序就是采用 GA 算法进行构象搜索。

2. 蒙特卡洛算法

蒙特卡洛算法的基本思想，就是在相空间中随机地采样并计算目标函数值。经过大量的采样后，保留已经得到的最优解作为最终解。蒙特卡洛算法不受解的空间结构和分布的影响，在采样数趋近无穷时以概率 1 收敛到全局最优解。但在现实中不可能无限地试探解空间中的点，因此，有人提出从物理系统倾向于能量较低的状态，而热运动又妨碍它准确落入最低态的物理图像出发，采用重要性采样的方法，即 Metropolis 准则[12]。具体方法描述如下。

先选取一个初始状态 σ。由 σ 出发，产生一个新的状态 σ'。计算能量 $E(\sigma)$ 和 $E(\sigma')$。如果 $E(\sigma) > E(\sigma')$，新状态的能量较低，因而作为"重要"状态，保留这个解。如果 $E(\sigma) < E(\sigma')$，不能简单抛弃 σ'，否则，就是忽略了热运动的影响。这时两个系统的玻尔兹曼因子的比值为

$$r = \exp\left[\frac{E(\sigma) - E(\sigma')}{k_B T}\right] \tag{5-1}$$

r 总是一个小于 1 的数，其中，k_B 是玻尔兹曼常量，T 是绝对温度。用随机发生器产生一个 0 到 1 之间的随机数 ξ。如果 $r > \xi$，采样 σ' 还算重要，要保留；只有 $r < \xi$ 时，才抛弃 σ'，并返回到原来的 σ。

无论是蒙特卡洛算法还是改进的重要采样方法，其本质思想都是在相空间中随机采样，期望在足够多的采样点中找到一个较高质量的解。这些方法不受解空间结构和分布的影响，是一种通用的方法。正因为如此，这些方法没有利用问题所提供的特殊信息，因此在实际使用时，需要较长的计算时间才能给出较好的解。RosettaDock 程序[15,16]就是采用 MC 算法进行全空间构象搜索。

二、全局匹配算法

1. 快速傅里叶变换(fast Fourier transform，FFT)算法

Katchalski-Katzir 小组[6]首次将快速傅里叶变换算法用于分子对接方法中。该小组从已知初始结构的两个单体出发，提出基于几何的算法来预测对接复合物结构，算法的核心是把受体和配体分子投影到三维空间网格中，并采用相关函数来衡量分子匹配程度，定量地评价分子表面的重叠度，表示为

$$\vec{C}_{\alpha,\,\beta,\,\gamma} = \sum_{l=1}^{N}\sum_{m=1}^{N}\sum_{n=1}^{N} \vec{a}_{l,\,m,\,n} \cdot \vec{b}_{l+\alpha,\,m+\beta,\,n+\gamma} \tag{5-2}$$

其中，$\vec{a}$ 和 $\vec{b}$ 分别是受体 a 和配体 b 的投影离散函数，详细定义见式(5-3)和式(5-5)，l，m，$n = \{1, 2, \cdots, N\}$，α、β、γ 分别是配体 b 质心偏离受体 a 质心的格点步数，即(α，β，γ)为配体 b 质心偏离受体 a 质心的偏离向量，N 是格点数。直接计算相关函数的计算量很大，十分耗时，如果用 FFT 方法来计算相关函数，计算速度会大大加快。整个计算步骤如下：

①基于受体 a 的原子坐标，来确定受体 a 的投影离散函数 $\vec{a}$

$$\vec{a}_{l,\,m,\,n} = \begin{cases} 1, & \text{分子表面} \\ \rho, & \text{分子内部} \\ 0, & \text{分子外部} \end{cases} \tag{5-3}$$

式中，l，m，$n = \{1, 2, \cdots, N\}$，参数 ρ 用于描述受体分子内部的点，其缺省值为 -10。

②对投影离散函数 $\vec{a}$ 进行快速傅里叶变换并求复共轭操作

$$A^*_{o,\,p,\,q} = \{FFT\ (\vec{a}_{l,m,n})\}^* \tag{5-4}$$

式中，o，p，$q=\{1, 2, \cdots, N\}$，$*$ 表示复共轭。

③基于配体 b 的原子坐标，确定受体 b 的投影离散函数 $\vec{b}$

$$\vec{b}_{l, m, n}=\begin{cases}1, & \text{分子表面}\\ \delta, & \text{分子内部}\\ 0, & \text{分子外部}\end{cases} \tag{5-5}$$

式中，l，m，$n=\{1, 2, \cdots, N\}$，参数 δ 用于描述配体分子内部的点，其缺省值为 1。

④对投影离散函数 $\vec{b}$ 进行快速傅里叶变换

$$B_{o,p,q}=\text{FFT}\ (\vec{b}_{l,m,n}) \tag{5-6}$$

⑤对 $A_{o,p,q}^{*}$ 和 $B_{o,p,q}$ 进行点积操作

$$C_{o,p,q}=A_{o,p,q}^{*} \cdot B_{o,p,q} \tag{5-7}$$

⑥对 $C_{o,p,q}$ 进行快速傅里叶逆变换（IFFT），求得相关函数 $\vec{C}$

$$\vec{C}_{a,\beta,\gamma}=\text{IFFT}\ (C_{o,p,q}) \tag{5-8}$$

计算获得相关函数 $\vec{C}$ 的极小值，然后旋转配体 b，重复进行上述步骤（③、④、⑤、⑥），得到一系列的对接复合物结构，并按照相关函数 $\vec{C}$ 的极小值进行排序，最终挑出极小值最低的近天然复合物结构。

从上面的步骤可以看出，FFT 方法能较大程度地提高计算相关函数 $\vec{C}$ 的效率，提高采样速度。具体来说，传统的计算相关函数 $\vec{C}$ 的计算量是正比于 N^6，用了 FFT 方法之后，计算量正比于 N^3。由于 FFT 算法的高效性，它被广泛地用于一系列蛋白质与其配体分子对接程序，如 ZDOCK[17]、GRAMM[18]、DOT[19]、SmoothDock[20]、ClusPro[21]、MolFit[22]、FTDock[6]、3D-Dock 程序[23]等。

2. 几何哈希匹配算法

几何哈希法最初是在计算机视觉领域被提出的，主要用来解决二维几何特征匹配问题，由于其具有几何变换无关性和很强的抗干扰性，因此，被引入到许多需要几何模式匹配技术的研究领域[24]。几何哈希法通过几何不变量描述图形，然后将这些信息以一定的顺序组成哈希表，再使用特征匹配的方法在哈希表中搜索与所需图形相同或相近的图形。几何哈希法将模型的几何特征和哈希算法结合使用，提高了检测速度。

采用几何哈希匹配算法的代表分子对接程序主要有 PatchDock[25] 和 LZerD[26]等。几何哈希法主要包括两个阶段。

第一阶段是预处理：①提取配体分子结构的特征点；②选取特征点中任意两点作为基点，归一化处理并建立正交坐标系；③对配体结构中其他点在该坐标系中进行量化处理；④将该配体结构信息、基坐标信息以及量化坐标信息存入哈希表中。

第二阶段是识别：①提取受体结构中的特征点；②选取特征点中任意两点作为基点，归一化处理并建立正交坐标系；③对结构中的其他点在该坐标系中进行量化处理，针对每一个量化坐标，在哈希表中查找基点和对应的模型并进行投票；④对投票结果建立直方图，并设置阈值，如果投票结果高于阈值，场景中存在相匹配的模型；⑤如果匹配失败，重复步骤②。

第三节 分子对接的打分函数

一、经典打分参量

传统的打分参量或打分项是蛋白质分子对接打分函数设计的基础，打分函数的性能也主要体现在对于打分参量的选取和优化上。目前常用的打分项主要包括：几何互补项、界面接触面积、范德瓦耳斯力与静电相互作用以及统计成对偏好势。

1. 几何互补项

根据"锁钥模型"，配体与受体分子会发生类似钥匙和锁的识别关系，这种识别关系主要依赖两者的几何匹配。实验结果发现，绝大多数蛋白质复合物配体与受体的相互作用界面上具有明显的几何互补特征。因此，在蛋白质分子对接方法研究的早期，几何互补性在复合物结构评价中占有至关重要的地位。一些早期对接算法的打分函数实际上仅包含几何互补项[27]。大量的对接模拟结果显示，几何互补打分用于结合态分子对接的结构评价效果很好，但用于自由态分子对接的效果却并不理想，主要原因在于对接模拟中没有真实地考虑在结合过程中复合物所发生的构象变化。此外，并非所有的近天然结构都比错误结构具有更好的几何互补性。因此，现在的打分函数经常是综合考虑几何互补、能量互补等因素来筛选结构。但总体来看，几何互补性仍然是重要的对接结构评价指标。由于计算该项不太耗时，人们经常把它作为初步打分来预先排除掉一些不合理的结合模式，以减少下一步用精细而耗时的打分函数来评估结构的工作量。

几何互补性的计算方法随分子模型的不同而多样化。Katchalski-Katzir 等[6]在他们发展的 FTDock 打分函数中，将受体和配体分子投影到三维空间的网格中，定义两个离散函数来描述分子的空间构型，进而将几何互补性表示为两个离散函数的相关性，其表达式为

$$E_{a,\,\beta,\,\gamma} = \sum_{l=1}^{N} \sum_{m=1}^{N} \sum_{n=1}^{N} \vec{a}_{l,\,m,\,n} \cdot \vec{b}_{l+\alpha,\,m+\beta,\,n+\gamma} \tag{5-9}$$

式中，$\vec{a}$ 和 $\vec{b}$ 分别是受体和配体的投影离散函数；N 是格点数；α、β、γ 分别是配体质心在 3 个坐标轴上偏离受体质心的格点步数。采用前面介绍的快速傅里叶变换算法来加速相关函数的计算，从而提高了采样效率。由于 FFT 算法具有显著的高效性，现在已广泛应用在一系列蛋白质—蛋白质分子对接程序中，如 ZDOCK、DOT 和 3D-Dock 程序等。

另一个被广泛应用的几何互补性算法是几何哈希方法，该方法也在上文进行了介绍，主要用来解决二维几何特征匹配问题。该方法避免了对接采样过程中分子的平移和旋转操作，从而提高了计算速度。采用该方法的代表程序主要有 PatchDock 和 LZerD 等。

虽然几何互补的匹配方法有所区别，但对其好坏的评价标准还是比较统一的：对分子间表面的接触给予奖励；对分子间内部的交叠给予罚分。另外，蛋白质分子在结合过程中往往会发生构象变化，该变化可以通过部分考虑软化分子表面的方式，以减少对分子间一定程度内部交叠的罚分[28]。

2. 界面接触面积

界面接触面积是一个重要的结构评价指标。Janin 等统计了大量蛋白质—蛋白质复合

物的界面面积，发现其大小在 12～16 nm^2 的范围变化[29]。Gardiner 等[30] 已将该数据用于对接算法中，他们假设复合物界面近似于球面，然后估计出 12～16 nm^2 球面所对应的球直径，并利用该直径参量来筛选近天然结构。Kuntz 等[31] 的研究发现，结合能的绝对值开始会随着分子间接触面积的增加而增加，但是当结合能达到一定数值之后，其值将不再随界面面积增加而有明显的变化。这说明了将界面接触面积用作打分参量的合理性。在实际应用中，界面接触面积还常被用来衡量复合物界面的疏水效应。疏水效应在蛋白质－蛋白质结合过程中起着重要的作用，而且疏水区域往往对应着蛋白质的结合位点。溶剂可接近表面积常被用于计算界面接触面积，许多打分函数还采用溶剂可接近表面积来计算蛋白质－蛋白质结合自由能中的溶剂化自由能[16,32,33]。

3. 范德瓦耳斯力与静电相互作用

范德瓦耳斯力与静电相互作用在蛋白质－蛋白质相互作用与识别中起着至关重要的作用，可用理论公式对其相互作用进行定量计算。范德瓦耳斯相互作用可采用 6-12 形式的 Lennard-Jones 势来描述，即

$$E_{vdW} = \varepsilon_{ij} \left[\left(\frac{r_{m,\ ij}}{r_{ij}} \right)^{12} - 2 \left(\frac{r_{m,\ ij}}{r_{ij}} \right)^{6} \right] \tag{5-10}$$

式中，r_{ij} 为原子 i 和 j 之间的距离，$r_{m,ij}$ 为范德瓦耳斯半径之和，ε_{ij} 是势阱深乘积的平方根。Baker 等[16] 在 RosettaDock 程序中就采用了这一函数形式，并将范德瓦耳斯相互作用分成范德瓦耳斯排斥项和吸引项。为了使范德瓦耳斯能不至于在原子间距离太近时产生过大的数值，他们还对该函数形式进行了特殊的平滑处理。

静电相互作用可以通过多种不同的方法和程序来计算。一些分子模拟软件包，如 Delphi[34]，GRASP[35] 和 UHBD[36] 等，通过求解泊松－玻尔兹曼方程来计算静电相互作用，但计算速度相对较慢。分子对接模拟往往采用简单快速的静电计算方法，如静电库仑势：

$$E_{ele} = \frac{q_i q_j}{4\pi \varepsilon_r r_{ij}} \tag{5-11}$$

式中，ε_r 为介电常数，r_{ij} 为原子 i 和 j 之间的距离，q_i、q_j 分别为原子 i 和 j 的电荷。BiGGER 算法[9] 采用的是点电荷库仑相互作用势，原子的电荷参数来自 Amber 力场[37]；在 3D-Dock[23]、DOT[19] 和 ZDock[17] 对接方法中，静电势变为两个离散函数的相关性的形式，并通过快速傅里叶变换算法来加速静电能的计算；RosettaDock 程序[16] 对静电项进行了细致的拆分，分为短程静电吸引、短程静电排斥、长程静电吸引和长程静电排斥四项。

4. 统计成对偏好势

统计成对偏好势是一个纯粹的经验势。为了获得该统计势，首先要建立蛋白质－蛋白质复合物非冗余结构数据库，然后统计界面上各种氨基酸(或原子)的成对偏好性，最后根据玻尔兹曼关系导出氨基酸(或原子)的统计成对偏好势。该偏好势通常采用复合物界面上某氨基酸(或原子)实际成对出现的概率除以某一参考态下的期望概率。不同的成对偏好势间的差异主要体现在粗粒化程度、参考态的选取以及用于统计的数据集的不同。Moont 等[38] 的残基成对势函数为

$$\text{Score}_{i,j} = \text{Score}_{j,i} = \lg(c_{i,j}/e_{i,j}) \tag{5-12}$$

式中，$c_{i,j}$ 定义为残基 i 和 j 的 C_β 原子间距离在给定截断半径之内的接触对数量，$e_{i,j}$ 为期

望的接触对数量。每一个接触对的分值被认为是该配对发生可能性的一个统计度量。因为这里是将接触对发生概率取对数值，所以一个构象所有出现的可能性为单个接触对得分的加和。

Weng[39,40]、Vajda[41]及Zhou[42]小组分别统计了原子成对偏好势，并将其用于分子对接的初步打分。为了减少全局搜索时成对偏好势的计算量，常采用主成分分析方法来处理原始的成对偏好势，一般采用2~4个主成分便可以得到较好的结果。此外，迭代的统计势方法[43,44]以及多体统计势[45]也逐步被应用到蛋白质－蛋白质分子对接，显示出较好的区分效果。

二、打分函数分类

成功的分子对接需要有一个合理敏感的打分函数用于近天然构象的挑选。目前，对接打分函数主要分为以下3类[42]：基于物理的打分函数、基于经验的打分函数和基于知识的打分函数。

1. 基于物理的打分函数

基于物理的打分函数是利用"热力学主方程"进行自由能预测并打分，具体来说是基于力场（如Amber[46,47]，CHARMM[48]等）计算结合自由能。这种方法已被DOCK[7]，Affinity[49]，DARWIN[14]，TSCF[50]，Northwestern DOCK[51]，SmoothDock[20]和Softdock[52]等对接方法所采纳。这种打分函数的计算十分耗时，因此这类方法多采用预计算的网格近似法来进行加速。该类函数的具体形式可表示成如下形式：

$$\Delta G_{bind} = \Delta E_{MM} + \Delta G_{sol} - T\Delta S \tag{5-13}$$

式中，ΔE_{MM}是真空下分子内能差；ΔG_{sol}是溶剂化自由能差；T是绝对温度；ΔS为熵变。

2. 基于经验的打分函数

基于经验函数所制定的打分函数考虑了多种因素的贡献，如残基成对偏好性、几何互补性及静电、氢键、疏水相互作用能等。与基于物理的打分函数相比，基于经验的打分函数的求和中各项要加适当的权重，权重系数通过回归方法从实验数据拟合得到。如DOT[19]、RosettaDock[15,16]、LUDI[53]、SCORE[54]、BIGGER[9]、GRAMM[18]、ZDOCK[17]、ICM-DOCK[55]、BESGDock[56]和PPD[57]，均采用了这类方法。与基于物理的打分函数相比，计算这类打分函数的速度明显提高，但也存在着对分解形式和产生权重系数的训练数据集依赖的弊病。该类函数的具体形式可表示成如下形式：

$$\Delta G = K_{vdw}\sum_{ij}\left(\frac{A_{ij}}{r_{ij}^{12}} - \frac{B_{ij}}{r_{ij}^{6}}\right) + K_{Hbond}E(t)\left(\frac{C_{ij}}{r_{ij}^{12}} - \frac{D_{ij}}{r_{ij}^{10}}\right) + K_{elec}\sum_{ij}\frac{q_i q_j}{\varepsilon(r_{ij})r_{ij}}$$
$$+ K_{tor}N_{tor} + K_{sol}\sum_{i,j}(S_i V_i + S_j V_j)\,e^{(-r_{ij}^2/2\sigma^2)} \tag{5-14}$$

其中，式中1~5项分别表示范德瓦耳斯能、氢键能、静电能、扭转能、去溶剂化自由能；K_{vdw}、K_{Hbond}、K_{elec}、K_{tor}、K_{sol}都是半经验势参数，可以通过拟合得到。

3. 基于知识的打分函数

基于知识的打分函数是利用Boltzmann分布对已有的蛋白质结构数据库分析而获得，具体来说是分析实验测得的复合物结构，从中提取相互作用规律。目前应用比较普遍的有残基—残基接触势[58]、残基成对偏好性[38]和原子—原子接触势[59]等。类似于公式(5-12)，该类函数的具体形式可表示成以下形式：

$$\varphi_{ij} = -k_B T \ln \left[\frac{\rho_{ij}(r)}{\rho^*} \right] \tag{5-15}$$

式中，k_B 为玻尔兹曼常量；$\rho_{ij}(r)$ 为距离为 r 内的接触对密度；ρ^* 为相互作用为零时的参考态密度对密度。

综合上述分析，每个分子对接软件各有其特色的搜索算法和打分函数，表 5-1 列出了目前应用较为广泛的一些蛋白质与其配体的分子对接软件，并对其基本算法和特点进行了简单的介绍。

表 5-1 流行的蛋白质与其配体对接程序

软件名称	适用范围	算法及特点	研发单位及作者
FTDock[6]	蛋白质—蛋白质	FFT 算法，几何匹配	Weizmann Ins. Sci. (Katchalski-Katzir)
3D-Dock[23]	蛋白质—蛋白质	FFT 算法，残基成对偏好性打分	BioMol. Mod. Can. Res. UK (Sternberg)
ZDock[17]	蛋白质—蛋白质	FFT 算法，并用 RDOCK 过滤及排序	Boston Univ. (Weng)
PPD[57]	蛋白质—蛋白质	基于几何匹配对接，采用多重打分组合	Columbia Univ. (Honig)
DARWIN[14]	蛋白质—蛋白质	GA 算法搜索	Pennsylvania Univ. (Taylor)
BiGGER[9]	蛋白质—蛋白质	用于 Unbound 两个蛋白的对接，全局搜索，多重过滤	BioTecnol, S. A. (Palma/Moura)
RosettaDock[16]	蛋白质—蛋白质	MC 搜索，基于经验的打分函数	Washington Univ. (Baker)
DOT[19]	蛋白质—蛋白质/DNA	FFT 搜索，打分函数只有范德瓦耳斯力和静电相互作用	S. Diego Super-comput. Cen. (Mandell)
HADDOCK[60]	蛋白质—蛋白质/DNA	基于实验数据(比如 NMR 的化学位移、点突变等)对接程序	Utrecht Univ. (Bonvin)
GRAMM[18]	蛋白质—蛋白质/小分子	FFT 搜索，也可采用六维穷举算法，全局分子匹配来预测复合物结构	SUNY/MUSC(Vakser)
ICM-DOCK[55]	蛋白质—蛋白质/小分子	MC 搜索，格点法计算能量，对话式图表工具操作	MolSoft LLC(Abagyan)
DOCK[7]	蛋白质—蛋白质/小分子/DNA	第一个用于药物虚拟筛选的柔性对接程序，片段生长法，分步几何匹配策略。AMBER 力场经验势能函数打分	UCSF Mol. Des. Ins. (Kuntz)
Affinity[49]	蛋白质—小分子	最早实现商业化的分子对接程序，MC 和模拟退火确定可能结合位点，MD 优化结合模式	Accelrys Inc. (Luty)
AutoDock[8]	蛋白质—小分子	最流行的柔性蛋白—小分子对接程序，刚性蛋白，柔性配体，LGA 搜索	Scripps Res. Ins. (Olson)

软件名称	适用范围	算法及特点	研发单位及作者
LigandFit[61]	蛋白质—小分子	几何互补和 MC 搜索初始位置	Floridaatlantic Univ.（Venkatachalam）
FlexX[62]	蛋白质—小分子	能快速进行刚性蛋白—柔性配体复合物预测及用于虚拟筛选中等规模的商业化的数据库，Böhm 函数打分	BioSolveIT GmbH(Matthias Rarey)
GLIDE[63,64]	蛋白质—小分子/DNA	高通量数据库筛选的快速精确的分子对接程序，MC 搜索算法，分级筛选搜索可能结合位点	Schrödinger GmbH(Friesner)
GOLD[65]	蛋白质—小分子	GA 搜索，配体柔性，部分考虑蛋白柔性，自动对接程序可用于虚拟数据库筛选	CCDC(Jones)
eHiTS[66]	蛋白质—小分子	高通量数据库筛选的柔性分子对接，配体分成刚性片段和柔性连接链的分而治之策略，神经网络算法筛选	SimBioSys Inc.（Zsoldos）

第四节　分子对接的操作流程

一、用分子对接获得 A 和 B 的结合模式

目前，可用于分子对接的软件非常多，有商业软件，也有免费软件。如 DOCK、Autodock、Fred、Surflex、Glide、GOLD、MVD、Discovery Studio 等。每个软件都有一定的优势和特点，编者 2013 年于科学出版社出版的《计算机化学实践基础教程》中详细给出了 AutoDock 的操作流程。另外，考虑到 SYBYL 作为 Tripos 公司的旗舰产品，是全球最先进的分子模拟和 CADD 开发工具，适用于药物研发的各个阶段，并逐渐渗透到生命科学、环境科学和化学化工等领域。基于 SYBYL 2.0，本节给出了分子对接的操作流程，具体的操作步骤如下。

1. 配体的准备

首先用 Chemdraw 14.0 绘制配体分子结构，构建完成后存为 cdx 格式。随后据图 5-1 所示，将 cdx 格式的小分子用 Chem3D 打开，点击 "Calculation→MM2→Minimize Energy"，在弹出的对话框中找到 "Minimum RMS"，将数值改为 0.001，表示收敛条件为能量梯度小于 0.001。点击 "Run" 进行优化，完成后存为 pdb 格式，即 ligand.pdb。

将 ligand.pdb 文件提交至 Linux 工作站，执行运行/home/hjp/amber12/bin/antechamber -i ligand.pdb -fi pdb -o ligand.mol2 -fo mol2 -c bcc -s 2，为小分子加上半经验电荷，得到 ligand.mol2 文件，配体的准备完成。需要注意的是：①/home/hjp/amber12/bin/为 antechamber 模块所在路径，根据程序的安装地址可以进行修改；②SYBYL 也可将 pdb 另存为 mol2 文件，方法为：点击 "File→Export File→OK" 即可。

2. 受体的准备

本实例采用的受体下载于 PDB 数据库（www.rcsb.org），PDB 代码为 5J8O。由于

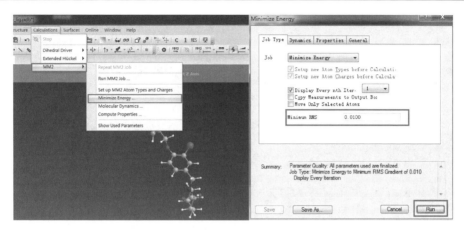

图 5-1　MM2 方法优化配体分子

5J8O 中包含了受体和配体坐标信息，需要对其进行简单的处理。用 ViewerPro 将 5J8O 打开，按住 Ctrl＋H，在左侧弹出的窗口中选中小分子、水分子和其他溶剂分子，并按 Delete 键删除（图 5-2），将剩下的受体存为 protein. pdb，作为对接的受体。

　　打开 SYBYL 2.0，点击"File→Import File"；在弹出的"Open File"对话框中找到"Files of Type"，格式改为"PDB"，选择"protein. pdb"并点击"OK"，将受体 pdb 文件导入。点击菜单栏中的"Applications→Docking Suite→Dock Ligands"即可打开分子对接的参数设置界面。

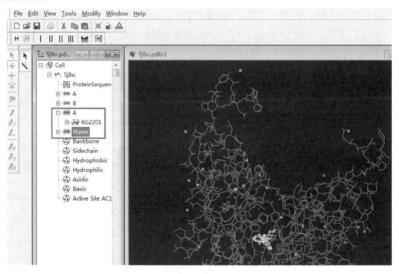

图 5-2　删除受体中的水分子

　　如图 5-3 所示，在"Docking Mode"中选择"Surflex-Dock（SFXC）"，点击"Filename"后的"Define"按钮设置对接受体的信息。在"Protein Structure"中选择"Mol Area"，再选择刚才打开的蛋白质所在的"M1"。点击"Prepare"，对蛋白质的结构做进一步的调整。如果蛋白质结构中本身有底物存在，点击"Extract Ligand Substructures"，选中底物，点击"OK"。若结构中没有底物，可以跳过该步骤。再点击"Remove Substructures"，删掉蛋白结构中的其他分子，如水分子（图 5-3），得到可以用于对接的受体结构。如果依照前面的步骤，使用 ViewerPro 去除了小分子和水分子，那么这个步骤可以省略。

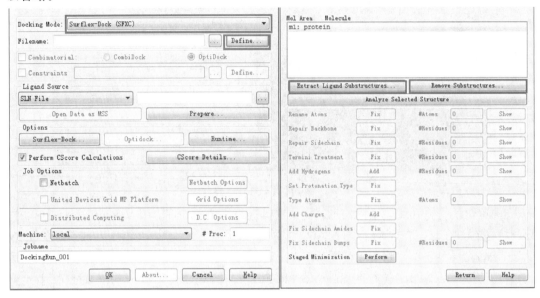

图 5-3　SYBYL 中选择受体信息

3. 分子对接计算和结果查看

处理完受体后，点击"Return"，再点击"Generate"，几秒后生成活性口袋的信息。图 5-4 给出了活性口袋的位置。值得注意的是如果结构中有配体分子，则产生的活性位点（active site）就是配体分子的位置。

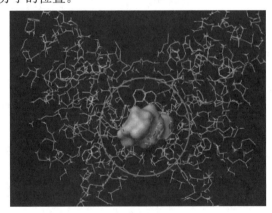

图 5-4　生成的活性位点位置

点击"OK"后返回图 5-3 所示的"Docking"对话框，蛋白质受体文件准备完成后，在"Ligand Source"中选择"Mol2 File"和对接的配体小分子的文件路径。设置对接用到的计算机的核数（♯Proc，默认为 1），以及对接结果保存的文件名（DockingRun_001），最后点击"OK"即可进行对接运算。对接计算完成后，出现如图 5-5 所示的结果窗口，显示对接的总打分以及各项参数的得分，Total_Score 中的得分越高，说明对接结果越好。点击红框区域，对接后的小分子则以 Sticks 的模式出现在活性口袋中。

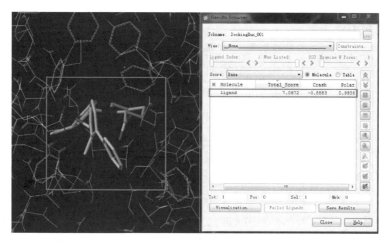

图 5-5　分子对接结果

选中结果窗口上方的"Table"，再点击"ligand"，即可打开对接结果的详细打分情况，包括了 9 项打分，以及每一个构象的得分情况(图 5-6)。

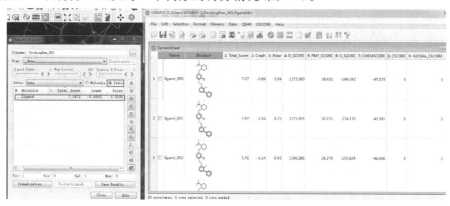

图 5-6　每个构象的打分情况

先双击选中小分子配体的结构，再点击"Edit→Merge"，选择 protein 所在的"Mol Area(M1)"，将小分子的结构信息整合到蛋白质的结构中。然后点击"File→Export File"，即可将对接的结果进行保存，保存的文件格式为 .pdb，最终对接复合物模型的三维结构见图 5-7。

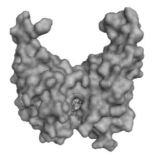

图 5-7　分子对接复合物模型的三维结构

4. 分子对接可靠性验证

检验分子对接方法是否合理可靠，常规做法是：将 PDB 库中复合物晶体受体和配体拆开，再用分子对接方法对接回去，计算晶体中小分子坐标和对接复合物中小分子坐标的 RMSD 值。一般来说，综合对接生成的小分子坐标与晶体结构中的小分子坐标的 RMSD 值（少于 1 Å 为较为合理），以及 Docking Score（大于 7.5 为较为合理）可以初步判断分子对接方法是否合理。

具体的操作步骤如下：①将对接生成的复合物 pdb 用 UltraEdit 打开，查看小分子坐标，由于晶体结构中的小分子不含氢，为了后续计算的方便，需要把所有的氢删除，将除氢以外的原子进行编号，将结果另存为 complex.pdb；②使用 ViewerPro 将 complex.pdb 和 5J8O.pdb 打开，将两个复合物中的蛋白和水分子删除，只保留小分子，使用鼠标点击两个小分子中位置相对应的原子，并在窗口的右下角查看它们分别的原子序号，保证一一对应（图 5-8）；③新建一个 Excel 表格，A 列为原子序号或个数；B、C、D 列分别为晶体结构 5J8O.pdb 中小分子的 X、Y、Z 坐标；E、F、G 列分别是对接复合物模型 complex.pdb 中小分子的 X、Y、Z 坐标；H 列表示两个小分子 X、Y、Z 坐标差值的平方和 $(E2\text{-}B2)^2+(F2\text{-}C2)^2+(G2\text{-}D2)^2$；I 列是 RMSD（单位：Å），公式为 $\text{SQRT}[\text{SUM}(H2\text{：}H33)/32]$。注意晶体结构中与对接结果中小分子的原子位置要一一对应。

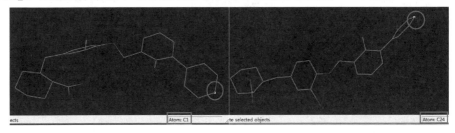

图 5-8　查看 complexes（左）和 5J8O（右）中小分子对应原子的序号

二、基于分子对接的虚拟筛选

在数据库的虚拟筛选实际操作中，我们往往是先用药效团（基于配体的药物分子设计）来初步筛选数据库，降低数据库可能活性分子的数量。比如上一章，我们用 PD-L1 的小分子抑制剂 BMS 37 为模板，建立了五点药效团，用于粗筛 NCI 数据库，降低了数据库的容量，得到文件名为 Yx_Dec23_NCI-open_3d.0.res.hits 的 sln 格式数据库。在此基础上，我们将用分子对接方法进一步筛选 PD-L1 的类 BMS 37 小分子抑制剂，具体步骤如下。

首先打开 SYBYL-X 2.0，点击"File→Import File"，打开 PD-L1 二聚体的 pdb 文件，点击界面上的快捷加氢按钮，给蛋白质添加 H 原子。然后进入分子对接控制界面，点击"Application→Docking Suite→Dock Ligands"。跳出"Docking"对话框，点击图 5-9 的方框部分，筛选分子对接的活性口袋。

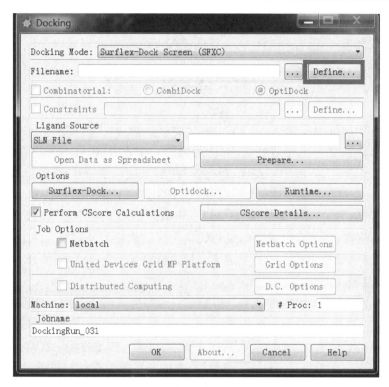

图 5-9　生成活性口袋的对话框

点击"Define"后出现"Define SFXC File"对话框。选择蛋白质 PDB 文件和 Automatic 自动生成分子活性口袋。点击"generate"，系统自动生成最为合理的活性口袋区域，结果如图 5-10 所示。

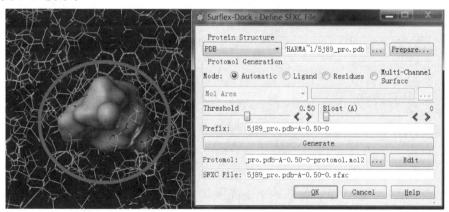

图 5-10　系统生成的活性口袋区域

得到 5j89_ pro. pdb-A-0. 50-0. sfxc 活性口袋文件后，返回"Docking"对话框，在"Ligand Source"中选择"SLN File"，并加入 Yx_Dec23_NCI-open_3d. 0. res. hits 文件。然后给"Job name"中输入对接的工作名字，点击"OK"，系统开始分子对接。为了查看对接的工作进度，一般可以在结果文件中查看。具体为进入 Windows 操作系统的 System/Users/Administrator/DockingRun 文件夹，查看 log 文件，可以看到计算的进度。

经过一段时间的计算，得到结果文件，命名并保存结果文件即完成虚拟筛选和对接打分的工作。一般来说结果文件储存在 System/Users/Administrator 目录中。

第五节　分子对接实例

本实例的详细出处为文献[67]。HIV-1 整合酶(Integrase，IN)是 HIV-1 病毒生命周期中必不可少的 3 个酶之一，是研究抗 HIV 药物的一个重要靶点。IN 能介导逆转录病毒 DNA 整合到宿主细胞 DNA 中，整合过程包括两步反应：第一步称为 3' 端加工(3' Processing，3'-P)，在宿主细胞质内，IN 切除病毒 DNA 3' 末端的 2 个核苷酸，暴露出末端为 CA 碱基的羟基；第二步是链转移(strand transfer，ST)，在细胞核内，IN 交错切割宿主细胞 DNA，产生间隔为 5 个碱基的交错切口，然后病毒 DNA 的 3' 末端带自由羟基的 CA 碱基与宿主 DNA 的 5' 端共价连接起来，通过修复连接起一个整合 DNA，并随着宿主 DNA 的复制而复制。

HIV-1 IN 含有 288 个氨基酸残基，折叠成 3 个结构域，分别是 N 末端结构域(N-terminal domain，NTD)、催化核心结构域(catalytic core domain，CCD)和 C 末端结构域(C-terminal domain，CTD)。实验结果表明，二聚体是 IN 发挥生物活性的最小结构单位。光偶联及一系列突变实验给出了 IN 结合病毒 DNA 的一些关键残基，并指出 IN 活性是依赖底物病毒 DNA 长度的。病毒 DNA 越长，IN 活性越大，15 bp 长度的病毒 DNA 是 IN 发挥活性所需的最小长度。Luca 等用分子对接方法分析了 3'-P 后的 27 bp 病毒 DNA(已切除 3' 末端 2 个核苷酸)与 IN 二聚体的结合模式。生理状态下，病毒 DNA 先与 IN 结合后再发生 3'-P 反应。随之，IN 和病毒 DNA 的构象将发生一定变化，所以 3'-P 反应前后的结合模式可能会有所不同。以前的研究没有涉及病毒 DNA 与 HIV-1 IN 的结合分布区及分布区与 DNA 长度的相关性等关键问题。本节用分子模拟方法研究了 3'-P 反应前的 8 bp 和 27 bp 的病毒 DNA 与 HIV-1 IN 二聚体的相互作用，提出了一个 HIV-1 IN 二聚体与 3'-P 反应前病毒 DNA 的结合模式。

一、体系与方法

由于 HIV-1 IN 二聚体的晶体结构还没有解析出来，本节通过组装蛋白质数据库(Protein data bank，PDB)中 IN 不同片段的晶体结构获得 IN 二聚体结构，二聚体模建用 Jackal 程序包完成。模建过程如下：保留晶体结构 1QS4 中 A、B 链的核心结构域，去除其中的配体、结晶水及 C 链，并把 4 个缺失残基 Ile141、Pro142、Tyr143、Asn144 依据 1BIS 中 B 链的同源区域补全。把晶体结构中的两个突变残基 F158K 和 W131E 替换为天然的残基，得到的野生型核心结构域二聚体的 A、B 链分别包含一个 Mg^{2+}。按照包含双金属离子的与 HIV-1 IN 高度同源的鸟肉瘤病毒 IN 结构 1VSH，将第二个 Mg^{2+} 放置于 A、B 链相应的位置。把双金属 IN 二聚体核心区与 PDB 代码为 1EX4 和 1K6Y 的结构依次叠落以获得全长的 IN 二聚体。最后再叠落 PDB 代码为 1WJD 的结构以补全缺失的 47-55 号残基。用 SYBYL 软件 Biopolymer 模块搭建 8 bp 和 27 bp 双链病毒 DNA 结构，序列分别是 CTAGCAGT /complement 和 TAGTCAGTGTGGAAAATCTCTAGCAGT /complement。用最陡下降法和共轭梯度法分别对 IN 和 2 个病毒 DNA 体系进行 10000 步的能量优化,将其作为分子对接前的初始模型。

分子对接采用 DOT 程序。对接时不考虑受体和配体分子的柔性,分子间相互作用能量包括静电和范德瓦耳斯项。IN 受体分子的电势场用 APBS 程序计算得到,采用的参数为离子浓度 150 mM,溶剂介电常数为 80,蛋白质内部介电常数为 1,其他的参数均为缺省值。病毒 DNA 配体分子的范德瓦耳斯吸引层的宽度设为 0.3 nm,格点数是 $128\times128\times128$,两个分子通过旋转和平移搜索超过 3770 亿个构象($128\times128\times128\times180000$),所有计算在含 48 个 Intel Pentium-IV CPU 节点的 PC 集群上完成。能量分解采用 GBSA(generalized Born/surface area)方法,基本思想是把每个残基的能量贡献近似分为分子力学方法计算的真空下分子内能,广义波恩(generalized Born,GB)模型计算的极性溶剂化能,和 LCPO 模型计算的非极性溶剂化能,并且把能量分解到残基的主链原子和侧链原子上。通过能量分解可以考察 IN 中主要残基对于与底物 DNA 分子结合的贡献。

二、结果与讨论

1. 结合区域

图 5-11 给出了 3'-P 反应前 8 bp 和 27 bp 病毒 DNA 与 HIV-1 IN 二聚体对接的总能量(包括范德瓦耳斯和静电能)最低的前 1000 个构象分布。

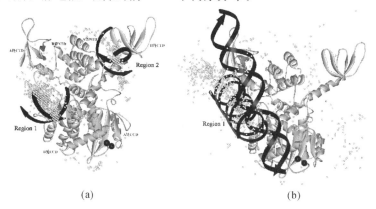

(a)   (b)

图 5-11 HIV-1 IN_2 和 8 bp(a)及 27 bp 病毒 DNA(b)的对接结果

DNA 几何中心用灰色小球表示,区域内的 DNA 代表构象用黑色箭条模型表示,

IN_2 用灰色带状模型表示,Mg^{2+} 离子用 CPK 模型表示

从图 5-11(a)可以看出,8 bp 病毒 DNA 主要结合到 IN 的 2 个区域。如图所示,区域 1 是由 B 链的 CCD,NTD 与 A 链的 CTD 组成的口袋,而区域 2 是由 A 链的 NTD 与 B 链的 CTD 组成的口袋。区域 2 一般被认为是 IN 的非特异性 DNA 结合区。Zhu 等人从 CTD 二聚体(PDB 代码 1QMC)结构出发,用 AutoDock 对接方法研究 HIV-1 整合酶 CTD 区域的二核苷酸小分子 DNA 结合位点。结果表明,二核苷酸小分子 DNA 结合在两个 CTD 二聚体的外侧对称表面,这一点和本工作获得的区域 2 结果完全一致。观察结合到区域 1 的 8 bp 病毒 DNA 的走向发现,DNA 主轴是垂直于 B 链 CCD 指向 A 链 CTD 的方向,目前所能获得的实验结果都没有提到这种结合模式,该模式可能与病毒 DNA 和 IN 二聚体在

该区域有较好的几何匹配有关。从图 5-11(b)可以看出，27 bp 病毒 DNA 主要结合在区域 1，分布在区域 2 的构象较少。区域 1 中的 27 bp 病毒 DNA 的走向，除了保持有 8 bp 病毒 DNA 的走向之外，出现了一些与实验结果相吻合的结合模式。Chen 等人认为底物病毒 DNA 结合到 IN 二聚体中一条沿 B 链 CCD 到 A 链 CTD 的狭长正电区域带，参与结合的氨基酸残基是 B 链的 K159、K186、R187 和 K188 到 A 链 K211、K215、K219、K243、R263 和 R264。Chen 采用的 1EX4 体系没有 NTD，如果补全 NTD，这条正电荷带还要通过 B 链的 NTD。

通过结合区分析可知，随着病毒 DNA 长度的变大，HIV-1 IN 与病毒 DNA 的有生物活性的有效结合出现的可能性在变大。Lee 等在体外用荧光共振能量转移方法研究 HIV-1 IN 的实时反应动力学，结果发现，IN 的催化功能依赖于底物病毒 DNA 长度，底物越长活性越大。

2. 结合模式

3'-P 反应前的 27 bp 病毒 DNA 主要结合到 IN 的 4 个位置，具体来说是：B 链 CCD 的 α4 螺旋区(150~165)，B 链 CCD 的 α5 螺旋与 α6 螺旋区之间的无规卷曲区(186~195)，B 链的 NTD 的 α1 螺旋(4~15)和 α2 螺旋区(19~26)，A 链 CTD 的 W243 和 R263 之间的 β 片区。图 5-12 给出了病毒 DNA 与 IN4 个结合位置的相互作用。图 5-12(a)列出了 3'-P 反应活性部位在病毒 DNA 附近 0.4 nm 以内的接触残基。可以看出，接触残基有 S153、K156、E157 和 K159，尤其是 K156 和 K159 与 3' 端切除碱基 G26-T27 的互补碱基 A28-C29 以及相邻碱基 A25 和 T30 都有相互作用，这与 Esposito 等人的突变实验所提出的 K156 和 K159 参与 3'-P 反应一致。A 链 CCD 无规卷曲区(186~195)的接触残基有 K186、R187、K188、G189、G190、I191、G192。A 链 NTD 与病毒 DNA 相互作用的残基有 E11、Y15、R20、D25。图 5-12(d)显示了唯一能与病毒 DNA 结合的 HIV-1 IN 的另一条链上的 CTD 残基有 W243、K244、G245、E246、G247、A248 和 R263。美国国家癌症研究中心(NIC)基于实验信息搭出了 HIV-1 IN 四聚体与病毒 DNA 结合的复合物结构。并提出至少 K156、K159、K160、R20、W243、K244、R263 和 K264 都要参与和病毒 DNA 的结合。本文对接得到的复合物结构与他们搭出的复合物基本吻合。

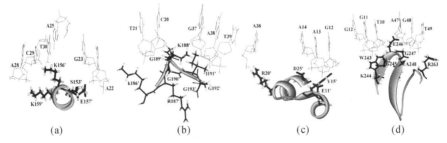

图 5-12　HIV-1 IN₂关键残基与 27 bp 长度病毒 DNA 的相互作用

(a)HIV-1 IN₂ A 链的 CCD 螺旋 4；(b)A 链的 CCD 螺旋 5 和螺旋 6 之间的无规卷曲区；

(c)A 链的 NTD 螺旋 1 和螺旋 2；(d)B 链的 CTD 从 W243 到 R263 的 β 片区。

接触残基用单字母棍棒模型表示，其他的残基用带状模型表示，接触残基用单字母线条模型表示

实验结果表明，病毒 DNA 3' 末端的 15 个 bp 长度是 3'-P 反应所必需的最少长度，而

且 HIV-1 IN 催化双股的 DNA 比单股的 DNA 效率更高。从图 5-12(a)可以看出，HIV-1 IN A 链 CCD 搭在 A25 上，而 B 链的 NTD 端结合的第一个碱基是 G11，在结构上有 14 bp 的间隔，空间距离大约是 4.76 nm。并且 DNA 两条链都要参与结合 HIV-1 IN，这也部分解释了为什么 IN 催化双股的 DNA 比单股的 DNA 效率更高。

从上面的分析还可以看出，HIV-1 IN 的 3 个结构域都参与结合病毒 DNA，HIV-1 IN 的二聚体的两个单体也都参与了与病毒 DNA 的结合。由此可见，完整二聚体是 IN 发挥生物活性的结构基础，这些与实验观点一致。值得一提的是，病毒 DNA 末端的两个在 3'-P 反应中被切除的碱基 G26-T27 与 IN 无相互作用。参与到后续的 ST 反应的碱基 A25 与 HIV-1 IN 的残基 K156 有相互作用，同时 A25 的互补碱基 T30 也与 K156 有相互作用，可见碱性残基 K156 是 HIV-1 IN 结合病毒 DNA 的关键残基。与 Luca 提出的结合模型相比，发现结合区域相同，但病毒 DNA 刚好绕 DNA 主轴旋转 90 度。本工作的病毒 DNA 采用 3'-P 反应前的没有切除末端碱基 G26-T27 的结构，Luca 用的是切掉末端碱基的病毒 DNA。由此可见，结合到 HIV-1 IN 的未切割的病毒 DNA 经过 3'-P 反应后，DNA 构象发生了一定的旋转。

本节用分子对接方法获得了 3'-P 反应前 27 bp 病毒 DNA 与 HIV-1 IN 的得到实验数据较好支持的结合模式，从结构的角度解释了实验中 HIV-1 IN 为什么只能催化 15 bp 以上的病毒 DNA。

第六节　虚拟筛选实例

本实例的详细出处为文献[68]。具体来说，大麻素受体 2(Cannabionoid receptor 2，CB$_2$)是一种 G 蛋白偶联受体(G protein-coupled receptor，GPCR)，对于治疗神经性疼痛、骨质疏松、免疫系统疾病、癌症和药物滥用来说，是非常有前途的靶点。CB$_2$三维结构的匮乏不仅阻碍了活性与非活性 CB$_2$之间构象差异性的研究，也阻碍了以 CB$_2$为靶点的新型活性小分子的探索。在本书中，我们通过同源建模的手段，构建了活性与非活性 CB$_2$的模型。随后，针对两个体系开展了 100 ns 的对比分子动力学(molecular dynamics，MD)模拟，这两个体系分别为结合激动剂与 G 蛋白的活性 CB$_2$以及结合反向激动剂的非活性 CB$_2$。接下来，分析了 CB$_2$蛋白的构象差异和分子识别过程中涉及的关键残基。结果表明，非活性 CB$_2$和反向激动剂的复合物在 MD 模拟中保持稳定，在 MD 模拟的过程中，仍然观察到了一些动态细节：R131 与 D240 之间"离子锁"的断裂和与 G 蛋白、激动剂(TM5、TM6、TM7)相结合的活性 CB$_2$的跨膜区发生外向/内向的移动。所有结论都与实验数据和近期报道吻合。能量分解计算结果表明，TM6 中的 W258 和 TM4 中的残基(V164-L169)对激动剂的结合贡献巨大，而胞外环 2(ECL2)上的残基 S180-F183 可能对反向激动剂的识别起着重要作用。

此外，对非活性与活性 CB$_2$体系平行地开展了药效团建模与虚拟筛选。在所筛选出来的 10 个化合物中，有 2 个展现出新骨架，在未来对 CB$_2$新型活性化合物设计的研究中提供有效帮助。更重要的是，我们的研究表明从非活性 CB$_2$模型中筛选得到的复合物在低浓度时主要作为反向激动剂和中性拮抗剂。而源自活性 CB$_2$模型的筛选化合物也在低浓度时表现出中性拮抗剂的作用。我们的研究为更好地理解两种 CB₂ 之间结构和构象的差异提供了一个新的视角，阐述了结构对虚拟筛选和药物设计的影响。

一、引言

7 个跨膜区 G 蛋白偶联受体（GPCRS），在体内不同的重要生理过程中是关键的分子传感器，在药物发现中构成了最大的蛋白靶标家族。越来越多的 GPCRS 共晶结构逐渐阐明了 G 蛋白偶联受体家族的生物化学功能，这有助于帮助发现新的治疗药物。

对每一个 GPCR 来说，都有一个独特的正构结合位点以结合内源性配体。这个结合位点能够结合正构配体（天然或合成配体），包括激动剂（完全/部分）、中性拮抗剂、反向激动剂。激动剂能与受体结合并使其活化，引起生物反应。反向激动剂作为激动剂也能结合相同的口袋，但它作为激动剂能产生相反的药理反应。缺乏反向激动剂或激动剂时，中性拮抗剂没有活性，但能限制激动剂或反向激动剂的功能。

最重要的大麻素受体 CB₁ 和 CB₂（两个 GPCRS）是内源 CB（内源大麻）信号系统的重要组成，与多种生理过程息息相关，包括食欲、痛觉、情绪与记忆。CB₁ 与 CB₂ 受体都通过 Gi/o 蛋白偶联，不利于腺苷酸环化酶，而有利于分裂原活化蛋白激酶。CB₁ 受体在大脑的一些区域中密集存在，可用于调节许多配体的精神作用；而 CB₂ 受体主要分散在免疫细胞和神经元中，在细胞因子释放调节中发挥作用。匹兹堡大学药学院解向群课题组近期报道了 CB₂ 受体能够调节小鼠中脑多巴胺神经活性和与多巴胺相关联的行为，指出 CB₂ 受体是治疗药物滥用的潜在靶点。

目前报道的 CB₁ 与 CB₂ 的实验结构数据非常稀少，主要原因在于难以获得足够量的纯化蛋白供 X 射线晶体衍射实验和核磁共振分析。由于蛋白－配体复合物晶体结构的缺乏，计算机辅助下的同源建模和定点诱变研究对于大麻受体新配体的发现显得至关重要。一些 GPCRs 的三维晶体结构已经被不同的课题组用于构建 CB 受体同源模型，包括视网膜色素、A2AAR 与 β2AR。Reggio 等于 1999 年用傅里叶变换分析，获得 CB₂ 序列 α 螺旋周期性，报道了首例三维 CB₂ 的同源模型（非活性 CB₂ 模型）。Gouldson 等提出了一种基于先前的 β2AR 大鼠模型的 CB₂ 模型，他们模型中的对接位置与先前突变研究的结果类似。Xie 及其合作者于 2003 年构建了基于第一类 A 级牛视网膜色素 GPCR 晶体结构的对比 3D CB₂ 模型。2006 年，其他基于视网膜色素的 CB₂ 对比模型被 Tuccinardi、Stern、Raduner 及他们分别的合作者所阐明。我们先前的工作表明源自 β1AR/β2AR/D3R 构建的 CB₂ 模型相比于基于其他 7 个 GPCR 晶体结构（SMO, bovine rhodopsin, CXCR4, M2MAR, A2AAR, H1R, S1P）构建的模型拥有更好的预筛选表现。因此，在本工作中，我们选用了依据 β2AR 构建的非活性 CB₂ 模型。然而，绝大多数 CB₂ 模型是建立在用已报道的非活性 GPCRs 构建的非活性 CB₂ 模型。

已有报道表明 GPCRs 拥有多重状态，包括非活性、中间体和活性态。GPCRs 的非活性与活性态在发挥功能时的蛋白动力学过程中更加稳定，而中间态的 GPCR 存在时间很短，在整个结构中占一小部分。为了有效地与之前丰富的实验、模型数据相比较，这里我们主要关注这两个稳定态：CB₂ 的活性态和非活性态。通过与激动剂和 G 蛋白的结合，两种状态之间发生转换继而引发一系列的生理或药理反应。许多课题组试图通过计算与生物检测相结合的方法来阐述不同状态的 GPCRs 之间的差异。Bhattacharya 等研究了在 5 种不同活性的激动剂下，非活性态 GPCR 以及配体稳定的 $\beta2$ 肾上腺素能受体的构象。他们发现非活性与活性模型中的结合位置非常相像，但接触残基有些许差异，造成了胞内末端 TM5 和 TM6 的外向移动，引起细胞质界面上构象大幅变化，这可能与 G 蛋白的活化密切相关。Daga 和 Zaveri 对活性态和非活性态的痛敏肽受体（NOP）模型进行 MD 模拟并加以对比。他们的结果表明，NOP 活化涉及一些存在于胞内末端 TM3 和 TM6 上的微型活化开关，这个结论同样也被 Bhattacharya 所报道。Mnpotra 等研究了大麻素 CB_2 与 G_i 蛋白偶联的结构基础，他们的 CB_2-G 蛋白模型是依据 $\beta2AR$-G 蛋白（PDB 代码：3SN6）模板而建立。他们提出 CB_2 的第 3 个胞内环对 G_i 复合物的构成起着重要作用，突变数据也支持此结论。

此项工作中，我们采取 Mnpotra 等使用过的模板和方案来构建活性 CB_2 的模型。我们系统地分析了两种状态的 CB_2 之间结构与构象的差异，阐述了结构对虚拟筛选和药物设计的影响。为了达到目的，我们建立了活性与非活性态 CB_2 的模型。虽然两种模型的 MD 模拟显示在配体结合区域没有发生重要的变化，也还是揭示了一些构象的转换，包括胞内末端跨膜环的外向移动，这与 G 蛋白的活化密切相关。我们也采用这 2 个 CB_2 模型进行了虚拟筛选。结果显示 2 个 CB_2 模型都能筛选到活性化合物。但是源自非活性 CB_2 模型得到的化合物表现为反向激动剂或中性拮抗剂，而源自活性 CB_2 模型的复合物则表现为中性拮抗剂。

二、材料与方法

文章中涉及的研究方法有 CB_2 结构的同源模建及结构确证、CB_2-G 蛋白-GDP 复合物模型构建、CB_2 的激动剂和反向激动剂数据库的构建、分子对接、膜蛋白的分子动力学模拟、MM/GBSA 能量分解以及 cAMP 生物学实验等，在其他章节有详细的介绍，这里不赘述。这里主要介绍了使用非活性与活性 CB_2 模型进行药效筛选与虚拟筛选。

具体来说，使用 SYBYL 中的 GALAHAD 程序构建 WIN55，212-2（激动剂）和 SR144528（反向激动剂）五点药效团模型。这 2 个模型被用于在国家癌症研究所化学数据库（NCI2011，210000 个化合物）中进行筛选，得到了 2 个满足相应几何与物理化学限制的化合物数据库。生成药效团模型和 SYBYL 中 UNITY 搜索的参数在我们先前的报道中已有描述。在筛选 NCI 的数据库后，我们使用非活性或活性的 CB_2 模型从优化后的 3D 化合物数据库中（因此，我们设置了 2 组化合物）进行虚拟—对接筛选，对接详细数据可以在我们先前的报道中找到。

三、结果与讨论

这里我们主要介绍数据库构建、药效团、虚拟筛选、活性化合物获得等信息。

1. 确证 3D CB_2 模型的 CB_2 配体数据库

通过同源建模分别得到了 10 个活性与非活性的 CB_2 模型。得到 3D 模型后，使用 SYBYL-X 1.3 进行能量最小化，同时采用 proSA-web Z-scores30 和 PROCHECK Ramachandran plots 对 CB_2 模型进行确证。采用最优的 3 个非活性与 3 个活性 CB_2 构象对 879

个化合物的数据进行预筛选。这些化合物都源自 ChEMBL(https：// www. ebi. ac. uk/ chembl/)。它们中的 833 个是 CB₂ 激动剂(EC_{50} for CB₂<2 μM)，46 个是反向激动剂(IC_{50} for CB₂<8 μM)。

为了检验通过同源建模得到的活性及非活性 CB₂ 模型的合理性，我们针对 3 个非活性和 3 个活性 CB₂ 模型对包含激动剂(833 个样本，EC_{50} 值：0.14～1580 nM)与反向激动剂(46 个样本，IC_{50} 值：0.078～7550 nM)的数据集合进行了预筛选。图 5-13 展示了激动剂和反向激动剂分别与活性和非活性的 CB₂ 模型进行对接，得到的 pEC_{50} 与 pIC_{50} 值与对接分数的最佳相关性。

就最优的非活性 CB₂ 模型而言，激动剂和反向激动剂的对接分数分别为 2.435～11.017 和 4.787～10.001，而最优的活性 CB₂ 模型的对接分数则分别为 0.398～0.541 和 1.940～8.188。我们发现图 5-13 中配体的对接分数并不能准确地反应它们的活性数据，且对接分数也不应该被视为确定一个配体是否是激动剂或反向激动剂的标准。下文中讨论的 10 个化合物的 K_i 值与对接分数之间较差的相关性也支持了这个结论。此外，在检查模型后，我们发现有少许涉及潜在结合口袋的残基处于不利的区域。例如，非活性模型中的 Leu182 与活性模型中的 Phe281 都指向结合口袋并拉低了对接分数(空间限制)。以上原因均可能导致了对接分数与活性数据的低相关性。

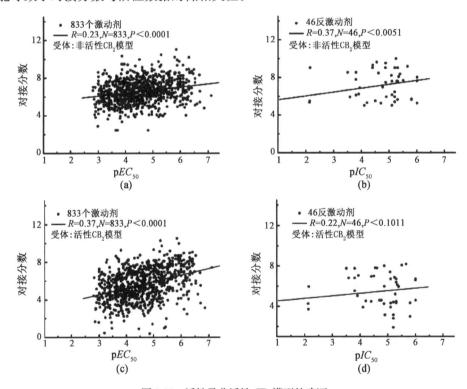

图 5-13　活性及非活性 CB₂ 模型的确证

非活性 CB₂ 模型结合激动剂(a)和反向激动剂(b)的 pEC_{50} 及 pIC_{50} 计算值－实验值的相关性；
活性 CB₂ 模型结合激动剂(c)和反向激动剂(d)的 pEC_{50} 及 pIC_{50} 计算值－实验值的相关性

2. 药效团模型与虚拟筛选

以复合物的结合姿态和 CB₂ 上残基的贡献为基础，我们使用 SYBYL 中的 GALAHAD

程序构建 SR144528(反向激动剂)和 WIN55，212-2(激动剂)的药效团模型。图 5-14 中，我们针对这两个化合物定义了 1 个氢键受体(A)和 4 个疏水或疏水性芳香中心(H)。

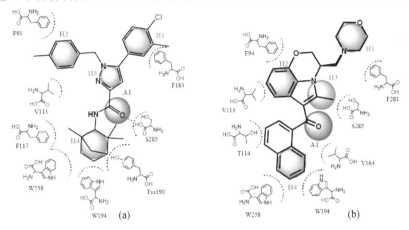

图 5-14　反向激动剂 SR144528(a)和激动剂 WIN55，212-2(b)的五点二维药效团模型

表 5-2 和表 5-3 展示了上述药效团模型的距离限制。在利用 SR144528 药效团模型在数据库中进行筛选时，我们分别需要一种允许忽略 H1、H2 或 H3 之间相互作用的药效匹配关系，即 H2-H3-A1-H4、H1-H3-A1-H4 或 H1-H2-A1-H4。使用 WIN55，212-2 的药效团模型进行数据库的筛选时，我们采用了一种容许 H1-H2-H3-A1-H4 相互作用存在的五点药效匹配关系。采用这两个药效团从国家癌症研究所化学数据库(NCI2011，210000 个化合物)中筛选符合特定几何结构或物理化学限制的化合物。对反向激动剂的药效团模型而言，210000 个 NCI 化合物去除重复后缩减至 23243 个。针对激动剂的药效团模型，得到了一个优化后的 3D 化合物数据库(10337 个化合物)。

表 5-2　针对反向激动剂 SR144528 建立药效团的距离约束

H1-H2[a]	H2-H3	H3-A1	A1-H4	H4-H1
距离 1[b]	距离 2	距离 3	距离 4	距离 5
3.7	4.6	3.6	5.0	11.4

a：A 氢键受体，H 疏水或者疏水芳环中心；b：距离单位设置为 Å，可允许偏差为 ±1 Å。

表 5-3　针对激动剂 WIN55，212-2 建立药效团的距离约束

H1-H2[a]	H2-H3	H3-A1	A1-H4	H4-H1
距离 1[b]	距离 2	距离 3	距离 4	距离 5
6.9	3.6	3.2	4.6	8.0

a：A 氢键受体，H 疏水或者疏水芳环中心；b：距离单位设置为 Å，可允许偏差为 ±1 Å。

依靠各自优化后的化合物数据库(23243 个和 10337 个)，我们对非活性与活性 CB_2 进行了虚拟筛选，平行地对 MD 模拟过程中能量最低的两种不同 CB_2 构象进行虚拟筛选。我们选择了虚拟筛选中得到的前 15 个化合物进行接下来的生物测定。作为对比，我们也选择了一个更具代表性的非活性形式的构象进行虚拟筛选。结果表明前 50 个化合物中有 36 个(72%)在两种独立的 CB_2 模型筛选中的表现是相同的。

3. 表征基于非活性与活性 CB_2 模型筛选出来的新型抑制剂

我们从 NCI 数据库中检验了一组化合物(30 个)，以初步估计此模型识别新型 CB_2 活性中心结构的能力。30 个化合物中，10 个产生了 CB_2 亲和力，K_i 值小于 3 μM，其中 8 个化合物源自非活性 CB_2 模型，包括 NSC93299、NSC162677、NSC273936、NSC273939、NSC273940、NSC296950、NSC402300 和 NSC745454，而 NSC618804 与 NSC669611 则源自活性 CB_2 模型。

这 10 个化合物中，NSC273939 与 NSC273940 这两个化合物抑制了 $[^3H]$CP-55、940 与 CB_2 的结合，K_i 值分别为 0.192 μM 和 0.195 μM。NSC273936、NSC402300 和 NSC618804 则抑制了 $[^3H]$CP-55、940 与 hCB2 的结合，K_i 值分别为 0.346 μM、0.398 μM、0.656 μM，其余化合物的 K_i 值为 0.923～2.360。表 5-4 给出了所有的结构、对接分数与 K_i 值信息。所有的活性配体中，NSC273936、NSC273939、NSC273940（源自 H1-H2-A1-H4）有着相同的结构，其余 7 个化合物则各不相同。一些化合物展现出新骨架，包括 NSC93299 和 NSC162677（源自 H1-H3-A1-H4）。此外，我们还预测了这 10 个化合物的对接分数和 K_i 值的相关系数（r 值：0.27），此项发现支持了配体的对接分数不能准确反应它们的活性数据的结论，对接分数不应该作为判断一个化合物是否为激动剂或反向激动剂的标准。

表 5-4   用计算机模拟策略筛选出来的针对 CB_2 靶点的新型活性化合物结构

化合物 ID	化合物结构	对接分数	K_i/μM	化合物 ID	化合物结构	对接分数	K_i/μM
NSC93299		6.176	2.235	NSC273940		7.038	0.195
NSC745454		7.310	1.547	NSC296950		6.849	2.360
NSC162677		7.643	1.548	NSC402300		9.352	0.398
NSC273939		7.499	0.192	NSC618804		7.642	0.656
NSC273936		7.024	0.346	NSC669611		8.698	0.923

基于细胞水平的 LANCE cAMP 试验测定化合物的功能活性，为区别反向激动剂、激动剂和中性拮抗剂提供了有效的方法。以 CB₂ 上结合域的原始计算数据为基础，选择源自非活性 CB₂ 模型的 2 个化合物（NSC296950 与 NSC402300）、1 个源自活性 CB2 模型的化合物（NSC669611）和 2 个对照化合物（CP-55，940 与 SR144528）进行 cAMP 试验。

总的来说，综合计算模拟和 cAMP 实验结果表明，对于非活性 CB₂ 模型来言，我们能够筛选到反向激动剂或中性拮抗剂。但对于活性 CB₂ 模型来说，我们只能筛选得到中性拮抗剂，不能得到激动剂。这里我们采用相同的化合物数据库（879 个化合物，其中 833 个激动剂，46 个反向激动剂）对活性/非活性的 CB₂ 模型进行分子对接。我们的结果显示，经过了 MD 模拟的改进，对接分数与 pEC_{50}/pIC_{50} 值的相关性虽有些许提升，但不太明显。因此可以推测对接分数不足以作为筛选潜在化合物的标准，应该在未来的工作中引入结合自由能（通过 Glide 或 AutoDock 获得）。此外，已知化合物应该被包含在化合物数据库中，以便我们利用这些已知化合物的结合能（或对接分数）作为对照，帮助我们进行筛选。最后，我们认为单独使用 WIN55，212-2 来生成药效团模型并不准确。我们正在致力于融合更多的大麻素受体激动剂，这项工作的成果将会另行报道。除此之外，我们会对已构建的同源模型和药效团模型进行优化，对 CB₂ 受体激动剂设计的以上标准进行深入的思考。

四、结论

在此项工作中，我们通过同源建模构建了非活性与活性 CB₂ 的模型。MD 模拟和结合能分解被用于分析 CB₂/G 蛋白的构象变化和残基能量的贡献。绝大多数结果都与我们的实验数据与近期报道吻合。为了进一步比对，我们使用了非活性与活性的 CB₂ 模型平行地进行虚拟筛选。在所有的化合物中，一些化合物展现出新骨架，能在未来对 CB₂ 的研究中被用于新型化学探针。更重要的是，我们的研究说明源自非活性 CB₂ 模型的化合物主要作为反向激动剂或中性拮抗剂。此外，从活性 CB₂ 模型预测而来的化合物在低于 10 μM 的浓度时，表现为中性拮抗剂。我们的研究为更好地理解非活性与活性 CB₂ 的结构和构象差异提供了新视角，阐述了结构对虚拟筛选和药物设计的影响。

参考文献

[1]Fischer E. Einfluss der configuration auf die wirkung der enzyme[J]. European Journal of Inorganic Chemistry，2010，27(3)：2985—2993.

[2]Koshland D E. Application of a theory of enzyme specificity to protein synthesis[J]. Proceedings of the National Academy of Sciences of the United States of America，1958，44(2)：98—104.

[3]Janin J. Protein-protein docking tested in blind predictions：the CAPRI experiment[J]. Molecular Biosystems，2010，6(12)：2351—2362.

[4]Janin J，Henrick K，Moult J，et al. CAPRI：a critical assessment of predicted interactions[J]. Proteins-structure Function & Bioinformatics，2003，52(1)：2—9.

[5]Wodak S J，Méndez R. Prediction of protein-protein interactions：the CAPRI experiment，its evaluation and implications[J]. Current Opinion in Structural Biology，2004，14(2)：242—249.

[6]Katchalskikatzir E，Shariv I，Eisenstein M，et al. Molecular surface recognition：determination of geometric fit between proteins and their ligands by correlation techniques[J]. Proceedings of the National

Academy of Sciences of the United States of America，1992，89(6)：2195－2199.

[7]Kuntz I D，Blaney J M，Oatley S J，et al. A geometric approach to macromolecule-ligand interactions [J]. Journal of Molecular Biology，1982，161(2)：269－288.

[8]Morris G M，Goodsell D S，Halliday R S，et al. Automated docking using a Lamarckian genetic algo-rithm and an empirical binding free energy function[J]. Journal of Computational Chemistry，1998，19 (14)：1639－1662.

[9]Palma P N，Krippahl L，Wampler J E，et al. Bigger：a new(soft)docking algorithm for predicting protein interactions[J]. Proteins-structure Function & Bioinformatics，2000，39(4)：372－384.

[10]Nocedal J，Wright S J. Numerical optimization second edition[J]. Springer-Verlag，New York，1999.

[11]Holland J H. Adaptation in natural and artificial systems[M]. Cambridge：MIT Press，1992.

[12]Metropolis N，Rosenbluth A W，Rosenbluth M N，et al. Equation of state calculations by fast com-puting machines[J]. Journal of Chemical Physics，1953，21(6)：1087－1092.

[13]Gardiner E J，Willett P，Artymiuk P J. Protein docking using a genetic algorithm[J]. Proteins Struc-ture Function & Bioinformatics，2001，44(1)：44－56.

[14]Taylor J S，Burnett R M. DARWIN：a program for docking flexible molecules[J]. Proteins Structure Function & Bioinformatics，2000，41(2)：173－191.

[15]Wang C，Schuelerfurman O，Baker D. Improved side-chain modeling for protein-protein docking[J]. Protein Science，2005，14(5)：1328－1339.

[16]Gray J J，Moughon S，Wang C，et al. Protein-protein docking with simultaneous optimization of rigid-body displacement and side-chain conformations[J]. Journal of Molecular Biology，2003，331 (1)：281－299.

[17]Chen R，Li L，Weng Z P. ZDOCK：an initial-stage protein-docking algorithm[J]. Proteins-Structure Function and Genetics. 2003，52(1)：80－87.

[18]Vakser I A. Evaluation of GRAMM low-resolution docking methodology on the hemagglutinin-antibody complex[J]. Proteins Structure Function & Bioinformatics，1997，29(S1)：226－230.

[19]Mandell J G，Roberts V A，Pique M E，et al. Protein docking using continuum electrostatics and ge-ometric fit[J]. Protein Eng，2001，14(2)：105－113.

[20]Camacho C J，Gatchell D W. Successful discrimination of protein interactions[J]. Proteins-structure Function & Bioinformatics，2003，52(1)：92－97.

[21]Comeau S R，Gatchell D W，Vajda S，et al. ClusPro：an automated docking and discrimination method for the prediction of protein complexes[J]. Bioinformatics，2004，20(1)：45－50.

[22]Berchanski A，Shapira B，Eisenstein M. Hydrophobic complementarity in protein-protein docking[J]. Proteins Structure Function & Bioinformatics，2004，56(1)：130－142.

[23]Aloy P，Querol E，Aviles F X，et al. Automated structure-based prediction of functional sites in pro-teins：applications to assessing the validity of inheriting protein function from homology in genome an-notation and to protein docking[J]. Journal of Molecular Biology，2001，311(2)：395－408.

[24]Fischer D，Lin S L，Wolfson H L，et al. A geometry-based suite of moleculardocking processes[J]. Journal of Molecular Biology，1995，248(2)：459－477.

[25]Schneidmanduhovny D，Inbar Y，Nussinov R，et al. PatchDock and SymmDock：servers for rigid and symmetric docking[J]. Nucleic Acids Research，2005，33(suppl_2)：W363－W367.

[26]Venkatraman V，Yang Y D，Sael L，et al. Protein-protein docking using region-based 3D Zernike de-scriptors[J]. Bmc Bioinformatics，2009，10(1)：1－21.

［27］Halperin I，Ma B，Wolfson H，et al. Principles of docking：an overview of search algorithms and a guide to scoring functions［J］. Proteins-structure Function & Bioinformatics，2002，47(4)：409—443.

［28］Li C H，Ma X H，Chen W Z，et al. A soft docking algorithm for predicting the structure of antibody-antigen complexes［J］. Proteins Structure Function & Bioinformatics，2003，52(1)：47—50.

［29］Chakrabarti P，Janin J. Dissecting protein-protein recognition sites［J］. Proteins-structure Function & Bioinformatics，2002，47(3)：334—343.

［30］Gardiner E J，Willett P，Artymiuk P J. Gapdock：a genetic algorithm approach to protein docking in CAPRI round 1［J］. Proteins-structure Function & Bioinformatics，2003，52(1)：10—14.

［31］Kuntz I D，Chen K，Sharp K A，et al. The maximal affinity of ligands［J］. Proceedings of the National Academy of Sciences of the United States of America，1999，96(18)：9997—10002.

［32］Fernández-Recio J，Totrov M，Abagyan R. Identification of protein-protein interaction sites from docking energy landscapes［J］. Journal of Molecular Biology，2004，335(3)：843—865.

［33］侯廷军，徐筱杰. 基于分子表面的水化自由能预测方法［J］. 物理化学学报.2002，18(11)：1052—1056.

［34］Nicholls A，Honig B. A rapid finite difference algorithm，utilizing successive over-relaxation to solve the Poisson-Boltzmann equation［J］. Journal of Computational Chemistry，1991，12(4)：435—445.

［35］Nicholls A，Sharp K A，Honig B. Protein folding and association：insights from the interfacial and thermodynamic properties of hydrocarbons［J］. Proteins-structure Function & Bioinformatics，1991，11(4)：281—296.

［36］Madura J D，Briggs J M，Wade R C，et al. Electrostatics and diffusion of molecules in solution：simulations with the University of Houston Brownian Dynamics program［J］. Computer Physics Communications，1995，62(2—3)：187—197.

［37］Case D A，Rd C T，Darden T，et al. The amber biomolecular simulation programs［J］. Journal of Computational Chemistry，2005，26(16)：1668—1688.

［38］Moont G，Gabb H A，Sternberg M J. Use of pair potentials across protein interfaces in screening predicted docked complexes［J］. Proteins-structure Function & Bioinformatics，1999，35(3)：364.

［39］Vreven T，Hwang H，Weng Z. Integrating atom-based and residue-based scoring functions for protein-protein docking［J］. Protein Science，2011，20(9)：1576—1586.

［40］Mintseris J，Pierce B，Wiehe K，et al. Integrating statistical pair potentials into protein complex prediction［J］. Proteins-structure Function & Bioinformatics，2007，69(3)：511—520.

［41］Kozakov D，Brenke R，Comeau S R，et al. Piper：an FFT-based protein docking program with pairwise potentials［J］. Proteins-structure Function & Bioinformatics，2006，65(2)：392—406.

［42］Zhang C，Liu S，Zhu Q，et al. A knowledge-based energy function for protein-ligand，protein-protein，and protein-DNA complexes［J］. Journal of Medicinal Chemistry，2005，48(7)：2325—2335.

［43］Huang S Y，Zou X. A knowledge-based scoring function for protein-RNA interactions derived from a statistical mechanics-based iterative method［J］. Nucleic Acids Research，2014，42(7)：e55—e55.

［44］Huang S Y，Zou X. An iterative knowledge-based scoring function for protein-protein recognition［J］. Proteins-structure Function & Bioinformatics，2008，72(2)：557—579.

［45］Andreani J，Faure G，Guerois R. InterEvScore：a novel coarse-grained interface scoring function using a multi-body statistical potential coupled to evolution［J］. Bioinformatics，2013，29(14)：1742—1749.

［46］Cornell W D，Cieplak P，Bayly C I，et al. A second generation force field for the simulation of proteins，nucleic acids，and organic molecules［J］. Journal of the American Chemical Society，2013，117

(117): 5179—5197.

[47]Weiner S J, Kollman P A, Case D A, et al. A new force field for molecular mechanical simulation of nucleic acids and proteins[J]. Journal of the American Chemical Society, 1984, 106(3): 765—784.

[48]Brooks B R, Bruccoleri R E, Olafson B D, et al. Charmm: a program for macromolecular energy, minimization, and dynamics calculations[J]. Journal of Computational Chemistry, 1983, 4(2): 187 —217.

[49]Luty B A, Wasserman Z R, Stouten P F W, et al. A molecular mechanics/grid method for evaluation of ligand-receptor interactions[J]. Journal of Computational Chemistry, 1995, 16(4): 454—464.

[50]Komatsu K, Kurihara Y, Iwadate M, et al. Evaluation of the third solvent clusters fitting procedure for the prediction of protein-protein interactions based on the results at the CAPRI blind docking study [J]. Proteins-structure Function & Bioinformatics, 2003, 52(1): 15—18.

[51]Lorber D M, Udo M K, Shoichet B K. Protein-protein docking with multiple residue conformations and residue substitutions[J]. Protein Science, 2002, 11(6): 1393.

[52]Li C H, Ma X H, Chen W Z, et al. A protein-protein docking algorithm dependent on the type of complexes[J]. Protein Engineering, 2003, 16(4): 265—269.

[53]Böhm H J. LUDI: rule-based automatic design of new substituents for enzyme inhibitor leads[J]. Journal of Computer-Aided Molecular Design, 1992, 6(6): 593—606.

[54]Wang R, Liu L, Lai L, et al. Score: a new empirical method for estimating the binding affinity of a protein-ligand complex[J]. Molecular Modeling Annual, 1998, 4(12): 379—394.

[55]Fernández-Recio J, Totrov M, Abagyan R. Identification of protein-protein interaction sites from docking energy landscapes[J]. Journal of Molecular Biology, 2004, 335(3): 843—865.

[56]Ma X H, Li C H, Shen L Z, et al. Biologically enhanced sampling geometric docking and backbone flexibility treatment with multiconformational superposition[J]. Proteins-structure Function & Bioinformatics, 2005, 60(2): 319—323.

[57]Norel R, Sheinerman F, Petrey D, et al. Electrostatic contributions to protein-protein interactions: fast energetic filters for docking and their physical basis[J]. Protein Science, 2001, 10(11): 2147—2161.

[58]Zhang C, Liu S, Zhou Y. Accurate and efficient loop selections by the DFIRE-based all-atom statistical potential[J]. Protein Science, 2004, 13(2): 391—399.

[59]Zhang C, Vasmatzis G, Cornette J L, et al. Determination of atomic desolvation energies from the structures of crystallized proteins[J]. Journal of Molecular Biology, 1997, 267(3): 707—726.

[60]Dominguez C, Boelens R, Bonvin A M. Haddock: a protein-protein docking approach based on biochemical or biophysical information[J]. Journal of the American Chemical Society, 2003, 125(7): 1731—1737.

[61]Venkatachalam C M, Al E. LigandFit: a novel method for the shape-directed rapid docking of ligands to protein active sites[J]. Journal of Molecular Graphics & Modelling, 2003, 21(4): 289—307.

[62]Rarey M, Lengauer T K G, Kramer B. A fast flexible docking method using an incremental construction algorithm[J]. Journal of Molecular Biology, 1996, 261(3): 470—489.

[63]Halgren T A, Murphy R B, Friesner R A, et al. Glide: a new approach for rapid, accurate docking and scoring. 2. enrichment factors in database screening[J]. Journal of Medicinal Chemistry, 2004, 47 (7): 1750—1759.

[64]Friesner R A, Banks J L, Murphy R B, et al. Glide: a new approach for rapid, accurate docking and scoring. 1. method and assessment of docking accuracy[J]. Journal of Medicinal Chemistry. 2004, 47

(7)：1739—1749.

［65］Jones G，Willett P，Glen R C，et al. Development and validation of a genetic algorithm for flexible docking[J]. Journal of Molecular Biology，1997，267(3)：727—748.

［66］Zsoldos Z，Reid D，Simon A，et al. eHiTS：an innovative approach to the docking and scoring function problems[J]. Current Protein & Peptide Science，2006，7(5)：421—435.

［67］胡建平，柯国涛，常珊，等. 用分子模拟方法研究 HIV-1 整合酶与病毒 DNA 的结合模式[J]. 高等学校化学学报，2008，29(7)：1432—1437.

［68］Hu J P，Feng Z W，Ma S F，et al. Difference and influence of active states of cannabinoid receptor subtype CB_2：from conformation to drug discovery[J]. Journal of Chemical Information and Modeling，2016，56：1152—1163.

（龚新奇，李春华）

第六章 蛋白质结构预测及全新药物设计

蛋白质的三维结构从很大程度上可以决定蛋白质的生理功能,因此如何得到蛋白质的三维结构并对其进行分析是现代生物学的一个至关重要的课题,分析蛋白质的结构和功能的关系也是蛋白质组计划的重要组成部分。由于不同的蛋白质具有不同的长度、不同的氨基酸排列以及折叠成形状各异的空间结构,这些差异都是它们发挥不同生物学功能的基本原因[1]。分析蛋白质的结构,有助于了解蛋白质的作用,认识蛋白质与其他分子之间的相互作用,这对于生物学、医学和药学都具有重要作用;分析蛋白质的结构,可以确认其功能单位以及结构域,为遗传操作提供目标,为蛋白质的设计或改造提供可靠的理论依据,同时为药物分子的设计提供合理的靶结构[2,3]。

第一节 同源建模

一、常规获得蛋白质三维结构的方法

1. 实验策略

目前获得蛋白质晶体结构的主要方法是利用 X 射线衍射和核磁共振法。劳埃等在 1912 年发现,X 射线与晶体相遇时能够发生衍射现象,证明了 X 射线具有电磁波的性质。衍射的原理为:当一束单色 X 射线射入晶体时,由于晶体是由原子规则排列成的晶胞组成,X 射线通过晶体时将发生衍射,衍射波叠加的结果使射线的强度在某些方向上加强,通过分析在底片上得到的衍射花样,便可确定晶体结构。该方法测定蛋白质的构象,结果可靠,但是与溶液中的构象相比,晶体结构中的蛋白构象是静态的,因此很难使用 X 射线衍射技术测定不稳定的过渡态的构象。而 NMR 是将化学位移、耦合常数等核磁共振参数展开在二维平面上,这样在一维谱中重叠在一个频率坐标轴上的信号分别在两个独立的频率坐标轴上展开,这样不仅减少了谱线的拥挤和重叠,而且提供了自旋核之间相互作用的信息。进而可以推断一些复杂化合物的结构信息。

目前采用上述方法获得的蛋白质及其复合物的晶体结构超过 1 万多种,但是与已测定的蛋白质序列相比,还有很大的差距。并且由于技术手段的限制,利用 X 射线和核磁共振解析蛋白结构的投入大、周期长、风险大。对于某些膜蛋白,只利用现有的技术条件,其结构甚至无法解析。另一方面,随着生物化学以及分子生物学技术的成熟和高通量测序技术的发展,越来越多的基因序列可以轻松找到。因此现状是:蛋白质的序列数据的累积量远远超过了蛋白质结构的数量。而这种序列与结构间的不平衡现象极大地限制了我们对蛋白质功能及其相关作用机理的理解。因此,我们需要一种能够简单、快速、准确的方法来

预测蛋白质的空间结构[4,5]。

2. 蛋白质结构预测

生物信息学的一个基本观点是,蛋白质的结构决定蛋白质的性质及功能。但是蛋白质的空间结构又是由什么因素决定的呢?为什么蛋白质的空间结构被破坏后,可以自然恢复其空间折叠结构?大量实验证明,蛋白质的空间结构是由其序列所决定的,虽然影响蛋白质折叠的另一个因素是蛋白质所处的溶液环境,但是,从根本上决定蛋白质结构的信息则是被编码于氨基酸序列之中。因此,是否能够从蛋白质的氨基酸序列直接预测出其空间结构呢?

从数学上讲,蛋白质结构的预测问题即氨基酸序列到蛋白质所有原子的空间坐标的映射。一般的蛋白质含有几百个氨基酸、上千个原子,所有可能的映射数会随着蛋白质氨基酸的数目呈指数级增长,是一个天文数字。然而,自然界中实际存在的蛋白质的数量是有限的,并且存在大量同源的蛋白质,因此序列到结构的映射有一定的规律可循。综上所述,目前对于蛋白质结构预测的流程可以用图 6-1 表示。

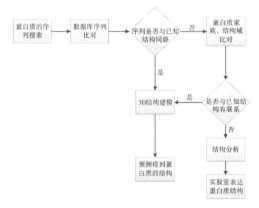

图 6-1 蛋白质结构预测流程

综合使用计算机技术和数学建模方法,蛋白质的建模技术应运而生[6],该技术可以很好地解决目前蛋白质"序列多、结构少"的问题。蛋白质的建模主要利用信息技术的手段,直接从蛋白质的一级结构(氨基酸序列)来预测蛋白质的高级结构,解决了目前由于技术问题很多蛋白无法得到晶体结构的困难。根据国际建模大赛的分类,目前主要的蛋白质建模方法包括两种:基于模板的建模和自由建模。基于模板的建模方法又包括同源建模法和"穿线法",后者主要采用从头计算法。目前,所有的建模方法中,同源建模法的使用最广泛,预测结果的准确性最高[7]。由于蛋白质的高级结构的保守性远远超过了一级序列的保守性,因此,我们可以通过使用一个或者多个已知结构的同源蛋白(X 射线或核磁共振结构均可)作为模板蛋白,通过不同的运算方法来构建未知结构靶点的空间结构。其中模板蛋白与目标蛋白之间的相似性越高,则同源建模得到的蛋白的构象越合理,一般要求二者的序列相似性达到 30% 才能得到比较可靠的目标蛋白结构[8]。

随着计算机技术的不断进步,同源建模技术也得到长足的进步,目前不仅有 Discovery Studio、Easy Modeller 和 YASARA 等多种软件可以进行蛋白质建模,更有 SWISS-MODEL、ESyPred3D 和 HOMCOS 等同源建模在线服务器。国内外研究者采用同源建模方法在各自的领域取得了重要的进步。Vyas 等[9]采用同源建模和分子对接技术研究了人类血管紧张素Ⅱ与阻滞剂的结合模式，并分析了结合的口袋以及功能性残基，对于基于结构的人类血管紧张素Ⅱ阻滞剂的药物设计有一定指导意义；Ganguly 等[10]首次构建了巴氏德杆菌的外膜蛋白 H 的模型，通过分析其结构证明该外膜蛋白是一个具有重要研究价值的药物治疗的靶点；Dhanavade 等[11]采用同源建模、分子对接和分子动力学(molecular dynamics，MD)模拟方法研究了野油菜黄单胞菌中的半胱氨酸蛋白酶的结构以及降解 Aβ 的作用机制，构建的模型对于后续研究阿尔茨海默病(Alzheimer's disease，AD)的药物设计具有一定的意义；Piplani 等[12]构建了人胎盘钙粘蛋白的结构模型，为抗癫痫药物的设计提供了研究基础；于涛等[13]采用 Swiss-model 在线建模的方法，以 ClC-ec1 的晶体结构为模板构建了 ClC-0 型氯离子通道蛋白的三维结构；李南等[14]采用同源建模方法构建了肺炎链球菌中的组氨酸激酶(histidine protein kinases，HPK)的结构，并分析了与底物 ADP 的相互作用，为特异性的组氨酸激酶抑制剂提供了理论依据；赵斌等[15]以玉米转酮醇酶为模板构建了拟南芥转酮醇酶蛋白 AtTKL1 的空间结构，并分析确定了其催化位点的氨基酸组成，与 α-三联噻吩的对接结果和酶活实验的结果基本吻合；章媛等[16]构建了组蛋白去乙酰化酶-1(HDAC1)的蛋白质结构，并与 52 个 HDAC 抑制剂进行分子对接，建立了具有统计学意义的线性构效关系模型，对 HDAC 抑制剂的改造和修饰有一定的指导意义；王俊生等[17]利用 CPH models 3.2 在线服务器构建了人 SEPT9 蛋白质的结构模型，并利用软件预测了该蛋白质理论的结合位点，对于进一步认识 SEPT9 蛋白质结构与功能的关系以及抑制剂的结构设计奠定了基础。

蛋白质的同源建模技术已经成为目前预测蛋白质结构的重要方法，应用到了酶、通道蛋白、抗体等领域，下面将分别介绍同源建模的基本步骤及具体操作方法。

二、同源建模的流程

同源建模的基本步骤包括：序列查找、序列比对、模板选择、构建模型、模型的优化及模型的可靠性验证。其中，序列比对是整个同源建模中的核心步骤，直接影响同源模板的选择及同源建模的结果。目前，序列比对主要有软件比对和在线服务器比对两种方法，主流的序列比对方法的结果基本一样。另外，在构建好蛋白质的模型后需要对结构进行优化，以平衡其内部的各种相互作用力，也使蛋白质整体的能量更低。图 6-2 给出了同源建模的基本步骤的流程图。

1. 氨基酸序列查找

同源建模的基本条件是知道某个蛋白质的氨基酸序列，前面提到目前大多数蛋白质的序列已经可以得到。常用的蛋白质序列数据库有全球蛋白质资源(Universal Protein Resource，UniProt)、美国国立生物技术信息中心(National Center for Biotechnology Information，NCBI)、蛋白质信息资源(PIR)、核酸序列数据库(GenBank)等。其中 Uniprot 是众多数据库中数据比较完善的，主页网址为：http：// www. uniprot. org/(主页见图 6-3)，下面将主要介绍 UniProt 数据库的特点及其检索方法。

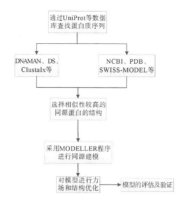

图 6-2　同源建模的基本步骤

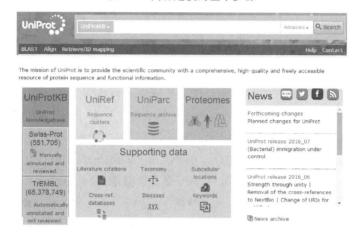

图 6-3　Uniprot 网站主页

UniProt 数据库是全球有关蛋白质方面信息最全面的资源库[18,19]，是蛋白质序列及其功能信息的资源中心。UniProt 数据库是对 PIR，TrEMBL 和 SwissProt 的信息进行组合而成的[20,21]。UniProt 的蛋白质序列信息具有分类全、信息丰富且具有准确注释信息、广泛的交叉引用等特点。UniProt 主要由三部分内容组成，分别是 UniProtKB、UniRef 和 UniParc，三者分别偏向于不同的用途。

UniProtKB 是基于知识的 UniProt，通常简称为 UniProt，它包含了蛋白质的功能、分类及交叉引用等主要信息。UniProtKB 包含两个部分：人工注释的记录部分，主要来自于文献信息和在专家监督下进行计算机分析而得到的（UniProt-SwissProt）；另一部分是直接利用计算机程序获得的记录信息，该部分没有手工注释（UniProt-TrEMBL）。UniProtKB 还提供了与其他数据广泛的交叉引用，如 GenBank 核酸数据库、蛋白质结构数据库、蛋白质结构域和蛋白质家族数据库、翻译后加工数据库、种属特异性数据库以及疾病数据库等。正是这样广泛的交叉引用，使得 UniProt 数据库成为蛋白质分子生物学信息的情报中心。

UniRef 是 UniProt 的非冗余参考数据库，它的主要功能是把紧密相关的序列信息进行组合并记录到一个记录条目中，这样可以加速序列搜索。UniRef 中包含 UniRef100、UniRef90 和 UniRef50。UniRef100 是将 UniProtKB 中不同物种的序列信息进行交叉合并处理后的条目，相同序列及子片段记录为一条 UniRef100 条目，包含所有合并条目的接收号、蛋白质序列及其与已知数据库和它们档案记录相关的链接。UniRef90 和 UniRef50 是由 UniRef100 开发得到的，旨在为研究者提供非冗余的序列信息，分别表示将序列相似性大于 90% 和 50% 的记录合并到一起。

UniParc 是 UniProt 档案库，储存了所有公开发表过的蛋白质序列。考虑到蛋白质初级序列的种类繁多，并且注释信息及质量的参差不齐，于是建立了 UniParc，主要收集其他数据库中的蛋白质序列，如 GenBank、SwissProt、Ensemble、IPI、欧洲专利局、美国专利局和日本专利局等，对资源进行整合。UniParc 的用途就是记录所有蛋白质序列的当前状态以及历史信息，其中不包含蛋白质的注释信息，但是相应的注释信息可以在 Uni-ProtKB 中找到。

2. 序列比对和模板选择

目前，常用的搜索模板蛋白的方法主要是采用局部序列比对基本检索工具（Basic Local Alignment Search Tool，BLAST）[22,23]。BLAST 可以发现多种序列的局部相似区域，主要是将蛋白质序列或者核酸序列与序列数据库进行比对，并计算出比较的统计学结果。BLAST 可以用来推断序列之间功能和进化的关系，有助于确定某个基因家族的成员。目前很多软件都具有序列比对功能[24,25]，如 DNAMAN、Discovery Studio、Clustalx 等，并且很多网站也具有在线的序列比对，如 NCBI（www.ncbi.nlm.nih.gov），COBALT（www.ncbi.nlm.nih.gov/tools/cobalt/）、PDB 数据库（www.rcsb.org）和 SWISS-MODEL（https://swissmodel.expasy.org/）等。

BLAST 的基本思想[26,27]可以表述为：首先找出两个序列共同的短片段，然后经过扩展后形成更长的相似片段，直到达到最大可能计分。该计分函数是由一个氨基酸替换计分矩阵来完成，通过片段的计分可以得到最终 BLAST 的得分。因此影响 BLAST 得分的主要因素是两个序列的相似性。

序列的相似性是描述检测序列和目标序列之间相同 DNA 碱基或氨基酸残基顺序所占比例的高低，属于"量"的关系；而序列的同源性是指两个序列由某一共同祖先经趋异进化而形成的不同序列，属于"质"的范畴。因此，可以说两个序列的相似性为 50%，而类似"同源性为 50%"，或者"这些序列高度同源"的说法都是不确切的，只能说二者是同源序列或非同源序列。

序列比对完成后，可以得到模板蛋白的名称或代码，该蛋白质从理论上讲与需要构建的蛋白质应属于同一个家族或种属。一般情况下，要求二者的相似性达到 30% 或以上，才能得到较好的模型结果。

3. 构建模型

目前应用最广泛的模建工具是 MODELLER，这是由 Sali 实验室开发的一款预测最为准确的同源模建专业工具之一，主要功能包括多聚体建模、二硫键建模、杂原子建模等，并且自带一整套模建结构后的优化和分析工具。MODELLER 是用于同源建模构建蛋白质三级或四级结构的计算机程序。它采用一组几何的评分标准，为每个蛋白质中的原子建立一个概率密度函数（probability density function，PDF）。该方法需要输入建模的目标蛋白的氨基酸序列与模板蛋白的氨基酸序列的比对结果[28,29]，其中模板蛋白的晶体结构是已知的。MODELLER 还具有一定的蛋白质 loop 区的从头结构预测功能，loop 区即使是在同源蛋白质之间也是高度可变的，因此是同源建模算法中的难点。MODELLER 最初是由加利福尼亚大学的 Andrej Sali[30]编写的，免费提供给学术方面的使用，图形用户界面以及商业版本的版权则是由 Accelrys 公司所持有。

我们所采用的 Discovery Studio 2.5 软件（后面用 DS2.5 表示）中的 Homology Modeling 主要是基于 MODELLER 程序。在建模过程中，MODELLER 程序会先提取模板的几何特性，然后使用概率密度函数来定义蛋白结构中的键长、键角和二面角等信息。DS2.5 会对 PDF 函数施加一定的约束条件，从而构建目标序列的蛋白三维结构。PDF 值可以直接反应 DS 所构建模型的优劣程度。一般而言，PDF Total Energy 越小，表明模型能够更好满足 DS 所设定的模建约束条件，所构建的模型越可靠。另外，DS2.5 还有DOPE 值来判断模型的质量，DOPE 是一种基于原子统计势能的软件，可以衡量同一分子的不同构象可信度的标准，能够帮助选择预测结构的最优模型，DOPE Score 越低，认为模型越可靠。

4. 模型的优化及评估

DS2.5 软件中不仅包含了基于 MODELLER 模块的蛋白质建模工具，还具有对蛋白质模型进行优化和评估的一系列工具。对模型的优化主要采用的是分子动力学方法，对构建的蛋白质模型进行 MD 模拟[31]。将蛋白质模型中的每个原子看成微观粒子，每个粒子均满足牛顿运动方程，通过计算机模拟粒子之间的相互作用以及运动来得到每个粒子的运动轨迹，再按照统计物理方法计算得到物质的宏观性能。对构建的蛋白质模型进行一定时间的 MD 模拟之后，所有原子基本处于一个较为平稳的运动状态，最终 MD 模拟的结果即可作为优化后的模型，并用于后续的评价和其他用途。

模型构建并优化完成后，一般需要对其进行评估，目前评估蛋白质模型的方法主要包括 Ramachandran plot 和 Profile-3D。实际操作中，建议在模型评估的时候尽量关闭其他无关的窗口。

Ramachandran plot 图又称拉氏图、拉曼图，是由 Ramachandran 等[32]于 1968 年根据肽单位刚性球面模型计算出来的，以 ψ 和 φ 的角度为横纵坐标，规定 ψ 和 φ 所允许的角度的图（图 6-4）。拉氏图表示的就是 α 碳的两面角，φ(phi)表示一个肽单位中 C_α 左边 C—N 键的旋转角度，ψ(psi)表示 C_α 右边 C—C 键的旋转角度，理论上这 C—N 键和 C—C 键都可以自由的转动，由于键的转动会带动其他原子的一起转动，所以在实际中由于分子各个基团的空间障碍和作用力的影响，拉氏图就有了允许出现的区域和不允许出现的区域。因此拉氏图表示理论上氨基酸残基可以出现的构象，主要用途为对同源模建后的模型质量进行评估。值得注意的是，拉氏图仅考虑氨基酸的构象是否合理，并不涉及能量问题。

Profile-3D 是由加利福尼亚大学洛杉矶分校（UCLA）的 David Eisenberg 开发的一种基于"穿线法"的模型评估程序。该方法主要采用 3D-ID 的打分函数来检测同源模建的模型与自身氨基酸序列的匹配程度，分数越高，说明模型的可信度越大。

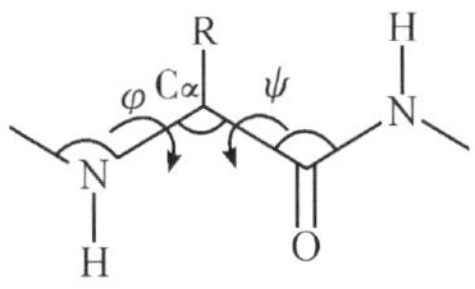

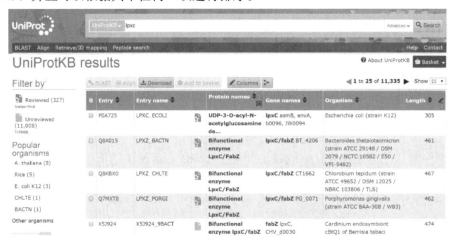

图 6-4　拉氏图的原理

三、采用 DS2.5 进行同源模建

DS2.5 软件包是一款多功能的计算机辅助药物设计的工具，DS2.5 同源模建操作步骤主要分为以下 5 部分：

1. 蛋白质序列的获得

首先打开 UniProt 的首页，并在页面上方搜索框左边的下拉选项中选择"UniProtKB"。在搜索框中输入需要查找的蛋白质的英文名称或缩写，点击"Search"即可得到搜索结果，如图 6-5 所示，其中包含了登记号（Entry）、登记名称（Entry name）、蛋白名称（Protein names）、基因的名称（Gene names）、生物体（Organism）和氨基酸总数（Length），并且可以根据其中任何一项进行排序。

图 6-5　Uniprot 的搜索结果页面

根据所属生物体、基因名称、蛋白链的长度等信息完成筛选。点击左侧的蛋白质序列登记号（选择 A0A0A7XLS0 作为 LpxC 的蛋白质序列），点击进入详细信息页面，该页面给出了该蛋白质的详细信息，有功能（Function）、家族（Family）、名称和分类（Names & Taxonomy）、序列（Sequence）、交叉引用（Cross-references）、参考文献（Publications）以及相似的蛋白（Similar proteins）等信息，如图 6-6 所示，其中灰色的选项表示没有收录该项的具体信息。

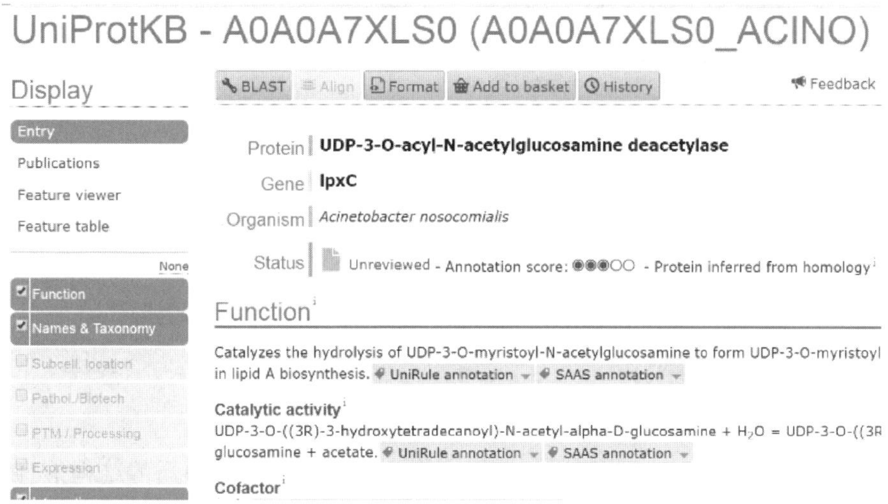

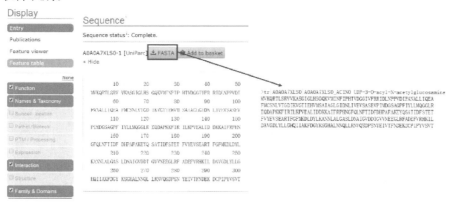

图 6-6 A0A0A7XLS0 序列的详细信息

点击左侧的"Sequence",即可看到该蛋白质的氨基酸序列,再点击"FASTA"下载按钮,打开氨基酸序列的文本格式页面,即可得到对应的蛋白序列,如图 6-7 所示。复制到 txt 文本文档中并保存为"sequence. fasta"。注意的是:将 txt 后缀改为 fasta,便于被DS2. 5 软件识别。

图 6-7 氨基酸序列的下载

2. 使用 PDB 数据库进行序列比对及模板筛选

同源建模的必要条件是得到具有已知晶体结构的模板蛋白质,而不仅仅是确定其基因家族或者同源序列,因此我们采用蛋白质数据库(PDB)中的在线序列比对方法,直接与PDB 数据库中的晶体结构对应的氨基酸序列进行比对,得到的模板蛋白质则一定有其晶体结构数据,具体操作步骤如下。

输入 PDB 数据库网址 http:// www. rcsb. org/,在右上方的搜索框下面点击"Advanced Search",在"Choose a Query Type"的下拉菜单中选择"Sequence Features"下的"Sequence(BLAST/FASTA/PSI-BLAST)",在"Sequence"栏输入前面第一步中得到的蛋白质序列,其他参数缺省,再点击"Submit Query"即可,如图 6-8 所示。

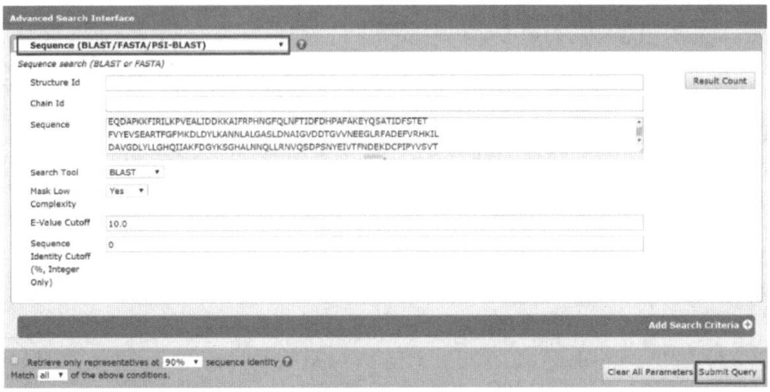

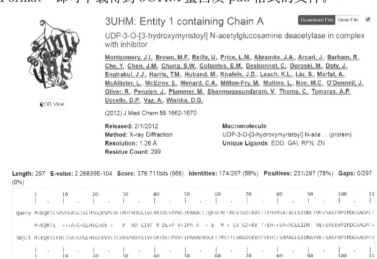

图 6-8　PDB 数据库中 BLAST 页面

Blast 搜索结果页面会显示所有与目标序列相似性较好的蛋白质的结构信息，根据 E 值由小到大排序，E 值越小，相似性越高。图 6-9 给出了筛选得到的 PDB 代码为 3UHM 的蛋白，与目标序列的相似性达到了 59%，符合同源模建要求，并且其在同类的蛋白结构中的分辨率最高(1.26 Å)，其晶体结构的精度很高。因此可以选择 3UHM 作为构建目标蛋白的同源模板，点击"3UHM"可进入详细信息页面，其中包含了 3UHM 蛋白质结构的详细信息，有序列信息、小分子信息以及实验信息等。点击右侧的"Download Files"，选择"PDB Format"即可下载得到 3UHM 蛋白质 pdb 格式的文件。

图 6-9　目标序列与 3UHM 的比对信息

3. 采用 DS2.5 进行同源模建

打开 DS 2.5 软件，并分别打开目标序列文件 sequence. fasta 和同源模板文件 3uhm. pdb，将"Sequence-Sequence Window"激活为当前窗口，点击窗口左侧的"tr……"，右键选择"Rename Sequence"，将 Sequence 重命名为"target"；将"3uhm-Molecule Window"窗口激活为当前活动窗口，点击菜单栏的"Sequence"，并选择"Show Sequence"，即出现一个名为"3uhm-Sequence Window"的新窗口，如图 6-10 所示。

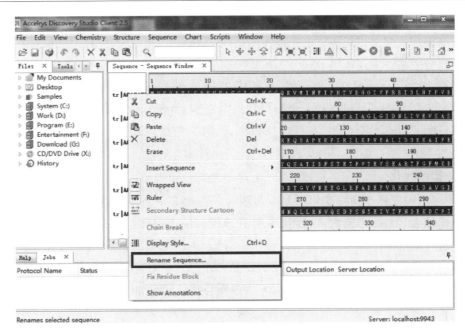

图 6-10　DS 中修改序列的名称

选择左侧 "Protocols→Sequence Analysis→Align Multiple Sequences"，双击，可在右下角看到 "Align Multiple Sequences" 的参数设置窗口，参数设置如下，"Alignment Type" 中键入 "Align Sequences to a Profile"，"Input Sequence Alignment" 中键入 "sequence"，"Input Sequence Set" 中键入 "3uhm"，其他参数缺省，最后点击菜单栏下面的 "Run" 按钮（或 F5）开始运行。运行结束后，双击 "Jobs" 栏的任务，即可得到序列比对的结果，点击 "Output Files" 中的 "sequence-3uhm. bsml" 文件，打开后出现 sequence-3uhm-Sequence Window，该窗口显示了二者序列的对比情况，颜色越深表示相似度越高，如图 6-11 所示。

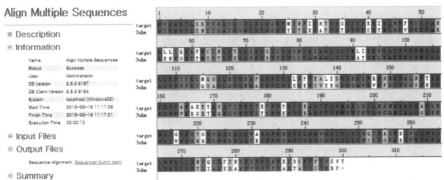

图 6-11　DS 中序列比对的结果

打开 "Protocols" 中的 "Protein Modeling"，双击 "Build Homology Models"，在右下角出现 "Build Homology Models" 参数设置窗口，展开 "Input Sequence Alignment"，各参数设置为：Input Sequence Alignment(sequence-3uhm)，Input Model Sequence(target)，Input Templates Structures(3uhm)，其他参数根据需要修改（本例为缺省）。点击菜

单栏下的"Run"按钮或按 F5，开始运行，左下角可以看到当前任务的运行状态。

运行结束后，双击该任务，出现模建结果的"Report"窗口，查看"Summary"项目中的模型打分表格，发现模型 target.B9999003 的 PDF Total Energy 和 DOPE Score 均为最低，因此选择 target.B9999003 作为最终的模建结果。点击"Output Files"中的"target.B9999003.dsv"，可以打开该模型的三维结构 target.B9999003-Molecule Window，点击菜单栏的"File→Save As"，存为 model.pdb，文件格式选为 Protein Data Bank Files（*.pdb *.pdb1 *.ent）。

4. 模型的优化

DS 中对蛋白质模型进行优化的基本步骤为：添加分子力场及电荷；修改优化的各种参数；优化结果。具体步骤为：先用 DS 打开建模好的蛋白质结构 modle.pdb，如图 6-12 所示，点击"Tools→All→Simulation→Apply Forcefield"，就可以选择需要采用的分子力场以及赋电荷的方式，本例采用默认的 CHARMM[33] 分子力场和 Momany-Rone[34] 的方法加电荷，加入力场（force field）及电荷后，蛋白质会默认同时加上氢原子。

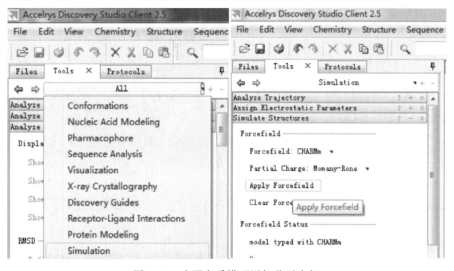

图 6-12　为蛋白质模型添加分子力场

再依次点击"Protocols→Simulation→Minimization"，在右下角出现优化的参数设置界面（图 6-13）。首先在"Input Typed Molecule"中确认选择需要优化的蛋白模型的名称（model），然后在"Minimization"项目下的"Algorithm"中选择优化的各种方式，有 Adopted basis newton-raphson（牛顿-拉夫逊法）、Steepest Descent（最陡下降法）、Conjugate Gradient（共轭梯度法）、Powell（鲍威尔算法）以及 Smart Minimizer（综合法）。根据自己的需要选择特定的优化方法，也可以多次优化，采用不同的方法，本文选择系统默认的综合法。在"Max Steps"中可以设置优化的最大迭代次数，根据实际情况的需要以及计算机的性能来综合考虑，其他参数选择默认即可，点击运行。

优化完成后，双击左下角"Jobs"栏中的刚完成的"Minimization"任务，即可出现Minimization 的结果窗口。在"Summary"中可以看到优化的各项能量的值，分别有势能（potential energy）、范德瓦耳斯能（van der Waals energy）、静电能（electrostatic energy）

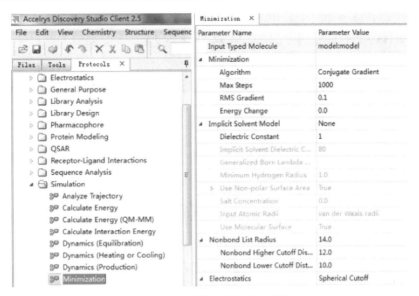

图 6-13　蛋白质模型优化的参数设置

等。点击"Output Files→Output Molecule→model. dsv",即可得到优化后的模型的结构。
再点击"File→Save as",保存为新的 model. pdb 文件。

5. 蛋白质模型的评估

目前,对同源模建的蛋白质模型进行评估的方法主要有拉氏图和 3D-Profile 两种方法,其中,拉氏图评价的操作方法如下。

1)拉氏图评价

在浏览器中打开网站 http://molprobity. biochem. duke. edu/index. php,这是一个在线评价蛋白模型的网站(图 6-14),具有评价 X 射线结构、核磁共振结构、修复结构等功能。首先在网站的"PDB/NDB code"下面"选择文件"按钮上传同源建模并优化好的modle. pdb 文件,选择后点击右侧的"upload"。

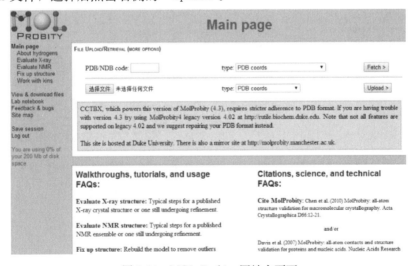

图 6-14　MOL Probity 网站主页面

上传 PDB 文件之后，点击"Contiunue"，来到操作的主页面。点击"Add hydrogens"给模型加氢原子，参数选择缺省，点击"Start adding H"，再点击"continue"，完成加氢。点击"Analyze all-atom contacts and geometry"分析蛋白的结构，所有参数选择默认，开始分析模型的合理性。分析完成后自动打开结果页面(图 6-15)，点击末尾的"Ramachandran plot PDF"后面的"view"，即可打开拉曼图。

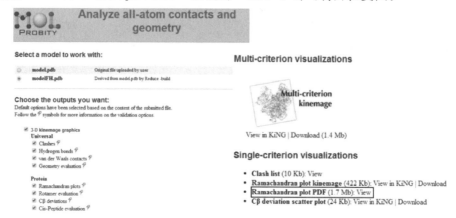

图 6-15　分析蛋白质模型的参数设置及结果文件

2)Profile-3D 评价

用 DS2.5 打开同源模建的模型结构文件 model.pdb。如图 6-16 所示，选择左侧"Tools → Protein Modeling → Validate Protein Structure → Advanced → Verify Protein (Profile-3D)"，在弹出的"Input Protein Molecule"中选择需要评价的"model"，点击运行。

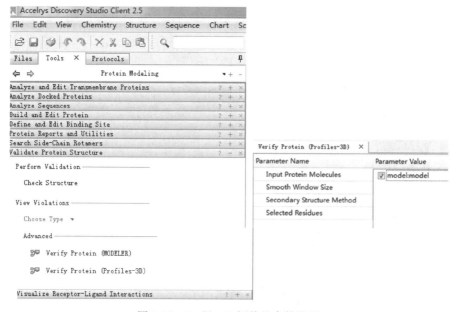

图 6-16　Profile-3D 评价的参数设置

运行完成后双击"Jobs"栏下的"Verify Protein(Profile-3D)"任务，即可出现评价的各项指标的值，结果中包含模型的打分与期望的最高值和最低值。点击"Output Files"中的"model.dsv"，如图 6-17 所示。点击下方的"Amino Acid"，可以查看每个氨基酸的打分值并可以用来绘制 Verify Score 在各氨基酸中的分布图。

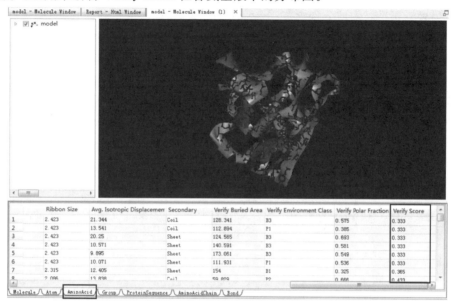

图 6-17　Profile-3D 蛋白质模型评价结果

第二节　同源模建实例

一、引言

本实例是基于文献[35]。耐药性革兰氏阴性菌感染正严重威胁着人类的健康，尤其是由耐碳青霉烯肺炎克雷伯菌（*Klebsiella pneumoniae*，Kp）、泛耐药鲍曼不动杆菌（*Acinetobacter baumannii*，Ab）、铜绿假单胞菌（*Pseudomonas aeruginosa*，Pa）以及一些肠杆菌属等具有多药耐药性（multidrug-resistant，MDR）的菌株所引起的感染，对目前缺乏有效药物的医疗现状带来了巨大的挑战。因此，开发作用于新靶点，具有新机制的抗菌药物迫在眉睫。

G⁻的外膜与革兰氏阳性（Gram-positive bacteria，G⁺）菌的不同，它能限制外源性小分子进入胞质，因而使抗菌药物的药效大打折扣。而内毒素脂质 A（lipid A，LA）作为脂多糖（lipopolysaccharide，LPS）嵌合于外膜上的"锚"，其生物合成对于 G⁻菌外膜组装至关重要。LA 的合成共有 9 个酶参与，其中由 LpxC 基因编码的 UDP-3-*O*-(*R*-羟基十四酰)-*N*-乙酰氨基葡糖脱乙酰酶（LpxC）催化的脱乙酰反应是整个生物合成途径中的首个关键步骤。有效抑制 LpxC 能干扰 LPS 的合成，最终导致菌体细胞的死亡。另外，LpxC 在 G⁻菌中高度保守（超过 40 种）且在人和哺乳动物体内无同源性蛋白质。因此，LpxC 是理想的抗菌药物新靶点。基于 LpxC 结构开发小分子抑制剂或将改善耐药 G⁻菌感染治疗困难的现状。

　　LpxC 是一种锌离子依赖性的金属酶。结构研究显示，LpxC 呈 "$\beta\alpha\text{-}\alpha\text{-}\beta$" 夹层结构，由两个具有相似拓扑学结构的结构域(结构域 I 和结构域 II)组成。每个结构域又包含一个螺旋层和一个折叠层，前者由两个 α 螺旋构成，后者则由相互平行或反平行的 5 个 β 折叠片构成。另外，每个结构域分别含有一个独特的插入区(插入区 I 和插入区 II)。插入区 I 由 3 个 β 折叠片构成，部分界定了活性位点的范围，并固定了具有催化活性的锌离子；插入区 II 是一种独特的 "$\beta\alpha\text{-}\beta$" 结构，组成了一个拓扑封闭的疏水通道。基于该酶特殊的结构，近年来有多类抑制剂相继被报道。其中，大部分抑制剂都含有能与锌离子结合，抑制其催化活性的基团和较长的疏水链，以适应酶的疏水通道，图 6-18 给出了 PaLpxC 与其抑制剂的结构。

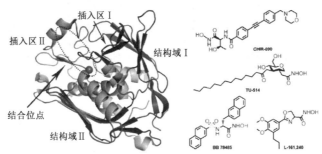

图 6-18　PaLpxC 与其抑制剂的结构

　　Ab 属于 G⁻ 杆菌，是目前最普遍的医院致病菌，对免疫受损的人群造成了极大的威胁。大量的流行病学研究显示，感染了 Ab 的病人死亡率明显高于未感染者。Ab 对多种一线抗生素均具有耐药性，在一些情况下仅有黏菌素和替加环素对其有效，然而耐黏菌素 Ab 菌株也在各地相继被分离出来。2012 年，Badger 课题组解析出了 Ab LA 生物合成途径上的 LpxA 及 LpxD 的晶体结构，但至今没有解析出 AbLpxC 晶体结构。本工作将通过同源建模技术、分子对接、分子动力学(molecular dynamic，MD)模拟、氢键及能量分解等分析方法构建合理的 AbLpxC 结构，并讨论典型 LpxC 抑制剂与其的分子识别机制。

二、研究方法

1. 同源模建

　　模建操作在 Accelrys 公司开发的 Discovery Studio(DS)2.5 中完成。首先，分别从 UniProt 数据库(www.uniprot.org)和 PDB 蛋白质数据库中得到目标序列(code：A0A0A7XLS0)和模板结构(code：3UHM)。然后使用 Align Multiple Sequence 程序进行序列比对；AbLpxC 蛋白模型的同源模建则采用 MODELER 模块程序完成；最后运用 Profile-3D 和 Ramachandran plot 两种方法对模建结构进行评价。Profile-3D 用于评价一级序列的兼容性，一般来讲，评估所得的兼容性得分与期望值越接近，说明模建结构质量越好。而 Ramachandran 图可直观展示模建结构中氨基酸残基的允许构象，具体而言，图中二面角区域内的残基个数越多，结构可信度越高。计算过程中的各项参数均为缺省值。

2. 分子对接

AutoDock4.2 是一款开源性半柔性分析对接软件包，包含 AutoGrid 和 AutoDock 两个子程序。AutoGrid 主要用于计算格点中的能量，AutoDock 则用于分子构象的搜索与评价。AutoDock 4.2 对体系采用的优化方法为拉马克遗传算法（Lamarckian genetic algorithm，LGA）。该算法能结合全局与局部搜索的能量结果，使用半经验自由能评价函数对受体和配体分子间的能量评价打分。AutoDock4$_{Zn}$力场是 Scripps 研究所 Olson 课题组针对含锌[Zn(Ⅱ)或 Zn^{2+}]体系分子对接开发的专属对接力场，搭载于 AutoDock4 软件包中。该力场引入一个虚假原子引导配体与锌配位，充分考虑 Zn(Ⅱ)和 Zn^{2+} 在成键时的几何特点和作用强度，较大程度提高了含锌体系分子对接的准确性。

一系列苄氧乙酰基羟肟酸类（benzyloxyacetohydroxamic acids，BOAHAs）抑制剂结构由 ChemBioDraw Ultra 12.0 绘制，经 MM2 能量优化（最小均方根梯度值为 0.0001）后生成。以模建精修后得到的 AbLpxC Zn^{2+} 坐标确定对接格子的中心，建立(40×90×60) Å^3 的长方体格子。每次对接均采集 128 个构象，并定义 128 个构象成簇后最大簇中能量最低者为近天然构象，用于后续识别关键残基的确定。

3. 分子动力学模拟

使用 AMBER 12 软件包和 AMBER 力场对 AbLpxC 模型进行 16.2 ns 的 MD 模拟。力场参数基于实验值拟合，模拟温度为 300 K，溶剂使用 TIP3P 水模型，在复合物表面添加 1 nm 厚的水分子层。模拟前先进行能量优化，分两次完成。首先约束溶质（约束力常数设为 41.82 kJ·mol^{-1}·nm^{-2}），用最陡下降法优化 5000 步，再用共轭梯度法优化 5000 步；之后去除约束，再使用最陡下降法和共轭梯度法分别优化 5000 步，收敛条件定为能量梯度小于 4.18×10^{-4} kJ·mol^{-1}·nm^{-2}。

MD 模拟由两步构成：先进行 0.4 ns 的约束动力学模拟，约束力常数设为 41.82 kJ·mol^{-1}·nm^{-2}，温度由 0 K 逐步上升至 300 K。之后进行无约束恒温 MD 模拟，共 15.8 ns。模拟全程使用 VMD 软件跟踪观察体系构象变化，采用 SHAKE 算法约束键长，非键半径为 1 nm，积分步长为 2 fs。向 AbLpxC 体系中加入 11335 个水分子，体系总原子数为 38657 个。

三、结果与讨论

1. AbLpxC 的同源模建

基于 AbLpxC 序列，通过 BLAST 在线检索比对发现，PaLpxC 与 AbLpxC 的同源性较高。图 6-19 给出了序列比对的结果，图中浅灰色的氨基酸序列表明二者具有很高的相似性，序列重复度为 58.2%，序列相似度为 78.3%。截止目前，解析的 PaLpxC 晶体结构共 14 个，其中完整单体结构共 5 个，以 Montgomery 等解析的 PaLpxC 晶体结构（PDB 代码：3UHM）分辨率最高（1.26 Å），故选其用于同源模建。

将 PaLpxC 晶体结构与 AbLpxC 序列分别导入 DS 2.5，使用 MODELER 模块进行同源模建。以概率密度函数（probability density function，PDF）最低和 DOPE 统计势最低者作为模建结果。PDF 可以反映模建过程中蛋白质几何特性（如键长、键角、二面角等）的约束条件，其值越小表明模型越能满足同源约束条件，所得模型的可信度越大。DOPE 是基于原子统计势能开发的程序，常用于考察同一分子不同构象的可信度，可辅助选择预测结构的最优构象。DOPE 分数越低，模型越可靠。

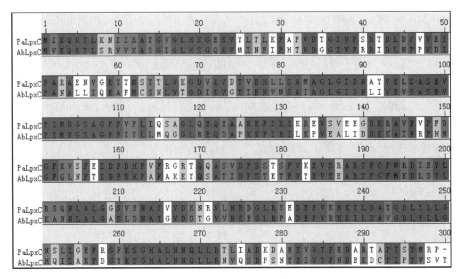

图 6-19　AbLpxC 与 PaLpxC 序列比对图

图 6-20 给出了 AbLpxC 同源模建结果 AbLpxC.B99990003（PDF 总能量：1388.71；DOPE 分数：−35542.9）的结构及各残基的 PDF 值，其中图 6-20(a)（其彩图见附图 3）显示了模建结构（蓝色）与 3UHM 晶体结构（黄色）的叠落图，图 6-20(b) 则给出了 AbLpxC 模建结构中 PDF 总能量在各氨基酸残基中的分布情况。从图中可以看出，模建结构与 PaLpxC 模板的二级结构整体叠落较好，除 A60(21) 和 F165(17) 两个残基 PDF 数值较高外，其余各氨基酸残基 PDF 总值均低于 15，表明基于 PaLpxC 晶体数据的 AbLpxC 同源模建结果较好。

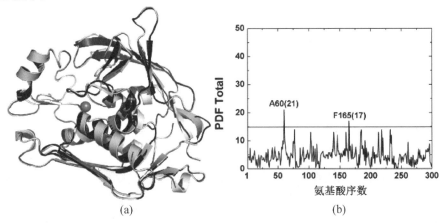

图 6-20　AbLpxC 的模建结果

(a)AbLpxC 模型与 PaLpxC 结构的叠落；(b)AbLpxC 模型中各氨基酸的 PDF 分布

2. 同源模建模型的结构验证

Ramachandran plot 可阐述蛋白质或多肽结构中肽键内 C_α—CO 的旋转度（psi，ψ）对 C_α—N 的旋转度（phi，φ），用于表示蛋白质或多肽内氨基酸的允许构象和禁止构象。图 6-21 给出了 AbLpxC 模建结构的 Ramachandran 分布图（其彩图见附图 4）。图中蓝色区域为构象最适区域，出现在该区域内的氨基酸越多，结构越可信；紫色区域为构象允许区；其余则是构象禁止区域，即 $\psi\varphi$ 构象不合理，模建可能错误的区域。从图中可以看出，除 A255 外的所有氨基酸残基均落在紫色区域内。具体而言，模型中 97.3% 的残基二面角位于最适区，2.4% 的残基二面角位于允许区。考虑到 A255 远离结构口袋，不会对后续的工作造成较大影响。所以就整体而言，该同源模建结构的氨基酸残基二面角结构非常合理。

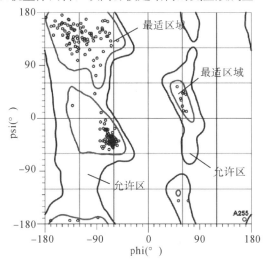

图 6-21 AbLpxC 模型的 Ramachandran 图

Profile-3D 是一款通过打分函数来评估模建结构与自身氨基酸序列匹配度关系的程序，其打分越高说明同源模建结构的可信度越大。通过 Profile-3D 程序对 AbLpxC. B99990003 结构进行分析得到其 Verify Score 为 125.04、Verify Expected High Score 为 136.053、Verify Expected Low Score 为 61.224。Verify Score 与 Verify Expected High Score 仅相差 11 分，远高于 Verify Expected Low Score，说明同源模建结果较好。图 6-22 给出了 AbLpxC 模型的兼容性评分及结构。从图 6-22(a) 可以看出，除了 Q58、E59 和 A60 3 个残基的 Verify Score 为负数以外，其他残基得分均为正值，说明模建结果合理可信。结合图 6-22(b)，Q58-A60 位于活性口袋外侧，并不直接参与底物或抑制剂与 LpxC 的相互作用，故该结果不会对模型的质量以及后续结构－功能、分子识别等研究产生较大影响。

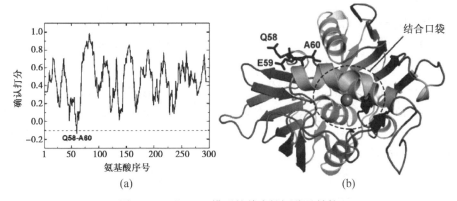

图 6-22 AbLpxC 模型的兼容性评分及结构

(a)AbLpxC 模型 Verify Score 在各氨基酸中的分布；(b)Q58～A60 在 AbLpxC 模型中的位置

3. 模型的精修

为了对模建模型进行精修，对 AbLpxC 进行了 16.2 ns 的 MD 模拟。模拟过程中，体系势能在 0.5 ns 后趋于平衡，对其平衡后的 15.7 ns 分析计算，势能为$-(4.92\pm0.007)$kJ/mol，波动率为 0.145%。

图 6-23(a)给出了 AbLpxC 模型 C_α 原子方均根偏差(root mean standard deviation, RMSD)随时间的变化。可以看出，模型整体 RMSD 在 1.5 ns 后趋于平衡，RMSD 平均值和标准偏差分别为 0.182 nm 和 0.026 nm。考虑到 PDB 数据库中蛋白晶体 MD 模拟的 RMSD 值一般在 0.2 nm 左右，表明 MD 模拟的初始构象较为合理。图 6-23(b)则给出了体系回转半径随时间的变化。回转半径可以反映体系分子体积和形状，回转半径越大说明体系越膨胀。图 6-23(b)显示，模型的回转半径在整个模拟过程中没有较大变化，平均值为 1.904 nm，标准偏差为 0.008 nm。但在 5～6.5 ns 和 10～13 ns 两个区段有较为明显的上升和下降趋势。这表明体系在模拟过程中先经历了一次膨胀，之后又经历了一次收缩。可能与模建体系内部有一定的原子碰撞，经过膨胀改变构象可减少一些碰撞有关；而体系的收缩可能与蛋白修复了一些不恰当的折叠，形成了适当的构象，进而接近收敛有关。这也解释了图 6-23(a)中相应时间段出现较大波动的现象。

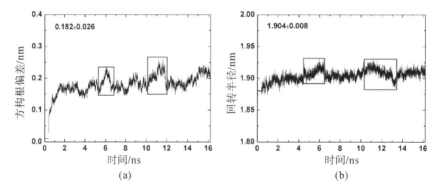

图 6-23　AbLpxC 模型 RMSD 与回转半径随时间的变化
(a)RMSD；(b)回转半径

4. 抑制剂的分子识别

分子对接的小分子为由 Ralph 等设计合成的苄氧乙酰基羟肟酸类(benzyloxyaceto-hydroxamic acids，BOAHAs)抑制剂，抑制剂结构如图 6-24 所示。

BOAHAs 抑制剂模拟了天然底物的结构特点，分子主体中炔基、苯基的刚性疏水片段可有效占据 LpxC 的疏水通道，末端的肟结构可与 Zn^{2+} 离子结合，抑制其催化活性。选取体系模拟平衡后的能量最低构象作为分子对接的受体结构，在 AutoDock4$_{Zn}$ 力场下对 12 个 BOAHAs 抑制剂与 AbLpxC 模型进行分子对接。

表 6-1 给出了分子对接的平均结合自由能及构象成簇数。从表中可以看出，C1 的打分结果最高，表明与 AbLpxC 结合最紧密；对比 C1、C2 发现，四氢呋喃环开环后结合力明显下降，说明环张力限制的羟基指向是影响抑制剂对 AbLpxC 结合的关键因素。而从 C5 到 C8(或 C9 到 C12)结合能的变化可以看出：分子刚性疏水链状结构的增长，有利于分子

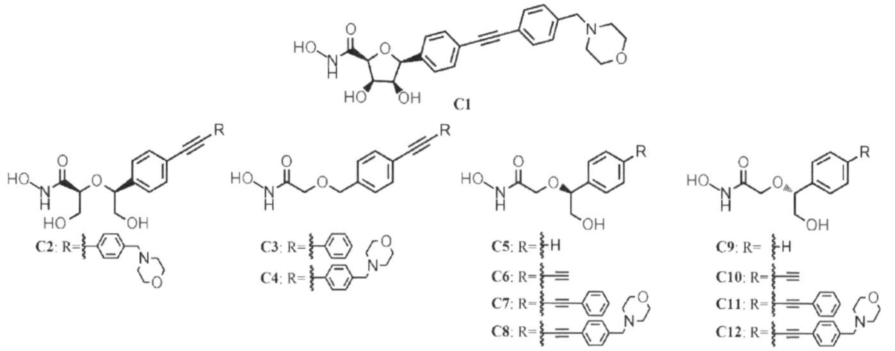

图 6-24　苄氧乙酰基羟肟酸类抑制剂结构式

结合。暗示了 AbLpxC 模型结合口袋通道的疏水特征，同时也表明抑制剂对结合口袋的疏水通道的占有率或将影响其抑制活性。而对比 C2、C4、C8 和 C12 则可以发现，S 构型是最有利于结合的优势构型，与 Ralph 等的大肠杆菌 LpxC 抑制实验结果一致。另外也验证了模建口袋区的正确性。

表 6-1　BOAHAs 与 AbLpxC 模型分子对接的打分结果

化合物	平均结合能/(kJ/mol)	成簇	簇中的构象数
C1	−36.47	5	109
C2	−29.15	13	54
C3	−32.91	7	86
C4	−33.45	10	42
C5	−21.24	15	29
C6	−25.30	15	56
C7	−29.32	12	58
C8	−33.46	14	58
C9	−17.98	14	36
C10	−23.25	11	61
C11	−30.23	7	77
C12	−32.83	12	53

　　图 6-25(a)给出了 C1、C2 与 AbLpxC 模型间的极性键结合模式(其彩图见附图 5)。图中结构用 stick 模型表示，C1 为绿色，C2 为红色，有关氨基酸残基则为灰色；Zn^{2+} 由 sphere 模式表示；黄色虚线段表示 C1 与 AbLpxC 残基间的极性作用，C2 为蓝色。从图中可以看出，C1 四氢呋喃环的刚性结构限制了羟基的转动，提高了分子极性端与 Zn^{2+} 的有效识别，并能与周围多个残基产生氢键作用；而五元环开环后 C2 极性末端的柔性增强，羟基摆动较大，使得其不能准确与 Zn^{2+} 结合，而使得结合自由能下降。

　　为了解释 S 构型 BOAHAs 抑制剂活性大于 R 构型，选取了 C8 和 C12 作为代表对其在口袋中的结合模式做了分析。图 6-25(b)展示了 C8 与 C12 在结合口袋中的情况。图中蓝色 stick 表示 C8，黄色 stick 表示 C12；组成口袋的残基用灰色 surface 模型表示；Zn^{2+} 同样为 sphere 模式。分析发现，AbLpxC 疏水口袋的一侧，有一个由 F191、H237 和 K238 构成的较浅口袋；另一侧则是由 H19、C63、T75 和 E77 组成的向通道内突出的球面。S 构型的 C8 肟端通过 F191、D241 形成氢键，准确结合于该较浅的口袋中，而 R 构型的则不能，这可能是 S 构型的 BOAHAs 抑制剂活性高于 R 构型的主要原因。

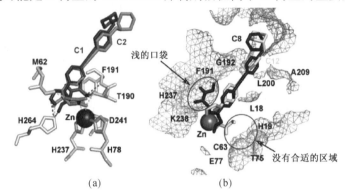

图 6-25　C1、C2、C8、C12 与 AbLpxC 模型的结合模式

(a)C1、C2 在活性口袋中的结合模式；(b)C8、C12 在活性口袋中的结合模式

5. 结论

基于 PaLpxC 晶体结构，通过同源模建技术模建了 AbLpxC 全酶模型，并将最低 PDF 和 DOPE 值的构象作为最终模建结果。通过 Ramachandran plot 和 Profile-3D 参数验证了模型的可靠性。模建模型的 97.3% 位于最适区，2.4% 位于允许区，仅 A255 一个残基位于禁止区。随后采用 MD 模拟精修了 AbLpxC 模型，势能、回转半径、RMSD 值分析结果表明，部分不合理的构象得到有效修正且整个模拟轨迹较为平稳。最后，基于 MD 模拟平衡后能量最低构象与文献报道的 12 个 BOAHAs 抑制剂进行了分子对接。对接结果显示，C1 为 AbLpxC 模型的最佳抑制剂，其四氢呋喃环为影响分子识别的关键结构。疏水链的长度对 BOAHAs 抑制剂活性影响较大。另外，单手性结构中仅 S 构型能有效结合于 F191、H237 和 K238 组成的口袋，解释 R、S 构型间结合自由能的差异，且与抑制活性实验测定结果吻合。本工作将为基于 AbLpxC 结构的新抗菌药物分子筛选、设计提供有用的结构信息。

第三节　蛋白质结合位点预测

一、简介

蛋白质发挥生物学功能主要是通过其结构表面的特定部位与其他小分子或生物大分子的相互结合，目前能够准确测定蛋白质与分子结合位点的方法主要有前面提到的 X 射线衍射以及 NMR 法，但是这些方法需要蛋白质复合物能够形成稳定规则的晶体。因此通过计算方法预测出蛋白质分子表面可能的结合位点，并研究它们在物理、化学、生物以及几何方面的特征，找到对蛋白质与其他分子识别与相互作用中贡献较大的氨基酸残基，可以从原理上加深对蛋白质结构与功能关系的理解，另外也有利于基于蛋白质结构的计算机辅助药物设计，进而促进新药开发的进程[36-38]。

大多数蛋白质与小分子配体相互作用的表面一般是凹凸不平的，这样使得小分子能够从多个方向上与蛋白的结构形成互补，有利于结合。相反地，已知结构数据库的结果表明大多数情况下蛋白质与生物大分子的结合表面几乎是平坦的，这也是由二者的分子结构所决定的。并且，有研究发现，蛋白质结合位点的结构及氨基酸组成与其余表面都有明显的区别，这些区别主要表现在序列的保守性、氨基酸的极性、二级结构组成以及形成的氢键等方面。Chen 等[39]发现在蛋白质处于自由状态时，其结合位点残基的溶剂可接触表面积（solvent accessible surface areas，SASA）比非结合位点的 SASA 大，并且结合位点通常情况下是由非极性氨基酸组成的，如亮氨酸、异亮氨酸、苯丙氨酸、酪氨酸和缬氨酸。Neu-virth 等[40]还发现结合位点附近的氨基酸更倾向于形成 β 折叠和无规卷曲的二级结构，而很少出现 α 螺旋的结构。

二、蛋白质结合位点的分类

根据蛋白质结合的配体不同，可以将蛋白质表面的结合位点分为蛋白质－蛋白质结合位点和蛋白质－配体结合位点。蛋白质－蛋白质复合物是在生理条件下蛋白质分子各自折叠，然后聚集连接而成的，例如，抗原－抗体、信号转导以及细胞周期蛋白复合物。目前，绝大多数蛋白质－蛋白质复合物的结构是通过 X 射线方法解析得到的，但是由于蛋白质复合物的复杂多变性，并不总是能形成稳定的复合物结构，因此给蛋白质－蛋白质复合物的解析带来巨大的困难。同时，蛋白质复合物相互作用的多样性，直接导致结合位点很难准确预测。

1. 蛋白质－蛋白质结合位点

根据目前的统计以及研究表明，大多数蛋白质－蛋白质复合物所包埋的分子表面积（molecular surface area，MSA）为 1200～2000 $Å^2$，而小分子配体结合的表面积一般为几百平方埃。在物理化学性质和几何特征方面，蛋白质－蛋白质结合位点明显区别于蛋白质的其余表面。由于蛋白质间的相互作用是多种多样的，所以无法以某一个属性将结合表面和非结合表面区分开，只能根据结合区域中的氨基酸的包埋程度分为核心区和边缘区。核心区基本由非极性氨基酸组成，并且至少有一个残基被完全包埋；边缘区的残基在形成复合物后，具有部分溶剂可及性。

蛋白质与蛋白质相互结合的目的是为了实现某种或多种生物学功能，功能的区别可能是复合物形成的界面的氨基酸的组成以及匹配模式的不同所造成的，常见的有锚残基[41]、关键残基[42]、热点残基[43]、配体－受体振动模式互补[44]等。

①锚残基结合位点，锚残基是指那些在形成复合物之后，侧链包埋最大的氨基酸残基（一般认为包埋面积＞1.0 nm^2）。锚残基可以使蛋白质复合物在形成过程中避免较大的动力学消耗，使其平稳进行。②热点残基，复合物形成的界面上的氨基酸对于结合的自由能贡献总是不均衡的，那些对于结合的贡献非常大的氨基酸出现在结合的界面之上，称之为热点残基。据统计，这些热点残基多数为 Trp、Tyr 和 Arg[41]，在结构上，热点残基通常

被能量贡献较小的残基所包围，为其相互作用提供有利的空间环境。③模块结合位点，当多个氨基酸组合成为一个模块，并对蛋白质－蛋白质的相互结合起决定性作用的时候，这些氨基酸的组合体被称为模块。组成模块的氨基酸残基大多比较特殊，这些氨基酸还可以参与特定相互作用来行使特定生物功能。

2. 蛋白质－配体结合位点

与蛋白质－蛋白质结合位点相似，蛋白质－小分子结合位点相对于其他区域具有较大的疏水性。由于配体小分子的分子体积较小，因此其包埋表面积也比较小。为了通过具有足够大数量的有利的蛋白质－配体接触而取得强相互作用，在蛋白质分子表面，经常会有非常凹陷的口袋，可以将小分子部分包埋。

许多研究表明[45]，蛋白质表面的配体结合位点通常位于最大的口袋。预测蛋白质－配体的结合位点的主要算法是探针法，该方法的基本思路是采用化学小分子探针，分析蛋白质周围的网格上探针的结合能，探针结合能聚类可以用来预测结合位点。另外，也可以采用分子动力学模拟的方法来识别配体的结合位点，结合位点的氨基酸残基的柔性一般较大。

蛋白质－配体结合位点预测中的主要问题之一是诱导契合，即配体结合时，蛋白质表面的结合位点的结构可以发生显著的改变，这对预测工作带来很大的难度。另一个问题是有的配体会结合在两个亚基的结合界面上，而大多数算法只会考虑单个亚基，导致对于蛋白质多聚体的结合位点预测时的结果较差。在一般情况下，基于蛋白质结构的药物设计需要准确定位配体的结合位点，限制蛋白质相关区域的搜索空间，进而减少假阳性的结果。

三、结合位点预测方法

国际上提出的蛋白质结合位点的预测方法主要包括四大类：基于序列的预测方法[46]、基于结构的预测方法[47]、基于理化性质的预测方法[48]和综合预测方法。各种方法都各有优点，可以针对不同的蛋白质选择不同的预测方法，但是目前还没有一个普适的方法可以预测任何蛋白质的功能位点[49]。比如，当同源蛋白的数量有限或序列的相似性较低时，基于序列的预测方法往往是不可靠的。而基于结构的预测方法在蛋白质的功能位点比较集中情况下效果较好，如酶的催化位点，而对于活性位点分布较为分散、空间距离较远的情况，则预测的结果较差。基于理化性质的方法也很难适用于不同的复合物，例如，对于抗原－抗体结合的预测方法，则无法应用于同源多聚体的结合位点的预测，这是由于二者结构中影响结合的因素差别较大。

(1)基于序列的预测方法，在生物进化的过程中，总有一些非常重要的功能是不会改变的，相同地，在蛋白质进化的进程中，也有一些非常重要的氨基酸的序列不会发生变化，这些氨基酸往往是与该蛋白质的生物学功能密切相关的。因此这类方法主要是通过寻找同源蛋白来进行多序列比对，来获得氨基酸的保守程度，并以此预测蛋白质的结合位点。

(2)基于结构的预测方法，蛋白质的某些局部的特定结构是形成一定活性位点的基础，比如蛋白质的结构中的疏水性口袋通常是结合底物或者抑制剂的区域；α 螺旋结构的刚性比 β 折叠更强，因此很少会出现在结合区域；由于 β 转角和无规卷曲结构的柔性较大，所以出现在活性位点的概率较大。

（3）基于理化性质的预测方法，蛋白质结合位点区域相较于其他区域在很多物理化学特性上都存在明显的统计学差异，如疏水性和极性。该方法一般是采用机器学习对已知结合位点的蛋白质数据库进行分析学习，得到一定的规律后再进行预测。

（4）综合预测方法，对前面 3 种方法进行组合使用，最终达到提高预测的合理性及准确性的目的。

目前，进行蛋白质结合位点预测的步骤一般是：首先通过统计分析实验解析出的蛋白质复合物结构中位于结合位点的氨基酸的特性，主要包括理化性质、几何特点、溶剂化特征等；然后用这些统计数据来建立理论的模型，来预测其他的蛋白质可能的结合位点。虽然随着实验解析的蛋白质复合物晶体结构不断增加，以及计算机技术的迅速发展，蛋白质结合位点的预测技术有较大的进步，但是由于蛋白质本身结构的复杂性和不稳定性，相同的蛋白质在不同的状态下，结合位点可能发生较大的变化，甚至有些蛋白质可以同时以不同的结合位点与多个分子发生相互作用，导致了复合物结构预测的不准确性。因此，能够精确地预测蛋白质的结合位点仍然是目前该领域的难题。

四、蛋白质结合位点预测的工具

蛋白质结合位点的预测是研究蛋白质与其他分子，尤其是蛋白质－蛋白质的复合物结构的关键问题。国际上很多实验室都开发了预测的计算方法，如表 6-2 所示。

表 6-2　常用的蛋白质结合位点预测服务器

计算方法	网址	简介
ProMate[40]	http：// bioinfo. weizmann. ac. il/promate/	采用了贝叶斯方法，分析二级结构、原子分布、序列保守性等
PPI_Pred[50]	http： // cic. scu. edu. cn/bioinformatics/predict _ ppi/default. html	支持向量机方法，分析表面形状和静电势能等
Cons-ppsip[51]	http：// pipe. scs. fsu. edu/ppisp. html	采用了神经网络方法，分析序列保守性以及溶剂可接触表面积
HotPatch[52]	http：// hotpatch. mbi. ucla. edu/	主要根据生物和理化性质寻找蛋白质表面的特殊区域（目前已经停止了在线版，开发软件版本）
CASTp[53]	http：// sts. bioe. uic. edu/castp/	分析每个空腔和口袋的面积和体积，做出最优选择
Sppider[54]	http：// sppider. cchmc. org/	采用神经网络方法，分析溶剂可接触表面积
InterProSurf[55]	http：// curie. utmb. edu/prosurf. html	采用表面残基聚类方法，分析残基出现在界面上的倾向性以及溶剂可接触表面积
COACH[56]	http：// zhanglab. ccmb. med. umich. edu/COACH/	考虑了序列保守性以及结构特点，并综合其他三种程序的结果
RaptorX Binding[57]	http：// raptorx. uchicago. edu/BindingSite/	用结构模型作为辅助，从序列出发预测蛋白质结合位点

第四节　全新药物设计方法

随着蛋白质结构解析技术的进步以及后基因组时代的到来，人们对蛋白质晶体结构的研究得到了迅速的发展。同时，随着蛋白质结构预测方法的发展，许多结构未知的蛋白质可以采用同源建模的方法得到其结构。然而，面对如此多的蛋白质结构，怎样有效分析这些靶点的信息以及如何指导新药的开发是目前学者们面临的挑战。

全新药物设计或从头设计方法是基于结构的药物设计(structure based drug design，SBDD)方法的一种，另一种是分子对接技术。但是分子对接一般是基于已有的分子数据库，将每个分子与蛋白质对接并打分，最后得到活性较好的化合物，对接的过程中，小分子的化学结构是不发生任何变化的。而全新药物设计方法重点在"全新"上，一般是根据蛋白质活性位点的结构特征产生一系列的片段，通过连接这些片段从而产生一个配体分子，因此全新药物设计产生的化合物的结构可能是全新的，对于药物化学研究人员具有一定的参考价值。

一、全新药物设计方法的基本流程

全新药物设计方法很多，但其基本思路一致，即通过分析蛋白质活性口袋的结构特征来设计与口袋的结构以及理化性质等方面相匹配的配体分子。基本步骤为定义活性位点、基于片段法产生配体分子、分子结构改造和修饰、配体分子的评估及结构验证、化学合成及活性测定。

在定义活性位点步骤中，对蛋白质靶点进行深入的分析，根据活性位点的结构特征，对其理化特征进行准确的定义，如疏水性、氢键、空间位阻等。这些特征不仅可以从蛋白质靶点的结构中得到，还可以在 CoMFA 的等势面图和药效团模型中得到。在产生配体分子的步骤中，根据第一步定义的活性位点的信息，产生相应的配体分子的片段，有原子连接法和片段连接法两种。在配体分子的评估及结构验证步骤中，将第二步产生的每个配体分子进行评估，主要以配体与靶点的结合能力为参照，对其进行排序，从中挑选若干效果较好的分子进行进一步的研究。全新药物设计方法的基本流程如图 6-26 所示。

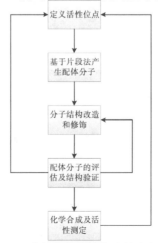

图 6-26　全新药物设计方法的基本流程

二、全新药物设计方法的分类

全新药物设计研究的基础是靶点生物分子的三维空间结构，这些结构除了可以从 X 射线和核磁共振方法获得以外，还可以通过蛋白质的同源建模进行预测。全新药物设计方法有很多种，但是其基本思路都是通过各种方法分析蛋白质活性口袋的特征，进而得到与活性口袋相匹配的配体小分子或片段。全新药物设计方法可以分为基于原子的药物设计方法和基于片段的药物设计方法两种，但是由于方法上的局限性，基于原子的药物设计方法很难得到应用，因此，本节讨论的主要是基于片段的药物设计方法(fragment based drug design，FBDD)。

FBDD 主要关注的是小分子与靶点蛋白质的结合能力，在进行片段筛选时，认为小分子的分子量(M_r)＜300，可以与靶标蛋白的空腔更好地结合。FBDD 的主要优点[58,59]是，片段筛选比高通量筛选(high throughput screening，HTS)具有更大的化学多样性，片段的多样性可以覆盖更大的化学空间，具有更高的命中率；片段分子能与受体的活性口袋更好地匹配，具有较高的配体效率(ligand efficiency，LE)[60]。LE 可以定义为结合到靶点蛋白上的每个非氢原子的平均结合自由能，计算公式如下

$$LE = \frac{-\Delta G}{HAC} = \frac{-RT\ln(K_i, IC_{50})}{HAC} \approx \frac{1.37(pK_i, pIC_{50})}{HAC} \tag{6-1}$$

其中，ΔG 为结合自由能，单位是 kcal·mol^{-1}；HAC 为非氢原子的数量。

按照片段生长和定位的特点，FBDD 可以分为片段定位法、位点连接法、片段连接法和片段生长法等[8]。这些方法的基本原理类似，其中片段定位法(fragment location methods)是 FBDD 的重要基础。片段定位法可以用来确定特定片段在活性位点口袋中的最佳位置，这种方法虽然在原理上很简单，但在全新药物设计中，能否准确定位活性小分子片段是该方法能否成功的关键一环。

图 6-27 是片段定位法的示意图，可以看出，受体活性位点的结构特征主要有疏水区、氢键给体区和氢键受体区。因此，根据化学环境匹配的方法，在活性口袋内的活性小分子片段应具有相对应的化学特征。另外，疏水区附近的分子片段也应是疏水基团，如芳香环、脂肪链等；氢键给体区对应的分子片段应为氢键受体，如羰基、氨基等；氢键受体区对应的分子片段应为氢键的给体，如羟基、氨基等。

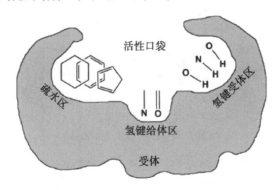

图 6-27　片段定位法示意图

片段定位法中，片段分子的选择以及匹配程度的评价需要通过定量的方法来判断，常用的定量评价方法有基于能量的方法和基于经验规则的方法。前者主要是采用分子动力学的方法来计算配体与受体之间的结合自由能，而后者主要是通过与数据库中总结得到的分子相互作用信息进行比对。两种评价方法各有优点，基于能量的方法能够给出直观的定量的结果，而基于经验的方法只能得到相对的结果；前者依赖于力场的选择，并且很难考虑到溶剂效应和熵的影响，后者依赖于数据库的质量，而且从静止的晶体结构得到的分子相互作用信息不一定适用于动态过程中以及溶剂化效应状态下的结合作用。

虽然片段定位法不能得到完整的配体分子，但这种方法可以提供能与受体相应区域形成相互作用的分子片段，为后续的全新药物设计奠定基础。下面将简要介绍 FBDD 中 3 种方法的基本原理。

1. 位点连接法

位点连接法中"位点"是与受体的化学特征相匹配的配体的结构模式，即活性口袋中配体所有可能的化学特征。如受体的结构特征为疏水区，则与之对应的位点为疏水基团。在位点连接法中，氢键给体和受体用短线来表示，疏水位点用点来表示。位点连接法的基本步骤为产生活性口袋中的位点信息，将分子片段放置在活性口袋中并与位点重合，用合适的基团连接分子片段。

通过前面片段定位法中的基于能量或基于经验规则的评价方法可以得到位点的信息，因此，位点连接法中配体片段的选择主要与位点相关，并不与受体的结构信息直接相关，这可以大大加快片段的选择和定位的过程。另外，位点连接法在操作过程中还具有较大的灵活性，既可以通过片段连接的方式产生配体分子的结构，也可以在数据库中搜索与相应的位点匹配的分子结构。

2. 片段连接法

片段连接法的基本思路是通过某种方法将得到的孤立的片段结构连接构成完整的分子结构，是全新药物设计方法中一种重要的方法。这类方法的基本前提是这些孤立的片段和受体之间具有较高亲和性。另外，该方法不会对片段分子与受体间的结合模式产生较大的影响，因此，连接后的片段不能与受体产生较大的结构碰撞，且必须具有合理的构象。如图 6-28 所示，4 个孤立的片段通过连接成为一个完整的配体分子。

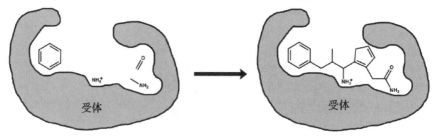

图 6-28　片段连接法示意图

片段连接法中使用的中间连接基团一般从不同的数据库中获得，如剑桥结构数据库等，也有部分是通过特定的算法来产生。该方法具有以下 3 个优点：可以很快地将活性口袋中的片段分子连接得到配体分子；可以选择特定的连接基团模板，使得到的配体分子具有一定的刚性,从而降低体系的熵变;另外,连接基团可以根据不同的需要有多种选择,柔性大的脂肪链,刚性大的芳香环以及连接片段的不同构象。但是片段连接法也存在一定的问题和困难。如选择的连接片段往往没有考虑到与受体的空间结构的问题,一旦与受体结构碰撞,则无法形成合理的配体分子;连接的片段没有考虑到化学合成的可操作性,大多数设计得到的配体分子结构都很复杂,在合成上具有较大的难度,这也是全新药物设计方法所面临的问题。

3. 片段生长法

片段生长法是以一个片段为起点,逐渐生长成为一个完整的配体分子的方法。片段生长法可以以不同的分子片段为起点,从而得到不同的配体分子。如图 6-29 所示,以苯环作为一个生长起点,不断连接上合理的结构片段,最终生成一个完整的配体分子。

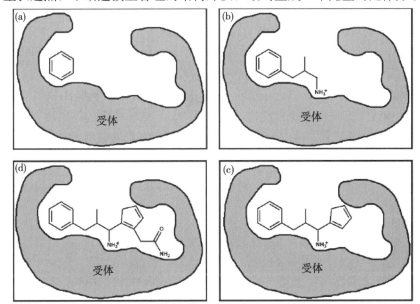

图 6-29　片段生长法示意图

片段生长法中受体与配体间的相互作用的评价方法一般采用基于能量的方法。从原理上讲,片段生长法相对于其他方法更加合理,因为在生长过程中,添加的连接片段一般会进行构象优化来确定最佳的构象。并且,片段生长法在操作过程中还考虑了分子的柔性,同时也增加了计算的时间。

片段生长法也存在一定的局限性。例如,如何让片段的生长顺利跨过"盲区"是最重要的问题,"盲区"就是在活性口袋中对于配体-受体结合的贡献不大的区域,当分子生长到这些区域的时候,很难判断继续生长的方向。如图 6-29(b)所示,片段生长到带正电的氨基后,需要跨过盲区到达氨基和羰基所在的口袋深处,但是计算未必会朝着合理的方向发展。另外,与其他方法一样,片段生长法也面临着分子的化学合成可行性的问题。

三、展望

传统的新药研发途径是基于大量化合物在各种活性测定模型下筛选获得的,这个过程需要耗费大量的人力和物力，盲目性大且风险较高。随着 CADD 研究的实质性进展，其已经成为药物研发过程中不可或缺的一环，具有高效、快捷的优势。全新药物设计方法是一种特殊的 CADD 方法，由于能够带来新的研究思路和方案而成功应用于多种药物研发领域。如 Jiang 等[61] 使用 LUDI 软件设计了全新的纺锤体驱动蛋白（kinesin spindle protein，KSP）抑制剂，并基于设计的分子结构与 KSP 的复合物结构，对剑桥结构数据库进行筛选，得到与 KSP 结合位点相互作用的小分子片段，进行生长连接，并进行结构修饰，几经循环，得到了活性较好、具有潜在治疗作用的一系列化合物。Park 等[62] 采用 LigBuilder 程序，设计了一系列具有较高活性的细胞分裂周期蛋白（CDC25）抑制剂。通过虚拟筛选得到的两个分子结构骨架，用于全新药物设计的起始结构，变换核心骨架上不同取代位置的取代基团，采用基于能量的方法，计算结合自由能，采用可以加强抑制活性的分子片段。使用 GROW 模块的遗传算法，生成一系列的衍生物，并检查其商业可获性以及对 CDC25 的抑制活性，最终得到具有微摩尔级抑制活性的化合物。

在过去的十几年中，全新药物设计方法得到了巨大的发展，成为药物研发行业重要的技术手段。但是该方法仍然存在一定的困难，如靶点的晶体结构解析的困难，大量化学片段组合后的构象问题以及设计的分子的类药性和化学合成的可操作性等[63]，这些问题不仅需要软件功能以及算法的完善和发展，也需要实验技术和条件的不断更新和进步。但是毫无疑问，随着生物靶点结构的识别和确认，新药研发将会越来越容易，而全新药物设计方法的广泛应用和发展，将在药物研发过程中发挥越来越重要的作用。

参考文献

[1]孙向东. 蛋白质结构预测[M]. 北京：科学出版社，2008.

[2]靳利霞，唐焕文. 蛋白质结构预测方法简述[J]. 自然杂志，2001，23(4)：217—221.

[3]殷志祥. 蛋白质结构预测方法的研究进展[J]. 计算机工程与应用，2004，40(20)：54—57.

[4]刘金凤，吴健敏，杜毅超，等. 抗 PRRSV 双功能单链抗体基因的构建、序列分析及蛋白结构预测[J]. 基因组学与应用生物学，2015，34(5)：988—994.

[5]张丽超. 基于序列的蛋白质结构预测的机器学习模型[D]. 青岛：中国海洋大学，2015.

[6]吴晓丽. 同源建模预测蛋白高级结构[J]. 科技导报，2011，28(12)：8.

[7]颜思奇，刘冠军，李娟，等. 同源模建及其分析工具的研究进展[J]. 医学信息，2015，28(27)：389—390.

[8]侯廷军，徐筱杰. 计算机辅助药物分子设计[M]. 北京：化学工业出版社，2004.

[9]Chintha C，Gupta N，Ghate M，et al. Homology modeling，binding site identification and docking study of human β-arrestin：an adaptor protein involved in apoptosis[J]. Medicinal Chemistry Research，2013，23(3)：1189—1201.

[10]Ganguly B，Tewari K，Singh R. Homology modeling，functional annotation and comparative genomics of outer membrane protein H of Pasteurella multocida[J]. Journal of Theoretical Biology，2015，386：18—24.

[11]Dhanavade M J，Jalkute C B，Barage S H. Homology modeling，molecular docking and MD simulation studies to investigate role of cysteine protease from xanthomonas campestris，in degradation of Aβ peptide[J]. Computers in Biology & Medicine，2013，43(12)：2063—2070.

[12]Piplani S，Saini V，Niraj R R. Homology modelling and molecular docking studies of human placental

cadherin protein for its role in teratogenic effects of anti-epileptic drugs[J]. Computational Biology & Chemistry, 2015, 60: 1—8.

[13] 于涛, 朱紫洪, 郝栋梁, 等. ClC-0 氯离子通道蛋白质空间结构的同源建模[J]. 江汉大学学报(自然科学版), 2015, (2): 111—115.

[14] 李南, 王非, 胥文春, 等. 肺炎链球菌双组份系统中的组氨酸激酶(YycG)的同源模建与分析[J]. 生物工程学报, 2009, 25(2): 207—214.

[15] 赵斌, 霍静倩, 邢继红, 等. 拟南芥转酮醇酶蛋白 AtTKL1 的同源建模及与 α-三联噻吩结合作用分析[J]. 高等学校化学学报, 2015, (4): 682—686.

[16] 章媛, 陈亚东, 尤启冬, 等. 同源模建和分子对接研究 HDAC1/HDAC8 的选择性[J]. 物理化学学报, 2010, 26(6): 1676—1686.

[17] 王俊生, 阮先乐, 范小芳, 等. 人 SEPT9 蛋白同源建模和活性位点分析[J]. 河南师范大学学报(自然科学版), 2014, (2): 107—113.

[18] Consortium U P. Ongoing and future developments at the Universal Protein Resource[J]. Nucleic Acids Research, 2011, 39: 214—219.

[19] Wu C H, Yeh L S L, Huang H. The protein information resource[J]. Nucleic Acids Research, 2003, 31(1): 345—347.

[20] Boeckmann B, Bairoch A, Apweiler R. The SWISS-PROT protein knowledgebase and its supplement TrEMBL in 2003[J]. Nucleic Acids Research, 2003, 31(1): 365—370.

[21] Bairoch A, Apweiler R. The SWISS-PROT protein sequence data bank and its new supplement TrEMBL[J]. Nucleic Acids Research, 1996, 24(1): 21—25.

[22] Altschul S F, Gish W, Miller W. Basic local alignment search tool[J]. Journal of Molecular Biology, 1990, 215(3): 403—410.

[23] Lipman D J, Pearson W R. Rapid and sensitive protein similarity searches[J]. Science, 1985, 227(4693): 1435—1441.

[24] 吕军, 张颖, 冯立芹, 等. 生物信息学工具 BLAST 的使用简介[J]. 内蒙古大学学报(自然科学版), 2003, 34(2): 179—191.

[25] 王帅. 基于同源建模的蛋白质结构预测方法的研究[D]. 哈尔滨: 哈尔滨工业大学, 2006.

[26] Altschul S F, Madden T L, Schäffer A A. Gapped BLAST and PSI-BLAST: a new generation of protein database search programs[J]. Nucleic Acids Research, 1997, 25(17): 3389—3402.

[27] Buchfink B, Xie C, Huson D H. Fast and sensitive protein alignment using DIAMOND[J]. Nature Methods, 2014, 12(1): 59—60.

[28] Fiser A, Šali A. Modeller: generation and refinement of homology-based protein structure models[J]. Methods in Enzymology, 2003, 374(374): 461—491.

[29] Martí-Renom M A, Stuart A C, Fiser A. Comparative protein structure modeling of genes and genomes[J]. Annual Review of Biophysics & Biomolecular Structure, 2000, 29(1): 291—325.

[30] Šali A, Blundell T L. Comparative protein modelling by satisfaction of spatial restraints[J]. Molecular Medicine Today, 2015, 1(6): 270—277.

[31] 张勤勇, 蒋洪川, 刘翠华. 分子动力学模拟的优化与并行研究[J]. 计算机应用研究, 2005, 22(8): 84—85.

[32] Ramachandran G N, Sasisekharan V. Conformation of polypeptides and proteins[J]. Advances in protein chemistry, 1968, 23: 283—437.

[33] Brooks B R, Bruccoleri R E, Olafson B D. CHARMM: a program for macromolecular energy, mini-

mization, and dynamics calculations[J]. Journal of Computational Chemistry, 1983, 4(2): 187 −217.

[34]Momany F A, Rone R J. Validation of the general purpose QUANTA 3. 2/CHARMm force field[J]. Comp Chem. 1992, 13: 888−900.

[35]左柯，胡建平，杜文义，等. 鲍曼不动杆菌 LpxC 的同源模建及分子对接[J]. 分子科学学报，2017，33(1): 1−9.

[36]Konc J, Janežič D. Binding site comparison for function prediction and pharmaceutical discovery[J]. Current Opinion in Structural Biology, 2014, 25(25): 34−39.

[37]Si J, Zhao R, Wu R. An overview of the prediction of protein DNA-binding sites[J]. International Journal of Molecular Sciences, 2015, 16(3): 5194−5215.

[38]Fang C, Noguchi T, Yamana H. Simplified sequence-based method for ATP-binding prediction using contextual local evolutionary conservation[J]. Algorithms for Molecular Biology Amb, 2014, 9(1): 1−13.

[39]Chen H, Zhou H. Prediction of interface residues in protein-protein complexes by a consensus neural network method: test against NMR data[J]. Proteins Structure Function & Bioinformatics, 2005, 61(1): 21−35.

[40]Neuvirth H, Ran R, Schreiber G. ProMate: a structure based prediction program to identify the location of protein-protein binding sites[J]. Journal of Molecular Biology, 2004, 338(1): 181−199.

[41]Bueno M, Camacho C J. Acidic groups docked to well defined wetted pockets at the core of the binding interface: a tale of scoring and missing protein interactions in CAPRI[J]. Proteins Structure Function & Bioinformatics, 2007, 69(4): 786−792.

[42]Wang P W, Gong X Q, Li C H. Division of protein surface patches and its application in protein binding site prediction[J]. Acta Physico-Chimica Sinica, 2010, 28(11): 2729−2734.

[43]Fischer T B, Arunachalam K V, Bailey D. The binding interface database(BID): a compilation of amino acid hot spots in protein interfaces[J]. Bioinformatics, 2003, 19(11): 1453−1454.

[44]Haliloglu T, Seyrek E, Erman B. Prediction of binding sites in receptor-ligand complexes with the Gaussian Network Model[J]. Physical Review Letters, 2008, 100(22): 4539−4539.

[45]邱智军. 蛋白质结合位点预测方法研究与应用[D]. 大连：大连理工大学，2012.

[46]Shen J, Zhang J, Luo X. Predicting protein-protein interactions based only on sequences information[J]. Proceedings of the National Academy of Sciences, 2007, 104(11): 4337−4341.

[47]Glaser F, Morris R J, Najmanovich R J. A method for localizing ligand binding pockets in protein structures[J]. Proteins Structure Function & Bioinformatics, 2006, 62(2): 479−88.

[48]Gao Y, Wang R, Lai L. Structure-based method for analyzing protein-protein interfaces[J]. Journal of Molecular Modeling, 2004, 10(1): 44−54.

[49]Prathipati P, Dixit A, Saxena A K. Computer-aided drug design: integration of structure-based and ligand-based approaches in drug design[J]. Current Computer-Aided Drug Design, 2007, 3(2): 133 −148.

[50]Guo Y, Yu L, Wen Z. Using support vector machine combined with auto covariance to predict protein-protein interactions from protein sequences[J]. Nucleic Acids Research, 2008, 36(9): 3025−3030.

[51]López G, Valencia A, Tress M L. Firestar-prediction of functionally important residues using structural templates and alignment reliability[J]. Nucleic Acids Research, 2007, 35: 573−577.

[52]Pettit F K, Bare E, Tsai A. HotPatch: a statistical approach to finding biologically relevant features

on protein surfaces[J]. Journal of Molecular Biology, 2007, 369(3): 863—879.

[53]Liang J, Woodward C, Edelsbrunner H. Anatomy of protein pockets and cavities: measurement of binding site geometry and implications for ligand design[J]. Protein Science, 1998, 7(9): 1884 —1897.

[54]Aleksey P, Meller J. Prediction-based fingerprints of protein-protein interactions[J]. Proteins-structure Function & Bioinformatics, 2007, 66(3): 630—645.

[55]Negi S S, Schein C H, Oezguen N. Interprosurf: a web server for predicting interacting sites on protein surfaces[J]. Bioinformatics, 2007, 23(24): 3397—3399.

[56]Yang J, Roy A, Zhang Y. Protein-ligand binding site recognition using complementary binding-specific substructure comparison and sequence profile alignment[J]. Bioinformatics, 2013, 29(20): 2588 —2595.

[57]Källberg M, Wang H, Wang S. Template-based protein structure modeling using the RaptorX web server[J]. Nature Protocols, 2012, 7(8): 1511—1522.

[58]董国强, 盛春泉, 张万. 基于片段的药物设计方法研究进展[J]. 中国药物化学杂志, 2010(3): 226 —232.

[59]何小羊, 王升启. 基于分子片段的药物设计: 热休克蛋白90抑制剂的发现与开发研究进展[J]. 国际药学研究杂志, 2014, 41(1): 21—29.

[60]Bembenek S D, Tounge B A, Reynolds C H. Ligand efficiency and fragment-based drug discovery[J]. Drug Discovery Today, 2009, 14(14): 278—283.

[61]Jiang C, Yang L, Wu W T. De novo design, synthesis and biological evaluation of 1,4-dihydroquinolin-4-ones and 1,2,3,4-tetrahydroquinazolin-4-ones as potent kinesin spindle protein(KSP) inhibitors[J]. Bioorganic & Medicinal Chemistry, 2011, 19(18): 5612—5627.

[62]Park H, Jeong Y, Hong S. Structure-based de novo design and biochemical evaluation of novel BRAF kinase inhibitors[J]. Bioorganic & Medicinal Chemistry Letters, 2012, 22(2): 1027—1030.

[63]殷丽, 陈临溪. 全新药物设计方法与常用软件及其在抗癌药物设计中的应用[J]. 药学实践杂志, 2014, 32(1): 9—15.

(常珊，田元新)

第七章　分子动力学模拟

随着化学、生物学等相关实验技术的迅猛发展，越来越多的生物大分子结构被解析完全，为从分子层面探究人体生理生化反应、疾病的发病机制以及药物的药理作用等奠定了坚实的基础。但受到各种实验方法的限制，解析所得的结构基本为静态结构。而生物大分子在行使其生物学功能时，往往是一个动态过程，这些复杂分子的动态性质又很难通过实验的技术准确测定。加之，生物体内的固有无序蛋白[1]由于没有稳定的高级结构，尚且无法通过实验的方法进行结构解析。这些也是从事药物设计工作的研究人员不得不面对的难题。

1976年，Warshel与Levitt[2]应用量子力学(quantum mechanics，QM)理论，通过计算模拟研究了酶分子活性部位在化学反应中的电子转移，堪称计算机模拟技术在生命科学中应用的先驱性工作之一。一年后，Karplus[3]首次使用分子动力学(molecular dynamics，MD)模拟从原子水平对蛋白质分子的动力学行为进行探究，并初步建立了蛋白质的分子力场和MD模拟程序，为解决实验无法精准测定生物大分子动态行为的难题指出了新的方向。鉴于他们三人在发展复杂化学与生物学体系多尺度模拟方面所做的贡献，他们共享了2013年的诺贝尔化学奖。

时至今日，经过近40年的发展，MD模拟已能够处理复杂的生物大分子体系及生理过程，尤其是在蛋白质结构-功能研究领域具有显著优势[4]，并衍生出了拉伸分子动力学(steered molecular dynamics，SMD)模拟、非平衡态分子动力学模拟等多种理论和方法[5]。现在，MD模拟程序大多已经商业化，常见的专业软件有：AMBER、NAMD、GROMACS等。

MD模拟联用其他辅助计算工具已成为CADD研究中不可替代的手段之一。本章将以AMBER为例，重点介绍常规MD模拟的基本原理、相关概念、操作步骤及应用实例，至于其他类型的MD模拟技术请感兴趣的读者参看有关专业书籍。

第一节　分子动力学模拟的原理

MD模拟是一种采用经典分子力学(molecular mechanics，MM)方法的模拟技术。经典MM方法是指应用谐振子模型、库仑静电模型等经典物理模型描述，模拟生物大分子的方法[6]。在MM方法模拟分子体系的过程中，体系被视为由刚性的球状原子构成，且每个原子具有特定的范德瓦耳斯半径、极化率及电荷；原子间的相互作用被分为化学键作用和非键作用，并使用力场函数和参数表示，而力场函数与参数则通过实验数据及量化计算结果拟合得到。因为在室温条件下，对于由成千上万个原子构成的生物大分子体系来说，一般的量子效应可以忽略不计(酶反应等量子效应较为明显的情况除外)。这种含有实验数据拟合成分的半经验模型具有原理简单，计算效率高等特点，较为适合处理组成复杂的生物大分子体系。

一、生物大分子的经典力学模型

根据统计力学的观点，实验观测的宏观物理量可用系综的平均值来描述。系综定义为一定宏观条件下，大量性质和结构完全相同，处于各种运动状态且各自独立的系统微观运动状态的集合。假定一个孤立体系从任一初态出发，经过足够长时间的演变后将历经一切可能的微观状态，则该体系处于平衡态的宏观性质就相当于微观量在足够长时间内的平均值，即该平衡态的系综统计平均值。对于一个由 N 个原子组成的体系，其力学量 A 的系综平均值如式(7-1)所示：

$$\langle A \rangle_{\text{ensemble}} = \iint \mathrm{d}\,p^N \mathrm{d}\,r^N A(p^N,\ r^N)\rho(p^N,\ r^N) \tag{7-1}$$

式中，p^N 表示 N 个原子的动量，$p^N = (p_1,\ p_2,\ \cdots,\ p_N)$；$r^N$ 表示 N 个原子的位置，$r^N = (r_1,\ r_2,\ \cdots,\ r_N)$；$A(p^N,\ r^N)$ 表示被观测量，是 p^N 和 r^N 的函数；$\rho(p^N,\ r^N)$ 表示系综的概率密度。在通常实验条件下，体系是可与环境这个大热源进行热交换而达到热平衡的封闭体系，其统计分布可由正则系综(canonical ensemble，NVT)表示。NVT 系综的概率密度为如式(7-2)所示：

$$\rho(p^N,r^N) = \frac{1}{Z}\,\mathrm{e}^{\left[\frac{-H(p^N,\ r^N)}{k_B T}\right]} \tag{7-2}$$

式中，H 表示体系的哈密顿量(Hamiltonian)；T 为热力学温度；k_B 表示玻尔兹曼常量，Z 为配分函数：

$$Z = \iint \mathrm{d}\,p^N \mathrm{d}\,r^N\,\mathrm{e}^{\left[\frac{-H(p^N,\ r^N)}{k_B T}\right]} \tag{7-3}$$

配分函数中的积分须包括体系所有可能的微观状态。常用的 MD 模拟是通过牛顿运动定律求解体系中 N 个相互作用原子在相空间内随时间变化的一系列微观运动状态，从而获得体系中每个原子的坐标轨迹、速度轨迹和体系的能量轨迹。而体系中原子间的相互作用及体系的势能则通过分子力场定义。这些运动状态分别对应于分子体系在特定热力学状态下的各个构象，因此可以视为是对分子体系在该热力学状态下系综的采样。因此，根据 MD 模拟的结果，体系的热力学量和其他宏观性质均可通过系综平均计算得到。值得一提的是，在 MD 模拟中力学量 A 可表示为微观状态对时间的积分，避免了较难计算的配分函数项[式(7-4)]：

$$\langle A \rangle_{\text{time}} = \lim_{\tau \to +\infty} \frac{1}{\tau} \int_0^\tau A[p^N(t),\ r^N(t)]\,\mathrm{d}t \approx \frac{1}{M} \sum_{t=1}^M A(p^N,\ r^N) \tag{7-4}$$

式中，τ 表示模拟时间；M 表示 MD 采样的轨迹数；$A(p^N,\ r^N)$ 表示 A 在 t 时刻的瞬间值。从式(7-4)可以看出，只有当 MD 模拟对相空间进行了充分的采样，约等号右边的平均值才近似于左边的系综平均值。而能否充分采样则与可用计算资源的多少有关。

二、常见分子力场

分子力场由经验势函数 U 及其参数两部分构成，其中 U 的表达形式是分子力场的核心所在，它是分子内全部原子坐标 r^N 的函数。生物大分子力场多采用可加和的函数形式，描述分子内和分子间的相互作用[7]。常见的分子力场包括化学键相互作用和非化学键相互作用。因此势函数 U 可以写成式(7-5)的形式。

$$U(r^N) = U_{\text{bonded}}(r^N) + U_{\text{non-bonded}}(r^N) \tag{7-5}$$

其中，化学键相互作用又可分为键伸缩能、键角弯曲能、二面角扭转能及保持分子特定几何结构(如手型、芳环平面等)而引入的非正常二面角扭转能。键伸缩能、键角弯曲能及非正常二面角扭转能用谐振子模型描述，二面角扭转能用余弦函数表示，如式(7-6)所示：

$$U_{\text{bonded}}(r^N) = \sum_{\text{bonds}} K_b \, (b - b_0)^2 + \sum_{\text{angles}} K_\theta \, (\theta - \theta_0)^2 + \sum_{\text{dihedral}} K_\chi [1 + \cos(n\chi - \delta)]$$
$$+ \sum_{\text{impropers}} K_{\text{imp}} \, (\varphi - \varphi_0)^2 \tag{7-6}$$

式(7-6)中，等式右边第 1 项表示键伸缩能，b 为键长，b_0 为平均键长，K_b 为伸缩力常数；第 2 项表示键角弯曲能，θ 表示键角，θ_0 表示平均键角，K_θ 表示弯曲力常数；第 3 项为二面角扭转能，χ 表示二面角，K_χ 表示扭转力常数，n 表示多重度，指二面角在全角度旋转过程中能量极小点的个数，δ 表示相角，指二面角转过能量极小点时的角度值；第 4 项为非正常二面角扭转能，φ 表示非正常二面角，φ_0 表示平均角度，K_{imp} 表示非正常二面角的力常数。而非键相互作用则包括范德瓦耳斯相互作用和库仑相互作用两类，如式(7-7)所示：

$$U_{\text{non-bonded}}(r^N) = \sum_{\text{non-bonded}} \varepsilon_{ij} \left[\left(\frac{R_{ij}^{\min}}{r_{ij}} \right)^6 - \left(\frac{R_{ij}^{\min}}{r_{ij}} \right)^{12} \right] + \frac{q_i \, q_j}{\varepsilon \, r_{ij}} \tag{7-7}$$

式(7-7)中，等式右边第 1 项为范德瓦耳斯相互作用，由 Lennard-Jones(L-J)函数式表示，其中 r_{ij} 表示两个相互作用的原子 i 与原子 j 之间的距离，ε_{ij} 表示 L-J 势函数的势阱深度，$R_{ij}^{\min}$ 表示最短作用半径；第 2 项为库仑相互作用，由库仑势表示，其中 q_i、q_j 分别表示原子 i 和原子 j 所带的部分电荷，ε 为介电常数。常用于蛋白质和核酸模拟的 AMBER 力场[8]、CHARMM[9]力场、GROMACS[10]力场等，均采用了上述函数形式。

势函数的选择与其参数的拟合往往决定了一个力场的精确性和适用范围。为了减少计算结果与实验数据的偏差，一些分子力场还会引入校正项，例如，采用高阶项校正键伸缩能中的非谐振动的误差，引入交叉作用项校正键伸缩能、键角弯曲能等间的相互关联，以及氢键函数等[7]。

三、积分算法

MD 模拟以牛顿第二定律为基础，根据给定体系中每个原子的初始坐标和速度，通过求解牛顿第二定律的微分方程[式(7-8)]，计算体系中每个原子的瞬时坐标、速度和加速度。

$$-\frac{dU}{dr_i} = m_i \frac{d^2 r_i}{dt^2} \tag{7-8}$$

对于复杂、多自由度的体系，牛顿方程没有解析解，只能通过数值积分法求解[式(7-9)]：

$$F_i = m_i a_i, \quad a_i = \frac{dv_i}{dt}, \quad v_i = \frac{dr_i}{dt} \tag{7-9}$$

数值积分的算法较多，在选择时应注意：①具有较高的计算效率；②尽量减免出现计算量较大的步骤；③体系的运动轨迹需要在长时间尺度下保持恒定的能量及动量，以保证所选系综的正确采样。因此，常用的积分方法往往都是低阶的。

1. Verlet 算法

Verlet 算法是目前 MD 模拟中使用最为广泛的算法[11]，其思路是将体系中各原子在 $t+\delta t$ 时刻的位置、速度及加速度通过泰勒级数展开近似[式(7-10)]：

$$r_i(t+\delta t)=r_i(t)+v_i(t)\delta t+\frac{1}{2}a_i(t)\delta t^2+\cdots$$

$$v_i(t+\delta t)=v_i(t)+a_i(t)\delta t+\frac{1}{2}v_i(t)\delta t^2+\cdots$$

$$a_i(t+\delta t)=a_i(t)+b_i(t)\delta t+\cdots \tag{7-10}$$

那么，在 $t\text{-}\delta t$ 时刻各原子的位置可以近似表达为式(7-11)：

$$r_i(t-\delta t)=r_i(t)-v_i(t)\delta t+\frac{1}{2}a_i(t)\delta t^2 \tag{7-11}$$

将式(7-10)中 $t+\delta t$ 时刻位置的泰勒展开式中的小项忽略后和式(7-11)相加可得

$$r_i(t+\delta t)=2r_i(t)-r_i(t-\delta t)+a_i(t)\delta t^2$$

$$r_i(t+\delta t)=2r_i(t)-r_i(t-\delta t)+\frac{F_i(t)}{m_i}\delta t^2 \tag{7-12}$$

从式(7-12)可以看出，在 Verlet 算法中，原子在 $t+\delta t$ 时刻的位置是由其在 t 时刻的位置、加速度及 $t\text{-}\delta t$ 时刻的位置计算得到的。这种算法在每个时间步长只需求解一次力，计算简明扼要，对储存的要求适中。但由于 $2r_i(t)$ 为一个小项，而 $r_i(t-\delta t)$ 是一个大项，通过该两项做差再求和计算得到的 $t+\delta t$ 时刻的位置 $r_i(t+\delta t)$ 的精确性较差。此外，Verlet 算法中没有直接求取当前的速度，需要先计算下一步的原子位置才能计算当前速度[式(7-13)]：

$$v_i(t)=\frac{r_i\left(t-\frac{1}{2}\delta t\right)+r_i\left(t+\frac{1}{2}\delta t\right)}{2\delta t} \tag{7-13}$$

2. Leap-frog 算法

Leap-frog 算法[12]是对 Verlet 算法的变形。此算法是先求取 $t+\frac{1}{2}\delta t$ 时刻的速度[式(7-14)]，然后用所得的速度计算 $t+\delta t$ 时刻的位置[式(7-15)]：

$$v_i\left(t+\frac{1}{2}\delta t\right)=v_i\left(t-\frac{1}{2}\delta t\right)+\frac{F_i(t)}{m_i}\delta t \tag{7-14}$$

$$r_i(t+\delta t)=r_i(t)+v_i\left(t+\frac{1}{2}\delta t\right)\delta t \tag{7-15}$$

从式(7-14)和式(7-15)可以看出，该算法在速度值的计算上，呈现一种"跳跃"式的规律，具有显示速度项和计算量较小的优点，但存在速度和位置的计算并不同步，在指定位置无法同时计算动能对总能量的贡献等缺点。

3. Velocity-Verlet 算法

Velocity-Verlet 算法[13]也是在 Verlet 算法的基础上的变化形式，它利用 t 时刻的位置[式(7-16)]和速度[式(7-17)]积分运方程，不需要 $t-\frac{1}{2}\delta t$ 时刻的速度：

$$r_i(t+\delta) = r_i(t) + r_i(t)\delta t + \frac{F_i(t)}{2\,m_i}\delta t^2 \tag{7-16}$$

$$v_i(t+\delta) = v_i(t) + \frac{F_i(t)+F_i(t+\delta t)}{2\,m_i}\delta t \tag{7-17}$$

此算法可以同时得到各原子的位置、速度和加速度，且不影响计算精度，计算量适中。因此，目前应用也较为广泛。

四、周期性边界条件

在 MD 模拟过程中，为了尽可能多地提高计算精度，将具有周期性的物理问题简化为周期性单元处理，并引入周期性边界条件消除边界效应对小尺度模拟体系产生的影响。例如，立方体盒子周期性边界条件是以立方体为基本单元，生物大分子体系及环境（溶剂等）位于该基本单元中。通过无限次复制平移，让基本单元周围充满"镜像（mirror image）"，且每个单元的边界都是开放的，单元中的粒子可以自由进出（图 7-1）。在模拟过程中，如果基本单元中的一个粒子逃出了单元边界，则该粒子的镜像就会从反方向的边界以相同的速度进入该单元。这样就消除了边界，搭建了一个准无穷大的空间体积。周期性边界条件中常见的基本单元的形状除了立方体盒子外，还有单斜体盒子、去头八面体（truncated oc-tahedron）盒子等。

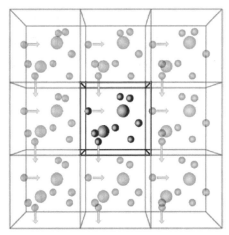

图 7-1　周期性边界条件

在设定周期性边界条件时，为保证模拟的少量原子所受到的力与处于大环境中的原子所受到的力相当，那么基本单元的边长应至少大于截断距离 r_{cut} 的两倍。r_{cut} 是在模拟过程中，计算原子间相互作用力时，假设相互作用是短程，为了减少计算量而设定的阈值，即当原子 i 与原子 j 间的距离超过 r_{cut}（$r_{ij} > r_{cut}$），原子 i 与原子 j 之间的相互作用可以忽略不计。在计算粒子间的相互作用时，常使用"最小像力约定"。最小像力约定是指在无穷重复的 MD 基本单元中，假设单元内有 n 个粒子，每个粒子只同基本单元内的另外 $n-1$ 个粒子或其相邻最近的镜像粒子发生相互作用。

五、SHAKE 约束条件

为了提高模拟时的计算效率，防止生物大分子结构崩塌，通常要使用约束条件对分子内高频振动的化学键进行约束。例如，为了保持氢原子参与形成的化学键的能量守恒，需要 0.5 fs 的模拟时间步长。如果引入约束条件固定键长，即可使用 2 fs 的时间步长，从而显著提高模拟效率，降低计算成本。

SHAKE 算法[14] 是常用的约束条件方法，它通过给定的约束距离来保持化学键的几何构型。如：一组原子坐标 r_i 经过无约束模拟的一个时间步长后生成一组新的坐标 r_i'，根据给定的距离约束条件，SHAKE 算法把 r_i' 转化为一组满足条件的 r_i''。应用于 Verlet 积分算法时，SHAKE 算法根据约束条件计算一系列的约束力，使在每一模拟步长结束时满足给定的约束条件。若以原子 i 与原子 j 之间的化学键为例，约束其键长为 b，约束方程见式(7-18)：

$$\sigma(r_i, \ r_j) = (r_i - r_j)^2 - b^2 = 0 \tag{7-18}$$

假设体系由 N 个原子组成，且体系的运动方程必须满足 n 个完整约束：

$$\sigma_k(r_1, \ \cdots, \ r_N) = 0, \ k = 1, \ 2, \ \cdots, \ n \tag{7-19}$$

将约束项带入势函数，并乘以拉格朗日乘子 $\lambda_k(t)$，即可将力的计算式变为：

$$F(t) = -\frac{\partial}{\partial r_i}\left(U + \sum_{k=1}^{n} \lambda_k \sigma_k\right) \tag{7-20}$$

式(7-20)中，λ_k 的解续满足式(7-19)。等式右侧的第一项为非约束力，第二项为约束力 (G_i)。求出约束力后，将其带入牛顿方程中，继而可求得约束后原子的位置 r_i''：

$$G_i = -\sum_{k=1}^{n} \lambda_k \frac{\partial \sigma_k}{\partial r_i} \tag{7-21}$$

$$r_i'(t + \delta t) = 2 r_i'(t) - r_i'(t - \delta t) + \frac{F'(t)}{m}\delta t^2 \tag{7-22}$$

$$r_i''(t + \delta t) = 2 r_i''(t) - r_i''(t - \delta t) + \frac{F'(t) + G_i(t)}{m}\delta t^2 \tag{7-23}$$

从式(7-23)可知，约束前后的位移为 $G_i(t)\delta t^2/m$。为求解拉格朗日乘子，SHAKE 算法通过迭代法对一组耦合的约束方程依次求解，直至收敛至设定的约束精度。值得注意的是，SHAKE 算法无法求解较大的位移[15]。这与 SHAKE 算法是对耦合的键逐一处理，校正一个键可能会带动其他键产生较大的位移，从而可能造成难以收敛的情况有关。因此，SHAKE 算法会设定一个距离偏差范围，如果约束导致的距离偏差超过了设定的范围，则判为计算失败跳出迭代。

六、非键相互作用

在 MD 模拟中，原子间的相互作用可分为成键相互作用和非键相互作用。其中，非键相互作用又包括分子内和分子间两种相互作用。具体来说，有静电相互作用、范德瓦耳斯相互作用、π 效应和疏水效应 4 种。分子内的非键相互作用对维持生物大分子的高级结构具有重要意义，例如，疏水效应是蛋白质折叠过程中的重要驱动力，静电、范德瓦耳斯及氢键相互作用是稳定生物大分子高级结构的重要因素[16]。分子间的非键相互作用则在生物分子间相互识别和特异性结合中发挥着重要作用，例如，抗体与抗原的识别、酶与底物的结合等。在药学领域中，绝大多数药物通过非键相互作用与生物大分子结合从而调控其功能达到治疗目的。因此，正确处理非键相互作用是 MD 模拟的关键。在 MD 模拟中，非键相互作用被分为短程相互作用和长程相互作用分别进行处理。

1. 短程相互作用

上面已经提到，短程相互作用往往是通过设定 r_{cut} 来处理的。MD 模拟计算过程中仅考虑了 r_{cut} 范围内的相互作用，而忽略了超出 r_{cut} 范围的相互作用。尽管这样大大降低了计算量，但检查和计算体系中各原子对间的距离仍然十分耗时。为了进一步加快计算速度，Verlet 算法引入了"邻近列表"的概念检测原子对。邻近列表定义了一个与比 r_{cut} 稍大的 r_{list}。在开始模拟时，根据 $r_{ij} < r_{list}$ 构建与原子 i 邻近的原子 j 的列表。在后续的模拟时间步长内，只需检查当前列表内的原子 j 即可计算原子 i 所受的力。邻近列表应频繁地更新以避免列表外的原子进入 r_{cut} 范围内。

2. 长程相互作用

在长程相互作用中，主要考虑范德瓦耳斯相互作用和静电相互作用两项。其中 L-J 项随距离的增长迅速衰减，看似对长程作用的贡献不显著，但忽略后仍会对体系造成很大的误差。对 L-J 项的处理方式是截断法，并通过引入统一的纠正项补偿截断范围外损失的部分相互作用[17,18]。

静电相互作用与 L-J 项不同，是一种衰减缓慢的长程相互作用。这种相互作用在生物体中具有重要作用，MD 模拟中必须计算精确。若使用截断法处理静电相互作用会造成系统显著不连续，引起较大误差。精确计算长程静电相互作用需要同时考虑基本单元及其镜像中的原子对，是 MD 模拟中最消耗计算资源的步骤。1921 年，Ewald 等[19] 提出了 Ewald 求和法，利用晶体的对称性和倒易空间的原理处理长程静电相互作用，且适用于周期性边界条件，成为计算长程静电相互作用的标准算法之一。由于 Ewald 法的计算量较大，仅适用于几百个原子的小体系[20]。后来，将 Ewald 法中耗时的加和方法转换为使用快速傅里叶变换处理，极大提高了计算效率。这种优化算法称为 PME（Particle-Mesh-Ewald）方法[21]，现已广泛应用于各种 MD 模拟的软件包中。Ewald 求和法和 PME 法的详细算法较为复杂，请感兴趣读者参考有关资料，此处不做赘述。

第二节　恒温恒压分子动力学模拟与溶剂模型

通常的实体实验是在恒温恒压下进行的，对应的恒温恒压分子动力学模拟也是最常见的 MD 模拟之一。因此，MD 模拟中的选用恰当的温度、压力控制技术是保持恒温和恒压的关键。另外，在大多数生理状态下，蛋白质存在于水环境中，模拟时也通常假设这些蛋白质在纯水或含离子水中完全溶剂化。水的离散性在蛋白质的热力学及功能中有重要作用。因此，溶剂模型的选择也是影响 MD 模拟结果的重要因素。

一、温度控制方法

在 MD 模拟中，温度与体系的平均动能有直接关系，而动能又与体系内所有原子运动的速度有关。因此，控制体系温度的直接方法就是对速度进行标度。

为了确保能够产生正确的正则系综，多采用 Nosé-Hoover 热浴法[22]控制温度。Nosé-

Hoover 热浴法是 1984 年由 Nosé 提出 Nosé 热浴法后，经 Hoover 改进而成。Nosé 热浴与其他温控方法的区别在于 Nosé 热浴引入了自由度 s，将原体系进行了扩展，使得热浴成了扩展体系中的一部分。原体系与热浴之间通过动能交换实现热交换，则原体系中原子的速度标度可表示为

$$v_i = s\dot{r}_i \tag{7-24}$$

使原体系的温度在目标温度 T_{eq} 附近波动。扩展体系的拉格朗日量 L_e 与哈密顿量 H_e 则可分别表示为

$$L_e(r,\ s,\ \dot{r},\ \dot{s}) = \sum_i \frac{m_i}{2} s^2 \dot{r}_i^2 - U(r) + \frac{Q}{2}\dot{s}_i^2 - gk_B T_{eq}\ln s \tag{7-25}$$

$$H_e(p_i,\ r,\ p_s,\ s) = H_r(p_i',\ r') + \frac{p_s^2}{2Q} + gk_B T_{eq}\ln s \tag{7-26}$$

$$H_r(p_i',\ r') = \sum_i \frac{p_i'^2}{2m_i} + U(r') \tag{7-27}$$

式(7-25)与式(7-26)中，Q 表示热浴的虚拟质量；式(7-26)中的 H_r 表示原体系的哈密顿量，其中 p_i' 与 r' 为原体系的正则变量；p_i 和 p_s 分别定义为

$$p_i' = \frac{p_i}{s} \tag{7-28}$$

$$r' = r \tag{7-29}$$

$$p_i = \frac{\partial L_e}{\partial \dot{r}_i} = m_i s^2 \dot{r}_i \tag{7-30}$$

$$p_s = \frac{\partial L_e}{\partial \dot{s}} = Q\dot{s} \tag{7-31}$$

式(7-25)中，右侧前两项分别表示原体系的动能和势能，后两项则分别表示 s 的动能和势能。这里，将 s 的势能设为 $gk_B T_{eq}\ln s$，确保了生成的系综为原体系的正则系综[22]。其中，$g = f + 1$，表示自由度；k_B 表示玻尔兹曼常量。由此，在 MD 模拟中，原体系的正则系综运动轨迹即可通过对扩展体系的微正则系综采样获得。而扩展体系的运动方程可由式(7-32)~式(7-34)表示：

$$\frac{\mathrm{d}r_i}{\mathrm{d}t} = \frac{\partial H_e}{\partial p_i} = \frac{p_i}{m_i s^2} \tag{7-32}$$

$$\frac{\mathrm{d}p_i}{\mathrm{d}t} = -\frac{\partial H_e}{\partial r_i} = -\frac{\partial \varphi}{\partial r_i} \tag{7-33}$$

$$\frac{\mathrm{d}s}{\mathrm{d}t} = \frac{\partial H_e}{\partial p_s} = \frac{p_s}{Q} \tag{7-34}$$

结合式(7-33)与式(7-34)，可得 s 的二阶微分方程[式(7-35)]：

$$\frac{\mathrm{d}^2 s}{\mathrm{d}t^2} = \frac{2}{Qs}\left(\sum_i \frac{p_i^2}{2m_i s^2} - \frac{gk_B T_{eq}}{2}\right) \tag{7-35}$$

从式(7-35)可以看出，s 随时间的变化使动能在 $\frac{1}{2}gk_B T_{eq}$ 值附近波动。当动能值大于 $\frac{1}{2}gk_B T_{eq}$ 时，括号项为正，s 得到正加速度，其值增大，使得动能减小；反之，当动能值小于 $\frac{1}{2}gk_B T_{eq}$ 时，s 减小，动能增大；在平衡状态下，$\mathrm{d}^2 s/\mathrm{d}t^2$ 的时间平均值为零，动能的时间

平均值与预设的温度平均值 T_{eq} 相对应。另外，参数 Q 控制体系温度波动的快慢，其值越小，温度波动越快，反之亦然。

值得注意的是，Nosé 热浴法中使用的是"虚拟时间采样"，即采用的时间间隔并不是均匀的，这给应用带来了不便。虚拟时间与实际时间的关系为 $s = \mathrm{d}t/\mathrm{d}t'$。为了进行实际时间的采样，以间隔均匀的实际时间步长代替原虚拟时间步长，并设定 $g = f$ 使观测量的时间平均值仍等于 $\langle A(p',\ r') \rangle_c$，则原运动方程[式(7-32)~式(7-34)]可转变为

$$\frac{\mathrm{d}r_i'}{\mathrm{d}t'} = \frac{p_i'}{m_i} \tag{7-36}$$

$$\frac{\mathrm{d}p_i'}{\mathrm{d}t'} = -\frac{\partial U}{\partial r_i'} - \frac{s'\,p_s'\,p_i'}{Q} \tag{7-37}$$

$$\frac{\mathrm{d}s'}{\mathrm{d}t'} = \frac{p_s'\,s'^2}{Q} \tag{7-38}$$

$$\frac{\mathrm{d}p_s'}{\mathrm{d}t'} = \frac{1}{s'}\left(\sum_i \frac{p_i'^2}{m_i} - g\,k_B\,T_{eq}\right) - \frac{s'\,p_s^2}{Q} \tag{7-39}$$

Hoover[22] 在此方程的基础上，引入变量 ζ，令 $\zeta \equiv p_s'/Q$，将上述方程简化为

$$\frac{\mathrm{d}p_i'}{\mathrm{d}t'} = -\frac{\partial \varphi}{\partial r_i'} - \zeta p_i' \tag{7-40}$$

$$\frac{\mathrm{d}\zeta}{\mathrm{d}t'} = \frac{2}{Q}\left(\sum_i \frac{p_i'}{2m_i} - \frac{g\,k_B\,T_{eq}}{2}\right) \tag{7-41}$$

从式(7-41)可以看出，ζ 控制了动能在 $\frac{1}{2}g\,k_B\,T_{eq}$ 附近的波动，此法即为 Nosé-Hoover 热浴法。Nosé-Hoover 热浴法具有确定性和可逆性，产生正则系综，只是计算量较大，且不适用于小体系、刚性体系或低温条件[23]。为了克服上述缺点，后来又发展出了 Nosé-Hoover 链(Nosé-Hoover chain)法[24]。它将原 Nosé-Hoover 热浴法中的单一热浴变量修改为一系列相互作用的热浴变量链，在保证产生正则系综的基础上，可用于处理原方法难以处理的体系。

除了上述的 Nosé-Hoover 热浴法，在 MD 模拟中还有随机动力学(stochastic dynamics，SD)法、随机耦合(stochastic coupling，SC)法、弱耦合法等，此处不再一一介绍。

二、压力控制方法

在 MD 模拟中，压力控制方法也有多种，其中常见的有 Berendsen 恒压法[25]、Andersen 法[26]及 Parrinello-Rahman 法[27]。下面对这 3 种方法做简要介绍。

1. Berendsen 恒压法

Berendsen 恒压法是对体系的坐标和体积进行标度，是一种弱耦合方法。在体积为 V 的立方体周期性边界条件下，体系瞬时压力 P 定义为

$$P = \rho T + \frac{W}{V},\ W = \frac{1}{3}\sum_{i>j} f(r_{ij}) \cdot r_{ij} \tag{7-42}$$

式中，W 表示维里。设外界压力恒为 P_0，并对每一步体系内各粒子的坐标进行标度，保持压力的变化率与外界和系统的压力差成比例。则有

$$\Delta P = \frac{\delta t}{\tau_P} [P_0 - P(t)] \tag{7-43}$$

式中，τ_P 表示压力耦合参数；δt 表示模拟步长。体积的标度因子则表示为

$$\lambda = 1 - \frac{\beta \delta t}{\tau_P} [P_0 - P(t)] \tag{7-44}$$

粒子坐标的标度因子为 $\lambda^{\frac{1}{3}}$。式中，β 称为等温压缩系数。由此可以看出，体系的压力变化由 β / τ_P 控制，而 τ_P 可以在是模拟过程中设置。

其实，Berendsen 恒压法并不局限于立方体周期性边界条件，其他形状的单元也同样适用，只需根据各个方向设定不同的标度因子即可。虽然此法具有平稳快速的特点，但并不能生成正确的正则系统，在平衡态模拟中需要考虑可能带来的误差。

2. Andersen 法

Andersen 法将 V 设为动态变量，用于描述恒压条件下的体积变化。并将体系中各粒子的坐标用 ρ 表示：

$$\rho_i = \frac{r_i}{V^{\frac{1}{3}}}, \quad i = 1, 2, 3, \cdots, N \tag{7-45}$$

ρ 无量纲且大于 0 小于 1。此时体系的拉格朗日量可表示为

$$L_A(\rho_i, V, \dot{\rho_i}; \dot{V}) = \sum_i \frac{m_i}{2} V^{\frac{2}{3}} \dot{\rho_i}^2 - U(V^{\frac{1}{3}} \rho) + \frac{M}{2} \dot{V}^2 - \alpha V \tag{7-46}$$

式中，M 和 α 均为常数，最后两项分别表示与单元 V 有关的动能项及势能项。体系的哈密顿量为

$$H_A(\rho_i, V, p_i, p_V) = \sum_i \frac{p_i^2}{2 m_i V^{\frac{2}{3}}} + U(V^{\frac{1}{3}} \rho_i) + \frac{p_V^2}{2M} + \alpha V \tag{7-47}$$

其中，p_i 与 ρ_i 共轭；p_V 与 V 共轭：

$$p_i = \frac{\partial L_A}{\partial \dot{\rho_i}} = m_i V^{\frac{2}{3}} \dot{\rho_i}, \quad p_V = \frac{\partial L_A}{\partial \dot{V}} = M \dot{V} \tag{7-48}$$

因此，在 Andersen 法中，运动方程可表示为

$$\dot{\rho_i} = \frac{\partial H_A}{\partial p_i} = \frac{p_i}{m_i V^{\frac{2}{3}}} \tag{7-49}$$

$$\dot{p_i} = -\frac{\partial H_A}{\partial \rho_i} = -V^{\frac{1}{3}} \frac{\partial U}{\partial \rho_i} \tag{7-50}$$

$$\dot{V} = \frac{\partial H_A}{\partial p_V} = \frac{p_V}{M} \tag{7-51}$$

$$\dot{p_V} = -\frac{\partial H_A}{\partial V} = \sum_i \frac{p_i^2}{3 m_i V^{\frac{5}{3}}} - \rho V^{-\frac{2}{3}} U'(V^{\frac{1}{3}} \rho) - \alpha \tag{7-52}$$

联合式(7-51)与式(7-52)可得

$$\ddot{V} = \frac{1}{M} \left[\frac{\left(\frac{2}{3} \sum_i \frac{p_i^2}{2 m_i} - \frac{1}{3} \sum_i \frac{\partial U_i}{\partial \rho_i} \right)}{V} + \alpha \right] = \frac{\alpha - P}{M} \tag{7-53}$$

P 表示瞬时压力，定义为

$$P = \frac{2}{3V}(E_k - W) = \frac{2}{3V}\left(\sum_i \frac{p_i^2}{2\,m_i} - \frac{1}{2}\sum_i \frac{\partial U_i}{\partial \rho_i}\rho_i\right) \tag{7-54}$$

式中, W 表示维里。

假设体系在经过足够长时间后,将历经一切可能的微观状态,则系统的任意函数 $X(\rho 、V、p、p_v)$ 的时间平均都等于 X 在 $P = \alpha$、$H = E - \langle p_v^2/2M \rangle$ 的恒压恒焓系综 (NPH) 中的系综平均,且误差极小,可忽略不计[26]。

3. Parrinello-Rahman 法

Andersen 法的缺点在于无法改变模拟单元的形状。Parrinello 与 Rahman 在 Andersen 法的基础上进行了拓展,得到了 Parrinello-Rahman 法。此法中,周期性边界条件的基本单元形状是可变的,并由一个与时间有关的度规张量描述基本单元的体积与形状随时间的变化。基本单元矢量遵循一个运动方程,而体系中各粒子的运动方程与 Andersen 法中的一样。至于 Parrinello-Rahman 恒压法的具体数学原理这里不再详述,请读者自行查看相关文献。

三、溶剂模型

在 MD 模拟过程中,为了尽可能地还原生物大分子(尤其是蛋白质)在生理环境下的状态,通常将这些生物大分子置于虚拟的水环境中,并假设它们在纯水或含离子水中完全溶剂化。当然,对于诸如膜蛋白等在生理状态下就并非完全暴露在水环境中的生物大分子,在进行 MD 模拟前还需做特殊处理。

溶剂分子,尤其是水分子的离散性对于蛋白质的热力学性质及功能意义重大。在 MD 模拟中,根据对水分子的描述方式的不同,一般可将溶剂模型分为显含溶剂模型和隐含溶剂模型两类。显含溶剂模型应用全原子力场描述水分子,可较为精确地处理溶质-溶剂间的相互作用。但相应的弊端则是会显著增大模拟体系,占用大量计算资源。隐含溶剂模型则将溶剂整体视为连续介质,无单个的溶剂分子,从而大大减少了计算量。但此模型又难以处理离子效应或溶质与溶剂间的特殊相互作用等。因此,对于不同的课题,应慎重选用适当的溶剂模型。

1. 隐含溶剂模型

隐含溶剂模型将溶剂视为连续介质,在处理溶质与溶剂间的相互作用时,将其简化为仅是溶剂构型的函数的平均场。在多数情况下,蛋白质模拟研究的性质与溶剂分子在原子层面的行为关系不大。所以,隐含溶剂模型将溶剂分子不重要的原子尺度细节做平均化处理,可以显著减少体系的自由度,从而提高计算效率。与显含溶剂模型相比,此模型可更好地直接估算溶剂自由能[28]。在研究生物大分子折叠、构型转变、蛋白质-蛋白质、蛋白质-配体结合及药物分子跨膜转运等问题中,多使用隐含溶剂模型。

常用的隐含溶剂模型大致有两种类型:一种是基于溶剂可及表面积(solvent-accessible surface areas,SASA)的模型;另一种是基于泊松-玻尔兹曼方程的连续介质模型[29]。

2. 显含溶剂模型

显含溶剂模型在处理溶剂分子与溶质生物大分子间的特殊相互作用,探究介质屏蔽效应等对生物大分子结构及功能影响方面时，与隐含溶剂模型相比具有显著优势[30]。显含溶剂模型有多种类型可选[31]。对于生物大分子模拟而言，多使用水模型。常用的水模型包括 TIP3P[32]、TIP4P[32]、TIP5P[33]、SPC[34] 及 SPC/E[34] 模型等。这些模型都是根据水的一种或几种物理性质优化得到的，所以能较好地体现水的这些性质，例如，径向分布函数(radial distribution function，RDF)、扩散率、蒸发熵及密度[35] 等，但同时重现水的所有性质。上述显含水模型的偶极矩都大约为 2.3 D，而气相水偶极矩实验测定值为 1.85 D[36]。TIP5P 是上述模型中唯一可很好地描述水的密度随温度变化的水模型[37]。此外，这些模型都将水分子视为完全刚性的结构，因此可与前面介绍的 SHAKE 算法兼容。

第三节　分子动力学模拟的主要步骤

MD 模拟的具体步骤大致可以分为体系结构的预处理、拓扑文件的制作、能量优化、分子动力学模拟、模拟结果分析等。一般来讲，体系的起始构型主要来自 X 射线晶体衍射或核磁共振等实验测得的分子结构，这些结构可通过公开数据库[例如，PDB 数据库(www.rcsb.org)等]查询下载得到，也可以根据已知分子结构通过同源模建制得。体系中的有机小分子的起始构型还可以通过量子化学计算得到。

通过实验获得的体系结构文件中往往含有结晶水分子、辅助结晶添加的离子等非模拟所需粒子，部分结构还可能存在缺失。为了保证模拟过程的完整准确，在使用 AMBER 进行模拟前，需对结构进行一定的预处理。接下来，以表皮生长因子酪氨酸激酶结构域与 HER2 抑制剂复合物(PDB code：5JEB.pdb)的 MD 模拟为例，介绍具体的操作流程。

一、体系结构的预处理

登录 PDB 数据库(www.rcsb.org)，在网页的"Search"一栏中输入"5JEB"进行搜寻。将搜寻得到的结构以"pdb"文件的格式下载保存，并用软件 ViewerPro 打开。ViewerPro 的使用方法详见胡建平主编的 2013 年科学出版社出版的《计算机化学实践基础教程》。

在 ViewerPro 中，点击工具栏中的"Window"，在下拉菜单中点击"New Hierarchy Window"；或使用 Ctrl＋H 快捷组合键打开层次窗口。在层次窗口中，使用鼠标滚轮滑至底部。在 A 链配体中用鼠标左键点击"SO41001"与"SO41002"选中两个结晶时留下的硫酸根离子，按 Delete 键将其删除。将文件另存为"5JEB-modified.pdb"后退出，如图 7-2所示。

逐一检查蛋白质 A 链序列。发现 ARG724 与 THR727 之间有两个氨基酸缺失，使用同源模建法将缺失的残基补全(具体方法请参见第六章)，并将补全后的"pdb"文件存为"protein.pdb"。使用 ViewerPro 打开"5JEB-modified.pdb"删去蛋白质部分，仅保留配体小分子 6JS1003。对照文献中报道的 6JS1003 的结构式，如图 7-3 所示，对其添加双键信息，具体的操作是：鼠标左键点击需要修改的键后，窗口上方的工具栏中点击 ‖ 即可。逐一补全双键信息后，给分子添加氢原子。方法是：全部选中分子后，点击工具栏中

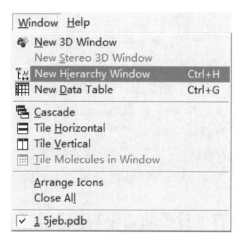

图 7-2　打开层次窗口

的 **H** 即可。对小分子完成了上述修饰后，将其另存为"ligand. pdb"，退出 ViewerPro。

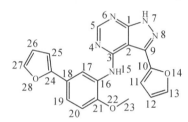

图 7-3　6JS1003 的结构式

使用文本编辑软件 UltraEdit 编辑"ligand. pdb"。将 6JS1003 中的各原子编号修改为图 7-4 中相应的编号，并将自动生成的氢原子编号删去，从 1 开始依次编号。编辑完成后保存、退出。

再次使用 ViewerPro 打开"ligand. pdb"。找出分子中极性氢原子（与非碳原子相连的氢原子），记录下其原子编号。此例中，吡唑环上的氢编号为（4），环外仲胺上的氢为（6）。至此，我们得到了可以用于接下来进行拓扑制作的 PDB 文件：protein. pdb 和 ligand. pdb。将这两个文件上传至模拟用工作目录下，准备制作拓扑文件。

二、拓扑文件的制作

拓扑文件的制作主要是配体小分子的拓扑制作和复合物的拓扑制作。在 Linux 操作系统下，对配体小分子进行拓扑参数文件的制作步骤如下所述。

1. 制作 prepin 文件

执行命令："$ antchamber -i ligand. pdb -fi pdb -o ligand. prepin -fo prepi -c bcc -s 2"（-i 表示输入；-fi 表示输入格式；-o 表示输出；-fo 表示输出格式；-c 表示电荷方法；-s 表示输出显示），得到"prepin"文件。"prepin"文件类似"mol2"文件，储存着原子的类型、坐标和电荷等信息。其中，原子类型对应了 gaff 力场中的小分子类型；原子名称与顺序均与"pdb"文件一致，如图 7-5 所示。

```
REMARK      Accelrys ViewerPro PDB file
REMARK      Created:   Fri Sep 23 17:40:01 中国标准时间 2016
CRYST1   69.435   69.435  191.520   90.00   90.00  120.00 P3121
ATOM       1  C1   6JS A1003      -13.064 100.540  21.734  1.00  0.00
ATOM       2  C2   6JS A1003      -14.134  99.809  21.399  1.00  0.00
ATOM       3  C3   6JS A1003      -14.596  99.796  20.135  1.00  0.00
ATOM       4  N4   6JS A1003      -13.981 100.537  19.195  1.00  0.00
. . .
ATOM      29  H1   6JS A1003      -15.238  97.908  24.776  1.00  0.00
ATOM      30  H2   6JS A1003      -17.290  96.501  24.495  1.00  0.00
ATOM      31  H3   6JS A1003      -18.096  96.720  22.134  1.00  0.00
ATOM      32  H4   6JS A1003      -12.094 100.789  23.551  1.00  0.00
ATOM      33  H5   6JS A1003      -12.395 101.855  18.817  1.00  0.00
ATOM      34  H6   6JS A1003      -16.078  98.513  20.657  1.00  0.00
ATOM      35  H7   6JS A1003      -14.594  99.069  17.451  1.00  0.00
ATOM      36  H8   6JS A1003      -20.080  98.470  20.696  1.00  0.00
ATOM      37  H9   6JS A1003      -19.828  97.608  19.332  1.00  0.00
ATOM      38  H10  6JS A1003      -20.093  99.217  19.244  1.00  0.00
ATOM      39  H11  6JS A1003      -19.340  98.523  17.485  1.00  0.00
ATOM      40  H12  6JS A1003      -18.160  98.603  15.403  1.00  0.00
ATOM      41  H13  6JS A1003      -15.185  98.999  12.031  1.00  0.00
ATOM      42  H14  6JS A1003      -13.058  99.040  13.352  1.00  0.00
ATOM      43  H15  6JS A1003      -13.636  98.956  15.790  1.00  0.00
TER
```

图 7-4　修改原子编号

```
   0   0   2
This is a remark line
molecule.res
6JS  INT  0
CORRECT    OMIT   DU   BEG
  0.0000
     1 DUMM  DU  M  0  -1  -2  0.000    .0      .0     .00000
     2 DUMM  DU  M  1   0  -1  1.440    .0      .0     .00000
     3 DUMM  DU  M  2   1   0  1.523  111.21    .0     .00000
     4 Cl1   cc     M  3   2   1  1.540  111.208 -180.000  -0.2123000
     5 H1    ha     E  4   3   2  1.000  121.945  -97.041   0.172000
...
```

图 7-5　示例 ligand. prepin 中的部分内容

2. 制作 frcmod 文件

得到"prepin"文件后，执行命令："＄parmchk-iligand. prepin-fprepi –o ligand. frcmod"（-i 表示输入；-f 表示输入格式；-o 表示输出）。得到含有非正常二面角信息的"frcmod"文件，如图 7-6 所示。

```
remark goes here
MASS

BOND

ANGLE

DIHE
cc-cd-os-cd 1 1.050    180.000    2.000    same as x-c2-os-x
cd-os-cd-cd 1 1.050    180.000    2.000    same as x-c2-os-x
h4-cd-os-cd 1 1.050    180.000    2.000    same as x-c2-os-x
cd-cd-ca-ca 1 0.700    180.000    2.000    same as x-c2-ca-x
```

图 7-6　示例 ligand. frcmod 中的部分内容

3. 执行 tleap 程序

使用 tleap 程序制作配体小分子 6JS1003 的拓扑文件（＊. prmtop）及 MD 模拟的初始坐标文件（＊. inpcd）。执行命令："＄ tleap –s –f leap. in，leap. in"，文件的内容如图 7-7 所

示。图 7-7 中各字符段的含义如下：source leaprc. gaff 表示加入小分子 leaprc. gaff 力场；source leaprc. ff03. r1 表示加入 leaprc. ff03. r1 力场；loadamberparams ligand. frcmod 表示载入小分子补充参数；loadamberprep ligand. prepin 表示载入小分子结构参数；set default PBRadii mbondi2 为使用 leap 制作 prmtop 文件必须添加的字符段；x1 = loadpdb NEWP-DB. PDB 表示加载 pdb 文件 NEWPDB. PDB；saveamberparm x1 ligand _ vac. prmtop ligand_vac. inpcd 表示保存真空条件下的小分子拓扑和初始坐标文件；quit 表示退出 tleap 程序。

```
source leaprc.gaff
source leaprc.ff03.r1
loadamberparams ligand.frcmod
loadamberprep ligand.prepin
set default PBRadii mbondi2
x1 = loadpdb NEWPDB.PDB
saveamberparm x1 ligand_vac.prmtop ligand_vac.inpcrd
quit
```

图 7-7　配体小分子拓扑制作所用 leap. in 的内容

4. 制作蛋白质－配体复合物的拓扑文件

将 NEWPDB. PDB 中完成拓扑制作的小分子信息复制粘贴至"protein. pdb"文件的末尾，并将原子序号、结合链信息及残基序号修改为与"protein. pdb"一致后键入"TER"及"END"字符段，另存为"complex. pdb"。使用 tleap 程序制作复合物的拓扑文件和初始坐标文件。执行命令："＄ tleap -s -f leap. in"，复合物拓扑制作的"leap. in"文件内容如图 7-8 所示。

```
source leaprc.gaff
source leaprc.ff03.r1
loadamberparams ./lig/ligand.frcmod
loadamberprep ./lig/ligand.prepin
set NDP PBRadii mbondi2
x1 = loadpdb complex.pdb
saveambrparm x1 complex_vac.prmtop complex_vac.inpcrd
addions x1 Na+ 6
solvateOct x1 TIP3PBOX 10.0
saveamberparm x1 complex_wat.prmtop complex_wat.inpcrd
quit
```

图 7-8　复合物拓扑制作中 leap. in 文件的内容

图 7-8 中字段 addions x1 Na^+ 6 表示向体系中加入 6 个钠离子；solvatOct x1 TIP3PBOX 10.0 表示向体系外围添加 1.0 nm 的去头八面体 TIP3P 水模型盒子；saveamberparm x1 comple_wat. prmtop complex_wat. inpcrd 表示保存加水后的体系拓扑和初始坐标文件。

执行完 tleap 程序后，查阅"leap. log"文件。发现体系中加入水分子 9604 个，体系总原子数为 33755 个(含 6 个钠离子)。复合物体系原带有 3 个正电荷，加入 6 个钠离子后共带有 9 个正电荷。为保证模拟体系保持电中性，修改"leap. in"中的"Na^+ 6"为"Cl^- 3"。再次执行 tleap 程序，覆盖原结算结果。修改后的体系共加水分子 9588 个，体系总原子数为 33704 个(含 3 个氯离子)。

至此，完成了 MD 模拟所需的拓扑制作工作。需要特别注意的是：①若体系中含有金属离子，需要额外步骤，如通过高斯量化方法等，制作金属离子的参数文件，并在

leap. in 中调用；②若蛋白质体系中含有二硫键，需要将原 pdb 文件中的半胱氨酸名 CYS 修改为 CYX，并使用 bond 命令将两个 CYX 的巯基连接起来，再进行拓扑制作。bond 命令的一般格式为：bond atom1 atom2［order］。

三、能量优化

MD 模拟开始前，需要进行能量优化，以避免体系中存在的局部不合理性对模拟结果造成不良影响。常用的能量优化方法主要有最陡下降（steepest descent，SD）法和共轭梯度（conjugate gradient，CG）法。SD 法利用当前位置的导数为直线搜索的方向，求取势能面的极小值，是一种一次求导方法，其计算公式为

$$\boldsymbol{g}^{(k)} = \nabla U[X^{(k)}] = \left(\frac{\partial U}{\partial x_1}, \frac{\partial U}{\partial x_2}, \cdots, \frac{\partial U}{\partial x_n}\right)^T \mid_{X^{(k)}} \tag{7-55}$$

式中，$\boldsymbol{g}^{(k)}$ 表示 $U(X)$ 在第 k 次迭代的位置 $X^{(k)}$ 的势函数的梯度向量。势函数沿着最快的负梯度方向下降到达位置 $X^{(k+1)}$。SD 法具有优化速度快、省机时的特点。即使从一个不太好的初始点 $X^{(0)}$ 出发，往往也能收敛到局部极小。其缺点则是收敛速度慢。当初始点远离极小点时，收敛速度快，但越是接近极小点附近，收敛速度就越慢。

CG 法也是一种一次求导方法。与 SD 法不同的是，CG 法在直线搜寻方向时，要考虑前一步的优化结果。其基本步骤是：先按照式(7-55)计算第 k 次迭代的位置 $X^{(k)}$ 的势函数的梯度向量 $\boldsymbol{g}^{(k)}$，然后按照式(7-56)确定在 $X^{(k)}$ 处的搜索方向 $\boldsymbol{d}^{(k)}$，最后从点 $X^{(k)}$ 出发沿 $\boldsymbol{d}^{(k)}$ 方向按照式(7-57)求取 $U[X^{(k+1)}]$ 的极小点 $X^{(k+1)}$。

$$\boldsymbol{d}^{(k+1)} = -\boldsymbol{g}^{(k+1)} + \frac{[\boldsymbol{g}^{(k+1)}]^T \boldsymbol{g}^{(k+1)}}{[\boldsymbol{g}^{(k)}]^T \boldsymbol{g}^{(k)}} \boldsymbol{d}^{(k)} \tag{7-56}$$

$$U[X^{(k+1)}] = \min_{\lambda>0} U[X^{(k)} + \lambda \boldsymbol{d}^{(k)}] \tag{7-57}$$

因此，能较好地预测下一步的搜寻方法，收敛性更好。但是，当 CG 法应用于不够合理的初始结构时，搜寻速度较慢。一般而言，在进行 MD 模拟前，均先采用 SD 法优化体系，然后转入 CG 法优化，直至能量收敛为止。

1. 约束溶质的能量优化

就本书中的示例而言，在对复合物体系 5JEB 进行 MD 模拟之前，同样需要进行能量优化。优化分两次进行，第一次为约束溶质，放松溶剂的能量优化，约束力常数设为 2.09 $\times 10^3$ kJ・mol^{-1}・nm^{-2}。先用 SD 法优化 5000 步，再用 CG 法优化 5000 步。

具体操作如下：执行命令："\$ sander -O -i min1. in -o min1. out -p .. /complex_wat. prmtop -c .. /complex_wat. inpcrd -r comolex_min1. rst -ref .. /compelx_wat. inpcrd -inf min1. info"（-p 表示拓扑文件；-c 表示输入的初始坐标；-r 表示输出的坐标；-ref 表示参考坐标；-inf 表示结果信息），开始约束溶质的能量优化，图 7-9 给出了 min1. in 文件的内容。

图 7-9 中各行字符段的含义如下：第一行为注释语句；&cntrl 为模拟参数起始标志；imin＝1 表示此任务为能量优化；maxcyc＝10000 表示优化总步数为 10000；ncyc＝5000 表示前 5000 步为 SD 法优化，后 5000 步为 CG 法优化；ntb＝1 表示周期性边界条件，启动 PME 方法，0 为不采用，1 为定容，2 为定压；ntr＝1 表示优化后，需约束一些原子；cut＝10 表示非键相互作用截断值为 1 nm（不能超过周期性边界条件基本单元长的一半）；

Hold the PROTEIN fixed 为约束说明；500.0 为约束力常数，单位为 kcal·mol^{-1}；RES 1 302 表示约束残基范围；END END 为结尾标识。

```
System minimization on PROTEIN & DRG, 10 cut, must have this item
&cntrl
    imin = 1,
    maxcyc = 10000,
    ncyc = 5000,
    ntb = 1,
    ntr = 1,
    cut = 10 /
Hold the PROTEIN fixed
500.0
RES 1 302
END
END
```

图 7-9　文件 min1. in 的内容

2. 去约束的能量优化

第二次能量优化是去除约束后的优化，同样优化 10000 步，前 5000 步采用 SD 法，后 5000 步采用 CG 法。收敛条件为能量梯度小于 4.18×10^{-4} kJ·mol^{-1}·nm^{-1}。

具体操作如下：输入命令："$ sander -O -i min2. in -o min2. out -p ../complex_wat. prmtop -c complex_min1. rst -r complex_min2. rst -inf min2. info"，参数解释同上。图 7-10 给出了 min2. in 文件的内容，图中 ntr=0 表示无约束优化，其余字段含义请参考图 7-9，优化结束后，进行 MD 模拟。

```
System minimization on PROTEIN & DRG, 10 cut, must have this item
&cntrl
    imin = 1,
    maxcyc = 10000,
    ncyc = 5000,
    ntb = 1,
    ntr = 0,
    cut = 10  /
END
```

图 7-10　文件 min2. in 的内容

四、分子动力学模拟

MD 模拟同样分为两步：第一步进行 0.5 ns 约束溶质的 MD 模拟，约束力常数为 41.8 kJ·mol^{-1}·nm^{-2}，期间温度从 0 K 逐步升高至 300 K；第二步为 5 ns 的无约束恒温 MD 模拟。整个模拟过程中使用 VMD 图像显示软件实时跟踪体系构象。采用 SHAKE 算法约束键长，MD 模拟的积分步长设为 0.002 ps，非键相互作用截断半径设为 1.0 nm，每隔 0.001 ns 采集 1 次构象，一共采集 5500 个构象。

具体的操作为：输入命令："$ sander -O -i md1. in -o md1. out -p ../complex_wat. prmtop -c ../min/complex_min2. rst -r complex_md1. rst -x complex_md1. mdrcd -ref ../min/complex_min2. rst -inf md1. info"（-x 表示输出的轨迹）进行约束 MD 模拟。图 7-11 给出了 md1. in 文件的内容。图中，第一行为注释语句；&cntrl 为模拟参数起始标识；imin=0 表示此任务为 MD 模拟；irest=0 表示开始做 MD 模拟；ntx=1 表示读取初始坐标、速度及盒子信息，其中 1 表示这是第一次 MD 模拟，无初始速度，随机产生；ntb=1 表示恒容周期性边界条件；cut=10 表示非键相互作用键长为 1.2 nm；ntr=1 表示约束一些原子；ntc=2、ntf=2 表示忽略氢键；tempi=0.0 表示系统开始的温度；temp0=300.0 表

示系统达到并保持的温度，单位为 K；ntt＝3 表示采用 Langevin 动力学温度转变控制法；gamma_ln＝1.0 表示温度偶联因子为 1.0；nstlim＝250000 表示计算的步数；dt＝0.002 表示积分步长（integration step），单位为 ps；ntpr＝500 表示每隔 500 步打印一次能量；ntwx＝500 表示每隔 500 步打印一次轨迹；ntwr＝500 表示每隔 500 步打印一次 restrt 文件；Hold the ligand fixed 为约束说明；10.0 为约束力常数，单位为 kcal·mol^{-1}（此处约束力远远小于之前能量优化的约束力，因为太大的约束力会使系统中的原子产生大频率的震动，使系统不稳定）；RES 1 302 表示约束残基范围；END 为结尾标识。

```
Position restrained dynamics, model 1, 10.0 cut
&cntrl
  imin = 0,  temp0 = 300.0,  irest = 0, ntt = 3,
  ntx = 1, gamma_ln = 1.0, ntb = 1, nstlim = 250000,
  cut = 10, dt= 0.002, ntr = 1, iwrap = 1, ntc =2,
  ntpr = 500, ntf =2, ntwx =500, tempi =0.0
  ntwr = 500, /
Hold the ligand fixed
10.0
RES 1 302
END
END
```

图 7-11　文件 md1.in 的内容

完成约束 MD 模拟后，输入命令：" \$ sander -O -i md2.in -o md2.out -p ../complex_wat.prmtop -c complex_md1.rst -r complex_md2.rst -x complex_md2.mdcrd -inf md2.info"，进行去约束的 MD 模拟，图 7-12 给出了 md2.in 的内容。

```
free dynamics, model 1, 10.0 cut
&cntrl
imin = 0,  ntf = 2,  irest = 1, tempi = 300.0,
ntx = 7, temp0 = 300.0, ntb = 2, ntt = 3,
pres0 = 1.0, gamma_ln = 1.0, ntp = 1,
nstlim = 500000, taup = 2.0, dt = 0.002,
cut = 10, ntpr =500, ntr = 0, ntwx = 500,
ntc = 2,  ntwr = 500, /
END
```

图 7-12　文件 md2.in 的内容

文件 md2.in 中的内容与 md1.in 中的内容大致一样。不同之处如下：irest＝1 表示接着前面的轨迹做 MD 模拟；ntx＝7 表示读取初始坐标、速度和盒子信息，其中 ntx＝7 表示接着之前的 MD 模拟继续进行；ntb＝2 表示恒压周期性边界条件；pres0＝1.0 表示参考压强为 1.0 个标准大气压；ntp＝1 表示各向同性恒压；taup＝2.0 表示压力弛豫时间（relaxation time）；ntr＝0 表示体系无约束；tempi＝300.0、temp0＝300.0 表示系统恒温在 300.0 K。因为老版本 AMBER 对 *.mdcrd 轨迹文件限制在 2 GB 以内，所以不能将所有的模拟时长编入 md2.in 文件中，此处仅模拟 1 ns。

完成上述 1 ns 的去约束 MD 模拟后，继续输入命令，再次进行 1 ns 的去约束 MD 模拟直至完成最初设定的总共 5 ns 的去约束 MD 模拟。完成模拟后，得到 complex_md1.mdcrd，complex_md2.mdcrd，…，complex_md6.mdcrd 共 6 个文件。

五、模拟结果分析

MD 模拟结束后，依据得到的轨迹文件和拓扑文件可进行众多分析。常规的结果分析如下所示。

1. 轨迹文件的拼合及去水处理

在 MD 的结果分析中，若不需要考虑溶剂效应(solvent effect)，可以将水分子去除，以节省硬盘占用的空间，节约分析时间。在进行长时模拟时，可能有多个轨迹文件。在进行分析时，可以将多个轨迹文件合并成一个轨迹文件。

具体的操作为：输入命令："$ ptraj ../complex_wat. prmtop < ptrajin"，进行轨迹合并。ptraj 是 AMBER 的分析程序，需要 complex_wat. prmtop 和 ptrajin 作为输入文件。图 7-13 给出了 ptrajin 的内容。图中 trajin 表示输入轨迹；trajout 表示输出轨迹；center 表示将选择的残基置于盒子中心；image familiar 表示使用周期性边界条件，启动盒子镜像；strip 表示去掉轨迹中的残基，如水分子(WAT)。值得注意的是，AMBER16 版以后不再搭载 ptraj 程序，而是使用了 cpptraj 程序。一些命令也发生了变化，详情请读者阅读使用手册。

```
trajin ./complex_md1.mdcrd
trajin ./complex_md2.mdcrd
....
trajout ./complex_nowat.mdcrd
center :1-190
image familiar
strip :WAT
strip :Na+
strip :Cl-
```

图 7-13　文件 ptrajin 的内容

2. 体系势能及温度的监控

MD 模拟过程中，体系的温度和势能必须保持相对平稳，如果出现较大的波动，则势必会对结果的可靠性产生影响。执行命令："$ process_ mdout. perl md1. out md2. out md3. out md4. out md5. out md6. out"，使用 Vi 编辑器打开"summary. EPTOT"和"summary. TEMP"文件，查看后 10 行内容。发现，温度一直维持在 300 K 附近[(299.91±4.65)K]，且势能也基本维持在(−95695.1±189.9)kcal · mol^{-1}附近(图 7-14)。对于拥有 33704 个原子的大体系而言，波动误差可以忽略不计。因此，体系总的模拟过程平稳可靠。

5491.000	-95798.8202	5491.000	301.87
5492.000	-95620.8556	5492.000	299.11
5493.000	-95902.4854	5493.000	299.12
5494.000	-95847.1580	5494.000	301.42
5495.000	-95672.4513	5495.000	299.56
...		...	

图 7-14　文件 summary. EPTOT 和 summary. TEMP 后 10 行内容

3. 方均根偏差

方均根偏差(root mean square deviation，RMSD)反映了任意时刻的体系构象与初始构象之间的偏差。RMSD 的大小反映了体系的总体柔性与稳定性。RMSD 值越小，表明模拟体系总体越稳定。具体的计算操作为：输入命令："$ ptraj ../../complex_vac. prmtop rmsd. in"。图 7-15 给出了 rmsd. in 文件的内容。其中，第 1 行为输入轨迹；第 2 行表示镜像范围；第 3 行为计算体系总体 C_α 原子的 RMSD，时间间隔为 1.0 ps。

```
trajin ../../md/complex_nowat.mdcrd
image :1-302
rms first out rmsd-all.out :1-302@CA time 1
```

图 7-15 文件 rmsd. in 的内容

4. 方均根涨落

方均根涨落(root mean square fluctuation，RMSF)可用来反映体系在整个模拟过程中相对于平均结构所发生的构象变化。较大的 RMSF 值说明对应的残基柔性较大。下面给出了计算 RMSF 的方法：

输入命令："$ ptraj ../../complex_vac. prmtop rmsf. in"。图 7-16 给出了 rmsf. in 文件的内容，其中第 1 行表示输入轨迹；第 2 行表示镜像残基范围；第 3 行表示计算体系总体 C_α 原子的 RMSF 值。

```
trajin ../../md/complex1_nowat.mdcrd
image :1-302
atomicfluct out rmsf11.out :1-302@CA
```

图 7-16 文件 rmsf. in 的内容

5. 两点间距离、角度及二面角

原子间的距离、角度和二面角随模拟时间的变化最能直观描述原子间的相互作用。如：判断两个残基之间是否具有较为显著的相互作用，可以计算两个残基质心之间的距离，并分析其随模拟时间的变化；分析氢键时，常需计算氢键中氢供体原子－氢原子－氢受体原子形成的角度；4 个原子所构成的二面角一般用作分析柔性较大的残基。

具体的计算方法为：输入命令："$ ptraj ../../complex_vac. prmtop all. in > all. out"。图 7-17 给出了文件 all. in 的内容，其中第 1 行表示输入轨迹；第 2 行表示镜像范围；第 3 行为计算 279 号残基的 C_α 原子与 302 号小分子 6JS1003 中 C23 原子间的距离，输出文件为 a. out；第 4 行表示计算 94 号残基氧原子、6JS1003 的 H4 原子以及 6JS1003 的 N7 原子构成的角度；第 5 行表示计算残基 130～140 段质心、残基 179～184 段质心、残基 229～250 段质心及残基 279～300 段质心所构成的二面角。

```
trajin ../../md/complex_nowat.mdcrd
image :1-302
distance aaa :279@CA :302@C23 out a.out
angle abcde :94@O :302@H4 :302@N7 out b.out
dihedral tsepqrs :130-140 :179-184 :229-250 :279-300 out c.out
```

图 7-17　文件 all. in 的内容

第四节　分子动力学模拟应用实例

本节以镍离子在核酸切除修复过程中可能的毒性机制研究工作为例介绍了 MD 模拟在处理受体－配体分子识别机制、结合自由能以及生物大分子运动模式等问题中的应用[38]。

一、引言

核酸错配在生命过程中普遍存在，可能导致细胞周期的终止。切除错配的核酸后，DNA 聚合酶能合成新的部分，补上空缺。随后就在 DNA 连接酶的作用下与母链 DNA 连接，即"核酸切除修复"（nucleotide excision repair，NER）。NER 通路阻塞会引起各种各样的基因疾病，例如，着色性干皮病（xeroderma pigmentosum，XP）、科凯恩综合征、毛发低硫营养不良等。作为高等生物重要的保护机制，NER 过程能修复紫外与顺铂诱导的 DNA 链内交联和环境致癌物引起的单碱基大体积 DNA 加合物，因此这是人类迄今为止认识到的最强大的 DNA 修复系统。在这个复杂的过程中，着色性干皮病互补 A 类蛋白（xeroderma pigmentosum complementation group A protein，XPA）与复制蛋白 A（replication protein A，RPA）家族（RPA70、RPA32、RPA14）相互作用，共同合作协助识别与延伸 DNA。

作为 NER 的关键步骤，XPA 蛋白通过其与损伤 DNA 的高亲和力进而识别 DNA，启动 NER。XPA 蛋白由 3 个独立的子结构域组成：N 末端部分（NTP，1～97）、中心核部分（CCP，98～219）、C 末端部分（CTP，220～273）。XPA$_{1-97}$ 的主要功能是结合 RPA34 和 ERCC1，而 RPA$_{220-273}$ 的主要功能则是与 TFIIH 结合；作为 XPA 关键功能区的 XPA$_{98-219}$ 则用于损伤 DNA 与 RPA70 的连接序列。Ikegami 和 Buchko 等都报道了 XPA 中 CCP 的 NMR 结构，他们的结论阐明了 XPA 中 CCP 构成了锌指结构域（102～129）和 C 末端子域（138～209），由含 8 个氨基酸的连接序列连接（130～137）。锌指结构域中，锌离子与 4 个残基螯合：Cys105、Cys108、Cys126 与 Cys129。这些残基中的 4 个硫原子大体上形成了 1 个四面体，在下文中称为"CCCC 金字塔"。保持 XPA$_{98-210}$ 结构稳定性的一个关键因素是疏水作用。XPA$_{98-210}$ 包含 3 个疏水核：第 1 个核由环 1（loop1，98～102）和环 3（loop3，113～129）包围形成，主要作用是稳定锌指结构域。第 2 个核由环 3（loop3，113～129）、连接序列（130～137）、环 4 的尾端（loop4，148～163）和 β4（164～165）组成，主要维持锌指结构域与 C 末端子域的相对位置和联系。最后 1 个疏水核，也是最大的一个，由 β3（138～140）、α1（141～147）、环 4 前端（148～163）和 α2（183～194）组成，维持着 C 末端子域的稳定性（图 7-18）。

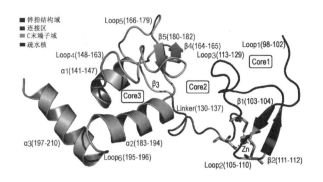

图 7-18　人类修复因子 XPA$_{98\text{-}210}$ 三维结构

依靠其对 DNA 的精准识别，XPA 聚集 RPA、DNA 修复的延伸步骤随之发生。人同源的 RPA 是一个异质三联体，由亚基 RPA70、RPA32、RPA14 组成。Bochkareva 等基于 3 组分成相互作用的机制，鉴定了 RPA70C-RPA32D-RPA14 三聚体的 X 射线晶体结构，明确了 3 个 DNA 结合位点。Li 等对不同 RPA 突变体进行了一系列实验，结果显示 RPA 蛋白中不止一个亚基能与 XPA 在不同的位点发生相互作用，但只有 RPA70 对 NER 来说是不可缺少的。亲和层析与免疫沉淀生物学实验也都表明了 NER 的起步阶段中 RPA 与 XPA 的直接结合或许有助于核酸内切酶与损伤 DNA 直接的识别。此外，Hey 等进行的荧光各向异性分析与 Wang 等开展的表面等离子体共振（surface plasmon resonance，SPR）分析都研究了 XPA 和 RPA 与两种主要的紫外 DNA 损伤之间的相互作用，他们的结果一致表明：两种蛋白都能与 DNA 单独结合；然而，当 XPA 与 RPA 一起培养时，XPA-损伤 DNA 复合物的稳定性显著提高。

锌是生物体必不可少的痕量元素，在生命过程中起着重要作用。在生物体系中，大多数锌离子存在于锌指结构域，锌指结构域是 DNA 结合蛋白中很普通的结构基序。锌指结构域是指由 1 个位于约 30 个残基序列处的锌离子与 4 个 Cys 残基或 2 个 Cys 和 2 个 His 残基形成的指头状结构。锌指结构域在基因转录、酶活性和蛋白构象稳定上起着重要作用。按理来说，锌指结构域的底物是锌离子，然而在还原剂的作用下，锌指结构域能结合镍离子和其他离子。镍被世界卫生组织（World Health Organization，WHO）归为细胞毒元素，它的许多化合物都被确定为人类致癌物和变应原。体内体外实验研究都证实了溶液态的镍化合物能破坏或干扰锌指结构域的构象，抑制锌指结构域与 DNA 修复蛋白的结合。Asmuss 等开展了聚丙烯酰胺凝胶电泳（polyacrylamide gel electrophoreses，PAGE）和随后的 DNA 印迹杂交实验，用以探究不同有毒金属分别对细菌 FPG 蛋白和哺乳动物 XPA 蛋白中锌指结构域的影响。结果显示镍离子特定地削弱了 XPA 与损伤 DNA 的亲和力，却不影响与 FPG 的结合，暗示不同锌指结构域对有毒金属化合物的敏感性或许取决于其所在的蛋白。另一方面，由 Cleaver 和 Asahina 等开展的原子吸收和紫外光谱研究的结果显示：XPA 优先与紫外诱导损伤的 DNA 结合；XPA 功能的降低可能导致以紫外线超敏、癌症为特征的严重人类疾病。此项发现被 Hartwig 等的系统综述所支持，即 NER 相关联的蛋白对镍化合物来说是非常敏感的靶点，这种相互作用会导致内源性 DNA 损伤清除的减少，转而增加肿瘤风险。再者，这篇综述也指出，这些化合物的细胞毒机制可能是锌指结构域结构中镍离子对锌离子的取代。

XPA$_{98-210}$结构中的锌离子与锌指结构域中的"CCCC 金字塔"形成了一个复合物，对稳定蛋白结构和发挥生物学功能来说至关重要。对研究金属蛋白中金属与蛋白的相互作用来讲，有 3 种被广泛采用的方法：非键合模型、阳离子虚原子模型和键合模型。非键合模型中，我们只使用 2 种非共价键(即范德瓦耳斯力与静电相互作用)来描述金属蛋白中金属与周围残基之间的相互作用。其中，金属电荷通常设置为正整数，不改变周围残基的电荷分配。因此，非键合模型简洁且易于操作，但它的准确性低，结果很大程度上取决于金属中心最初的结构。阳离子虚原子模型将金属离子与周围残基之间的电荷置于模拟共价键上，提供了一种更精确的静电模型。阳离子虚原子模型因包含各种经验化参数而需要一个错综复杂的参数化过程，严重限制了这种方法的应用。键合模型中，金属和周围残基中关键原子的力场参数，包括键长、键角、二面角、范德瓦耳斯力与库仑相互作用，都能基于量子力学进行计算或者由实验确定。金属与它周围残基的相互作用被视为共价键，它们的力场参数被用于随后的分子动力学(molecular dynamics，MD)模拟。虽然键合模型需要借助量化以计算力场常量，但仍不失为一种准确的方法，用于模拟与周围残基形成配位键的金属离子。此项工作中，我们采用了基于键合模型的金属中心参数生成器(metal center parameter builder，MCPB)以提供 XPA$_{98-210}$的金属中心参数，出于以下考虑：①计算更精确；②我们的体系不涉及配位数和化学反应的改变；③MCPB 是能够提供点电荷和其他力场参数的半自动方法，在先前的研究中已被广泛地应用。

关于 NER 通路中 XPA 的重要地位和镍离子可能的细胞毒性机制(通过影响 XPA 锌指结构域)已有许多的研究。然而，4 个充满意义的科学挑战仍待被进一步阐明：①NER 过程涉及的蛋白中，多元蛋白复合物的相互作用机制和这些蛋白间的 DNA 传送机制还未被阐明。②XPA-RPA70-DNA 复合物结构，是 NER 过程中 XPA 最初的 DNA 识别步骤的关键结构，PDB 中还未收载。③镍金属可能通过 XPA 锌指结构域结构的影响表现出细胞毒效应，但机制尚不清楚。④XPA 锌指结构域中 Zn 的键合模型还未被研究过，其力场参数的成功确定对它的结构性质提供了重要的信息，也为未来的分子动力学模拟提供了高精度的参数。此项工作中，我们首先使用 MCPB 提供的数据计算 XPA$_{98-210}$锌指结构域的金属中心力场参数，而后针对 3 个 XPA$_{98-210}$体系开展了互为对比的 100 ns MD 模拟：锌结合、镍结合、不含金属。通过分析蛋白构象中金属的影响，尤其是锌指结构域，我们总结讨论了 3 种体系的微分运动模式，提出了可能的镍细胞毒性机制。最后，我们结合了分子对接、结构生物学以及结构比对的数据，提出了涉及 XPA$_{98-210}$、RPA70、RPA32、RPA14 的多元蛋白相互作用，证明了 DNA 与 NER 中多元蛋白复合物的结合模式。正如我们所相信的，这一研究将从本质上帮助我们深入了解抗癌药物的设计。

二、模型与方法

1. MD 模拟最初结构的构建

本研究中讨论的体系是 XPA 的核心部分(center core portion，CCP，98-219)，包括锌指结构域。先前，Ikegami 和 Buchko 等用液态核磁共振法分别得到了 XPA-XPA$_{98-210}$ (PDB 代码：1XPA)和 XPA$_{98-208}$(PDB 代码：1D4U)的 CCP 结构，其二级结构与锌指结构

域上的具体构象都展现出了高度的相似性。唯一的区别在于 XPA$_{98-208}$(锌指结构域：98～129；C 末端子域：138～219)的两个域围绕连接序列(130～137)所形成的角度，在长时间的 MD 模拟中，这个矛盾能够通过充足的抽样予以克服。

这里，我们选择 1XPA 结构作为 MD 模拟的初始结构有以下两个原因：①基于它们的选择标准和符合性计算，两种液态核磁共振 PDB 结构之间，1XPA 较 1D4U 更加严谨，推测更加合理。②1XPA 的残基较 1D4U 更长。由于 1XPA 核磁共振结构的锌指结构域含有锌离子，本文将其定义为 XPA$_{98-210}$-Zn。接下来，我们简单地删除了锌离子或用镍离子代替它(基于相同的坐标，考虑到锌离子与镍离子有着相同价态和相似的结构)，得到了两个体系，即 XPA$_{98-210}$-apo 和 XPA$_{98-210}$-Ni。这 3 种体系将进一步用于长时间的 MD 模拟，研究镍离子对 XPA$_{98-210}$构象的影响，揭示镍离子细胞毒性的潜在机制。

2. 金属中心参数生成器

MCPB 方法由 Peters 等开发，并嵌入 ambertools 1.5 版本中的 MTK++软件包，被广泛应用于 AMBER 力场下金属蛋白的金属效应建模。在 XPA$_{98-210}$-Zn 和 XPA$_{98-210}$-Ni 体系中，我们采用了基于键合模型的 MCPB 方法来描述金属与周围残基之间的相互作用。

MCPB 的主要步骤包括：①准备好 PDB 文件(补全残基和加氢)；②用甲基取代蛋白质骨架 C 原子，然后使用 Gaussian 03 软件以 B3LYP/6-31G* 泛函进行计算，获得稳定收敛的侧链模型，此模型稍后用于计算力场参数；③在侧链模型的基础上建立一个大模型，用乙酰基(ACE)和 N—甲酰胺(NME)取代每一个甲基，并应用相同的量子化学方法获得了大模型的限制性静电势(RESP)电荷参数；④用从第二和第三步计算出的新的力场参数替换 ff99SB-ILDN 中的标准氨基酸力场信息，包括键长、键角、二面角和 RESP 电荷，并将所有的金属键信息整合起来。这将生成接下来 AMBER MD 模拟所需的所有参数文件。

3. 分子动力学模拟

分子动力学(molecular dynamics，MD)模拟是一种基于牛顿力学的模拟方法，被广泛应用于蛋白质体系的动力学和结构性质研究中。此项工作中，我们使用 AMBER12 对 Ni^{2+}结合的 XPA$_{98-210}$(XPA$_{98-210}$-Ni)和无金属的 XPA$_{98-210}$(XPA$_{98-210}$-apo)体系开展了 3 次独立的 100 ns MD 模拟。采用 AMBER ff99SB-ILDN 全原子力场、ff99SB-ILDN 力场对 ff99SB 进行了一些修饰和更新，增强了氨基酸侧链的扭转势，这与 NMR 数据高度吻合。每项模拟中，溶质溶于一个无盖的周期盒子中，溶剂一壁距为 1.2 nm，采用 TIP3P 水模型。模拟盒中(XPA$_{98-210}$-Zn/XPA$_{98-210}$-Ni/XPA$_{98-210}$-apo)含有 XPA$_{98-210}$蛋白(113 个残基)，9828/9828/10512 个水分子，8/8/6 个钠离子，每个周期细胞中有 31357/31357/33410 个原子。MD 模拟之前，我们对初始结构开展了两个阶段的能量最小化。首先，溶质原子被 2.09×10^5 kJ mol^{-1}·nm^{-2}的力限制。采用最陡下降法将水分子优化 10000 步、共轭梯度优化 10000 步。接下来取消对溶质的限制，对整个体系进行 10000 步能量最小化后，又进行 10000 步的共轭梯度优化。收敛判别标准为 4.182 kJ·mol^{-1}·nm^{-1}。

MD 模拟分两阶段完成。首先，我们限制溶质并对体系缓慢加热，1 ns 内完成 0～300 K 的升温。随后，在 300 K 的温度下 90 ns 内进行了无约束 MD 模拟。模拟中，体系结构使用 VMD 1.9.1 软件包同步监测。使用 SHAKE 计算程序限制共价键(包括氢原子)，1.2 nm

的断口用于处理所有的非键合相互作用，PME 求和用于远距离静电相互作用，MD 时间步长设为 2 fs，每 5000 步采集一次样本(10 ps)。因此，每项 100 ns 的 MD 模拟能够得到 10000 个构象。

值得一提的是，AMBER 12 为滴定酸性/碱性氨基酸侧链以及半胱氨酸提供了不同的质子化阶段。此项研究中模拟环境的 pH 设定为 7.0，由于此 pH 下的质子化率较低，所有组氨酸均未质子化。另一方面，Asp、Glu、Arg 与 Lys 的侧链在模拟中都带上了电荷 (Asp⁻、Glu⁻、Arg⁺和 Lys⁺)。对含金属的体系来说(XPA₉₈₋₂₁₀-Zn 与 XPA₉₈₋₂₁₀-Ni)，锌指结构域中的半胱氨酸(例如：Cys105/Cys108/Cys126/Cys129)，失去了氢原子而成为 Cys⁻(AMBER 12 中表示为 CYM)，其余的半胱氨酸则统一表示为 CYS。

4. 主成分分析

主成分分析(principal component analysis，PCA)是利用降维的手段从 MD 轨迹中获得全面、关联运动的标准方法。PCA 已经成功应用于许多生物体系中的功能运动研究中。PCA 的定义是协方差矩阵的构建和对角线化。给出了协方差矩阵中的 C_{ij}：

$$C_{ij} = \langle (x_i - \langle x_i \rangle)(x_j - \langle x_j \rangle) \rangle \tag{7-58}$$

式中，$x_i(x_j)$ 代表原子 i 和 j 坐标；$\langle \rangle$ 代表总体均值。矩阵的特征向量描述了运动的方向，与此同时，特征值给出了每个方向的运动幅度。首要的几个主成分(principal components，PCs)是特征值最高的特征向量，通常包含了生物分子体系中最重要的构象变化。对于少数特征值较低的 PCs 来说，相应的运动是由高频局部振动组成的并且包含较少的生物功能运动信息。

为了从 MD 模拟中找出功能性运动，我们沿着最初几个特征向量所描述的方向投射整个 MD 轨迹，这样有助于过滤掉其他的运动。借由两个极端投影结构的叠加，通过箭猪图可以清楚地揭示详细的功能运动信息，其中每个原子中的锥体长度代表运动幅度，锥体方向描述运动方向。此项工作中，基于 XPA₉₈₋₂₁₀-Zn、XPA₉₈₋₂₁₀-Ni、XPA₉₈₋₂₁₀-apo 体系的 MD 轨迹，对它们的 Cα 原子进行 PCA 分析(每个体系均含 10000 个构象，分析采用了 Gromacs 4.5 软件包)。

5. 自由能曲面

自由能曲面(free energy landscape，FEL)能提供蛋白质动力学的定量描述，由反应坐标的联合概率分布得到。也可由式(7-58)估算：

$$\Delta G(X) = -k_B T \ln P(X) \tag{7-59}$$

式中，k_B 为玻尔兹曼常量；T 为模拟温度；$P(X)$ 是构象沿反应坐标 X 的概率分布。FEL 中，高概率下的局部盆地部分通常代表稳定态下的低能构象，低概率下的势垒则代表高能量的瞬时态。在我们的研究中，第一、第二主成分被用于构建反应坐标，通过计算二维 FEL 来识别低能态的优势构象。

三、结果与讨论

1. 力场参数

众所周知，在金属蛋白中，金属可以影响其相邻残基的电荷分布，这些残基的电荷分布与非金属残基有很大的不同。此项工作中，我们采用 MCPB 方法获得了 Zn 与 Ni 的金属中心键参数，并将其运用于表征与锌指结构域的结合模式。这里，对金属中心的部分电荷分布采用 RESP 算法。

图 7-19 展现了 $XPA_{98\text{-}210}$-Zn 和 $XPA_{98\text{-}210}$-Ni 体系的所有力场参数。当金属螯合于"CCCC 金字塔"中时，$XPA_{98\text{-}210}$ 中锌离子与镍离子的部分电荷为＋0.57654 和＋0.56223 ｜e｜，这 4 个与 Zn 离子和 Ni 离子直接接触的 CYS—S 的电荷值为－0.75686～0.41725 ｜e｜。显然，金属中心中的 Zn 与 Ni 的电荷不再保持为＋2｜e｜，而是经历了一个由"CCCC"到金属的电子转移过程。Hou 等运用 DFT 的方法计算了明胶酶 A 蛋白中锌四配位中心的力场参数，其中 Zn 的化合价归于＋0.5493｜e｜。Sindhikara 等利用 MD 模拟的手段研究了 apo 和 Ni 结合的 NikR 蛋白的结构－活性关系，其中 Ni 和"CHHH 金字塔"之间的键参数使用 DFT 方法计算。他们的结果表明：Ni 的电荷为＋0.66275｜e｜，而 Cys97S 的电荷为－0.52432｜e｜。我们的部分电荷数据与近期报道相符。

体系 $XPA_{98\text{-}210}$-Zn 和 $XPA_{98\text{-}210}$-Ni 的 Zn—S 与 Ni—S 的键长分别为 2.412～2.466 Å 和 2.281～2.293 Å。Ni—S 的力场常数大于 Zn—S，表明 Ni—S 的键能大于 Zn—S。Ni—S 具有比 Zn—S 更强的吸引力，可能是由"CCCC 金字塔"和周围残基造成的。Sakharov 等开发了一种新型势能函数（PEF），用于 Cys⁻ 和/或 His⁰ 结合的 Zn^{2+} 蛋白模拟，其 Zn—Cys_4 模型表明，Zn—S 的键长为 2.37～2.43 Å。在研究一系列镍化合物的磁性行为中，Ni 等报道了 Ni—S 的键长为 2.133～2.153 Å。Sindhikara 等的报道中镍结合的 NikR 蛋白中同键的键长为 2.206 Å。虽然这些报道中的键长比我们通过 CCCC—Ni 模型得到的结果小，但是 Zn—S 的键长比 Ni—S 的键长稍大是可以确定的。

键角方面，S 原子周围的键角接近 sp^3 杂化角度（109°28′），而金属周围的键角变化较大。S—Zn—S 基本保持在 sp^3 杂化角附近，而 S—Ni—S 的变化很大；例如，S_a—Ni—S_d 和 S_b—Ni—S_c 分别扭曲至 164.389° 和 154.097°。$XPA_{98\text{-}210}$ 中"CCCC 金字塔"周围环境的变化会导致 Ni 和 Zn 螯合位点的改变。Sakharov 等采用 PEE 法确定的 S—Zn—S 键角为 (107±5)°，而刘等所综述的一系列金属螯合小分子中的 S—Ni—S 键角均偏离了 sp^3 杂化角。可以推测：为了适应 Ni^{2+} 对 Zn^{2+} 的替换，4 个 Cys 残基改变了彼此的相对位置。

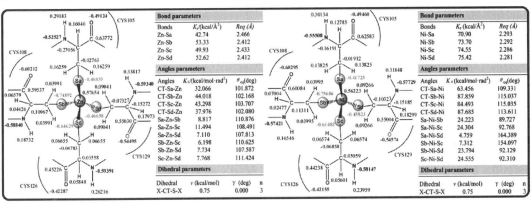

图 7-19　体系 $XPA_{98\text{-}210}$-Zn 和 $XPA_{98\text{-}210}$-Ni 的所有力场参数

总的来说，我们成功地通过 MCPB 法获得了力场参数信息，并用于随后的 MD 模拟中。这些力场参数都与先前的许多光谱实验和量化计算结果相符。

2. 总体结构收敛参数

我们针对 XPA$_{98-210}$-Zn、XPA$_{98-210}$-Ni 和 XPA$_{98-210}$-apo 体系进行了 100 ns 的显含水 MD 模拟。首先,我们计算了 3 种蛋白体系中所有 C$_\alpha$ 原子的方均根偏差(root mean standard deviation,RMSD)值,以便观察蛋白结构的变化[图 7-20(a)]。10 ns 后 XPA$_{98-210}$-Zn 和 XPA$_{98-210}$-apo 体系达到平衡,而 XPA$_{98-210}$-Ni 骨架的 RMSD 值波动明显大于前两者。图 7-20(b) 展示了 3 种体系中 RMSD 值的概率分布。图 7-20(a)和图 7-20(b)中清楚地表明,当 Zn 离子被 Ni 离子取代时,体系的稳定性下降,而在没有金属的情况下,则与 XPA$_{98-210}$-Zn 体系的稳定性没有显著差别。换句话说,3 种体系分子柔性排序为:XPA$_{98-210}$-Ni > XPA$_{98-210}$-apo ≈ XPA$_{98-210}$-Zn。值得一提的是,XPA$_{98-210}$ 是一个只有 113 个氨基酸的小蛋白,但其平衡时的 RMSD 值却为 3 Å,如此大的 RMSD 值归因于以下两个原因:①由于该体系的结构源于 NMR,分子模拟的起点是完全的溶液态,而不是由晶体堆积而成的刚性结构。②XPA$_{98-210}$ 体系中刚性二级结构稀缺,无规卷曲占了很大比例,尤其在连接两个大结构域的长连接序列中,这就赋予其极大的分子柔性。我们会利用二级结构分析进一步研究 XPA$_{98-210}$ 的高柔性结构。

方均根涨落(root mean standard fluctuation,RMSF)值被广泛地应用于残基水平上的蛋白柔性预测。选择不同时期的轨迹可能会影响 RMSF 分析的结果。此项工作中,考虑到 3 个体系的运动模式存在明显差异,我们便基于整个 MD 模拟轨迹进行 RMSF 分析,以便更好地比对 3 个体系(0~100 ns,共 10000 个构象)的分子柔性信息。图 7-20(c)展示了 XPA$_{98-210}$-Zn、XPA$_{98-210}$-Ni 和 XPA$_{98-210}$-apo 体系中所有 C$_\alpha$ 原子的 RMSF 分布。通常,当 MD 模拟的初始结构源自 X 射线晶体衍射时,我们可以利用实验的 B 因子值与计算得来的 RMSF 值之间的相关性来验证模拟的正确性。由于本工作中 MD 模拟所采用的初始结构为 NMR 结构,B 因子不可用,因此我们转而分析了 XPA$_{98-210}$-Ni、XPA$_{98-210}$-apo 和 XPA$_{98-210}$-Zn 的 C$_\alpha$ RMSF 值之间的相关性,相关系数分别为 0.831 和 0.873,在 113 个样本中表现出高度显著的相关性[图 7-20(d)]。RMSF 值之间的高度相关性表明,3 项 MD 模拟的数据集具有较高的一致性和合理性。

依据图 7-20(c)中给出的数据,我们定义了高度柔性区(RMSF>3.0 Å)、中度柔性区(1.0 Å<RMSF≤3.0 Å)和相对低柔性的区域(RMSF≤1.0 Å)。图 7-20(e)展示了 3 种体系的残基柔性分布,高柔性区域为:侧链残基,例如,Met98-Ile104 和 Val206-Asn210;空间独立长环区,例如,Phe170-Ser173;分子界面处的极性残基,它们与水有广泛的接触,例如,Lys110 和 Glu111。低柔性区为:Phe121、Leu138-Ile139、Leu162-Phe164 和 Tyr181-Ile186,它们都是组成疏水核 2 或 3 的关键残基。可以看到,作为维持 XPA$_{98-210}$ 稳定的重要因素,疏水核 2 和 3 能在相对长时间的 MD 模拟中保持稳定,而锌指结构域中的疏水核 1 则表现出更高的运动性。另一方面,"CCCC 金字塔"(Cys105、Cys108、Cys126 和 Cys129,锌指结构域的重要组分)则在 MD 模拟中展现出适度的柔性。

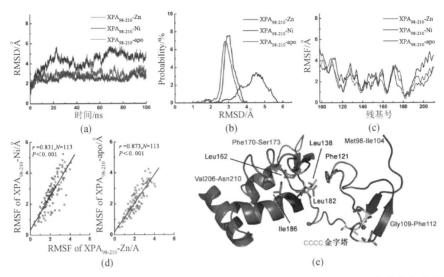

图 7-20 体系 XPA$_{98\text{-}210}$-Zn，XPA$_{98\text{-}210}$-Ni 和 XPA$_{98\text{-}210}$-apo 的对比分子动力学模拟分析

(a)RMSD 随时间变化；(b)RMSD 的概率分步；(c)3 个体系 C$_\alpha$ 原子的 RMSF 数据；

(d)体系 XPA$_{98\text{-}210}$-Zn 的 RMSF 和体系 XPA$_{98\text{-}210}$-Ni 及 XPA$_{98\text{-}210}$-apo 的相关性；

(e)体系 XPA$_{98\text{-}210}$ 的柔性分布

为了探究体系结构的外向延伸，我们分析了 MD 模拟中回转半径的变化。XPA$_{98\text{-}210}$-Zn 体系基本稳定，波动最小。它也显示出了轻微的收缩趋势，而不像普通晶体结构在水中会轻微膨胀。这是因为模拟的初始结构源自 NMR，并且充分溶解。相反，XPA$_{98\text{-}210}$-Ni 的回转半径波动最大，稳定性最差，这与先前的 RMSD 分析相一致。这主要是由于 Ni—S 的键长比 Zn—S 短：限定的键长促使体系在能量优化后达到收缩状态，但随着模拟时间的推移，蛋白质构象的整体调节会使得体系逐渐舒展和松弛。同样地，XPA$_{98\text{-}210}$-apo 体系的回转半径波动幅度一般，呈现出总体松弛的趋势，这是由金属螯合的缺失造成的。为了更直观地了解 3 个体系中旋转半径的具体变化，我们将 MD 模拟的最终构象进行了叠加(在 100 ns 处，图 7-21)。图中可以看到，MD 模拟后 3 种体系的结构差异主要在 Met98-Ser115、Asp122-Lew138 和 Lys163-Lys179 部分。XPA$_{98\text{-}210}$-Ni 中 Ni^{2+} 的向外移动较 XPA$_{98\text{-}210}$-Zn 中的 Zn^{2+} 更加明显，离 C 末端子域也更远，这可能在一定程度上解释了 XPA$_{98\text{-}210}$-Ni 相较于 XPA$_{98\text{-}210}$-Zn 半径更大的原因。

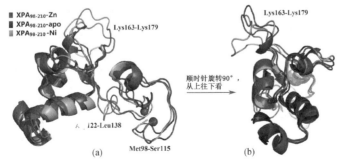

图 7-21 3 个体系 MD 模拟最终构象的叠落

(a)前视图；(b)右视图

3. 残基关联与二级结构分析

残基关联分析是描述分子内构象变化的一种有效方法。我们定义两个残基之间的距离小于 4.5 Å 为残基发生相互作用的阈值。这里，我们分析了 3 种体系（XPA$_{98-210}$-Zn、XPA$_{98-210}$-Ni 与 XPA$_{98-210}$-apo）的初始结构（0 ns）和最终结构（100 ns）之间的残基关联差异。

在 XPA$_{98-210}$-Zn 体系中，MD 模拟的初始结构中（0 ns）存在 157 个残基关联，而最终结构则为 146 个。在这两种结构中，104 个关联是相同的，其中 53 个与 42 个则分别特定地存在于前后结构中（图 7-22）。这里，我们定义了两项参数：关联相似度与缩减率。关联相似度反映了关联的保守性，是由初始结构和最终结构中的共同关联除以关联总数（包括 MD 模拟中初始结构和最终结构的共同关联和特定关联）计算得到的。同时，缩减率表征了体系的舒展和松弛程度，通过将每个结构中特定关联的数量除以初始构象中的关联总数（包含共同关联和特定关联）来计算。结果表明，XPA$_{98-210}$-Zn、XPA$_{98-210}$-Ni 和 XPA$_{98-210}$-apo 体系的关联相似度和缩减率分别为 52.26%、39.68%、51.37% 和 7.00%、10.07%、11.56%。XPA$_{98-210}$-Zn 体系在模拟过程中表现出最高的稳定性。当 Zn 离子被 Ni 离子取代时，XPA$_{98-210}$-Ni 体系的关联相似度最低，表明其结构变化最大，残基关联保守性最小。不含金属的 XPA$_{98-210}$-apo 因其体系的扩展，缩减率最大，残基关联下降幅度最大。

从图 7-20(a) 可以看出，3 个体系仍然在 100ns 处波动。为了更好地揭示总体结构的变化，我们还对 3 种体系初始结构中的相关联残基和各自的平均结构进行了对比（图 7-21）。此项分析也得出了类似的结果，与 XPA$_{98-210}$-Zn 相比，XPA$_{98-210}$-Ni 的缩减率较高，而关联相似度较低。这充分说明了 Zn^{2+} 取代 Ni^{2+} 后降低了 XPA$_{98-210}$ 构象的稳定性。

对 XPA$_{98-210}$ 不同区域的残基关联进一步分析揭示了以下 4 个特征：①XPA$_{98-210}$-Zn、XPA$_{98-210}$-Ni 和 XPA$_{98-210}$-apo 的残基关联分布具有较高的相似性；②3 种体系中环 5（166～179）的内部残基关联均发生了急剧的下降，表明 MD 模拟过程中，环系变得十分松散，这与先前的 RMSF 分析结果是一致的 [图 7-20(e)]。③3 种体系中，Leu116-Leu123（环 3 的一部分）、Leu162-Leu165（环 4 末端外加 β4）和 Tyr181-Ile186（β5 和 α2 的一部分）都随着模拟的进行而关联数增加。这可以用疏水核 2 和 3 的强疏水作用来解释，疏水核 2 和 3 是维持 XPA$_{98-210}$ 结构稳定性的关键力量；④XPA$_{98-210}$-Zn 体系中锌指结构域关联总数保持良好，但 XPA$_{98-210}$-Ni 和 XPA$_{98-210}$-apo 的关联数均明显减少。

为了描述蛋白质的整体构象变化，我们还分析了蛋白质二级结构的稳定性。基于 3 种 MD 模拟轨迹（XPA$_{98-210}$-Zn、XPA$_{98-210}$-Ni 和 XPA$_{98-210}$-apo），我们每隔 1 ns 采集 1 个构象，共采集 100 个结构。用 DSSP 程序对每张图像中的二级结构及它们随时间的变化进行分析。3 个体系中，C 末端子域（138～210）的颜色在 MD 模拟过程中始终如一，表明整个蛋白质的二级结构具有高度的稳定性。而在 XPA$_{98-210}$-Ni 体系中，锌指结构域（98～129）发生了明显的构象变化。此外，在 XPA$_{98-210}$-Zn 体系中，127～129 区域内的残基形成了连续的 α-螺旋结构，而在其他两种体系中，它们以弯曲或旋转的形式存在。令人惊讶的是，β1（残基 103～104）和 β2（残基 111～112）在不含金属的 XPA$_{98-210}$-apo 体系中保持稳定，这表明在缺乏金属整合的情况下，β1 与 β2 之间的堆积效应对维持锌指结构域结构的稳定性有很大的帮助。

总之，对残基关联和二级结构的分析表明，Zn^{2+} 的缺失与 Ni^{2+} 对 Zn^{2+} 的置换没有对

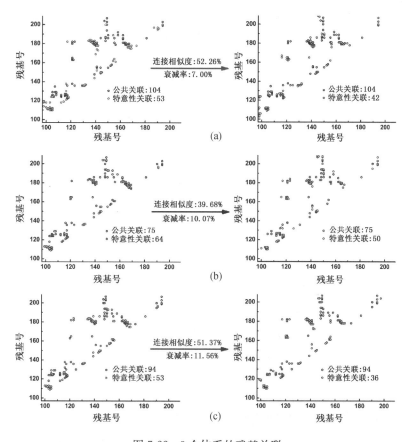

图 7-22　3 个体系的残基关联

(a)体系 XPA_{98-210}-Zn；(b)体系 XPA_{98-210}-Ni；(c)体系 XPA_{98-210}-apo

C 末端子域(138~210)的结构产生大的影响，但干扰了锌指结构域(98~129)中的残基关联，改变了锌指结构域的构象。

4. 氢键与结构域运动分析

通常，氢键在维持蛋白质结构稳定性方面起着至关重要的作用。我们比较了 XPA_{98-210}-Zn、XPA_{98-210}-Ni 和 XPA_{98-210}-apo 中分子内氢键的变化。在此，我们所采用的形成氢键的几何标准为：①供电子原子、氢原子和受体原子形成的键角大于 $120°$；②供体和受体原子之间的距离小于 3.0 Å。与 RMSF 分析一样，氢键分析中也应用了全部的 10000 个 MD 模拟构象，用以确保分析的可比性。

当 XPA_{98-210}-Zn 体系中的 Zn^{2+} 缺失(XPA_{98-210}-apo)或被 Ni^{2+}(XPA_{98-210}-Ni)取代时，在模拟过程中，关键的分子内氢键则发生了明显的变化(表 7-1)。在 XPA_{98-210}-Zn 体系中，6 个氢键占比超过 40%，其中 4 个用于形成锌指结构域(98~129)，另外 2 个位于 C 末端子域(138~210)。值得注意的是，这两个区域之间没有发现任何氢键。氢键普遍存在于锌指结构域中，说明氢键是维持锌指结构域的关键因素之一。在失去螯合金属(XPA_{98-210}-apo)后，体系变得更加松弛，极大地破坏了 XPA_{98-210}-Zn 结构中原本存在的氢键。占比超过 40% 的氢键数量下降到 4 个。同时，在 XPA_{98-210}-Ni 体系中，有 5 个氢键占比超过 40%。C 末端子域的氢键基本保持不变，只有锌指结构域的氢键发生了明显的变化。可以

推测 Ni^{2+} 主要通过其对锌指结构域构象的影响，进而在 NER 过程中产生细胞毒性作用。

表 7-1　3 个体系中占有率超过 40% 的氢键

XPA$_{98-210}$-Zn			XPA$_{98-210}$-apo			XPA$_{98-210}$-Ni		
供体	受体	Freq/%	供体	受体	Freq/%	供体	受体	Freq/%
Ser115-OG-HG	Thr125-O	98.99	Ser115-OG-HG	Thr 125-O	94.48	Ser115-OG-HG	Thr 125-O	57.74
His136-ND1-HD1	Cys129-O	82.75	Ser190-OG-HG	Tyr148-O	53.59	Arg158-NH1-HH12	Asp154-OD1	54.68
His120-ND1-HD1	Tyr116-O	59.18	Arg130-NH2-HH21	Asp127-OD2	42.73	Ser190-OG-HG	Tyr148-O	52.60
Ser190-OG-HG	Tyr148-O	54.74	Arg158-NH1-HH12	Asp154-OD2	42.18	Thr125-OG1-HG1	Leu123-O	48.80
Arg158-NH1-HH12	Asp154-OD2	45.41				Asn119-ND2-HD22	Ser115-O	40.61
Asn119-ND2-HD22	Ser115-O	40.13						

氢键分析结果表明，氢键也是锌指结构域稳定性的关键驱动力之一。总之，当 Zn^{2+} 被 Ni^{2+} 取代或缺失时，C 末端子域中的氢键几乎不变。然而，当 Zn^{2+} 被 Ni^{2+} 取代时，锌指结构域的氢键被部分地破坏和削弱。

从氢键分析中，我们观察到 XPA$_{98-210}$ 中 C 末端子域与锌指结构域之间没有氢键关联，表明两个区域的独立运动模式是通过连接序列连接的。简而言之，我们把锌指结构域（ZF）、连接序列（L）和 C 末端子域（CT）的质量中心作为 3 个点，分析了 ZF-CT 的距离和 ZF-L-CT 的角度随时间的变化（图 7-23）。从图 7-23 可看出，XPA$_{98-210}$-Zn/XPA$_{98-210}$-Ni/XPA$_{98-210}$-apo 体系中 ZF-CT 的距离为 (23.49 ± 0.59) Å/(24.26 ± 0.79) Å/(24.25 ± 0.64) Å，相应的 ZF-L-CT 的角度为 $(100.76 \pm 4.06)°$/$(101.70 \pm 5.89)°$/$(102.74 \pm 3.36)°$。就运动尺度而言，在 3 个体系中，锌指结构域和 C 末端子域之间的弱开合运动的排序为：XPA$_{98-210}$-Ni＞XPA$_{98-210}$-apo≈XPA$_{98-210}$-Zn。当 Zn^{2+} 被 Ni^{2+} 取代时，开合运动更加剧烈，导致疏水核 2 稳定性下降，进而削弱了 XPA$_{98-210}$ 体系的稳定性。此结论与先前的 RMSD 和 RMSF 分析相吻合。

5. 锌指结构域的结构

首先，我们分析了势能变化，并给出了势能涨落图（图 7-24）。可以看出，XAP$_{98-210}$-Zn 和 XAP$_{98-210}$-Ni 分子总体上保持稳定且达到平衡，除了 XAP$_{98-210}$-Ni 在约 60 ns 时发生轻微的能量下降，并形成新的低能量稳态。此外，与图 7-20(a) 相比，其 RMSD 值在 60 ns 后也有所增加。为了说明能量和 RMSD 值变化背后的结构因素，我们把 60 ns 前后的平均结构进行了叠加。结果表明 C 末端子域结构稳定且构象重叠良好，而锌指结构域相对来说不是很稳定。对"CCCC 金字塔"中的 4 个 S 原子和 Ni^{2+} 的详细分析揭示 Ni^{2+} 有从"CCCC 金字塔"内部逃逸的趋势，也就是说，"CCCC"向一个方向移动，而 Ni^{2+} 则向另一个方向移动，破坏了金字塔的初始结构。下文将会进一步讨论具体的几何数据。研究结果表明，转变在 XAP$_{98-210}$-Ni 体系中的"CCCC 金字塔"崩溃后的 60 ns 后发生，其 4 个顶端的 S 原子几乎落入一个平面，从最初的稳定构象转变为另外的稳定构象并且在整个模拟中都没有变化。

为了全面地探究锌指结构域的结构，我们从 3 个体系轨迹中（XAP$_{98-210}$-Zn、XAP$_{98-210}$-

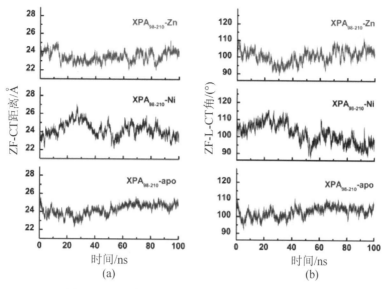

图 7-23　3 个体系的结构域运动参数随时间的变化
(a)ZF-CT 距离；(b)ZF-L-CT 角

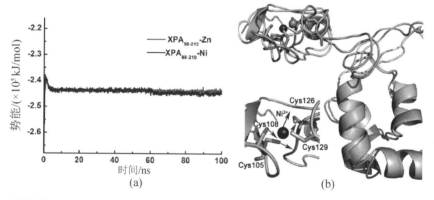

图 7-24　体系 XPA$_{98-210}$-Ni 和 XPA$_{98-210}$-Zn 的势能涨落图，以及体系 XPA$_{98-210}$-Ni 的平均结构的叠落
(a)势能随时间的变化；(b)0~60 ns 和 60~100 ns 平均结构的叠落
箭头代表着"CCCC 金字塔"-Ni^{2+}结构的运动方向

Ni 和 XPA$_{98-210}$-apo）的 10000 个构象中选出了 10 个构象，并分析了"CCCC 金字塔"
（Cys105、Cys108、Cys126 和 Cys129）)在锌指结构域结构中几何尺寸随时间的变化（图 7-25）。
图 7-25(a)展示了 3 个体系中"CCCC 金字塔"的空间结构，其顶点表示 4 个半胱氨酸残
基中的 S 原子。由于螯合金属的缺失，与 1XPA 晶体结构中的"CCCC 金字塔"相比，
XPA$_{98-210}$apo 中的 6 段 S 原子间距平均增加了 17.86%（增量之和除以 6）。同时，在含金属
离子的 XAP$_{98-210}$-Zn 和 XAP$_{98-210}$-Ni 体系中，其距离分别整体缩小了 14.78% 和 15.35%。
图 7-25(b) 显示了模拟过程中 3 个体系的"CCCC 金字塔"的体积变化。结果表明，
XAP$_{98-210}$-Zn 中"金字塔"体积在(3.25±0.55)Å^{3}处保持相对稳定，波动幅度为 16.92%。
当 Zn^{2+}被 Ni^{2+}取代时，其平均体积下降到(1.09±0.88)Å^3（波动：80.73%），呈逐步收
缩的趋势。在 60 ns 后，体积几乎降到零。不出所料，XPA$_{98-210}$-apo 体系中的"CCCC 金
字塔"体积相对较大，平均值与波动分别为(7.85±1.64)Å^{3}和 20.89%。

究竟是什么原因导致了 XAP$_{98-210}$-Ni 中"CCCC 金字塔"体积急剧缩小，而 XPA$_{98-210}$-apo 中的"金字塔"体积反而膨胀呢？为了解决这一问题，我们分析了 Cys105 中顶端 S 原子与 Cys108、Cys126 和 Cys129 中的 S 原子形成平面之间的距离在模拟过程中的变化。从图 7-25(c)中可以看出，XAP$_{98-210}$-Ni 中的"CCCC 金字塔"高度接近于零，说明这 4 个 S 原子几乎是共面的。XPA$_{98-210}$-apo 体系中的"CCCC 金字塔"的高度与 XAP$_{98-210}$-Zn 相当，因此 XPA$_{98-210}$-apo 中的"CCCC 金字塔"体积的变化主要是 Cys108、Cys126 和 Cys129 所形成的基底区域的拉伸引起的，这是缺乏金属离子约束的结果。

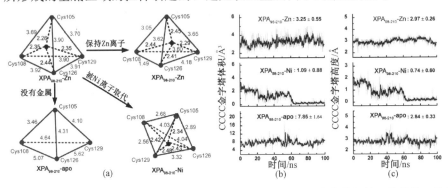

图 7-25　体系 XPA$_{98-210}$-Zn、XPA$_{98-210}$-Ni 和 XPA$_{98-210}$-apo 中的"CCCC 金字塔"的立体结构，体积和高度
(a) "CCCC 金字塔"的所有几何距离；(b) "CCCC 金字塔"体积随时间的变化；(c) "CCCC 金字塔"高度随时间的变化

显然，在 XAP$_{98-210}$-Zn 体系中 Cys108 和 Cys126 相互吸引，这种情况可能归结于两个原因：①我们使用的体系(Met98-Asn210)不是一个完整的蛋白，残缺部分可能影响锌指结构域的结构；②由 MCPB 计算的 Zn 中心 RESP 电荷可能需要进一步修正。尽管如此，XAP$_{98-210}$-Zn 结构，尤其是 4 个 Cys 残基之间的相对位置，在整个模拟过程中波动不大。这主要是因为包含 Zn—S 键长在内的力场参数使得锌成为稳定锌指结构域构象最合适的金属，这可能是进化中自然选择的结果。当 Zn^{2+} 被 Ni^{2+} 取代后，较强的螯合效应(K_r 较大，R_{eq} 较短，图 7-19)使得 4 个 Cys 残基相互接近；然而，XAP$_{98-210}$ 分子的整体疏水效应倾向于维持整体构象；这种冲突最终导致了"CCCC 金字塔"折叠结构的崩塌，4 个 Cys 残基中的 4 个 S 原子几乎处于同一平面。在不含金属的 XPA$_{98-210}$-apo 体系中，尽管金字塔的空间结构得以保持，但由于溶剂效应和 4 个 Cys 残基之间电荷排斥的影响，使得"CCCC 金字塔"变得更加松弛。这也表明锌对锌指结构域的稳定起着至关重要的作用。

6. 运动模式与构象变化

为了进一步分析金属对 XPA$_{98-210}$ 运动模式与构象变化的影响，基于 XAP$_{98-210}$-Zn、XAP$_{98-210}$-Ni、XPA$_{98-210}$-apo3 种体系的 MD 模拟轨迹，我们开展了主成分分析。PCA 是从复杂的 MD 轨迹中获取主要运动模式的一种有效方法，广泛地用于蛋白质结构-活性关系研究中。一般来说，最主要的组分携带着分子最重要的构象变化信息，并能揭示与其功能密切相关的慢速运动模式。

图 7-26 显示了体系 XAP$_{98-210}$-Zn、XAP$_{98-210}$-Ni 和 XPA$_{98-210}$-apo 中 MD 轨迹前 20 个特征值的分布。显然，这 3 种体系特征值分布放入趋势是相似的。然后，将每个特征值除以所有特征值之和，计算出前两个特征值所占的比值。这些比率反映了运动模式在整体运动

中对应于特征向量的比例。XAP$_{98-210}$-Zn、XAP$_{98-210}$-Ni 和 XPA$_{98-210}$-apo3 种体系中，前两种运动模式的占比分别为 55.34％、62.79％和 62.70％。因此，PC1 与 PC2 代表了此研究中的功能性慢运动模式。

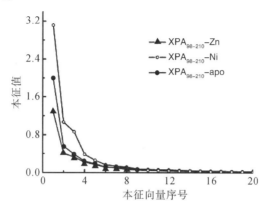

图 7-26　体系 XPA$_{98-210}$-Zn，XPA$_{98-210}$-Ni 和 XPA$_{98-210}$-apo
的 3 个 MD 模拟轨协方差矩阵的本征值

为进一步研究各个主成分方向上的构象波动，图 7-27(a)～7-27(c)基于 MD 轨迹，分别给出了 XAP$_{98-210}$-Zn、XAP$_{98-210}$-Ni 和 XPA$_{98-210}$-apo 体系 300 K 温度下的自由能等高线图。深色代表较低的能量水平。从图 7-27(a)～7-27(c)可以看出，PC1 的波动幅度大于 PC2。对于任何给定的 PCn，较大的 n 值暗示了波动幅度的收缩，相应的构象波动类似于高斯分布，此为体系内、高频和非功能性快速运动模式的一般特征。在 XAP$_{98-210}$-Zn 体系的低自由能区内，PC1 的变化范围为 $-1\sim 0$，PC2 的变化范围为 $-1.2\sim 0.7$[图 7-27(a)]。而在 XAP$_{98-210}$-Ni 体系中，相反地，低自由能区中 PC1 和 PC2 的分布较分散，构象波动较大，表明其结构稳定性较低。在 XPA$_{98-210}$-apo 体系的同一区域中，PC1 的变化范围为 $0\sim 2.0$，PC2 则为 $-1.0\sim 1.2$[图 7-27(c)]。PC1 在 XPA$_{98-210}$-apo 中的分布范围恰好与其在 XAP$_{98-210}$-Zn 中相反，宽度也更大，表明其运动方向和运动幅度存在较大差异。此外，为了进一步阐明 PCA 分析的结果，我们还将这 3 条轨迹连接，开展了总体化的 PCA，并沿着 XAP$_{98-210}$-Zn 体系中前两位组分上的每条轨迹进行投影。结果表明，XPA$_{98-210}$-Ni 和 XPA$_{98-210}$-apo 都只有一个低能区域。我们也可看到，3 个体系中，XAP$_{98-210}$-Ni 的功能性运动最为强烈。

图 7-27(d)～图 7-27(i)用圆锥模型展示了 3 个体系中的第一与第二最慢运动模式。XAP$_{98-210}$-Zn 的第一最慢运动模式，整体运动范围较小，锌指结构域稳定；其 $\alpha 2(183\sim 194)$与环 5(166～179)主要朝外运动；连接序列(130～137)主要以旋转为主，没有发生明显的扭曲[图 7-27(d)]。XAP$_{98-210}$-Zn 体系的第二最慢运动模式(特别是锌指结构域)范围稍有增加。[图 7-27(g)]。与 XAP$_{98-210}$-Zn 体系的第一与第二最慢运动模式相比，XAP$_{98-210}$-Ni 的运动模式显著增强，锌指结构域尤为明显。与此同时，环 5(166～179)与锌指均有封闭倾向，连接序列(130～137)发生了较大的畸变。XAP$_{98-210}$-Ni 的第一和第二运动模式是对立互补的，它们共同协调分子的整体运动[图 7-27(e)和图 7-27(h)]。XPA$_{98-210}$-apo 的第一最慢运动模式与 XAP$_{98-210}$-Zn 相似，这与 RMSD 结果所描述的稳定性相一致。运动模式的具体特征包括：① XAP$_{98-210}$-Zn 的连接序列(130～137)主要表现为旋转运动，而

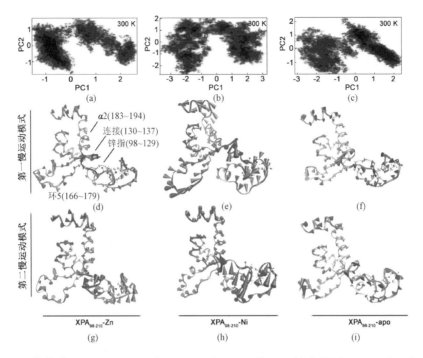

图 7-27 从体系 XPA$_{98-210}$-Zn(a，d，g)、XPA$_{98-210}$-Ni(b，e，h)和 XPA$_{98-210}$-apo(c，f，i)
第一/第二慢运动模式对应获得的自由能等高线图

(a)~(e)中的颜色越深表示能量越低，对应着自由能最小；(d)~(i)中此刺猬图的长度和方向分别代表运动强度和方向

XPA$_{98-210}$-apo 则是平移运动，且后者的运动范围也更大；②XPA$_{98-210}$-apo 中锌指结构域主要朝外运动，这暗示了金属限制的缺失且锌指结构域体积扩大，与先前"CCCC 金字塔"体积的计算[图 7-25(b)]一致；③与 XAP$_{98-210}$-Zn 和 XAP$_{98-210}$-Ni 不同，XPA$_{98-210}$-apo 第二最慢运动模式中的环 5 有着更大的运动范围，而在同一运动模式中，锌指结构域仍保持着较低的运动范围，表明了生物大分子运动的多样性和复杂性。

综上，我们可以观察到 XAP$_{98-210}$-Ni、XPA$_{98-210}$-apo 和 XAP$_{98-210}$-Zn 运动模式的 3 个特征：①运动范围由广到窄为：XAP$_{98-210}$-Ni＞XPA$_{98-210}$-apo≈XAP$_{98-210}$-Zn，这与 RMSD、氢键和残基关联分析结果高度一致；②第二最慢运动模式与第一最慢运动模式方向呈负相关，特别是在 XAP$_{98-210}$-Ni 和 XAP$_{98-210}$-Zn 中，这可能有助于协调分子的整体运动；③主要功能慢运动模式(例如，第一慢运动模式)中，XAP$_{98-210}$-Ni、XPA$_{98-210}$-apo 和 XAP$_{98-210}$-Zn 中连接序列(130~137)的运动是不同的，分别表现为轻微旋转、明显扭转和适度转化。可以推断，分子的整体运动范围和连接序列(130~137)运动模式的差异可能与 NER 过程中 Ni^{2+} 的细胞毒性机制相关。

从上述 RMSF 分析和最终构象的叠加可以看出，3 种体系的连接区域(130~137)中存在一处明显差异，该区域的运动模式也不同。值得注意的是，连接序列将 C 末端子域和锌指结构域连接起来，两个子域功能上相互独立，参与了 RPA70N 的结合[图 7-27(d)~图 7-27(i)]。因此，我们分析了连接序列中的 8 个残基周围二面体的差异(表 7-2)。

表 7-2 体系 XPA$_{98-210}$-Zn，XPA$_{98-210}$-Ni 和 XPA$_{98-210}$-apo 的 Linker 部分主链二面角

残基二面角	XPA$_{98-210}$-Zn		XPA$_{98-210}$-Ni		XPA$_{98-210}$-apo	
	平均值	标准偏差	平均值	标准偏差	平均值	标准偏差
Arg130-φ	−65.52	11.16	−23.67	47.63	−76.01	21.16
Arg130-Ψ	−3.02	13.41	107.66	50.96	153.58	20.58
Asp131-φ	−55.35	16.08	−108.16	35.30	132.77	13.45
Asp131-Ψ	100.99	14.47	−17.03	35.93	91.02	18.55
Ala132-φ	−64.76	11.03	−62.12	11.15	−68.03	10.29
Ala132-Ψ	−5.72	11.50	−9.93	16.78	−4.42	13.62
Asp133-φ	−120.46	20.31	−122.07	14.53	−115.07	14.53
Asp133-Ψ	−31.37	21.03	−21.13	16.90	−24.95	16.66
Asp134-φ	−106.46	30.37	−98.41	33.35	−111.81	19.85
Asp134-Ψ	−36.58	27.67	−46.23	30.70	−28.39	18.23
Lys135-φ	−110.29	31.04	−109.16	33.15	−126.22	20.34
Lys135-Ψ	−42.68	13.31	−30.52	15.78	−32.26	11.71
HIS136-φ	−133.57	12.05	−116.88	30.10	−124.19	14.15
HIS136-Ψ	67.93	17.35	54.12	106.37	29.94	11.57
Lys137-φ	−55.09	12.34	−88.99	39.17	−68.43	11.56
Lys137-Ψ	132.68	18.91	128.46	78.66	140.71	10.74

与 XAP$_{98-210}$-Zn 和 XPA$_{98-210}$-apo 相比，XAP$_{98-210}$-Ni 中二面体波动最大的残基分别为 Arg130、Asp131、His136 和 Lys 137。这清楚地表明，Ni^{2+} 的取代影响了连接序列两侧残基的构象，进而影响 C 末端子域和锌指结构域的相对位置。XAP$_{98-210}$-Zn、XPA$_{98-210}$-apo 中连接序列两侧残基波动较小的原因是 His136 中 ND1-HD1 原子与 XAP$_{98-210}$-Zn 中 Cys129 的 O 原子之间和 Arg130 中 NH2-HH21 原子与 XPA$_{98-210}$-apo 中 Asp127 的 OD2 原子之间存在稳定的氢键。值得一提的是，我们清楚地观察到 XAP$_{98-210}$-Ni 中 Arg130-Φ、His136-ψ 和 Lys137-ψ 二面体的稳定转化。例如，Arg130-Φ 在 0～60 ns 时保持在 −50°左右，而 60～100 ns 时则变化到 +50°左右。这表明在 MD 模拟过程中，60 ns 处发生了明显的构象变化，这与势能的变化和"CCCC 金字塔"的崩塌在时间上是一致的。

7. XPA$_{98-210}$ 和 DNA 与 RPA70N 的可能结合模式

已知 XPA$_{98-210}$ 可以和 DNA 或其他与 NER 相关的蛋白质（如 RPA70）发生相互作用，表明 XPA 在 NER 机制中的功能枢纽地位。目前为止，还没有关于 DNA、RPA70 和人类 DNA 结合模式的报道。先前的结构生物学研究指出横跨人类 XPA$_{98-210}$ 中 C 末端子域的狭长样阳离子弯曲是由 Lys141、Lys145、Lys151、Lys179、Lys204 和 Arg207 形成的。从结构上讲，该区域是结合单链和双链 DNA 的理想区域。

Maltseva 等的突变研究指出，与野生型 XPA 相比，其 K179E 和 K141E 突变体与 DNA 的亲和力明显减弱。Sugitani 等通过荧光各向异性测定指出，Lys204、Arg207 以及

Phe219、Ala229、Trp235 和 Lys236 都参与了 DNA 的结合。2015 年，Koch 等获得了与酵母 XPA 结合的 DNA 晶体结构(PDB 代码：5A3D)。酵母 XPA188-301 与人 XPA98-210 有很高的同源性。酵母 XPA 中，与锌离子形成锌指结构域金字塔结构的 4 个 Cys 残基为 Cys191、Cys194、Cys213、Cys216，这与人 XPA_{98-210} 中的 4 个 Cys 残基（Cys105、Cys108、Cys126、Cys129)是完全一致的。参与 DNA 识别的酵母 $XPA_{188-301}$ 的关键残基为 Lys229、Lys233、Thr239、His258 和 Arg294。通过序列比对和结构叠加，这些残基分别对应人类 XPA_{98-201} 中的 Lys141、Lys145、Lys151、His171、Lys179 和 Arg207(图 7-28)。

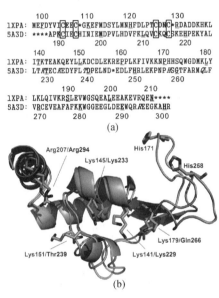

图 7-28　人 XPA_{98-210} 和酵母 $XPA_{188-301}$ 的结构及序列比对

(a)序列比对，斜体部分代表酵母 XPA_{98-210} 参与结合 DNA 的关键残基；

(b)结构比对，棍棒模型显示了人 XPA_{98-210} 可能结合 DNA 的 C 末端残基

上述残基关联、二级结构和氢键分析表明，Zn^{2+} 的缺失或置换对 XPA_{98-210} 的 C 末端结构域（98～129）的构象没有明显的影响，因此人类 XPA 对 DNA 的识别不受影响。XPA_{98-210} 除了与 DNA 结合外，还与 RPA70 形成复合物。XPA_{98-210} 和 RPA70 中的哪些区域引起了这种相互作用，它们是如何结合的？对这些问题的解答可能是解开由 Zn^{2+} 缺失或 Ni^{2+} 对 Zn^{2+} 的置换引起的 XPA_{98-210} 功能变化机制的关键。表 7-3 按时间递减顺序列出了 RPA70 所有可用的结构生物学数据。

表 7-3　目前可以获得有关 RPA70 的数据

PDB 代码	年份	方法，分辨率	方均根偏差/Å	蛋白质名，底物名称，底物的接触残基区域，其他
4R4C [1]	2015	X 射线，1.40 Å	0	RPA70N(1-120)，3HS；$C_{29}H_{18}Cl_3N_3O_6$，残基 31～43/54～60/83～97
4R4I [1]	2015	X 射线，1.40 Å	0.144(4R4C)	RPA70N(1-120)，3HV；$C_{31}H_{21}Cl_2N_3O_5S$，残基 31～43/54～61/83～97
4R4O [1]	2015	X 射线，1.33Å	0.123(4R4C)	RPA70N(1-120)，3HW；$C_{29}H_{19}Cl_2N_3O_5S$，残基 33～43/54～60/83～97

续表

PDB 代码	年份	方法，分辨率	方均根偏差/Å	蛋白质名，底物名称，底物的接触残基区域，其他
4R4Q [1]	2015	X 射线，1.35Å	0.155(4R4C)	RPA70N(1-120)，3HZ：$C_{31}H_{23}Cl_2N_3O_6$，残基 33～43/54～60/83～97
4R4T [1]	2015	X 射线，1.28 Å	0.088(4R4C)	RPA70N(1-120)，3JO：$C_{29}H_{19}Cl_2N_3O_5S$，残基 33～43/54～60/85～97
4NB3 [2]	2014	X 射线，1.35 Å	0.304(4R4C)	RPA70N(1-120)，Peptide：Asp5-Trp14，残基 33～43/57～60/85～88
4O0A [3]	2013	X 射线，1.20 Å	0.104(4R4C)	RPA70N(1-120)，2P9：$C_{29}H_{18}Cl_3N_3O_5S$，残基 31～43/54～60/83～97
4LUO [3]	2013	X 射线，1.54 Å	0.187(4R4C)	RPA70N(1-120)，1DZ：$C_{17}H_{14}N_2O_2$，残基 31～43/54～59/83～95
4LUV [3]	2013	X 射线，1.40 Å	0.134(4R4C)	RPA70N(1-120)，1XS/1DZ：$C_{11}H_6ClFO_3/C_{17}H_{14}N_2O_2$，残基 31～43/54～60/83～95
4LUZ [3]	2013	X 射线，1.40 Å	0.145(4R4C)	RPA70N(1-120)，1XT：$C_{29}H_{22}N_2O_6$，残基 31～43/55～60/85～97
4LW1 [3]	2013	X 射线，1.63 Å	0.153(4R4C)	RPA70N(1-120)，1XS：$C_{11}H_6ClFO_3$，残基 33～41/54～60/85～97
4LWC [3]	2013	X 射线，1.61 Å	0.130(4R4C)	RPA70N(1-120)，1XU：$C_{28}H_{18}Cl_3N_3O_3S$，残基 33～43/55～60/85～97
4IPH [4]	2013	X 射线，1.94 Å	0.206(4R4C)	RPA70N(1-120)，1FJ：$C_{17}H_{13}N_3O_2S_3$，残基 33～41/57/83～97
4IPC [4]	2013	X 射线，1.22 Å	0.120(4R4C)	RPA70N(1-120)，无底物，无接触残基
4IPD [4]	2013	X 射线，1.51 Å	0.333(4R4C)	RPA70N(1-120)，无底物，无接触残基
4IPG [4]	2013	X 射线，1.58 Å	0.248(4R4C)	RPA70N(1-120)，无底物，无接触残基
4IJH [5]	2013	X 射线，1.50 Å	0.250(4R4C)	RPA70N(1-120)，1EJ：$C_{17}H_9ClFN_3O_2S_2$，残基 31～43/54～57/85～95
4IJL [5]	2013	X 射线，1.70 Å	0.152(4R4C)	RPA70N(1-120)，1EK：$C_{18}H_{12}ClN_3O_2S_2$，残基 31～43/54～60/83～95
2B29 [6]	2005	X 射线，1.60 Å	0.418(4R4C)	RPA70N(3-120)，无底物，无接触残基
2B3G [6]	2005	X 射线，1.60 Å	0.324(4R4C)	RPA70N(1-120)，肽：Ser33-Glu56，残基 29～45/87～91
1L1O [7]	2002	X 射线，2.80 Å	0	RPA14(3～117)，RPA32(44～171)and RPA70C(439～616)
1FGU [8]	2001	X 射线，2.50 Å	0	RPA70 central domain(181～426)，无底物，无接触残基
1EWI [9]	1999	核磁共振	4.639(4R4C)	RPA70N(1～114)，无底物，无接触残基
1JMC [10]	1997	X 射线，2.40 Å	7.029(1FGU)	RPA70 中央域(183～420)，ssDNA：CCCCCCCC，残基 210～221/234～241/263～280/332～343/359～361/382～396

　　PDB 数据库中，已有 24 份关于 RPA70 结构的报告，以及其 N 末端结构域的 21 个结构(RPA70N，残基 1～120)，其中 20 种为共晶结构，彼此间 RMSD 值小于 0.5 Å。可能是由于方法和环境的不同，唯一剩下的是 1999 年报道的溶液中的核磁共振结构。Bochkareva 和 Bochkarev 等分别报道了其 C 末端子域和中心区域的结构。这两个区域与 RPA14 和 RPA32 形成了一个三聚体，并具有与 DNA 形成复合物的能力。值得注意的是，RPA70 中心结构域在与 DNA 结合后发生了重大变化。基于 Bochkareva 和 Bochkarev 等的结构生物学分析，RPA70(RPA70N)的 N 末端结构域主要与 XPA 结合。

通过分析 RPA70N-底物复合物的所有 PDB 结构(表 7-3)，总结出 RPA70N 的底物结合区：Arg31-Arg43、Ser54-Thr60 和 Ile83-Met97(它们恰好位于 Arg31-Arg41 和 Thr86-Arg92 形成的 V 形口袋中)。我们还分析了与 RPA70N 结合的短小肽链中氨基酸的类型，发现酸性氨基酸占了很大的比例。例如，在 PDB 4NB3 的晶体结构中，短小肽链底物 D_5 $F_6 T_7 A_8 D_9 D_{10} L_{11} E_{12} E_{13} W_{14}$。核磁共振实验发现 XPA_{98-210} 中的 C 末端子域(138～210)主要起结合 DNA 的作用，而锌指结构域(98～129)主要起识别 RPA70 的作用。弗兰克等设计了一系列富含螺旋的短小肽链。它们可以与 RPA70N 强烈结合在由 Arg31-Arg41 和 Thr86-Arg 92 形成的 V 形口袋中。这些结构生物学研究都表明 RPA70N 中的 V 形口袋是结合蛋白质的最佳选择。另一方面，XPA_{98-210} 中锌指结构域的结构特征表明，RPA70N 中的 V 形口袋最有可能识别的区域是 Tyr116-Asp122 和 Asp127-Asp134，它们都有：①绝大多数的螺旋状二级结构；②结合 V 形口袋的最佳键长。

我们使用 Z-DOCK 服务器基于结构生物学信息，获得了 XPA_{98-210}-Zn 和 RPA70N 之间的结合模式(图 7-29)。在 XPA_{98-210}-Zn-RPA70N 的所有对接模式中，与 RPA70N 的 V 形口袋结合的是 XPA_{98-210}-Zn 中的 Asp127-Asp134。相反，由于邻近 Ile165-Lys167 环的巨大空间位阻，Tyr116-Asp122 无法结合到 V 形口袋中。从图 7-29 可知，Asp127-Asp134 (XPA_{98-210})在 XPA_{98-210}-Zn-RPA70N 对接模式中的位置与 RPA70N 肽晶体结构中的短小肽链的位置相似(PDB 代码：4NB3)。因此，XPA_{98-210}-Zn-RPA70N 对接模式是合理的。

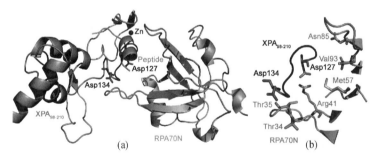

图 7-29　XPA_{98-210}-Zn 和 RPA70N 之间的结合模式

(a)XPA_{98-210}-Zn-RPA70N 对接复合物模型和 RPA70N-小肽晶体结构的叠落；
(b)RPA70N 的接触残基与 XPA_{98-210}-Zn 的结合

这里，RPA70N 中参与 XPA_{98-210} 中 Asp127-Asp134 结合的关联残基为：Thr34、Thr35、Arg41、Asn85、Val93 与 Met157，与表 7-3 给出的结构生物学信息一致。XPA_{98-210}-Zn-RPA70N 复合物模型的分析表明，除 Asp127-Asp134 外，XPA_{98-210} 与 RPA70N 之间的距离小于 4 的关联残基还包括 Val166-Lys168。我们的结论与 Li 等的分析结果一致，指出 Cys153-Gly176 可能参与了 RPA70N 的结合。我们采用类似的分子对接策略，得到了 XPA_{98-210}-Ni 和 RPA70N 的结合模式(数据未给出)。结果表明，V 形口袋主要结合 XPA$_{98-210}$-Ni 中的 Met98-Ile104, 而非 Asp127-Asp134。

XPA$_{98-210}$-Zn 和 XPA$_{98-210}$-Ni 与 RPA70N 结合位点的差异可归因于以下两个原因: ① 二级结构分析表明, 在 XPA$_{98-210}$-Zn 和 XPA$_{98-210}$-Ni 体系中, Met98-Ile104/Asp127-Asp134 残基区域主要为卷曲/螺旋和螺旋-弯转。与 XPA$_{98-210}$-Zn 中相同的结构相比, XPA$_{98-210}$-Ni 中 Met98-Ile104 的螺旋度显著增加, 而 Asp127-Asp134 中的螺旋几乎消失, RPA70N 的 V 形口袋优先与更稳定的 α-螺旋结合。②基于前面的运动模式分析[图 7-27(d)~图 7-27(f)]结果, XPA$_{98-210}$-Zn 和 XPA$_{98-210}$-Ni 中的连接序列(130~137)有着不同的运动模式(轻微旋转和明显扭曲), 阻碍了 RPA70N 与 XPA$_{98-210}$-Ni 中 Asp128-Asp134 区域的结合, 可推测出 XPA$_{98-210}$-Ni 和 XPA$_{98-210}$-Zn 分布与 RPA70N 有着不同的结合模式, 以及亲和力的减弱或许能够解释 Ni^{2+} 的细胞毒性。

我们已经分别通过叠落和分子对接的方法获得了 XPA$_{98-210}$-DNA 和 XPA$_{98-210}$-RPA70N 的结构。基于 XPA$_{98-210}$-DNA 和 XPA$_{98-210}$-RPA70N 几乎完全重叠的结构, 我们构建了 XPA$_{98-210}$-DNA-RPA70N 复合物结构。结果显示 XPA$_{98-210}$-Zn 中 C 末端子域(138~210)主要参与 DNA 识别, 而锌指结构域(98~129)和连接序列(130~137)主要与 RPA70N 的结合相关。这里, 锌指结构域 "CCCC 金字塔" 中的 Cys126 残基正好处于 Asp127-Asp134 区域附近, 直接与 RPA70N 结合, 此复杂的结构模型与先前的 NMR 实验相符。

8. NER 过程中锌指结构域的重要性

Bochkarev 等通过 X 射线晶体衍射已经获得了 RPA70183-300(RPA70A)和 RPA70301-420(RPA70B)与 DNA 形成的复合物的共晶结构。RPA70A 与 RPA70B 中 DNA 结合区为两个 V 形的裂缝, 由 Ser213-Glu218/Ile263-Lys267[称为 DNA 结合区 A, DBD-A, 图 7-30(a)]和 Val334-Arg339/Ser384-Arg389[称为 DNA 结合区 B, DBD-B, 图 7-30(a)]分别构成。Bochkareva 等报道了 RPA 三聚体的 2.8 Å 分辨率结构。此结构包含 RPA70(RPA70C)的 C 末端子域结构、RPA32(RPA32D)的 DNA 结合区与整个 RPA14 亚基。有趣的是, RPA70C 与 RPA32D 的 DNA 结合处也有两个 V 形裂缝, 由 Cys481-Tyr512/Tyr581-Lys588[称为 DBD-C, 图 7-30(c)]和 E84-N89/F135-K138[称为 DBD-D, 图 7-30(c)]分别组成。锌指结构域为 DBD-C 的结构核心。分子模拟的结果与结构生物学实验数据指出, DNA 分子首先被 XPA$_{98-210}$ 中的 C 末端子域识别, 具体来说, 是由 Lys141、Lys145、Lys151、His171、Lys179 和 Arg207 构成的一个 DNA 识别区[DRS, 图 7-30(b)]完成的。接着, RPA70N 识别 XPA$_{98-210}$(98~129)的锌指结构域。显而易见, RPA70N 对 XPA 正确且稳定的识别对整个 NER 过程来说都是极其重要的。

结合 RPA70A-RPA70BDNA、RPA70C-RPA32D-RPA14 三聚体的晶体结构和我们的模拟结果, 图 7-30 展示了 NER 通路中 DNA 的传输过程。DNA 在 NER 过程中有 5 个结合位点, 按此顺序被识别与传送: 首先是 XPA$_{98-210}$ 中的 DRS, 接着是 PA70A 中的 DBD-A、RPA70B 中的 DBD-B、RPA70C 中的 DBD-C 和最后 RPA32D 中的 DBD-D。有趣的是, 在 NER 全过程中存在两个锌指结构域: 其中一个位于 XPA$_{98-210}$, 负责与 RPA70N 结合, 另一个位于 RPA70C, 直接参与 DNA 的结合。显然, 锌在复杂的 NER 机制中表现出双重的生物学功能。在此项研究提出的细胞毒性机制中, Ni^{2+} 通过对 XPA$_{98-210}$ 中 Zn^{2+} 的取代进而降低了 NER 过程的有效性, 削弱了 RPA70N 的识别作用, 这可能是 Ni^{2+} 产生毒性的众多手段之一。

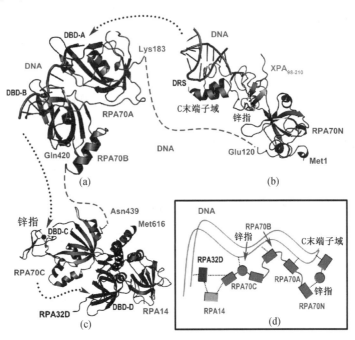

图 7-30 NER 过程中的 DNA 延伸（其彩图见附图 6）

(a)基于 1JMC 的 RPA70A-RPA70B-DNA 复合物结构；(b)RPA70N-XPA$_{98-210}$-DNA 复合物模型；
(c)源于 1L1O 的 RPA70C-RPA32D-RPA14 三体结构，绿色虚线表示 RPA70 的未解析部分，红色虚线箭头表示
DNA 的延展方向，DNA5 个 DNA 接触区（即 DRS，DBD-A，DBD-B，DBD-C 和 DBD-D）用红色带状模型表示；
(d)NER 过程中系列蛋白的相互作用示意图，黑色点线标识 NER 系统中的多体相互作用

四、结论

在本实例中，我们通过 MD 模拟的手段研究了 Ni^{2+} 对 XPA$_{98-210}$ 结构的影响和 NER 过程中 Ni^{2+} 可能的细胞毒性机制。通过 MCPB 法计算了 XPA$_{98-210}$ 中 Ni^{2+} 与 Zn^{2+} 的力场参数，其中 Zn—S 和 Ni—S 键长分别为 2.412～2.466 Å 和 2.281～2.293 Å，后者键能更高。基于这些参数，我们针对 XPA$_{98-210}$-Zn、XPA$_{98-210}$-Ni 和 XPA$_{98-210}$-apo 开展了 3 项 100 ns 的含水 MD 模拟。3 个 MD 模拟的 RMSF 值展现出高度的一致性与关联性，表明其在方法学上是可靠的。常规的 MD 模拟指标，包括回转半径、RMSD 等，都清楚地表明 XPA$_{98-210}$-Ni 的构象波动大于 XPA$_{98-210}$-apo 和 XPA$_{98-210}$-Zn，其分子稳定性顺序为 XPA$_{98-210}$-Zn≈XPA$_{98-210}$-apo＞XPA$_{98-210}$-Ni。对其残基关联、二级结构和氢键的进一步分析表明，即便 Zn^{2+} 的缺失或 Ni^{2+} 的取代通常并不会影响 C 末端子域（138～210）的结构，但却会显著地减少残基间的相互作用和氢键的数量，改变二级结构分布，进而引起锌指结构域发生较大的构象变化。

为了定量地说明这种变化，我们通过"CCCC 金字塔"的高度和体积来反映 MD 模拟中锌指"金字塔"的形态。XPA$_{98-210}$-Zn 中，其体积与高度在模拟过程中保持稳定，表明其锌指结构有着相对较高的稳定性。当缺少金属螯合时（例如，XPA$_{98-210}$-apo），"CCCC 金字塔"的总体形态基本保持不变，但 4 个 Cys 残基的相互距离却增大了，导致金字塔高度

和体积增大，结构变得更加疏松。当 Ni^{2+} 取代 Zn^{2+} 后，由于 Ni—S 键强大的吸引能力，外加毗邻环型区域的高度柔性，使得 4 个 Cys 残基几近处于一个平面，最终导致了"金字塔"的崩塌。为了分析金属离子对 XPA_{98-210} 运动模式的影响，我们针对 3 种体系的 MD 轨迹进行了 PCA（主成分分析），结果表明运动幅度大小：XPA_{98-210}-Ni＞XPA_{98-210}-apo＞XPA_{98-210}-Zn。此外，我们观察到 3 种体系中连接序列（130～137）的运动模式存在明显的差异：XPA_{98-210}-Ni、XPA_{98-210}-apo、XPA_{98-210}-Zn 分别表现为轻微旋转、明显扭曲、适度转化。

为了揭示 Ni^{2+} 取代 Zn^{2+} 而引发的诸如 XPA_{98-210} 的构象和运动变化等的生物学含义，我们结合分子对接、结构生物学、结构校正的信息，获得了 XPA_{98-210}-RPA70N-DNA 复合物的模型和一种 NER 过程中多种蛋白（包括 XPA、RPA70N、RPA70A、RPA70B、RPA70C、RPA32D 和 RPA14）相互作用的可能模式。由 Ni^{2+} 取代 Zn^{2+} 介导的 XPA 中锌指结构域结构的变化会削弱其与 RPA70N 结合的能力，进而降低 NER 的效率。考虑到不止一种锌指结构域蛋白参与了 NER 过程，我们推测本文中提出的机理可能是导致 Ni^{2+} 产生细胞毒性的因素之一。

总的来说，我们研究了 Ni^{2+} 对 XPA_{98-210} 结构和功能的影响，推测了金属介导的细胞毒分子机制，这将极大地促进针对 NER 信号通路的抗癌药物设计，并为深入了解 NER 中多种蛋白的相互作用提供了理论依据。

参考文献

[1]Malaney P, Pathak R P, Xue B, et al. Intrinsic disorder in pten and its interactome confers structural plasticity and functional versatility[J]. Scientific Report, 2013, 3: 2035.

[2]Warshel A, Levitt M. Theoretical studies of enzymic reactions: dielectric, electrostatic and steric stabilization of the carbonium ion in the reaction of lysozyme[J]. Journal of Molecular Biology, 1976, 103(2): 227-249.

[3]Mccammon J A, Gelin B R, Karplus M. Dynamics of folded proteins[J]. Nature, 1977, 267(5612): 585-590.

[4]Schlick T, Collepardo-Guevara R, Halvorsen L A, et al. Biomolecular modeling and simulation: a field coming of age[J]. Quarterly Reviews of Biophysics, 2011, 44(2): 191-228.

[5]王存新. 蛋白质模拟——原理、发展和应用[M]. 北京: 科学出版社, 2016.

[6]Adock S A, Mccammon J A. Molecular dynamics: survey of methods for simulating the activity of proteins[J]. Chemical reviews, 2006, 106(5): 1589-1615.

[7]Mackerell A D. Empirical force fields for biological macromolecules: overview and issues[J]. Journal of Computational Chemistry, 2004, 25(13): 1584-1604.

[8]Cornell W D, Cieplak P, Bayly C I, et al. A 2nd generation force-field for the simulation of proteins, nucleic-acids, and organic-molecules[J]. Journal of the American Chemmical Society, 1995, 117(19): 5179-5197.

[9]Brooks B R, Bruccoleri R E, Olafson B D, et al. Charmm-a program for macromolecular energy, minimization, and dynamics calculations[J]. Journal of Computational Chemistry, 1983, 4(2): 187-217.

[10]Scott W R P, Hunenberger P H, Tironi I G, et al. The gromos biomolecular simulation program package[J]. Journal of Physical Chemistry A, 1999, 103(19): 3596-3607.

[11]Verlet L. Computer experiments on classical fluids. I. Thermodynamical properties of leannard-jones molecules[J]. Physical Review, 1967, 159(1): 98－103.

[12]Hockney R W, Goel S P, Eastwood J W. Quiet high-resolution computer models of a plasma[J]. Journal of Computational Physics, 1974, 14(2): 148－158.

[13]Swope W C, Andersen H C, Berens P H, et al. A computer-simulation method for the calculation of equilibrium-constants for the formation of physical clusters of molecules-application to small water clusters[J]. Journal of Chemical Physics, 1982, 76(1): 637－649.

[14]Ryckaert J-P, Ciccotti G, Berendsen H J C. Numerical integration of the cartesian equations of motion of a system with constraints: molecular dynamics of n-alkanes[J]. Journal of Computational Physics, 1977, 23(3): 327－341.

[15]Hess B, Bekker H, Berendsen H J C, et al. Lincs: a linear constraint solver for molecular simulations[J]. Journal of Computational Chemistry, 1997, 18(12): 1463－1472.

[16]Dill K A. Dominant forces in protein folding[J]. Biochemistry, 1990, 29(31): 7133－7155.

[17]Lague P, Pastor R W, Brooks B R. Pressure-based long-range correction for lennard-jones interactions in molecular dynamics simulations: application to alkanes and interfaces[J]. Journal of Physical Chemistry B, 2004, 108(1): 363－368.

[18]Allen M P, Tildesley D J. Computer simulation of liquids[M]. Oxford: Clarendon Press, 1987.

[19]Honig B, Nicholls A. Classical electrostatics in biology and chemistry[J]. Science, 1995, 268(5214): 1144－1149.

[20]Ewald P P. Die berechnung optischer und elektrostatischer gitterpotentiale[J]. Annals of Physics, 1921, 369(3): 253－287.

[21]Essmann U, Perera L, Berkowitz M L, et al. A smooth particle mesh ewald method[J]. Journal of Chemical Physics, 1995, 103(19): 8577－8593.

[22]Hoover W G. Canonical dynamics-equilibrium phase-space distributions[J]. Physical Review A, 1985, 31(3): 1695－1697.

[23]Toxvaerd S, Olsen O H. Canonical molecular-dynamics of molecules with internal degrees of freedom [J]. Berichte Der Bunsengesellschaft Für Physikalische Chemie, 1990, 94(3): 274－278.

[24]Martyna G J, Klein M L, Tuckerman M. Nose-hoover chains-the canonical ensemble via continuous dynamics[J]. Journal of Chemical Physics, 1992, 97(4): 2635－2643.

[25]Berendsen H J C, Postma J P M, Vangunsteren W F, et al. Molecular-dynamics with coupling to an external bath[J]. Journal of Chemical Physics, 1984, 81(8): 3684－3690.

[26]Andersen H C. Molecular-dynamics simulations at constant pressure and-or temperature[J]. Journal of Chemical Physics, 1980, 72(4): 2384－2393.

[27]Parrinello M, Rahman A. Polymorphic transitions in single crystals: a new molecular dynamics method[J]. Journal of Applied Physics, 1981, 52(12): 7182－7190.

[28]Lazaridis T, Karplus M. Thermodynamics of protein folding: a microscopic view[J]. Biophysical Chemistry, 2003, 100(1－3): 367－395.

[29]Feig M, Brooks C L. Recent advances in the development and application of implicit solvent models in biomolecule simulations[J]. Current Opinion in Structural Biology, 2004, 14(2): 217－224.

[30]Levy Y, Onuchic J N. Water mediation in protein folding and molecular recognition[J]. Annual Review of Biophysics and Biomolecular Structure, 2006, 35: 389－415.

[31]Adcock S A, Mccammon J A. Molecular dynamics: survey of methods for simulating the activity of

proteins[J]. Chemical Reviews, 2006, 106(5): 1589—1615.

[32]Jorgensen W L, Chandrasekhar J, Madura J D, et al. Comparison of simple potential functions for simulating liquid water[J]. Journal of Chemical Physics, 1983, 79(2): 926—935.

[33]Mahoney M W, Jorgensen W L. A five-site model for liquid water and the reproduction of the density anomaly by rigid, nonpolarizable potential functions[J]. Journal of Chemical Physics, 2000, 112 (20): 8910—8922.

[34]Berendsen H J C, Grigera J R, Straatsma T P. The missing term in effective pair potentials[J]. Journal of Physical Chemistry, 1987, 91(24): 6269—6271.

[35]Horn H W, Swope W C, Pitera J W, et al. Development of an improved four-site water model for biomolecular simulations: Tip4p-ew[J]. Journal of Chemical Physics, 2004, 120(20): 9665—9678.

[36]Kiss P T, Baranyai A. Clusters of classical water models[J]. Journal of Chemical Physics, 2009, 131 (20): 204310.

[37]Vega C, Abascal J L F. Relation between the melting temperature and the temperature of maximum density for the most common models of water[J]. Journal of Chemical Physics, 2005, 123 (14): 144504.

[38]Hu J P, Hu Z H, Zhang Y, et al. Metal binding mediated conformational change of XPA protein: a potential cytotoxic mechanism of nickel in the nucleotide excision repair[J]. Journal of Molecular Modeling. 2016, 22: 156—174.

（唐典勇，万华）

第八章 结合自由能的计算

蛋白质是构成生物的基础物质之一，它可以通过与其他分子的相互作用来发挥特定的生物学功能。事实上，许多生命活动都是由相互作用的蛋白质的调节来完成的。例如，转录起始因子之间的相互作用调控着生物体内的基因表达；磷酸化激酶与其受体结合，可以使细胞外的信号传至细胞内；抗原与抗体的相互作用，保护着机体的健康。

1953年，沃森和克里克发现了DNA的双螺旋结构，1958年，英国科学家Kendrew和Perutz[1]首次采用X射线衍射法得到了高分辨率的肌红蛋白和血红蛋白的三维结构，并获得了1962年诺贝尔奖，从此将整个生物学推进到以核酸和蛋白质为中心的结构生物学时代。现代生物学的发展从传统生物学，如生物圈、生态系统、群落、个体、系统、器官、组织和细胞，深入到分子生物学和结构生物学，如分子和亚分子，以及电子结构层次的量子生物学。

目前，生命现象的分子水平和微观机制的研究成了非常活跃并具有挑战性的领域。该领域采用生物、物理、数学、计算机科学和化学等多学科的交叉融合，以及实验研究和理论研究相结合的方法。其中，对生物大分子体系机器相互作用进行理论计算的方法占有重要的地位，它可以在分子和电子结构层次上解释许多生命现象和本质，在某些方面已经成为实验研究难以替代的手段[2,3]。

第一节 生物大分子体系结合自由能研究的背景及意义

在生物学的研究中，分子间的非共价键相互作用是十分重要的，生命过程中涉及的许多生物学功能均与生物大分子和其他分子之间的识别密切相关，如激素与受体的识别、RNA转录、药物的作用机理等。研究这些非共价键的分子识别问题具有很重要的应用价值。

在基于结构的药物设计方法中，分子对接是研究药物分子与蛋白质相互作用的重要手段。而分子对接面临的两个问题是，如何找到最佳的结合位置以及如何评价配体与受体对接后的结合强度。大多数药物以及生物分子的活性都是通过非共价键的方式与受体大分子的相互作用表现出来的，因此受体和配体之间的结合自由能的预测是计算机辅助药物设计的核心问题之一。精确的结合自由能预测方法能够大大提高药物设计的效率，自由能的正负值决定了反应的可能性问题，而自由能的绝对值大小则决定了反应的趋势和强度，因此，自由能对于理解各种化学现象是必需的。在过去的30年中，随着计算机辅助药物设计方法以及配体－受体理论研究的不断进步，自由能预测方法研究受到了广泛的关注。

分子动力学(molecular dynamics，MD)模拟是一种计算机模拟技术，是研究生物大分子结构与功能关系的重要技术之一。MD 模拟可以得到生物体系的各种构象数据，进而根据统计力学原理可以求得各种热力学性质参数，如熵、焓、热容等，其中最重要的是自由能的计算。蛋白质折叠的自由能计算和结合自由能计算是生物化学中的一个经典问题，自由能的大小可以用来判断体系不同状态的稳定性，这种方法已经用于蛋白质模拟的多方面研究中，如蛋白质与配体的相互作用[4]、蛋白质的定点突变[5]、核算结构以及溶剂化效应等，因此结合自由能的计算是一项非常有应用价值的计算机模拟技术。

　　本章将简单介绍结合自由能计算方法的理论基础，并给出基于 MM/PBSA 方法的配体－受体相互作用的结合自由能计算的步骤，期望读者能在短时间内掌握并使用该方法。

一、Gibbs 自由能

　　在引入 Gibbs 自由能的概念之前，需要提到热力学第二定律[6]。热力学体系是指处在一定已知宏观约束条件下的大量粒子组成的客体。而环境则是体系之外的个体的统称，体系和环境之间有相互作用，正如热源是与体系交换热量的环境，使体系和环境保持温度一致，它应该是物质的量和热容无限大的环境。比如，对于处于溶液环境中的生物大分子和药物小分子组成的复合物，可以将复合物看作为热力学体系，而周围的溶剂看作环境。

　　关于热力学第二定律，有如下几种描述：①Clausius 认为，低温物体不可能以热的形式将能量传到高温物体，而不引起其他变化；②任意挑选一自发过程，指明它所产生的结果不论用什么方法都不能自动消除，即不能使得发生变化的体系和环境在不留下任何痕迹的情况下恢复原状；③Kelvin 认为，不可能从单一热源吸取热量使之完全转变为功而不产生其他影响。

　　其实，上述对热力学第二定律的表述都是等效的，热力学第二定律还有一种描述方法，即熵增原理，描述为：在绝热的情况下，系统发生可逆过程时，其熵不变；不可能发生熵值减小的过程。可以用公式表示为

$$\Delta S = \Delta S_\text{系} + \Delta S_\text{环} \geqslant 0 \tag{8-1}$$

在等温过程中，体系吸热 Q，则 $\Delta S_\text{环} = -\dfrac{Q}{T}$，因此：

$$\Delta S_\text{系} - Q/T \geqslant 0 \tag{8-2}$$

根据热力学第一定律可得

$$\Delta U \leqslant T\Delta S + W_\text{系} + W_\text{其他} \tag{8-3}$$

在等温等容过程中，$W_\text{系} = 0$，可得

$$-W_\text{其他} \leqslant -\Delta(U - TS)_{T,V} \tag{8-4}$$

式中，U、T、S 都是状态性质的量，可以将 $(U - TS)$ 定义为一个新的状态函数，并将均相平衡态体系的 $(U - TS)$ 成为体系的 Helmholtz 自由能，用 F 表示，$F \equiv U - TS$，代入上式，

$$-(\Delta F)_{T,V} \geqslant -W_\text{其他} \tag{8-5}$$

在体系无其他功时，可得

$$-(\Delta F)_{T,V} \geqslant 0 \tag{8-6}$$

因此，熵增原理在等温等容体系中可以描述为 Helmholtz 自由能减少原理。等温等容体系

的 Helmholtz 自由能在可逆过程中减少值等于体系做的非体积功，而在不可逆过程的减少值大于体系做的非体积功。在无其他功时，Helmholtz 自由能在可逆过程中保持不变，在不可逆过程中减少，直到最小时体系达到平衡。

在等温等压过程中，$W_系=-p\Delta V$，代入式(7-2)可得

$$T\Delta S-\Delta U-p\Delta V\geqslant-W_{其他} \tag{8-7}$$

由于等温等压，所以：

$$-\Delta(U-TS-pV)_{T,p}\geqslant-W_{其他} \tag{8-8}$$

其中，U、T、S、p、V 都是状态性质的量，于是可以将$(U-TS-pV)$定义为一个新的状态函数，并将均相平衡体系的$(U-TS-pV)$称为体系的 Gibbs 自由能，用 G 表示为

$$G\equiv U-TS-pV\equiv H-TS \tag{8-9}$$

因此

$$-(\Delta G)_{T,p}\geqslant-W_{其他} \tag{8-10}$$

在无其他功时：

$$-(\Delta G)_{T,p}\geqslant0 \tag{8-11}$$

因此，在等温等压的封闭体系中，熵增原理等同于 Gibbs 自由能减少原理。等温等压封闭体系中，Gibbs 自由能的减少值在可逆过程中等于体系所做的非体积功，在不可逆过程中大于体系所做的非体积功。在无其他功时，Gibbs 自由能在可逆过程中保持不变，在不可逆过程中减少，直到最小时体系达到平衡。

从上述 F 和 G 的推导过程可以看到，F 和 G 都是平衡态的状态函数，它们的绝对值都无法确定，并且都是宏观量。在实际的体系研究中，如体内的药物分子与受体的结合过程，都是在等温等压的状态下进行的。要判断等温等压过程进行的方向以及限度，需要选择 Gibbs 自由能减少原理，根据 Gibbs 自由能的变化来判断药物分子与受体是否结合以及结合的强度如何。

二、配体－受体结合的驱动力

药物小分子进入体内，到达特定的部位后，与特定的受体产生相互作用，这些受体主要包括：激素、酶、蛋白质和核酸等，使受体产生一定的变化，抑制或激动某种生物学功能，最终达到治疗疾病的目的，这是药物治疗疾病的基本过程。其中最重要的部分是药物分子与受体产生相互作用，这种相互作用可以根据 Gibbs 自由能来判断其强弱，而配体与受体之间的相互作用主要包括两类，分别是非键相互作用和共价相互作用。经过多年的研究发现，非键相互作用是药物与受体结合的最普遍的驱动力，主要原因是药物分子通过非键相互作用可以与受体产生可逆的结合，更利于自身的代谢和排泄。而共价相互作用牵涉到化学键的断裂和生长，只能采用量子化学来计算。本节的配体－受体相互作用力仅讨论非键相互作用。

配体和受体相互作用的过程是十分复杂的，药物分子从溶液的状态进入到受体的活性部位，为了得到最佳的能量匹配和几何形状的匹配，二者的构象均会发生一定的变化，同时，溶剂分子也会因为结合中的去溶剂化过程而发生重排，这一过程也伴随着焓和熵的变化。

对于配体—受体之间的相互作用，不仅要满足二者的空间的要求，即配体的大致形状要与受体的活性口袋的形状匹配，以保证达到最佳的结合，还要满足分子间作用力的互相匹配，即二者结合的相应部位正好有某些基团能够产生分子间相互作用。这些分子间相互作用有氢键、静电作用力、疏水作用力和π-π相互作用等。如图 8-1 所示，具有氢键形成条件的基团之间会形成较稳定的氢键；带正或负电荷的基团会相互吸引；非极性基团之间会形成疏水相互作用；而芳香环之间的叠加会形成 π-π 相互作用。

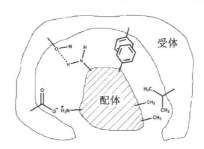

图 8-1　配体与受体之间的非键相互作用

氢键是配体与蛋白质受体结合的重要作用力，也是一种对二者结合贡献最大的一种作用形式。氢键的定义为：氢原子与电负性大的原子 X 以共价键结合，在与半径小、电负性大的原子 Y 靠近的过程中，将在 X 与 Y 之间以氢原子为媒介，生成一种 X—H⋯Y 形式的特殊的分子间作用力，称为氢键。其中 X 和 Y 代表 F、O、N 等电负性较大而原子半径较小的非金属原子，X 和 Y 可以是相同的原子，也可以是不同的原子。氢键具有饱和性和方向性的特征，饱和性是由于氢原子特别小，只能与 1 个电负性大的原子形成氢键；方向性是由于电偶极矩 X—H 与 Y 只有在同一条直线上的时候最强，形成的氢键也最稳定。在氢键 X—H⋯Y 中 H 和 Y 之间的距离一般小于 0.35 nm，X—H⋯Y 构成的夹角一般大于 135°，氢键的键能一般为 25～40 kJ/mol，结合能是 2～8 kcal/mol，因此氢键是一种比范德瓦耳斯力稍强、比共价键弱的作用力。在蛋白质中，许多氨基酸都具有形成氢键的潜力，如丝氨酸、谷氨酸、酪氨酸等，关于不同氨基酸形成氢键能力的强弱，与其在蛋白质内部的空间位置有较大的关系，目前尚未见系统的表述。

另外，疏水相互作用也是蛋白质受体与配体结合的重要作用力之一。疏水作用是非极性分子或基团之间一种较弱的相互作用，不仅存在于配体和受体蛋白质之间，更是维持大多数蛋白质的结构和性质稳定的关键因素。许多蛋白质的氨基酸之间都可以形成疏水作用，这些氨基酸大都是非极性氨基酸，主要有异亮氨酸、缬氨酸、苯丙氨酸、色氨酸和酪氨酸等。而小分子结构中的芳香环、长链烃基和酯基等属于疏水基团。如果二者在空间位置上靠得很近，则很容易形成疏水相互作用，使二者的结合更加稳定。

在配体和受体结合的过程中，还涉及溶剂化能的变化，整个结合过程可以看成是一个去溶剂化的过程。如图 8-2 所示，在溶液中药物分子的非极性基团在极性溶剂（一般为水溶液）的包围下形成了界面，受体也是如此，并且非极性界面越大，相应的能量也越高。当受体和配体的非极性界面相互靠近时，界面的水溶液会被排开，此时界面变小，能量降低，这就是去溶剂化的过程。去溶剂化过程可以使配体和受体的非极性基团相互靠近，形成能量更低、更稳定的复合物。该过程也包含熵和焓的变化，两个亚甲基之间的去溶剂化可以释放约 3 kJ/mol 的能量。

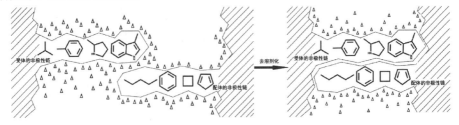

图 8-2　配体与受体相互结合的去溶剂化过程

综上所述，药物分子(配体)与靶点蛋白质(受体)结合的驱动力主要有氢键、疏水作用以及去溶剂化作用等。不论是氢键和疏水作用的形成，还是去溶剂化过程，均伴随着能量的变化。因此，可以说结合自由能是衡量配体－受体结合强弱以及复合物的稳定性的关键因素之一。而传统的实验方法只能得到结合之后的复合物结果，无法获得结合过程中的能量变化，因此，通过计算机辅助的方法对结合自由能进行计算，是目前为止从微观能量层面研究药物分子与靶点结合的重要手段之一，也是指导药物设计及筛选的重要方法。

第二节　结合自由能计算方法

目前为止，结合自由能的计算方法主要可以分为三大类：第一类是最经典的计算方法[7-9]，被大家广泛接受。这些方法理论非常严格，计算的结果也较为精确，但是需要长时间的数据采集，并且计算过程也很复杂。因此，这种方法只能适用于体系较为简单的情况，在药物设计方面受到较大的限制。第二类方法是基于主方程的方法[10,11]，该方法假定结合自由能来自于不同的能量项，而且各个能量项之间不存在交叉，分别计算出各能量项的贡献，就可以得到结合自由能。这类方法的数据采集量以及计算量都较低，因此应用较为广泛。第三类是基于回归的计算方法[12,13]，该方法将结合自由能分解为不同的相互作用的能量项，通过训练集统计的方法得到经验方程。这类方法取样简单，计算量小，但过分依赖于训练集的选择，体系的变化会导致预测能力的变化。常用的结合自由能计算的计算机模拟方法有：自由能微扰法(FEP)、热力学积分法(TI)、双湮灭法(DA)、MM/PBSA和线性相互作用能法(LIE)。下面简单介绍这几种方法的基本原理。

一、自由能微扰法

自由能微扰法最早由 Zwanzig[14] 在 1954 年提出，一般用来计算状态 A 到状态 B 的自由能的变化。其基本思想是从一个已知的状态 A 出发，通过一些微小的变化到达状态 B，在每一个变化的步骤做分子动力学模拟，计算出每一步体系的结合自由能，就可以得到两步之间自由能的变化，把所有自由能变化加起来就得到 A 到 B 的自由能变化。

假设有以下热力学平衡反应：

$$A \rightleftharpoons B$$

其中，A 和 B 均为热力学状态，体系的哈密顿 H 可用控制参数 λ 的函数表示：

$$H(p, q, \lambda_i) = (1 - \lambda_i)H_A + \lambda_i H_B(p, q) \tag{8-12}$$

式中，p 和 q 分别表示体系的广义动量和广义坐标，当 $\lambda_i=0$ 时，$H=H_A$；当 $\lambda_i=1$ 时，$H=H_B$。这里，设置了一个耦合常数 λ，λ 从 0 到 1，相当于体系哈密顿量从 H_A 变化到 H_B。

根据参数 λ 的选取不同，可以将 FEP 法分为 3 种，定长窗口增长法、动态窗口增长法和慢增长法。

定窗口增长法是指 λ 为固定值，根据变化的步数 i 而定，如步数 $i=10$，则 λ 为 0.1。从理论上讲，步数 i 取值越大，步长 λ 越小，计算的结果会越精确，但是步长太小，会增加采样的次数，步长过大，会导致相邻两个状态的差别较大，不能得到较精确的统计结果。因此，步长的选择需要根据具体的情况进行调整。

动态窗口增长法中，λ 的值需要根据上一步自由能计算的结果而做调整，如果变化较大，则将 λ 设置小一点，变化很小，则将 λ 设置大一点。这种方法在保证计算的精度的同时，还可以减少计算的步骤。但是其明显缺陷在于，事先并不知道自由能随 λ 变化的曲线，因此无法预知 λ 在模拟过程中的变化。因此，对于某些体系的反应，动态窗口增长法的计算量会大大多于定窗口增长法的计算量。

慢增长法中，将步长 λ 的值设为趋于 0 的数，变化的步数 i 趋于无穷大。因为步数较多，每一步的自由能变化较小，所以每一步只做一步或几步动力学模拟。早期研究者认为该方法因 λ 取值很小，因此每个体系都保持平衡状态，但最新的研究发现，这种假设并不完全成立，而且这种假设带来的后果往往是无法预测的。因此，这种方法目前应用较少。

以上 3 种 FEP 法中，由于定窗口增长法的计算量适中，比较稳定，并且计算的时间易于控制，成为目前应用最多的 FEP 法[15]。

二、热力学积分法

热力学积分法也是一种计算自由能差值的方法，可以用以下公式来计算两个状态的自由能变化：

$$\Delta G = \int_{\lambda=0}^{\lambda=1} < \frac{\partial H(p^N,\ r^N)}{\partial \lambda} > d\lambda \qquad (8\text{-}13)$$

和 FEP 法类似，TI 法也是通过耦合常数 λ 在两个状态之间插入多个过渡态，最终将每两个过渡态的自由能差值相加，得到总的自由能变化。

TI 法也分为普通热力学积分法和动态热力学积分法。普通法和动态法的区别与 FEP 法中一样，前面已经讨论过，在此不再赘述。

FEP 法与 TI 法属于第一类经典自由能算法，优点是具有严格的理论支持、逻辑清晰、具有普适性。但是这两种计算自由能的方法计算量很大，耗时长，并且只能计算差别较小的两种状态之间的相对自由能，状态的差别较大时，很难指定变化的路径。因此，这类经典的自由能算法在实际的药物设计应用中有较大的局限性。

三、双湮灭法

FEP 法和 TI 法虽然是比较经典的自由能计算方法，精确度较好，但是计算量大，只能计算差别较小的两个状态之间的相对自由能，而不能计算绝对结合自由能。因此，这两种方法在药物设计中的应用受到了很大的限制。为了计算体系的绝对结合自由能，我们常采用双湮灭法。

假定有一个化学反应：

$$R（s）+L（s）\xrightarrow{\Delta G} R-L（s）$$

该反应可以通过以下的热力学循环来完成：

$$
\begin{array}{ccc}
R(s)+L(s) & \xrightarrow{\ \Delta G\ } & R-L(s) \\
\Delta G_1 \downarrow & & \downarrow \Delta G_2 \\
R(s)+L(g) & \xrightarrow{\ \Delta G_0=0\ } & L(g)+R(s)
\end{array}
$$

其中，R 表示受体，L 表示配体。从循环过程中可以看出，$\Delta G=\Delta G_1+\Delta G_0-\Delta G_2$，$\Delta G_1$ 表示配体 L 第一次湮灭时的自由能变化，即从溶液状态变为理想气态的过程，ΔG_1 又可以称为配体的去水化自由能；ΔG_2 则表示溶液态的复合物中的配体 L 变为气态的自由能变化，即第二次湮灭。因此，该化学反应的绝对结合自由能可以通过两次湮灭的自由能变化而得到。

四、MM/PBSA

目前，应用最广泛的结合自由能计算方法是 MM/PBSA，MM 表示分子力学，PBSA 表示用 Poisson-Boltzmann 方程解决体系中的静电相互作用，用 SA 解决体系的非极性相互作用，因此，这是一种结合分子力学与连续介质模型的结合自由能计算方法。

在 MM/PBSA 中，将结合自由能分为不同的能量项，要得到最终的结合自由能需要计算出每一个能量项。所有能量项的计算是基于分子动力学模拟产生的大量构象，因此模拟的时间越长，构象采集越充分，计算的各能量项的数值越精确。

MM/PBSA 的基本思路为：先从常规 MD 模拟轨迹中去除溶剂水分子的坐标后，得到溶质随时间变化的构象，计算体系的总能量 E_{MM}，对每个构象采用 MD 模拟相同的力场，计算得到所有的非键相互作用，采用正则模分析方法计算溶质的构象熵 ΔS。因此，结合自由能可以用以下公式表示：

$$\Delta G_{bind}=E_{MM}-T\Delta S+\Delta G_{solv} \tag{8-14}$$

$$\Delta G_{solv}=\Delta G_{PB}+\Delta G_{nonpolar} \tag{8-15}$$

式中，溶剂化自由能 ΔG_{solv} 被分为静电作用和非极性相互作用。静电部分的自由能一般采用解有限差分 Poisson-Boltzmann 方程得到，而非极性部分的贡献通过计算溶剂可接近表面积求出：

$$\Delta G_{nonpolar}=\gamma A+b \tag{8-16}$$

式中，A 表示溶剂可接近表面积，γ 和 b 是拟合参数。溶剂可接近表面积的计算可以采用 Lee[16] 对分子表面的定义，分子探针半径取 1.4 Å。

五、线性相互作用能法

线性相互作用能法是由 Åqvist[17] 在 1994 年提出的线性响应近似理论的自由能计算方法，该方法的理论基础是非平衡态统计物理学中的线性响应理论，将自由能分为极性和非极性的贡献。极性作用可以通过近似处理，非极性相互作用及疏水作用对结合自由能的贡献与溶质—溶剂的平均范德瓦耳斯相互作用存在一定的线性关系，Åqvist 提出了 LIE 计算结合自由能的计算方法：

$$\Delta G = \frac{1}{2}(V_i^{el} - V_s^{el}) + \beta(V_i^{vdw} - V_s^{vdw}) \tag{8-17}$$

式中，V_i^{el}和V_i^{vdw}是底物与溶剂分子的静电相互作用能和范德瓦耳斯相互作用能；V_s^{el}和V_s^{vdw}是复合物中的底物与环境（包括受体和溶剂）之间的静电相互作用能和范德瓦耳斯相互作用能；β是非极性相互作用对接和自由能的响应系数。

对于研究体系中的化合物，需要进行两次分子动力学采样，一次在溶剂环境中，一次在蛋白质环境下，如图8-3所示。从模拟的轨迹可以得到V_s^{el}和V_s^{vdw}，通过线性拟合即可得到响应系数β，用得到的模型就可以进行新化合物的结合自由能的预测。

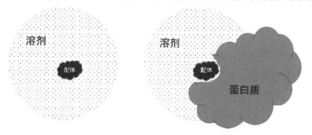

图 8-3　配体在溶剂环境（左）以及在蛋白质环境（右）下的状态

与FEP和TI相比，LIE也需要分子动力学采样，但仅仅需要对体系的始态和终态进行分子动力学模拟，所以计算量大大减小。与半经验方法相比，LIE也具有明显的优势。LIE的分子动力学模拟考虑到了体系的柔性，在保证预测复合物结构准确度的基础上，对体系的构象空间进行了采样；通过计算溶剂环境和蛋白质环境两次分子动力学，考察了去溶剂化效应对结合自由能的影响。并且，LIE的计算不需要任何特殊的程序或软件，普通的分子动力学模拟程序均可以实现LIE的计算，如AMBER、CHARMM等。

第三节　基于 MM/PBSA 自由能算法的操作实例

前面提到的基于MM/PBSA来计算结合自由能的方法是目前应用较为广泛的一种自由能计算方法，它属于基于主方程算法中一种比较成熟的算法。

基于主方程的算法的计算思路为：将总的结合自由能分解为不同的能量项的贡献，并且各个能量项之间互不交叉，通过计算各能量项分量的贡献就可以得到总的结合自由能。与传统的自由能计算方法FEP和TI相比，这种方法最大的优势是可以计算配体和受体结合过程的结合自由能，而不仅仅是算出两个配体结合的相对结合自由能，并且该方法的计算量相对较小。1998年，Srinivasan等[10]在上述方法的基础上提出了基于分子力学与连续介质模型的自由能计算方法，即MM/PBSA方法。这种方法最初只用来研究核酸分子的结构稳定性，后来发展到配体－受体、蛋白质－蛋白质以及蛋白质－核酸等生物大分子体系的结合自由能计算，并得到广泛的应用。下面将对MM/PBSA方法的操作步骤进行简要的介绍。

在采用MM/PBSA对体系进行结合自由能和关键残基能量分解前，需要对体系进行一定时间的分子动力学模拟。结合自由能计算主要分为5个步骤，分别为截取轨迹、计算复合物的分子稳定性、计算体系的结合能、计算构象熵、残基结合能的能量分解，如图8-4所示。

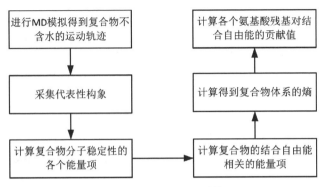

图 8-4　MM/PBSA 自由能计算的流程

一、轨迹的截取

第一步是在分子动力学模拟之后得到复合物体系不含水的运动轨迹 complex_no-wat. mdcrd 的基础上,通过分析轨迹,并按照一定的频率采集构象数据。在"Linux"界面下创建文件夹"01_GenerateSnapshots",在该文件夹下执行命令:"mm_pbsa. pl mm_pbsa. in > mm_pbsa. log",其中"mm_pbsa. in"的代码内容如图 8-5 所示。

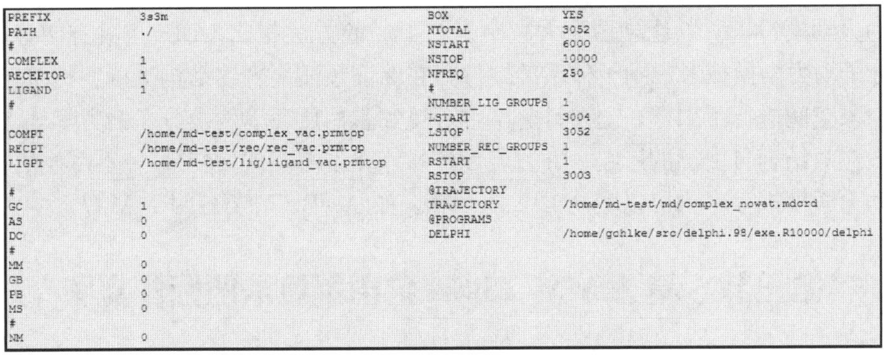

```
PREFIX          3s3m                                    BOX                 YES
PATH            ./                                      NTOTAL              3052
#                                                       NSTART              6000
COMPLEX         1                                       NSTOP               10000
RECEPTOR        1                                       NFREQ               250
LIGAND          1                                       #
#                                                       NUMBER_LIG_GROUPS   1
                                                        LSTART              3004
COMPT           /home/md-test/complex_vac.prmtop        LSTOP               3052
RECPT           /home/md-test/rec/rec_vac.prmtop        NUMBER_REC_GROUPS   1
LIGPT           /home/md-test/lig/ligand_vac.prmtop     RSTART              1
#                                                       RSTOP               3003
GC              1                                        @TRAJECTORY
AS              0                                        TRAJECTORY         /home/md-test/md/complex_nowat.mdcrd
DC              0                                        @PROGRAMS
#                                                       DELPHI             /home/gohlke/src/delphi.98/exe.R10000/delphi
MM              0
GB              0
PB              0
MS              0
#
NM              0
```

图 8-5　截取轨迹的 mm_pbsa. in 文件的内容

其中,各参数解释为 PREFIX 是保存文件的名称;COMPT、RECPT、LIGPT 分别表示复合物、受体蛋白和配体小分子的拓扑文件的绝对路径。查看文件绝对路径的方法为:在该文件目录下输入 pwd 命令即可。GC 表示该步骤的快照是从分子模拟的轨迹生成的;AS 表示在生成轨迹快照的过程中发生了氨基酸残基的突变;DC 表示将自由能分解为不同项目的贡献;MM 表示采用 AMBER 中的 sander 程序计算体系在气相中的能量;GB 表示在 sander 程序采用 GB 模型计算体系的去溶剂化自由能;PB 表示采用 delphi 方法计算去溶剂化自由能,并采用 pbsa 中的 NPOPT 选项计算非极性溶剂化能;MS 表示使用 molsurf 计算非极性溶剂化能的贡献;NM 是指采用 nmode 或 NAB 方法计算体系的熵。以上参数属于计算中最重要的参数设定,即选择每一步的计算方法,1 和 0 分别表示肯定和否定。

BOX 中的 NTOTAL 表示复合物体系的总原子数(不含水分子,原子数可以在拓扑文件中查看);NSTART 和 NSTOP 分别表示进行结合自由能计算的 MD 模拟的时间段,6000~10000 表示将 6000~10000 ps 的轨迹进行自由能计算(具体时间段需要根据实际情况修改,一般来讲,以体系较为稳定的时间段为最佳);NFREQ 表示选取构象的频率,250 表示每 250 步保存一次构象数据用于自由能计算(因此 6000～10000 步一共打印 16 个构象数据);NUMBER_LIG_GROUPS 中的 LSTART 和 LSTOP 分别表示配体小分子在复合物体系中起始和结束的原子序号;NUMBER_ REC_ GROUPS 中的 RSTART 和 RSTOP 分别表示不含配体的受体蛋白起始和结束的原子序号(受体一般是从 1 开始,体系的原子数以配体作为结束);TRAJECTORY 的内容表示进行结合自由能计算参考的复合物的 MD 模拟轨迹文件的绝对路径(该轨迹文件必须与前面的拓扑文件相对应)。

二、计算复合物分子的稳定性

在第一步计算得到体系的轨迹快照的基础上,接着计算体系分子稳定性。首先在"Linux"操作界面下建立"02_MMPBSA_Stability"文件夹,运行"mm_pbsa.pl mm_pbsa.in > mm_pbsa.log,mm_pbsa.in"文件内容如图 8-6 所示。

图 8-6　计算复合物分子的稳定性的 mm_pbsa.in 文件内容

在图 8-6 中,前面部分的内容与第一步一致,只有参数数值的变化。PROC 表示采用哪一种方法来解 PB 方程,AMBER 默认值为 2;REFE 表示选取哪一种参考状态来计算 PB 方程,默认值为 0;INDI 为溶质的介电常数;EXDI 表示周围溶剂的介电常数;SCALE 表示格子的间距;LINIT 表示计算线性 PB 方程的迭代次数;PRBRAD 表示溶剂的探针半径;RADIOPT 表示设置 PB 方程计算的半径,0 表示从前面的拓扑文件中选择半径;SURFTEN 和 SURFOFF 表示计算非极性自由能贡献的值;DIELC 表示静电相互作用的介电常数;IGB 表示选择 Tsui(1)或 Onufriev(2,5)的 GB 方法;GBSA 表示选择 LCPO(1)或 ICOSA(2)方法计算溶剂可接近表面积;SALTCON 表示溶液中可移动的抗平衡离子的浓度(M);EXTDIEL、INTDIEL 与前面的 EXTD 和 INTD 相对应;PROBE 表示用于计算 SAS 的探针半径;DELPHI 表示用于计算 PB 方程的 delphi 程序的路径。以上内容中的距离单位均为 Å。计算结束之后,可以得到图 8-7 所示的 3s3m_statistics.out 的文件。

#	MEAN	STD
#	=========================	
ELE	-2862.53	130.75
VDW	-648.19	13.77
INT	3571.70	47.30
GAS	60.98	158.88
PBSUR	54.31	2.05
PBCAL	-2881.28	151.96
PBSOL	-2826.97	152.31
PBELE	-5743.81	24.85
PBTOT	-2765.98	18.48
GBSUR	70.92	2.72
GB	-3027.50	143.13
GBSOL	-2956.57	143.70
GBELE	-5890.03	14.42
GBTOT	-2895.59	27.79

图 8-7　分子稳定性各能量项的计算结果

在图 8-7 中，ELE 为静电能；VDW 为范德瓦耳斯能；INT 表示成键、角度和二面角的能量；GAS 表示 ELE＋VDW＋INT；PBSUR 采用 PB 算法得到疏水贡献的自由能；PBCAL 采用 PB 算法得到的反应场的能量；PBSOL 表示 PBSUR＋PBCAL；PBELE 表示 PBCAL＋ELE；PBTOT 表示 PBSOL＋GAS；GBSUR 采用 GB 算法得到的疏水贡献的自由能；GB 采用 GB 算法得到的反应场的能量；GBSOL 表示 GBSUR＋GB；GBELE 表示 GB＋ELE；GBTOT 表示 GBSOL＋GAS。这些都是 MM/PBSA 算法分解的各个能量项，MEAN 和 STD 分别为平均值及标准偏差。

三、计算体系的结合能

先在"Linux"下创建"03_MMPBSA_Binding"的文件夹，再执行命令："mm_pb-sa. pl mm_pbsa. in ＞ mm_pbsa. log"。其中"mm_pbsa. in"的内容如图 8-8 所示。

PREFIX	3s3m	@PB	
PATH	../01_GenerateSnapshots/	PROC	2
#		REFE	0
COMPLEX	1	INDI	1.0
RECEPTOR	1	EXDI	80.0
LIGAND	1	SCALE	1.6
#		LINIT	500
COMPT	/home/md-test/complex_vac.prmtop	PRBRAD	1.6
RECPT	/home/md-test/rec_vac.prmtop	#	
LIGPT	/home/md-test/lig/ligand_vac.prmtop	RADIOPT	0
#		#	
GC	0	FOCUS	0
AS	0	PERFIL	80.0
DC	0	CHARGE	./my_amber94_delphi.crg
#		SIZE	./my_parse_delphi.siz
MM	1	#	
GB	1	SURFTEN	0.00542
PB	1	SURFOFF	0.92
MS	1	@MM	
#		DIELC	1.0
NM	0	@GB	
		IGB	2
		GBSA	1
		SALTCON	0.00
		EXTDIEL	80.0
		INTDIEL	1.0
		#	
		SURFTEN	0.00542
		SURFOFF	0.92
		@MS	
		PROBE	0.0
		@PROGRAMS	
		DELPHI	/home/gohlke/src/delphi.98/exe/delphi

图 8-8　计算结合能 mm_pbsa. in 文件的内容

在图 8-8 中，除了 RECEPTOR 和 LIGAND 后面的参数和第三步中的不同外，其他均相同。第二步中 RECEPTOR 和 LIGAND 的值为 0，表示不计算这两个项目，而该步骤中的值为 1，表示计算所有的项目，因此其得到的结果也有所不同。第三步结合能计算的结果文件为 3s3m_statistics. out，内容如图 8-9 所示。

#	COMPLEX		RECEPTOR		LIGAND	
#	----------------------		----------------------		----------------------	
#	MEAN	STD	MEAN	STD	MEAN	STD
#	=============		=============		=============	
ELE	-2862.53	130.75	-2874.36	138.60	21.03	1.21
VDW	-648.19	13.77	-645.89	11.81	0.00	0.00
INT	3571.70	47.30	3570.01	48.79	1.69	2.22
GAS	60.98	158.88	49.76	169.63	22.72	2.89
PBSUR	54.31	2.05	54.11	1.83	1.71	0.00
PBCAL	-2807.05	154.36	-2802.59	160.82	-11.18	1.72
PBSOL	-2752.74	154.79	-2748.48	160.81	-9.47	1.72
PBELE	-5669.58	24.74	-5676.95	23.64	9.85	0.89
PBTOT	-2691.76	23.96	-2698.72	23.54	13.25	1.33
GBSUR	54.31	2.05	54.11	1.83	1.71	0.00
GB	-3027.50	143.13	-3022.58	150.40	-12.69	1.62
GBSOL	-2973.19	143.55	-2968.47	150.39	-10.98	1.62
GBELE	-5890.03	14.42	-5896.94	14.18	8.35	0.92
GBTOT	-2912.21	27.29	-2918.71	28.60	11.74	1.34

#	DELTA	
#	----------------------	
#	MEAN	STD
#	=============	
ELE	-9.20	8.10
VDW	-2.30	1.99
INT	0.00	0.00
GAS	-11.50	10.09
PBSUR	-1.51	0.51
PBCAL	6.72	6.12
PBSOL	5.21	5.61
PBELE	-2.48	2.06
PBTOT	-6.29	4.52
GBSUR	-1.51	0.51
GB	7.77	6.85
GBSOL	6.26	6.34
GBELE	-1.43	1.29
GBTOT	-5.24	3.76

图 8-9　复合物体系结合自由能各能量项的计算结果

可以看出，结果文件分别给出了复合物 COMPLEX、受体 RECEPTOR 和配体 LIGAND，并给出了变化量 DELTA 的值，DELTA＝COMPLEX－(RECEPTOR＋LIGAND)。

四、计算构象熵

在计算构象熵时，操作步骤为：先在"Linux"操作界面下创建"04_MMPBSA_Nmode"文件夹，再执行命令："mm_pbsa. pl mm_pbsa. in ＞ mm_pbsa. log"，"mm_pbsa. in"文件的内容如图 8-10 所示。

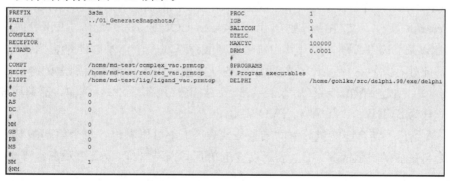

图 8-10　计算构象熵 mm_pbsa. in 文件的内容

基本内容与前面一致，不同的是 MAXCYC 和 DRMS，MAXCYC 表示优化的循环次数，DRMS 表示体系优化至收敛的能量变化的值。得到的 3s3m_statistics. out 文件结果如图 8-11 所示。

#	COMPLEX		RECEPTOR		LIGAND	
#						
#	MEAN	STD	MEAN	STD	MEAN	STD
TSTRA	16.59	0.00	16.59	0.00	10.94	0.00
TSROT	16.76	0.01	16.74	0.00	5.42	0.00
TSVIB	1876.40	2.71	1860.58	2.48	0.23	0.15
TSTOT	1909.75	2.72	1893.91	2.48	16.60	0.15

#	DELTA	
#		
#	MEAN	STD
TSTRA	-10.94	0.00
TSROT	-5.41	0.01
TSVIB	15.59	4.90
TSTOT	-0.76	4.91

图 8-11　体系构象熵的计算结果

图中 TSTRA 表示平移熵，TSROT 表示转动熵，TSVIB 表示振动熵，TSTOT 表示上述 3 种熵的和，DELTA 项下表示体系的熵的变化。有以下公式：

$$\Delta G = \Delta H - T\Delta S \tag{8-18}$$

其中，ΔH 可以用第三步的结果文件中 DELTA 项下的 GBTOT 表示，根据上述公式便可以计算得到复合物体系的结合自由能 $\Delta G = -5.24 - (-0.76) = -4.48$，单位为 kcal·mol^{-1}。

五、残基结合能的能量分解

在通过 MM/PBSA 计算得到体系的各项能量之后，便可以通过公式得到体系的结合能。另外 MM/PBSA 方法还可以给出体系的各个氨基酸残基对总体的能量贡献，称为能量分解。具体步骤为：先在"Linux"操作界面下创建"05_MMPBSA_Decomp_Residue"文件夹，再执行命令："mm_pbsa. pl mm_pbsa. in ＞ mm_pbsa. log"。其中"mm_pbsa. in"文件的内容如图 8-12 所示。

在图 8-12 中，加入了体系的氨基酸的信息，COMREC 表示复合物中受体的氨基酸序列；COMLIG 表示配体在复合物中的位置；COMPRI 表示体系的总分子数；RECRES、RECPRI 和 RECMAP 表示受体蛋白质的氨基酸在体系中的位置信息；LIGRES、LIGPRI 和 LIGMAP 表示配体在复合物中的信息。其余参数在前面均有解释。运行结果得到 3s3m_statistics. out 文件，文件中分别给出了复合物 COMPLEX、受体 RECEPTOR、配体 LIGAND 以及 DELTA 项，以及其中每个氨基酸残基对整个体系的能量贡献情况（由于内容太多，此处不方便一一列出）。结果中将各项能量分为了 3 种，分别是侧链贡献的能量（用 S 表示），主链贡献的能量（用 B 表示）以及总能量（用 T 表示），例如，范德瓦耳斯能贡献 VDW 分为 SVDW、BVDW 和 TVDW。

表 8-1 给出了结合能能量分解的结果。从表 8-1 中可以看出，每个氨基酸对于受体和配体结合自由能的贡献情况。E_{vdw} 表示真空范德瓦耳斯结合能，E_{ele} 表示真空静电结合能，E_{gb} 表示极性溶剂化结合能，E_{gbsur} 表示非极性溶剂化结合能，E_{tot} 为上述能量之和。其中分子内能为 $E_{vdw} + E_{ele}$，分子间溶剂化能为 $E_{gb} + E_{gbsur}$。根据表 8-1 中数据可以大致可以看出分子内能和分子间溶剂化能对复合物的结合自由能的贡献差异，一般地讲，能量贡献较大的氨基酸大多数处于配体与受体结合的部位，因此，可以以此来确定受体的活性口袋的氨基酸组成。

```
PREFIX          3s3m                              @DECOMP
PATH            ../01_GenerateSnapshots/          DCTYPE          2
#                                                 #
COMPLEX         1                                 COMREC          1-171
RECEPTOR        1                                 COMLIG          172-172
LIGAND          1                                 COMPRI          1-172
#                                                 RECRES          1-171
COMPT           /home/dwy/pfvmd/complex_vac.prmtop  RECPRI        1-171
RECPT           /home/dwy/pfvmd/rec/rec_vac.prmtop   RECMAP        1-171
LIGPT           /home/dwy/pfvmd/lig/ligand_vac.prmtop LIGRES        1-1
#                                                 LIGPRI          1-1
GC              0                                 LIGMAP          172-172
AS              0                                 #
DC              1                                 @MM
#                                                 PROC            2
MM              1                                 DIELC           1.0
GB              1                                 @GB
PB              0                                 IGB             2
MS              0                                 GBSA            2
#                                                 SALTCON         0.00
NM              0                                 EXTDIEL         80.0
                                                  INTDIEL         1.0
                                                  #
                                                  SURFTEN         0.00542
                                                  SURFOFF         0.92
                                                  #
                                                  @PROGRAMS
                                                  # Program executables
                                                  DELPHI          /home/gohlke/src/delphi.98/exe/delphi
```

图 8-12　结合能的能量分解 mm_pbsa.in 文件的内容

表 8-1　能量分解的结果

No.	Resid.	E_{vdw} /(kJ/mol)	E_{ele} /(kJ/mol)	E_{gb} /(kJ/mol)	E_{gbsur} /(kJ/mol)	E_{tot} /(kJ/mol)
1	I151	0.44 ± 1.43	-7.01 ± 9.08	4.44 ± 5.60	-0.09 ± 0.02	-2.22 ± 2.24
2	P142	-2.54 ± 0.61	0.11 ± 0.17	0.49 ± 0.16	-0.16 ± 0.04	-2.10 ± 0.55
3	M154	-1.94 ± 0.44	-0.48 ± 0.73	0.85 ± 0.74	-0.18 ± 0.04	-1.76 ± 0.36
4	S153	-0.84 ± 0.22	-0.30 ± 0.22	0.23 ± 0.14	-0.01 ± 0.01	-0.92 ± 0.26
5	W61	-1.47 ± 0.40	0.64 ± 0.36	0.04 ± 0.39	-0.12 ± 0.04	-0.91 ± 0.44
6	I141	-0.68 ± 0.40	-0.29 ± 0.21	0.24 ± 0.16	-0.10 ± 0.06	-0.83 ± 0.49
7	V77	-0.57 ± 0.19	0.13 ± 0.07	-0.12 ± 0.06	-0.04 ± 0.02	-0.60 ± 0.17

第四节　自由能计算实例

本实例[18]选自于 *Biophysical chemistry* 上的一篇文章，即：用结模拟的方法来研究 EBR28 肽抑制 HIV-1 整合酶功能的作用机理。

一、研究背景和意义

实验结果表明，整合酶(Integrase，IN)与病毒 DNA 功能性结合的最小单位是二聚体 (dimer)，而且 IN 二聚体从 A 链 K173、K159、K186 和 K188 到 B 链 K211、K219、K243 和 K263 的一条带正电的沟槽很有可能是结合病毒 DNA 的位点。鉴于小肽作为药物用来治疗 AIDS 已有成功的例子(T20)，对 IN 的小肽抑制剂的研究已成为成为国际上的一个研究热点。最近，Soultrait 等用酵母双杂交试验获得一个能紧密结合 IN 的 33 肽(I33)。同时发现，对应于 I33 N 末端的 12 肽 EBR28 能结合到 IN 的核心区，并很好地抑制 IN 结合病毒 DNA，其 IC_{50} 值为 5 μM。一般认为，EBR28 是目前所能获得的最有潜力的抗 HIV-1 IN 的小肽抑制剂先导化合物之一。

以前的研究仅证明：EBR28 能结合到 IN 核心结构域，并抑制 HIV-1 IN 结合病毒

DNA。迄今为止，国际上 EBR28 的抑制机理尚未见报道。在本工作中，依据 NMR 实验数据同源模建了 EBR28 小肽的结构，然后用 RosettaDock 对接方法预测了 EBR28 与 IN 的单体核心区(IN₁)和二聚体核心区(IN₂)的结合模式。用分子动力学模拟(molecular dynamics，MD)方法对对接复合物(即 IN₁_EBR28 和 IN₂_EBR28)结构进行了修正。用 MM-PBSA 方法计算了 IN₁ 与一系列 EBR28 突变体的结合自由能来证明结合模式的正确性。通过比较分析四个体系(即 IN₁，IN₂，IN₁_EBR28 和 IN₂_EBR28)的 MD 模拟轨迹，最后提出了 EBR28 小肽和目前实验数据相吻合的抑制机理(inhibition mechanism)。详细工作流程见图 8-13。

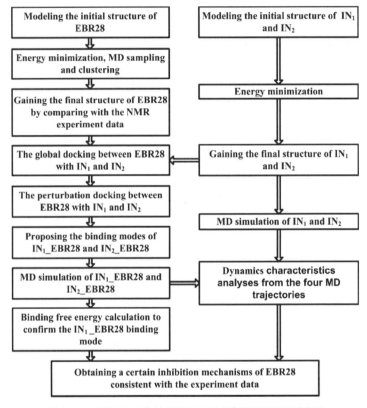

图 8-13　EBR28 小肽的 HIV-1 IN 抑制机理的预测流程

二、体系和方法

1. 配体小肽结构的确定

用 Jackal 程序模建 EBR28 小肽，然后用 AMBER 程序对小肽进行优化，具体是：先约束溶质(约束力常数为 2.09×10^5 kJ・mol^{-1}・nm^{-2})，用最陡下降法优化 5000 步，共轭梯度法优化 5000 步，收敛条件为能量梯度小于 4.18 kJ・mol^{-1}・nm^{-1}。首先对 EBR28 小肽进行 100 ps 的约束溶质 MD 模拟(约束力常数为 4.18×10^3 kJ・mol^{-1}・nm^{-2})，温度从 0 K 逐步升高到 300 K，接着进行 1000 ps 的无约束恒温 300 K MD 模拟，每隔 0.5 ps 记录一次构象。对 2200 个构象进行成簇(RMSD=0.1 nm)，选择最大簇中能量最低的结果用于后续的分子对接。用 DSSP 程序分析对接前 EBR28 构象，发现 EBR28 的 1～10 残

基的二级结构是 α 螺旋，而 11～12 残基为无规卷曲。图 8-14 给出了分子对接前 EBR28 的初始结构，从图中可知，疏水残基位于 α 螺旋的一侧，而亲水残基位于 α 螺旋的另一侧，该构象与 NMR 实验数据一致。用同样的策略得到一系列小肽 EBR28 的突变体，以用于后续的自由能计算。

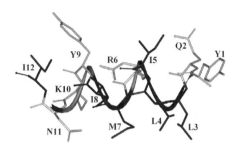

图 8-14 分子对接前 EBR28 的初始结构，用带状模型表示，残基用单字母棍状模型表示
（黑色表示疏水残基，灰色表示亲水残基）

AGADIR 是一个基于螺旋/卷曲过渡理论来预测小肽螺旋度的程序。AGADIR 程序仅仅考虑短程相互作用。图 8-15 给出了 EBR28 肽残基水平上的螺旋度（helicity）。从图可知，EBR28 的 1～8 残基的螺旋度要高于 9～12 螺旋区。这进一步确认了模建配体结构的合理性。

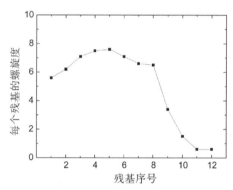

图 8-15 用 AGADIR 程序预测的 EBR28 小肽残基水平上的螺旋度

2. 受体蛋白结构的确定

以 1K6Y 晶体结构为基础来搭建 IN 二聚体核心区（IN_2）结构。保留 1K6Y 的 A 和 B 链中的核心区部分，其中 A 链和 B 链缺失的 50～55 和 140～148 部分用 1WJD 的 A 链和 1BIS 的 B 链对应的同源区补全。实验结果发现，IN 发挥作用，需要 2 个 Mg^{2+} 的参与。体系第一个 Mg^{2+} 的位置与 1K6Y 中 Zn^{2+} 的位置一致，第二个 Mg^{2+} 位置来自于 HIV-1 IN 高度同源的 PDB 结构 1VSH。IN 二聚体核心区首先用最陡下降法和共轭梯度法分别进行 5000 步的能量优化，得到的体系用 IN_2 来表示；然后去除 IN_2 中的 B 链，并用最陡下降法和共轭梯度法分别对 IN_2 的 A 链进行 2000 步的能量优化，获得的体系用 IN_1 表示。优化后的 IN_2 和 IN_1 体系分别是对接的初始受体结构。

3. 分子对接

用 RosettaDock 程序包进行了配体 EBR28 与受体 IN_1 和 IN_2 的对接。RosettaDock 程序由全局对接和局部微扰对接组成。全局对接包括低分辨率和高分辨率对接：低分辨率对接不考虑侧链，采用 MC 方法进行搜索；高分辨率全局分子对接利用依赖主链的旋转异构体库装上侧链，采用 MC 方法同时优化主链和侧链构象。综合能量打分和成簇分析从 105 个 MC 采样中挑出下一步微扰对接所需的初始结构。重复微扰对接 2000 次，微扰对接采用缺省设置，即沿两个蛋白质的质心连线方向平移任意蛋白 3 Å，垂直方向上平移 8 Å，还要沿着质心连线之间夹角为 8° 的扇形旋转。RosettaDock 算法在几轮 CAPRI 实验中得到了较好的检验。Janin 小组工作证明，在蛋白柔性相对较小并有一些生物学信息的情况下，蛋白质与蛋白质对接的结果是可信的。

4. 主成分动力学

分子运动的复杂性可以用主成分动力学（essential dynamics，ED）来分析。ED 把体系的构象空间分为两个子空间，第一个子空间是主成分子空间，包含了一些大振幅的全局性非谐振运动，这些运动主要对应于全局性的功能性慢运动；第二个子空间是非主成分子空间，包含了一些高频局部运动，这些运动是窄幅的谐振高斯分布。本实例用 ED 方法分析了 IN_1、IN_1_EBR28、IN_2 和 IN_2_EBR28 4 个体系从 100～2000 ps 的 C_α 原子的 MD 模拟轨迹。去除体系总的平动和转动，然后构建协方差矩阵，矩阵大小分别为：489×489、978×978、525×525 和 1014×1014。随后对角化这四个矩阵分别可获得 163、175、326 和 338 个特征值及对应的特征向量。每一个本征向量代表多维空间的一个方向，而特征值表示沿着特征向量方向的振幅。由沿特征向量方向的位移就可知道蛋白沿该方向的运动幅度。运动位移在每个本征向量上的投影为主成分空间随时间的变化。

5. 自由能计算

本实例用 MM-GBSA 方法计算了 IN_1 和底物 EBR28 小肽的结合自由能。该方法通过从 IN_1_EBR28 复合物的 MD 模拟轨迹（1050～2000 ps）中每隔 50 ps 间隔提取出 50 个体系构象，用来计算出平均结合自由能。计算公式见式(8-14)。其中，E_{MM} 可通过 MD 模拟方法计算得到；ΔG_{sol} 由极性溶剂化自由能差和非极性溶剂化自由能差组成，极性部分通过求解广义波恩（generalized Born，GB）模型方程获得，非极性部分通过估算溶剂可接近表面积（surface area，SA）拟合得到。$T\Delta S$ 的计算采用了正则模方法。

6. 其他模拟策略

本实例还用到了分子动力学模拟方法，即分别对 IN_1、IN_2、IN_1_EBR28 和 IN_2_EBR28 4 个体系进行了 2000 ps 的 MD 模拟，其中约束 MD 模拟时间为 100 ps。在分子对接之前还对 EBR28 进行了 1100 ps 的 MD 模拟，以挑选其优势构象。另外，本实例用 MM/GBSA 能量分解方法分别分析了 IN_2、IN_1_EBR28 和 IN_2_EBR28 3 个体系界面间相互作用，并依此考察 EBR28 和 IN 的关键残基在相互结合与识别时所起重要作用。总之，MD 模拟和 MM/GBSA 能量分解模拟策略详见第七章的分子动力学模拟实例中的方法介绍。

三、结果与讨论

1. 对接模式预测

全局对接给出的 1×10^5 个对接复合物结构，观察其中能量最低前 200 个结构，发现所有的配体都结合到 IN_1 和 IN_2 的二聚体接触面上。综合考虑成簇和能量情况，然后挑出最大簇中能量最低的结构进行微扰对接 2000 次。考虑到对该体系而言，MD 模拟的方均根偏差涨落幅度在 0.3 nm 左右，本研究以 RMSD＝0.3 nm 来对微扰对接结果进行成簇分析，并结合打分值挑选出最终的对接复合物。图 8-16 给出了 EBR28 与 IN_1 和 IN_2 之间的结合模式。Soultrait 小组推测，EBR28 结合到 DDE 基序所构成的能结合病毒 DNA 的 IN 催化口袋区中。我们的全局对接结果没有发现这种结合模式。从图 8-16 可以看出，EBR28 的疏水端正对着 IN_1 的界面上，这点与实验数据吻合。而对于 IN_2_EBR28 体系来说，EBR28 的亲水端靠近于 IN_2 的 A 链（IN_a），而疏水端则面对着 IN_2 的 B 链（IN_b）。

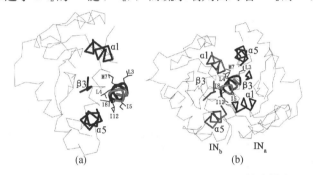

图 8-16　IN 单体及二聚体核心区与 EBR28 的结合模式图

IN_1 和 IN_2 用线条模型表示，EBR28 和接触残基区用带状模型表示

我们随后研究分析了 IN_1_EBR28 和 IN_2_EBR28 体系上靠近 EBR28 小肽 0.4nm 以内的接触残基，发现接触残基主要分布在 $\beta3$、$\alpha1$ 和 $\alpha5$ 区，但 EBR28 结合到 IN_1 和 IN_2 中的位置有一些变化。具体来说，EBR28 主要结合在 IN_1 的 $\alpha5$ 区（残基 172～184），后者则主要是靠近 IN_a 的 $\beta3$ 区（残基 83～89）和 $\alpha1$ 区（残基 94～105）以及靠近 IN_b 的 $\alpha1$ 区。出乎意料的是，尽管 Y1 存在较大的空间位阻，却仍然没有阻止 EBR28 在 IN_2 的口袋中结合得比 IN_1 更深入。在稍后的氢键分析中可看到，Y1 在 IN_1_EBR28 和 IN_2_EBR28 体系中，都与 Q177 形成氢键。

2. 分子动力学模拟

分子动力学模拟分析给出了 IN_1、IN_1_EBR28、IN_2 和 IN_2_EBR28 4 个体系的势能和 RMSD 随时间的变化。体系势能在 200 ps 之后基本达到平衡。IN_1、IN_1_EBR28、IN_2 和 IN_2_EBR28 体系势能的平均值分别是 -2.648×10^5 kJ/mol、-2.5×10^5 kJ/mol、-3.686×10^5 kJ/mol 和 -3.67×10^5 kJ/mol，对应的标准偏差是 507 kJ/mol、489 kJ/mol、588 kJ/mol 和 615 kJ/mol，可见偏差在 0.2% 以内。同时，4 个体系 C_α 原子与优化后结构的 RMSD 在 1500 ps 之后分别收敛于 0.22 nm、0.23 nm、0.21 nm 和 0.25 nm。对接复合物的柔性相对高一些，尤其是 IN_2_EBR28，这可能与 EBR28 有较大的运动性相关，后

续的运动性差异分析也提到了这一点。

3. EBR28 在两个对接复合物中的运动差异性分析

为了分析 EBR28 在两个对接复合物中的运动情况，RMSD 分析表明，EBR28 在 IN_1_EBR28 中的运动性弱于 IN_2_EBR28 体系。在 IN_1_EBR28 体系中，RMSD 在 100~1000 ps 间维持在 0.075 nm 附近，在 1050 ps 后达到 0.1 nm 附近；而在 IN_2_EBR28 体系中，EBR28 的运动性更大，在 100~1400 ps 间维持在 0.075 nm 附近涨落，而在 1400 ps 后有一个很大的涨落，达到 0.2 nm 附近。将 IN_1_EBR28 中的 200~1000 ps 和 1100~2000 ps 的平均结构叠落，并将 IN_2_EBR28 中的 200~1400 ps 和 1500~2000 ps 的平均结构进行叠落，以研究 EBR28 的运动情况。图 8-17 给出了这两个叠落的结果。从图 8-17 可知，两个对接复合物的核心结构域残基偏移不大；EBR28 在体系 IN_1_EBR28 中的位置较为固定，而 IN_2_EBR28 体系中的 EBR28 发生了一定的外翻，主要是以 Y1 为支点进行了旋转并伴随质心外移。

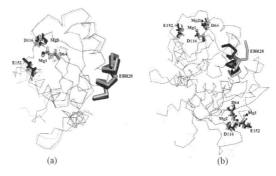

图 8-17　两个结合模式中 EBR28 的运动差异性

(a)体系 IN_1_EBR28 的 200~1000 ps 的平均结构(黑线)和 1100~2000 ps 的平均结构(灰线)叠落;

(b)体系 IN_2_EBR28 的 200~1400 ps(黑线)和 1500~2000 ps 的平均结构(灰线)叠落。

DDE 基序残基用单字母棍棒模型表示，而 EBR28 用棍棒模型表示，Mg^{2+} 用 CPK 模型表示

为进一步获得 IN_2_EBR28 体系中 EBR28 的运动特征，我们分析了运动趋势角(IN_a_EBR28_IN_b)和亚基间距离(IN_a_IN_b)两个参数的变化情况(图 8-18)。运动趋势角是由 IN_a 质心、IN_b 质心和 EBR28 质心组成，中间点是 EBR28 质心；亚基间距离则定义为 IN_a 质心和 IN_b 质心之间的距离。从图 8-18 可以看出，IN_2 体系中亚基间距离较稳定，在 2.06 nm 附近涨落；而 IN_2_EBR28 体系中相应距离却出现一定跳跃，平均距离是 2.11 nm，可见 EBR28 的结合使得 IN_a_IN_b 间距离拉大了 0.05 nm。另外还发现，IN_2_EBR28 体系中 IN_a_EBR28_IN_b 趋势角有逐渐降低的趋势，从 58°下降到 54°。

综上所述，EBR28 的结合对 IN_1 和 IN_2 分子的核心结构域影响较小；EBR28 结合到 IN_1 接触面上之后仍保持稳定，EBR28 结合到 IN_2 接触面之后稍稍拉大了亚基间距。随着模拟时间的延长，EBR28 有脱离 IN_2 分子向外运动的趋势。

4. 氢键分析

鉴于 IN_2 结合 EBR28 之后导致亚基间距离拉大了 0.05 nm，对比分析了 IN_2_EBR28 和 IN_2 体系两个亚基之间的氢键，以考察距离拉大对氢键形成的影响。这里氢键采用几何

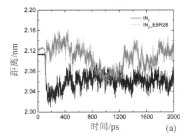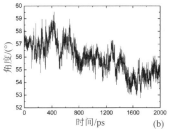

图 8-18 亚基间距和运动趋势角分析

(a)IN₂ 和 IN₂_EBR28 体系的亚基间距随时间的变化；(b)IN₂_EBR28 体系的运动趋势角随时间的变化

判据：供体—氢—受体角大于 135°，供体—受体间距离小于 0.35 nm。表 8-2 列出了 IN₂_EBR28 和 IN₂ 体系亚基占有率超过 50% 的氢键。从表 8-2 可知，IN₂ 体系中所考察的氢键有 4 个，而 IN₂_EBR28 对应的氢键有 5 个。所以，尽管亚基间距离拉大，但 IN₂_EBR28 体系亚基间仍保持着较好的氢键连接。特别是 G106 与 N184 之间以及 Q168 与 W132 之间形成的氢键在两个体系中都是稳定存在。还发现，IN₂ 在结合 EBR28 前后，亚基间形成氢键的残基主要是集中在 α1 区和 α5 区。

表 8-2 IN₂ 和 IN₂_EBR28 两个体系中的亚基间氢键[a]

体系	受体[b]	供体[c]	距离[d]/nm	角[e]/(°)	占有率[f]/%
IN₂	G106-O	N184'-ND2-HD22	0.286 ±0.01	162.62 ±9.23	71.61
	R107-O	Y83'-OH-HH	0.281 ±0.01	170.79 ±9.19	70.27
	G106'-O	N184-ND2-HD22	0.287 ±0.01	171.82 ±9.29	62.45
	Q168'-OE1	W132-NE1-HE1	0.286 ±0.01	169.34 ±10.48	62.20
IN₂ _ EBR28	K173-O	Y99'-OH-HH	0.278 ±0.01	169.51 ±10.62	84.02
	G106-O	Y83'-OH-HH	0.279 ±0.01	164.81 ±8.51	72.73
	G106'-O	N184-ND2-HD22	0.287 ±0.01	161.14 ±9.11	64.74
	Q168'-OE1	W132-NE1-HE1	0.285 ±0.01	157.8 ±11.26	56.84
	Q177-OE1	R107'-NH2-HH22	0.278 ±0.01	154.3 ±12.69	52.85

a：IN₂ 和 IN₂_EBR28 中亚基界面残基间氢键占有率超过 50% 的所有氢键对，按氢键占有率排序，± 号前为平均值，± 号后为标准偏差，带撇号的为 B 链；b：受体；c：供体；d：供体—受体间距离；e：供体—氢—受体夹角；f：氢键占有率指氢键在整个模拟轨迹中出现的概率。

比较分析 IN₂_EBR28 和 IN₁_EBR28 体系中 EBR28 形成的氢键发现，两种体系的 Q177 都与 EBR28 的 Y1 形成氢键，在 IN₁_EBR28 中的氢键占有率是 88.09%，而在 IN₂_EBR28 中的氢键占有率仅 30.07%。不过 Y1 还与 IN₂_EBR28 中的 V88 形成了占有率为 86.71% 的氢键。这些结果与上面的接触残基分析基本一致。

5. 主成分动力学

为了研究结合 EBR28 之后对体系 IN₁ 和 IN₂ 的影响，对 4 个体系(IN₁、IN₂、IN₁_EBR28 和 IN₂_EBR28)的 100～2000 ps 轨迹进行了主成分动力学分析。通过分析 4 个体系的最大的前 20 个本征值之后，发现 IN₁ 与 IN₁_EBR28 以及 IN₂ 与 IN₂_EBR28 的本征值大小基本接近，对应的分布趋势也相近。

然后计算了最大的前几个本征值所占的比率，计算方法是：将本征值除以所有的本征值之和，这个比率反映了该本征向量所对应的运动模式在整个运动中所占的比重。4 个体系中前 4 个运动模式超过总运动比率的 65% 以上，而前 3 个运动模式所占比率也超过了 58%。由此可见，体系最大的前 3～4 个本征值所对应功能性慢运动可以基本上替代整个运动。把 4 个模拟的轨迹分别投影到它们各自对应的前 4 个本征向量上，结果发现，IN_1 和 IN_1_EBR28 以及 IN_2 和 IN_2_EBR28 之间的涨落范围相似。从第 3 个本征向量往后，涨落分布的范围越来越窄，趋近于高斯分布，这是体系内部局部快运动的运动特征。而前 3 个运动模式基本上是功能性的慢运动。

图 8-19 给出了 4 个体系中 C_α 原子在 3 个主运动方向上投影的位移。从图 8-19 可看出，4 个体系的功能 loop 区（残基 139～149）和 $\alpha5$ 区与 $\alpha6$ 区之间的 loop 区（残基 185～195）表现出较大的柔性。与 IN_1 和 IN_2 相比，IN_1_EBR28 和 IN_2_EBR28 体系的界面区残基（即 $\beta3$ 区、$\alpha1$ 区和 $\alpha5$ 区）仍维持着较大的刚性。同时，4 个体系催化区的 DDE 基序残基的运动性都较小。不过值得注意的是，IN_2_EBR28 体系的柔性稍大于 IN_2，这与前者的两亚基间距拉大了 0.05 nm 有关。

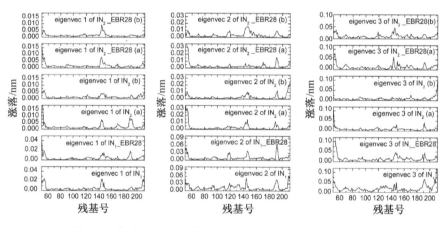

图 8-19　每个 C_α 原子沿着 3 个本征向量方向投影的残基位移

在与 EBR28 结合前后，IN_1 和 IN_2 体系的运动模式变化不大。但总体来说，EBR28 结合到了 IN_2 柔性较小的区域（即 $\beta3$ 区、$\alpha1$ 区和 $\alpha5$ 区），所以与 EBR28 结合并没有较大程度地影响 IN_1 和 IN_2 体系的运动模式。上述模拟结果表明，EBR28 抑制 IN 活性的原因与运动模式的变化无关。

6. IN_1 与一系列 EBR28 突变肽的结合自由能计算

用 MM-GBSA 方法计算了一系列 EBR28 突变体与 IN 的绝对结合自由能。需要指出的是，IN_1_EBR28 的 $T\Delta S$ 项用正则模方法计算，而其他的突变项用 Andrew 提出的半经验方法拟合得到。表 8-3 给出了结合自由能的具体各能量项。通过比较分析非极性相互作用（$\Delta E_{vdw} + \Delta G_{SA}$）和极性相互作用（$\Delta E_{coul} + \Delta G_{GB}$）发现，多肽抑制剂和 IN 之间的结合主要驱动力是非极性相互作用，而静电相互作用并不利于结合。

表 8-3　一系列 EBR28 的突变体与 IN 的绝对结合自由能计算值

Compd. [a]	ΔE_{vdw} [b]	ΔE_{coul} [c]	ΔG_{SA} [d]	ΔG_{GB} [e]	$-T\Delta S$ [f]	ΔG_{cal}	ΔG_{exp}	$\Delta\Delta G$ [g]
IN_1_EBR28	−249.3	−369.2	−35.6	462.1	157.5	−34.5	−30.6	−3.9
IN_L_Q2A	−241.7	−390.4	−36.5	487.5	150.3	−30.8	−29.3	1.5
IN_L_L3A	−237.7	−275.6	−35.5	379.7	154.6	−14.5	−21.6	7.1
IN_L_L4A	−248.5	−378.3	−35.6	476.6	154.6	−31.2	−27.9	−3.3
IN_L_I5A	−232.4	−453.8	−36.4	559.2	154.4	−9.01	−24.9	13.9
IN_L_R6A	−231.8	−589.7	−35.3	680.0	149.7	−27.1	−25.7	−1.4
IN_L_M7A	−216.2	−476.3	−34.2	551.9	151.4	−23.4	−23.9	0.5
IN_L_I8A	−249.3	−416.2	−36.5	519.4	154.4	−28.2	−25.6	−2.6
IN_L_Y9A	−236.5	−360.6	−35.1	461.0	152.8	−18.4	−25.3	6.9
IN_L_K10A	−225.3	−803.5	−33.9	875.8	149.6	−37.3	−28.5	−8.8
IN_L_N11A	−253.6	−336.2	−35.7	430.8	153.2	−41.5	−29.6	−11.9
Mean	−238.4	−440.9	−35.5	534.9	152.9	−26.9	−26.6	5.62

　　a：一系列 EBR28 肽的突变体序列和 Soultrait 的结果一致；b：范德瓦耳斯能；c：静电能；d：溶剂化自由能的疏水部分；e：溶剂化自由能的亲水部分；f：温度乘以构象熵；g：结合自由能的计算值（ΔG_{cal}）与实验值（ΔG_{exp}）的差值，单位是 kJ/mol。

　　图 8-20 给出了 IN 与一系列 EBR28 突变肽结合自由能的计算值与实验值的相关性。从图 8-20 可看出，计算值与实验值相关性较好。偏差较大的是 I5A 和 N11A 突变肽，预测值和实验值相差分别达到了 13.9 kJ/mol 和−11.9 kJ/mol。如果剔除体系 I5A 突变肽的误差，预测值与实验值之间的平均绝对误差为 4.79 kJ/mol，相关系数为 0.88。这个结果与 Kuhn 和 Hou 的结果相近，Kuhn 计算了抗生素蛋白和一组生物素（共 9 个抑制剂），结合自由能预测值和实验值之间有很好的线形关系（$r=0.92$），但是平均绝对误差达到了 15.9 kJ/mol；而 Hou 也采用该方法计算了 8 个 hydroxamate 抑制剂与 MMP-2 之间的结合自由能，预测得到的结合自由能不但能够对抑制剂的结合强弱进行了正确的排序，而且预测得到的数值和实验数值能够较好地吻合（$r=0.84$），但平均误差仍然达到 8.9 kJ/mol。

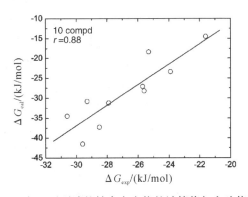

图 8-20　IN 与一系列肽的结合自由能的计算值与实验值的相关性

基于结合自由能计算值与实验值有较好的相关性表明，IN_1_EBR28 的对接复合物结构是可信的。目前，蛋白质和小肽对接的主要难点在于小肽的柔性大，其优势构象不好确定。但本文中 EBR28 小肽的二级结构主要是 α 螺旋（图 8-14），初始结构是通过 MD 模拟和成簇挑选出来的，而且和 NMR 实验结果吻合。通过分子叠落和 ED 分析发现，与 EBR28 结合前后，IN_1 和 IN_2 都没有大的构象变化。Janin 小组的工作表明：柔性不大的蛋白质－蛋白质对接，一般来说可以得到较好的对接结果。由此可见，本工作获得了与实验吻合较好的对接模式是有可能的。

7. 体系 IN_1_EBR28、IN_2 及 IN_2_EBR28 接触面之间的相互作用

为了分析界面相互作用和结合过程中的关键残基，用 MM-GBSA 方法计算了 IN_1_EBR28、IN_2 和 IN_2_EBR28 3 个体系中每个残基对形成复合物的贡献。需要指出的是，这里的结合能是考虑了溶剂化效应的。

图 8-21(a)～图 8-21(b)给出了各个残基对 IN 的二聚化所提供的能量贡献。为了简化分析，把 IN_2 中的 IN_a 定义成受体，IN_b 定义为配体。由图可以看出，总结合能是 -441.2 kJ/mol，而且二聚化的稳定主要是靠 β3 区（残基 84～89）、α1 区（残基 94～105）和 α5 区（残基 172～185）的残基之间的相互作用所维系，这个结果与氢键分析以及实验数据一致。

图 8-21(c)～图 8-21(d)给出了各个残基对形成复合物 IN_1_EBR28 所提供的能量贡献，这里把 IN_1 看成受体，EBR28 为配体。总的结合能是 -192.0 kJ/mol。EBR28 的非极性残基(L3、L4、M7、I8 和 N11)对 IN_1_EBR28 的稳定结合起着重要作用。EBR28 中的极性残基 Y1、Q2 和 K10 的结合能是正值，尤其是 K10 达到了 6.6 kJ/mol，这说明静电相互作用不利于 IN_1_EBR28 复合物的形成。就 IN_1 而言，关键残基有 Q177、K173、F100、L104、E85 和 Y83，它们主要分布在体系的 β3 区、α1 区和 α5 区。最不利于结合的残基是 EBR28 中的 K10 和 IN_1 中的 K103 结合能分别是 6.6 kJ/mol 和 5.9 kJ/mol。通过比较 IN_2 和 IN_1_EBR28 体系的结合能分解信息发现，IN_1_EBR28 中的 EBR28 功能上类似 IN_2 中的另外一个亚基。

采用了两个模式来分析体系 IN_2_EBR28 接触面相互作用，模式 1 把 IN_2 看成受体，EBR28 看成配体；模式 2 把 IN_a_EBR28 看成受体，IN_b 看成配体。经过计算，模式 1 和模式 2 的结合能分别是 -59.0 kJ/mol 和 -516.6 kJ/mol。比较模式 1 和 IN_1_EBR28 的结合能分解分析发现，EBR28 与 IN_2 的结合要远远弱于与 IN_1 的结合。比较模式 2 和 IN_2 的结果发现，尽管有 EBR28 结合到 IN_2 的界面中，但是 IN_2_EBR28 中的两个亚基仍然保持着稳定相互作用，这个和先前的界面间氢键分析结论一致。可见，EBR28 的结合使得 IN_2 之间的亚基距离拉大了 0.05 nm，但是模拟中并没有发现二聚体解聚以及亚基结构的变化。图 8-21(e)报道了两个模式下各个残基对形成复合物 IN_2_EBR28 所提供的能量贡献。从模式 1 可以看出，EBR28 的非极性残基(I5 和 I8)有利于 EBR28 和 IN_2 的结合；IN_2 的 α1 和 β3 区也有利于这二者结合，而 α5 区残基贡献不大，这与 EBR28 的结合更靠近 IN_2 的 β3 区有关。从第 2 个模型分析来看，EBR28 仍然以非极性残基(L4、I5 和 I8)贡献较大，IN_b 的 β3、α1 和 α5 区残基在结合 EBR28 的贡献上是要更大于 IN_a，这与 EBR28 的非极性端面对着 IN_b 而极性端靠近 IN_a 有关（图 8-16）。

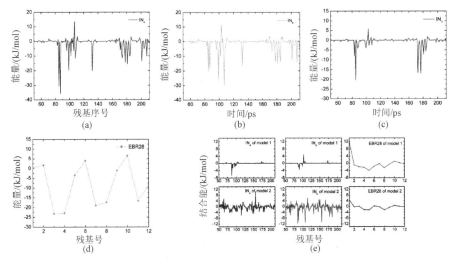

图 8-21　体系 IN_2，IN_1_EBR28 和 IN_2_EBR28 的界面间相互作用能

受体 IN_a(a)和配体 IN_b(b)对 IN_2二聚化的能量贡献；受体 IN_1(c)和配体 EBR28
(d)对二者结合所提供的能量贡献；(e)基于两个模式分析给出 IN_2_EBR28 各个残基
对复合物形成所提供的能量贡献。图中受体和配体的结合能贡献值分别用黑色和灰色线条表示

综上所述，IN_2的稳定主要依靠 $\beta3$、$\alpha1$ 和 $\alpha5$ 区残基之间的相互作用。同时 $IN_1\_$
EBR28 稳定结合的主要驱动力是 EBR28 中的疏水残基 L3、L4、M7、I8 和 IN1 中的 $\beta3$、
$\alpha1$ 和 $\alpha5$ 区残基。换句话说，IN_1_EBR28 体系中 EBR28 部分替代了 IN_2中另一个亚基的功
能；与 IN_2相比，IN_b 的 $\beta3$、$\alpha1$ 和 $\alpha5$ 区残基对于形成 IN_2_EBR28 复合物依然很重要，但
是 IN_2的 IN_a 的功能被 IN_2_EBR28 的 IN_a 的分散区以及 EBR28 非极性端残基所代替了。

8. EBR28 的抑制机理

分析对接复合物结构发现，与 EBR28 结合对 IN 催化区 DDE 基序的影响较小，这就
意味着与先前的一个推测机理，即 EBR28 与 IN 催化区相互结合进而抑制蛋白结合病毒
DNA 相矛盾。

通过把 IN_1_EBR28 和 IN_2叠落，发现 EBR28 的位置与体系 IN_2对应的另外一个亚基
的 $\alpha5$ 区位置重叠(图 8-22)。所以 IN 单体结合了 EBR28 之后，从空间上使另一个亚基无
法结合上来，即抑制了 IN 二聚化。我们还进行了另外的一个模拟实验，具体流程是：把
IN_2拆成 IN_a 和 IN_b，用 RosettaDock 程序把 IN_a 与 IN_b 进行对接，可以获得近天然 IN_2结
构，获得的近天然构象与天然构象的 RMSD 为 0.152 nm；如果把结合了 EBR28 之后的
IN_a_EBR28 和 IN_b 对接却再也无法获得与 IN_2类似的结构。Maroun 小组提出，AIDS 患
者体内的 IN 处于一个多种聚集体和单体共存的状态，而且还有解聚和再次聚集的动态平
衡。从本工作可以看出，EBR28 紧密结合游离的 IN_1之后，降低了体内游离的 IN_1的浓度，
从而使得平衡向解聚化方向进行，并最终抑制 IN 结合病毒 DNA。因为二聚化的 IN 是结
合病毒 DNA 的最小单位。

由分子对接结果发现，EBR28 结合到 IN_2两个亚基中间形成 IN_2_EBR28 复合物，这
似乎意味着 EBR28 能促进 IN_2的解聚。基于以下 4 个理由可以证明这个观点是不合理的：
①通过 EBR28 的运动差异性分析，发现 EBR28 有向外运动的趋势，当然有限的模拟时间

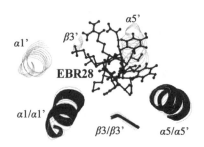

图 8-22　IN₁_EBR28 和 IN₂ 的 β3、α1、α5 区的叠落

IN₁_EBR28 的蛋白部分用黑色带状模型表示，而灰色线条带状模型表示 IN₂ 部分，EBR28 用球棍模型表示

可能是 EBR28 没有完全离开 IN₂ 的原因；②与 EBR28 结合前后，对 IN₂ 催化结构域的影响不大；③尽管 EBR28 使得 IN₂ 两个亚基能分开一点，但十分有限，仅 0.05 nm，这么小的距离变化对于病毒 DNA 结合到正电荷沟槽中影响应该不大，更不可能导致 IN₂ 丧失结合病毒 DNA 的能力；④与 IN₂ 相比，IN₂_EBR28 亚基之间的结合能力并没有降低。显然，EBR28 结合到 IN₂ 的接触面之间并不是 EBR28 的抑制机理。

综上所述，可提出以下 EBR28 发挥抑制作用的可能机理：EBR28 依赖疏水相互作用结合到 IN₁ 上形成稳定的 IN₁_EBR28 复合物，从空间上有效地抑制与另外一个亚基的结合，从而阻止 IN 的二聚化，最终抑制 IN 结合病毒 DNA。

四、结论

用分子对接获得了 EBR28 小肽抑制剂与 IN₁ 与 IN₂ 的结合模式。EBR28 主要是与 IN 的 β3、α1 和 α5 区残基发生相互作用，而不是与 IN 催化结构域 DDE 结合。运用计算机突变实验计算了一系列 EBR28 突变体与 IN₁ 的结合自由能，发现模拟值与实验值吻合较好，相关性达到了 0.88，这进一步确认了结合模式的正确性。通过能量分解计算发现，疏水相互作用是导致 EBR28 结合到 IN₁ 和 IN₂ 上的主要驱动力。EBR28 的疏水残基和 IN 的 β3、α1 和 α5 区残基是稳定结合的关键位置。本节最后给出了 EBR28 可能的抑制机理：EBR28 结合在 IN₁ 接触面形成 IN₁_EBR28 复合物，而 EBR28 与 IN₂ 中另一个亚基的 α5 螺旋区有空间重叠，这种空间阻力使得 IN₁_EBR28 不能与另外一个亚基正确结合而形成 IN₂ 结构。即 EBR28 通过抑制 IN 的二聚化，最终抑制了 IN 与病毒 DNA 结合。

参考文献

[1]Kendrew J C, Perutz M F. A comparative X-ray study of foetal and adult sheep haemoglobins[J]. Proceedings of the Royal Society of London, 1948, 194(1038): 375—98.

[2]Goodfellow J M, Moss D S. Computer modelling of biomolecular processes[M]. Chichester: Ellis Horwood Ltd, 1992.

[3]Warshel A. Computer modeling of chemical reactions in enzymes and solutions[M]. New Jersey: Wiley, 1991.

[4]Rao B G, Tilton R F, Singh U C. Free energy perturbation studies on inhibitor binding to HIV-1 proteinase[J]. Journal of the American Chemical Society, 1992, 114(12): 4447—4452.

[5]Warshel A, Sussman F, Hwang J K. Evaluation of catalytic free energies in genetically modified

proteins[J]. Journal of Molecular Biology, 1988, 201(1): 139—159.

[6]韩德刚, 高执棣, 高盘良. 物理化学[M]. 2版. 北京: 高等教育出版社, 2009.

[7]van Gunsteren W F. The role of computer simulation techniques in protein engineering[J]. Protein Engineering, 1988, 2(2): 5—13.

[8]Radmer R J, Kollman P A. Free energy calculation methods: a theoretical and empirical comparison of numerical errors and a new method qualitative estimates of free energy changes[J]. Journal of Computational Chemistry, 1997, 18(7): 902—919.

[9]Kollman P. Free energy calculations: applications to chemical and biochemical phenomena[J]. Chemical Reviews, 1993, 93(7).

[10]Srinivasan J, Cheatham T E, Cieplak P, et al. Continuum solvent studies of the stability of DNA, RNA, and phosphoramidate-DNA helices[J]. Journal of the American Chemical Society, 1998, 120 (37): 9401—9409.

[11]Kollman P A, Al. E A E. Cheminform Abstract: calculating structures and free energies of complex molecules: combining molecular mechanics and continuum models[J]. Accounts of Chemical Research, 2000, 33(33): 889—97.

[12]Williams D H, Cox J P L, Doig A J, et al. Toward the semiquantitative estimation of binding constants. Guides for peptide-peptide binding in aqueous solution[J]. Journal of the American Chemical Society, 1991, 113(18): 7020—7030.

[13]Klebe G, Böhm H J. Energetic and entropic factors determining binding affinity in protein-ligand complexes[J]. Journal of Receptors and Signal Transduction, 1997, 17(1—3): 459—473.

[14]章威, 侯廷军, 徐筱杰. 自由能微扰法计算酶和抑制剂的相对结合自由能[J]. 计算机与应用化学, 2002, 19(Z1): 13—14.

[15]Zwanzig R W. High-temperature equation of state by a perturbation method. I. nonpolar gases[J]. Journal of Chemical Physics, 1954, 22(12): 1915—1922.

[16]Lee B, Richards F M. The interpretation of protein structures: estimation of static accessibility[J]. Journal of Molecular Biology, 1971, 55(3): 379—400.

[17]Åqvist J, Medina C, Samuelsson J E. A new method for predicting binding affinity in computer-aided drug design[J]. Protein Engineering, 1994, 7(3): 385—391.

[18]Hu J P, Gong X Q, Su J G, et al. Study on the molecular mechanism of inhibiting HIV-1 integrase by EBR28 peptide via molecular modeling approach[J]. Biophysical Chemistry, 2008, 132: 69—80.

(何杨, 许磊)

第九章 药物靶点的构象分析

第一节 药物靶点基础

人类使用药物治疗疾病已有几千年的历史，以前各种仪器设备比较落后，人们只能依靠经验来判断什么药能治疗什么疾病，比如李时珍的著作《本草纲目》。但是随着科学技术的不断进步，尤其是近代以来，生命科学和生物技术的发展，使基于靶点的药物发现模式正在逐渐取代传统的基于药物化学结构的发现模式。2003 年，人类基因组计划(human genome project，HGP)的全面完成，以及由此可能产生的大量潜在药物靶点，将人们对药物靶点发展前景的预期提升到了空前的水平。因此，目前药物靶点已经成了现代创新药物研发的一个至关重要的环节。

一、药物靶点分类

什么是药物靶点呢？药物靶点是指药物在体内的作用结合位点，即药物发挥作用的部位，主要包括受体、酶、基因位点、离子通道、核酸等生物大分子。在现有的药物中超过 50% 的药物是以受体作为靶点；超过 20% 的药物以酶为作用靶点，尤其是酶的抑制剂；6% 的药物以离子通道作为靶点；3% 的药物以核酸作为药物靶点；约有 20% 的药物的作用靶点尚不明确。迄今为止，已经发现可作为药物靶点的生物大分子约有 500 个，其中 G 蛋白偶联受体(G protein coupling receptor，GPCR)占绝大多数，也是目前开发最成功的药物靶点。全球最畅销的 50 种药物中，约有 20% 的药物都是以 GPCR 作为靶点的。目前为止，GPCR 依然是药物研究的热点靶标之一，如许哲军等[1]通过收集了 GPCR 的 8 个大类，17 个亚型的不同配体的药效团模型，有效整合并构建了药效团数据库；Pandey 等[2]在拟南芥中发现了两种全新的 GPCR 蛋白是一种脱落酸的受体。

二、新药开发过程

在目前的制药产业中，传统的新化合物实体的发现越来越费时、费力，同时研究的投入也十分庞大。因此，有许多新方法已经应用到新药研发的过程中。在新药开发过程中，药物靶点确认和先导化合物的获得是至关重要的两个环节，大致流程如图 9-1 所示。

在确定先导化合物的过程中，虚拟筛选技术已得到研究人员认可，并有了广泛应用。虚拟筛选主要有 3 种方法：①基于受体的方法，该方法需要已知靶点的三维结构，如分子对接、从头设计法等；②基于配体的方法，如相似性搜索、药效团、2D/3D QSAR 等方法；③机器学习，是一种基于某一靶点的配体，通过训练集(training set)来建立机器学习的模型的方法，如支持向量机模型（support vector machine，SVM）、神经网络模型（neural network，NN）和朴素贝叶斯（naïve bayes，NB）等。

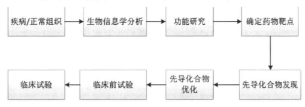

图 9-1 药物靶点与新药开发过程

然而，以上 3 种虚拟筛选的方法均与药物靶点密切相关，而药物靶点数据库可以为虚拟筛选方法的建立提供关键的信息。如方坚松等[3]通过对 Binding DB 数据库的研究得到了丁酰胆碱酯酶抑制活性的化合物，并结合对丁酰胆碱酯酶无抑制活性的化合物建立了 SVM 和 NB 模型，对化合物样品库进行虚拟筛选，对模型预测的 30 个化合物进行生物活性测定，其中有 10 个化合物具有很好的丁酰胆碱酯酶抑制活性，大大提高了化合物筛选的效率。

三、主要的药物靶点数据库

鉴于药物靶点对于新药研发的重要性，国内外相关的科研机构已经将药物靶点开发成为数据库的形式，方便科研工作者的药物开发工作，这些靶点不仅包括已有上市药物的靶点，还包括正在研究的以及已经停止研究的药物靶点信息，如表 9-1 所示。

表 9-1 国内外主要的药物靶点数据库信息

名称	网址	发明者	信息
TTD[4]	http：// bidd. nus. edu. sg/ group/cjttd/TTD _ HOME. asp	新加坡国立大学	含有 2000 多个靶点信息，包括现有的药物，正在研究的，临床的和已被终止的靶点
Binding DB[5]	http：// www. bindingdb. org/bind/index. jsp	斯卡格斯药剂学与制药科学学院	一个公共的、可访问的，具有结合力常用信息的数据库，包含有 1244113 个结合数据，对象主要为 6403 个蛋白质靶点和 548227 个小分子
CARLSBAD	http：// carlsbad. health. unm. edu/carlsbad/	新墨西哥大学翻译信息学分部	由各种数据库的子集所构建，涉及 900000 靶上－配体信息，所有活性数据转化为－logM
Drugbank[6]	http：// www. drugbank. ca/	阿尔伯塔大学计算机科学和生物科学系	一个独特的生物信息学和化学信息学资源，包含详细的药物数据、完整的靶点信息，并包含 8206 个药物条目
SuperTarget[7]	http：// insilico. charite. de/ supertarget/	生理结构和生物信息研究院	分析了 332828 条药物－靶点相互作用的网络数据库，含有 5 个搜索项，即药物、靶点、路径、本体、细胞色素 p450
TiPs	http：// circe. med. uniroma1. it/tips/	罗马大学	收集了 150 种病原微生物中预测的药物靶点，并提供了药物结合方式的结构细节

名称	网址	发明者	信息
GRAC[8]	http://www.guidetoph-armacology.org/tar-gets.jsp	英国药理学会国际基础和临床药理学联合会	分为靶点和化合物小分子,包括潜在的或确定的靶点,根据生物化学标准分为 10 类
DTD	http://pharmdata.ncmi.cn/drugtarget/	中国医学科学研究院药物研究所	包含有 500 个靶点信息,并根据疾病分为 15 种类型,涵盖所有确认的药物靶点信息
PDTD[9,10]	http://www.dddc.ac.cn/pdtd/	中国科学院药物发现与设计中心,中国科学院中药研究所	一个全面的、网上可下载的药物靶数据库,包含 1207 个条目,涵盖了 841 个已知的和潜在的药物靶标,并附有蛋白质 PDB 的结构数据

综上所述,药物靶点研究已经成为现代新药开发必不可少的一环。然而药物靶点在人体内的结构并不是一成不变的,而是不断运动的。最明显的例子就是在蛋白质数据库(protein data base,PDB)中搜索一个药物靶点,会出现很多的三维结构,而这些结构并不是完全相同的,而是有细微差别的,有的甚至差别较大,这种差别并不是实验操作造成的误差,而是由于蛋白质在溶液中是不断运动的,实验方法只能确定某一运动时刻的结构,因此每一种结构便是该药物靶点的一种构象,而靶点构象的变化并不是随意的,大多数情况下是与其生物学功能密切相关的,比如蛋白质的"开合运动"可能与其结合的 DNA/RNA 的运动有关。因此,研究药物靶点的运动变化对于更加深入认识药物靶点的功能性运动情况具有重要的作用,本章将重点介绍分析药物靶点的构象变化的方法,并希望这些分析方法能够对药学相关工作者的科研工作带来一定的帮助。

第二节　粗粒化模型

目前,研究药物靶点在溶剂中的微观运动的细节,即构象的变化,主要是采用全原子分子动力学来完成的。然而,由于某些靶点蛋白质结构的复杂性以及计算机计算能力的有限性,利用全原子分子动力学来模拟蛋白质的折叠过程和功能性运动还存在一定的困难。常用的解决方法是采用粗粒化模型,冻结氨基酸残基的部分自由度,从而减少计算量。本节将简要介绍粗粒化模型的操作方法。对于构建粗粒化模型,最关键的是得到适用于该模型精确的、可移植性强的势能函数。由于蛋白质的折叠过程是由其拓扑结构所决定的,所以粗粒化模型通过天然结构来构建势能函数,其优点是回避了力场优化的难题。

一、粗粒化模型的构建方法

粗粒化模型的构建方法主要分为 3 个部分,分别是蛋白质模型简化、势函数的构建以及构象搜索算法。

1. 蛋白质模型简化

在全原子分子动力学模型中,需要考虑到蛋白质结构中的所有原子,而在粗粒化模型中,通常每个氨基酸都由一个或几个点来代替,称为多点模型和单点模型,如图 9-2 所示。多点模型中均将氨基酸的侧链简化为一个点，而主链可以简化为 1～5 个点[11-14]，这样使每个氨基酸变得很简单，对于大规模的计算十分有利。而单点模型是将每个氨基酸简化为一个点，这个点通常是 C_a 原子，目前常用的 Gō 模型和弹性网络模型都属于单点模型。一般来讲，点的个数越少，模拟越容易，同时所能研究的体系也越大，但是其势函数的精确性也会降低[15]。因此，根据残基的理化性质进行力场参数拟合是粗粒化的难点。

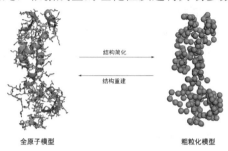

图 9-2 全原子模型和粗粒化模型对比

蛋白质模型简化的另外一点是构象搜索空间的描述是否离散化，即格点模型和非格点模型。为了便于研究蛋白质的复杂结构，Dill 等[16]在 1985 年引入了格点模型的概念，将蛋白质的构象空间离散化，降低了蛋白质内部的自由度。Chan 和 Dill 将 20 种氨基酸简化为疏水氨基酸和极性氨基酸，并采用格点模型研究蛋白质折叠的一些普遍特性，即蛋白质折叠的主要驱动力是氨基酸的疏水作用。格点模型因其计算量非常小，在早期蛋白质折叠以及蛋白质设计的研究中得到了广泛的应用。但是由于该模型无法精确地反映蛋白质内部构象变化的细节，并且随着计算机技术的发展和模拟技术的进步，该模型使用得越来越少。

2. 势函数的构建

如何获得适用于简化后的模型的势函数是构建粗粒化模型的关键问题。目前简化模型的力场方法主要有 3 种，分别是统计蛋白质结构数据库，得到统计势的方法；Z-score 优化方法；力匹配方法[17]。下面对这 3 种方法进行简单的介绍。

统计势的基本思路是，利用已知的蛋白质结构数据，统计分析一些结构参数的分布，如距离、键长、键角、二面角等，基于玻尔兹曼原理来获得体系的势能函数。比较著名的有 MJ 矩阵[18]、Sippl 统计势[19,20]和 Simons 统计势[21]等。下面简单介绍一下 MJ 矩阵获得统计势的方法：根据蛋白质数据库中已知的结构数据，去除同源性较高的冗余结构，并且假定所有氨基酸之间均为两体相互作用，由于不同氨基酸相互作用的强弱不同，会使氨基酸两两接触分布不均一，采用这种分布，表示参考态（无相互作用状态）下残基接触的分布概率，则它们之间的相互作用能可以通过玻尔兹曼关系获得

$$W_{ij}(r) = -k_B T \ln\left[\frac{\rho_{ij}(r)}{\rho^*}\right] \tag{9-1}$$

式中，k_B 为玻尔兹曼常量；T 为绝对温度；$\rho_{ij}(r)$ 表示任意一对氨基酸（i，$j=1$，2，…，20）相距为 r 的概率；ρ^* 为参考态下该残基对的分布概率。在统计势中参考态的选取是一个难点，Miyazawa 和 Jernigan 采用了随机混合近似，即假定在无相互作用的情况下，所有氨基酸和溶剂分子满足一种均一分布。MJ 矩阵统计得到的是与残基之间的距离无关的统计势。

Z-score 优化方法是根据能量地形面理论，经过长期进化过程，天然可折叠蛋白的能

量曲面具有漏斗形状，漏斗底部对应蛋白质的折叠态，蛋白质的天然结构相对于非天然结构具有大的能量间隙。基于上述观点，一些小组发展了通过优化所谓的 Z-score 来获得体系的能量函数。Z-score 定义为

$$Z = \frac{\langle E \rangle_{\text{native}} - \langle E \rangle_{\text{non-native}}}{\sigma} \tag{9-2}$$

式中，$\langle E \rangle_{\text{native}}$表示近天然结构能量的系综平均值；$\langle E \rangle_{\text{non-native}}$表示非天然构象能量的系综平均值；$\sigma$为非天然构象能量的标准偏差。通过优化 Z-score 达到最大化可以获得描述蛋白质体系的能量函数[22]。目前有很多小组采用该方法获得了势能函数[23-25]。

力匹配方法是 Voth[26] 小组开发的一种多尺度粗粒化（multi-scale coarse graining，MS-CG）的方法，该方法的基本思路是：首先通过全原子经典力场对蛋白质体系进行 MD 模拟，然后通过模拟轨迹以及分析内部相互作用力数据，进一步拟合获得每个粗粒化位点之间的相互作用力参数，使粗粒化模型和全原子力场模型所得到的相互作用力有较好的匹配。此方法的优点是所获得的力场能够隐含地反映全原子经典力场计算得到的平均力势的多体相互作用效应。

虽然有上述多种方法可以得到蛋白质的力场参数，但是这仍然是粗粒化模型中的难点。而 Gō 模型和弹性网络模型是从蛋白质天然结构出发构建体系的势函数，回避了力场参数的拟合，并具有较好的应用价值，因此，这两种方法也成为目前粗粒化模型中应用最多的方法。Gō 模型主要用于蛋白质折叠研究，弹性网络模型是研究蛋白质功能性运动的主要模型。

3. 构象搜索算法

除了针对目前对于蛋白质折叠和功能性运动研究常用的分子动力学（molecular dynamics，MD）模拟、蒙特卡洛（Monte Carlo，MC）模拟、正则模分析等，人们也开发出了各种新颖的采样技术来提高构象搜索的效率，如模拟退火技术、多复本交换分子动力学和离散 MD 模拟等。下面简单介绍一下这 3 种算法的基本原理。

模拟退火技术（simulated annealing，SA）是在一个大的构象空间中搜索全局最优解的常用方法。首先将体系加热到很高的温度，保证体系可以在构象空间的很大范围内随机采样，然后将温度慢慢降低，在构象空间中搜索体系的最优结构，体系可以按照 Metropolis 规则以一定的概率从局部极小态跳出，最终趋于全局最优解。Snow 等[27] 利用模拟退火技术研究蛋白质的折叠过程，发现该能量曲面有很多的局部极小，结果表明，从随机构象出发进行模拟退火可以较好找到体系能量最优的构象。

多复本交换分子动力学（replica-exchange molecular dynamics，REMD）是模拟退火技术的进一步发展。该方法构建多个并行的副本系统进行模拟，这些副本系统涵盖了不同的温度范围，每一个副本为处于不同温度下的正则系综，独立进行 MD 模拟。经过一定的时间间隔，不同副本之间按照 Metropolis 规则进行交换。目前，由于 REMD 技术能够对蛋白质构象空间进行有效的采集，已成为蛋白质折叠研究中常用的方法[28-30]。

离散分子动力学模拟（discrete molecular dynamics，DMD）是由 Alder 和 Wainwright 提出的[31,32]，最早用来研究硬球的动力学，随后 Zhou 等[33] 将 DMD 用于蛋白质的动力学模拟。DMD 的特点是将原子间的相互作用势进行离散化，用阶跃函数来代替，并且不需要计算原子在模拟过程中受到的相互作用力和加速度，因此，较传统 MD 的计算量大大降

低。目前 DMD 在蛋白质折叠和大尺度功能性运动的研究方面得到了广泛的应用[34]。

二、弹性网络模型

目前应用最为广泛的是 Gō 模型和弹性网络模型。Gō 模型[35-38]在研究蛋白质功能性构象转变过程以及蛋白质折叠方面具有较大的优势，但是，想要获得物理量的系综平均值，必须要有长时间的 MD 模拟的支撑，并且采样要足够充分，这一过程比较耗时。而弹性网络模型可以对蛋白质作进一步的简化，将其视为一个弹性网络，广泛用于研究蛋白质结构与功能的关系。由于本节主要讨论蛋白质结构－功能关系，而不涉及蛋白质的折叠问题，因此本节内容主要围绕弹性网络模型展开。

20 世纪 80 年代，正则模分析（normal mode analysis，NMA）开始应用于蛋白质结构－功能关系的研究中，随后的研究表明，NMA 方法所得到的蛋白质结构的慢运动模式与蛋白质的功能性运动相关。NMA 的基本思路为[39,40]：蛋白质的各个原子间的相互作用势函数总可以在平衡位置附近展开为二次谐振函数，在此基础上可以计算出整个体系的各个简正运动模式，而蛋白质体系的实际运动可以看做是各个简正模式的叠加。NMA 的计算步骤可以简化为：采用适当的力场来获得体系原子间相互作用的势函数，并进行能量优化得到最低的能量；对体系的能量函数二阶偏导，得到 Hessian 矩阵；对矩阵进行分解，得到体系在平衡位置的运动学方程（式 9-3）。

$$r_i(t) = \frac{1}{\sqrt{m_i}} \sum_k^{3N} C_k \, a_{ik} \cos(\omega_k t + \emptyset_k) \tag{9-3}$$

式中，m_i 为原子 i 的质量；C_k 和 $\emptyset_k$ 为第 k 个运动模式的振幅和相位，它们的数值由初条件来确定；$v_k = \omega_k/2\pi$ 为第 k 个运动模式的频率；a_{ik} 为第 k 个本征向量中的第 i 个元素。

随着人们对 NMA 认识的不断加深，为了简化计算，Tirion 采用谐振势函数来代替传统 NMA 中的经典力场，并提出了弹性网络模型（elastic network model，ENM），其表达式为

$$E_p = \sum_{d_{ij}^0 < R_c} c \, (d_{ij} - d_{ij}^0)^2 \tag{9-4}$$

式中，d_{ij} 为原子 i 与 j 之间的距离；d_{ij}^0 为其平衡距离（天然结构中的距离）；c 是弹性系数，并且假定所有原子对之间的弹性力常数相同；R_c 为截断半径。根据该公式，当原子间的距离小于 R_c 时，存在相互作用力；而当距离大于 R_c 时，则认为原子之间没有相互作用力。ENM 的特点是将蛋白质天然状态作为初始结构，并认为其能量最低（为零），不需要对体系进行能量优化。研究结果表明，ENM 得到的体系的慢运动模式，其计算精度与传统 NMA 方法相当。

由于蛋白质体系中包含大量的原子，Hessian 矩阵需要占据大量的内存空间，Haliloglu 等[41]对 ENM 模型进行进一步的简化，提出了高斯网络模型（gauss network model，GNM）。GNM 中将蛋白质的每个氨基酸简化为一个点，用 C_α 代替，因此计算量大大减小，并能对非常大的体系进行分析。另外，GNM 模型假定残基的运动是同向的，因此只能得到运动幅度的信息，而无法给出运动方向的信息。因此，Atilgan 等[42]在 GNM 的基础上提出了各向异性网络模型（anisotropic network model，ANM），该模型能够得到各个残基在不同运动模式下的运动幅度以及方向的变化，可以更加深入地分析蛋白

质的功能性运动。弹性网络模型是近十几年才发展起来的，Yang 等[43]开发了一种基于 GNM 的服务器，可以快速研究寡核苷酸及其与蛋白质的复合物的运动情况，并且与 64 个实验结果吻合；Eyal 等[44,45]也开发了基于 ANM 的一款服务器，最新的 ANM 2.0 版本可以用于蛋白质－DNA/RNA－小分子复合物的运动方向研究。下面将对目前应用最多的 GNM 和 ANM 的原理以及操作步骤进行简要介绍。

1. 高斯网络模型

在高斯网络模型中，生物大分子的三维结构被简化为一个弹性网络。在蛋白质结构中，C_α 原子作为节点；DNA/RNA 结构中，则采用三点模型，分别是磷酸的 P、核糖的 C4 和碱基的 C2。节点之间用弹簧连接，模型中所有弹簧的弹性系数均相同[46]。每个残基的均方涨落以及不同残基的涨落的交叉相关性分别与 Kirchhoff 矩阵的逆矩阵的对角元素和非对角元素成正比。节点 i 和 j 涨落的交叉相关性可以表示为：[47]

$$\langle \Delta R_i \cdot \Delta R_j \rangle = \frac{3 k_B T}{\gamma} \left[\boldsymbol{\Gamma}^{-1} \right]_{ij} \tag{9-5}$$

式中，k_B 为玻尔兹曼常量；T 是绝对温度；$\boldsymbol{\Gamma}$ 表示 $N \times N$ 的对称矩阵，称为 Kirchhoff 矩阵，当节点在截距范围 r_c^{GNM} 内时，非对角元素取 -1，否则取 0，对角元素表示每个节点的配位数。根据 Debye-Waller 理论，描述蛋白质内每个原子涨落的温度因子可写成如下表达式：

$$B_i = 8 \pi^2 \langle \Delta R_i \cdot \Delta R_i \rangle / 3 \tag{9-6}$$

在 GNM 中，交叉相关性可以归为如下公式：

$$C_{ij} = \frac{\langle \Delta R_i \cdot \Delta R_j \rangle}{\left[\langle \Delta R_i^2 \rangle \cdot \langle \Delta R_j^2 \rangle \right]^{1/2}} \tag{9-7}$$

2. 各向异性网络模型

各向异性网络模型可以提供节点运动的方向信息，在 ANM 中，蛋白质的运动模式由 $3N \times 3N$ 的 Hessian 矩阵 $\boldsymbol{H}$ 所决定。

$$\boldsymbol{H} = \begin{bmatrix} h_{11} & h_{12} & \cdots & h_{1N} \\ h_{21} & h_{22} & \cdots & h_{2N} \\ \vdots & \vdots & & \vdots \\ h_{N1} & h_{N2} & \cdots & h_{NN} \end{bmatrix} \tag{9-8}$$

式中，每个 $\boldsymbol{h}_{ij}$ 为 3×3 的矩阵，截距 r_c^{ANM} 设置为 13 Å，$\boldsymbol{h}_{ij}$ 的具体表达式如下：

$$\boldsymbol{h}_{ij} = \begin{bmatrix} \dfrac{\partial^2 E_p}{\partial x_i \partial x_j} & \dfrac{\partial^2 E_p}{\partial x_i \partial y_j} & \dfrac{\partial^2 E_p}{\partial x_i \partial z_j} \\ \dfrac{\partial^2 E_p}{\partial y_i \partial x_j} & \dfrac{\partial^2 E_p}{\partial y_i \partial y_j} & \dfrac{\partial^2 E_p}{\partial y_i \partial z_j} \\ \dfrac{\partial^2 E_p}{\partial z_i \partial x_j} & \dfrac{\partial^2 E_p}{\partial z_i \partial y_j} & \dfrac{\partial^2 E_p}{\partial z_i \partial z_j} \end{bmatrix} \tag{9-9}$$

三、GNM 和 ANM 模型的建立步骤

MATLAB 软件包可以建立 GNM 和 ANM 模型，MATLAB 是一款数值类计算软件。MATLAB 的全称是 Matrix Laboratory，即"矩阵工厂"的意思，其基本数据单位是矩

阵。MATLAB 和 Mathematical、Maple 并称为三大数学软件，在数学类科技应用软件中的数值计算方面首屈一指，并且将数据、向量、矩阵等用图形的方式表现出来，极大地提高了用户的体验性。它可以进行矩阵运算、绘制函数和数据、实现算法、连接其他编程语言程序等，主要应用于自动控制、生物医学工程、信号分析处理、语言处理、图像信号处理、雷达工程、统计分析、计算机技术等方面。MATLAB 从 1984 年发展至今，已有 40 多个版本，功能也在不断地完善。

图 9-3 为 MATLAB 7.11(R2010b)版本的操作界面图，主要分为 "Current Folder""Command Window" 和 "Workspace" 3 个主要的部分，分别表示当前文件夹、命令窗口和工作区。

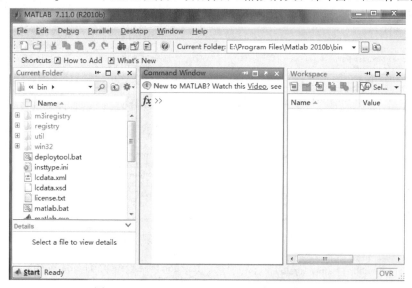

图 9-3　MATLAB 7.11(R2010b)的图形界面

1. 准备程序

从 PDB 数据库中下载需要进行粗粒化分析的蛋白质的晶体结构(pdb 格式)，并从可视化软件打开，删除结构中的水以及其他小分子。需要注意的是，由于粗粒化模型主要针对结构比较复杂的蛋白质，对于结构相对比较简单的蛋白质(氨基酸残基总数<200)不建议进行粗粒化分析。

然后，编写能够实现 GNM 和 ANM 模型的程序代码，其主程序如图 9-4 所示。

```
%function [ ]=protein_main()
clear;
radii1=7.3;
radii2=14;
fast_mode_num=6;
anm_mode_num=1;
anm_cone_length=1.5;
filename='D:\GNM_ANM_hjp\PDB\3L2T_A2.pdb';%必须提供的最初PDB坐标
filename_c='D:\GNM_ANM_hjp\PDB\3L2T_A2c.pdb';%生成的偏移pdb，后续画图用
[posall,resall,restype,tempall]=pdbread(filename); %读坐标
[netmat]=matmake_gs(posall,resall,radii1);%生成连接矩阵
[gaussmat,V,D]=gaussnet(netmat);%生成高斯网络，并求出特征值和特征向量
corr_coef=bfactor(tempall,V,D); %b 因子
fast_ays(V,D,fast_mode_num); %GNM 快运动模式
slow_ays(V,D); %GNM 慢运动模式
anm(filename,filename_c,radii2,anm_mode_num,anm_cone_length);%ANM 慢运动模式
cov_ays(V,D); %相关性分析
```

图 9-4　protein_main.m 主程序的代码内容

其中，输入文件的目录为"D：\\ GNM_ANM \\ PDB \\ 3L2T_A2. pdb"，为了简化步骤，将下载好的 pdb 文件的名称改为"3L2T_A2. pdb"，而不用改写程序中的代码。从主程序中可以看到，其中引用了许多其他的函数，有"pdbread. m""matmake_ gs. m""gaussnet. m""bfactor. m""fast_ays. m""slow_ays. m""anm. m""cov_ays. m"。这些相关的 MATLAB 的 m 程序均应该放在"D：\\ GNM_ANM"的目录下以方便查找和引用，图 9-5 和图 9-6 列出其中几个主要程序的代码内容。

```
function [corr_coef]=bfactor(tempall,V,D)
n2=length(V);
for i=1:n2
   bfact(i)=0;
   for j=2:n2
      bfact(i)=bfact(i)+V(i,j)*V(i,j)/D(j,j);
   end
end
bfact=bfact';
coef=bfact\tempall;
bfact=coef*bfact;
resnum=[1:n2]';
fd=fopen('bfactor.dat','w');
fprintf(fd,'Num Exp The\n',i,tempall(i),bfact(i));
for i=1:n2
   fprintf(fd,'%d %f %f\n',i,tempall(i),bfact(i));
end
fclose(fd);
figure;
plot(resnum,tempall,'g','LineWidth',1.5);
hold on;
plot(resnum,bfact,'r','LineWidth',1.5);
xlabel('\fontsize{16}Residue index');
ylabel('\fontsize{16}B-factors ( A^2 )');
legend('\fontsize{14}Experiment','\fontsize{14}GNM theory');
corr_coef=corr(tempall,bfact);
```

```
function []=cov_ays(V,D)
n2=length(V);
resnum=[1:n2];
cov=zeros(n2);
kapa=zeros(n2);
for i=1:n2
   for j=1:n2
      for k=2:40
         kapa(i,j)=kapa(i,j)+V(i,k)*V(j,k)/D(k,k);
      end%end for k
   end%end for j
end %end for i
for i=1:n2
   for j=1:n2
      cov(i,j)=kapa(i,j)/sqrt(kapa(i,i)*kapa(j,j));
   end
end
figure;
n=25;
map=hot(n);
colormap(map);
pcolor(cov);
shading interp;
view(0,90);
colorbar;
```

图 9-5 bfactor. m 和 cov_ays. m 程序的代码

```
function []=slow_ays(V,D)
n2=length(V);
resnum=[1:n2];
s_net=V(:,2).*V(:,2)/D(2,2);
fd=fopen('slow.dat','w');
fprintf(fd,'Num Slow\n');
for i=1:n2
   fprintf(fd,'%d %f\n',i,s_net(i));
end
fclose(fd);

figure;
plot(resnum,s_net,'k','LineWidth',1.5);
xlabel('\fontsize{16}Residue index');
ylabel('\fontsize{16}Fluctuation');
```

```
function []=fast_ays(V,D,mode_num)
n2=length(V);
resnum=[1:n2];
f_net=V(:,n2).*V(:,n2)/D(n2,n2);
for i=(n2-mode_num):(n2-1)
   f_net=f_net+V(:,i).*V(:,i)/D(i,i);
end
fd=fopen('fast.dat','w');
fprintf(fd,'Num Fast\n');
for i=1:n2
   fprintf(fd,'%d %f\n',i,f_net(i));
end
fclose(fd);
figure;
plot(resnum,f_net,'k','LineWidth',1.5);
xlabel('\fontsize{16}Residue index');
ylabel('\fontsize{16}Fluctuation');
```

图 9-6 slow_ays. m 和 fast_ays. m 程序的代码

这些代码可以一次输入完成后保存为 MATLAB 可识别的程序文件，方便下次继续使用。需要注意的是 m 程序文件为 MATLAB 可识别和运行的文件，因此在输入完代码之后一定要将文本的后缀改为". m"的形式以便于识别。

2. 运行程序

在准备工作完成后，就可以打开 Matlab 并执行 protein_main. m 主程序。操作步骤为：在"Matlab"左侧的"Current Folder"中将当前目录改为 m 程序所在的目录下，确保所有 m 程序均在该目录下。右键点击"protein_main. m"程序，再点击"Run"即可

(图 9-7)，在程序运行结束之后，会得到 4 个图，分别是 GNM 计算值与 B-factor 的比较（Figure 1）、体系的快运动图（Figure 2）、体系慢运动图（Figure 3）和体系的运动相关性图（Figure 4），而运行的时间根据蛋白质体系的大小以及计算机的性能决定，体系越大，运行时间越长。

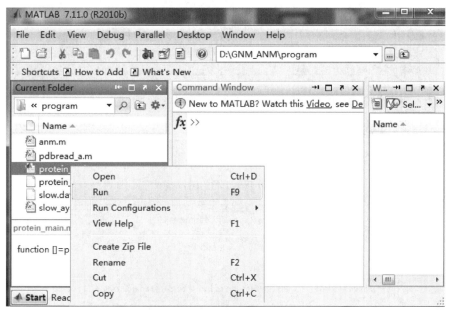

图 9-7　运行 protein_main. m 主程序

3. 图表处理

在运行完 protein_main. m 程序之后，可以将得到的图直接使用，也可以根据原始数据重新作图。在程序执行后的源文件夹中会出现"bfactor. dat""fast. dat"和"slow. dat"数据文件，用 Ultraedit 软件打开，拷贝其中的数据到 Origin 中作图。运动相关性图（Figure 4）的处理需要在 MATLAB 中进行，具体操作步骤如下：点击 Figure 4 中工具栏的，展开 MATLAB 的图像编辑界面，如图 9-8 所示，首先点击左下的"Colormap"，可以选择不同的显示模式，不同的模式得到的图片有不同的效果；点击右下角的"More Properties"，可以修改 Figure 4 中的各项参数。

4. 绘制体系的运动方向图

前面的运动相关性（Figure 4）只能给出体系中各个氨基酸的相对运动方向的情况，而对于生物大分子来讲，其绝对运动方向对于认识生物学功能具有更加重要的作用。而ANM 模型中已经提供了运动方向的信息（前面得到的 3L2T_A2c 文件），只需要使用工具软件将其显示出来。在这里我们采用的是 VMD 1.9.2，这是一款生物大分子的可视化程序，具有动画、显示以及利用内置的脚本分析生物大分子系统的功能。

在 VMD 中显示 ANM 模型中的体系的运动方向的操作步骤如下：首先需要编写在VMD 中显示 ANM 模型结果的命令的 tcl 脚本，脚本命名为"3L2T. tcl"，并保存在"D:\\ GNM_ANM \\ tcl"的目录下，代码内容如图 9-9 所示。

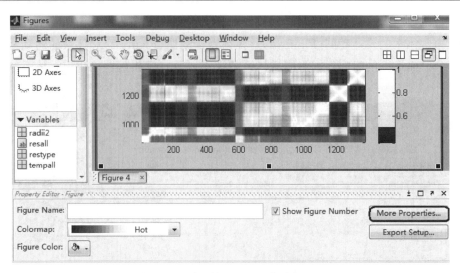

图 9-8 运动相关性图的图像编辑界面

```
mol load pdb D:\\GNM_ANM_hjp\\PDB\\3L2T_A2.pdb
set sel1 [atomselect top "name CA or name P or name C4' or name C2"]
set coords1 [$sel1 get {x y z}]
mol load pdb D:\\GNM_ANM_hjp\\PDB\\3L2T_A2c.pdb
set sel2 [atomselect top "name CA"]
set coords2 [$sel2 get {x y z}]
foreach coord1 $coords1 coord2 $coords2 {
draw color red
draw cone [vecadd $coord1 [vecscale 0.3 [vecsub $coord2 $coord1]]] $coord2 radius 0.9 resolution 20
}
```

图 9-9 tcl 脚本代码内容

接下来的操作是，打开 VMD，在主界面中选择 "Extensions→Tk Console"，打开命令输入界面，在该界面可以输入 VMD 相关的命令。输入命令，将当前目录切换到前面的 "3L2T.tcl" 脚本文件所在的位置，各种命令与前面 Linux 中的命令类似。输入的命令依次为："cd D：回车"；"cd GNM_ANM \\ tcl 回车"。运行脚本文件的命令为："source 3L2T.tcl"。运行之后，在 VMD 的图形显示界面就可以得到体系的运动方向的图。

更改蛋白质的显示方式可以点击 "Graphics → Representation"，在 "Selected Molecule" 中选择 "0：D：\\ GNM_ ANM \\ PDB \\ 3L2T_ A2.pd"，再展开下面的 "Drawing Method" 即可选择不同的显示方式，在 "Coloring Method" 中选择不同的颜色等等。详细的 VMD 操作流程可以详见科学出版社 2013 年出版，胡建平主编的《计算机化学实践基础教程》的相关章节。

四、粗粒化实例

本实例[48]主要是讲述了如何用粗粒化模型来分析 HIV-1 逆转录酶的运动性及构象变化等。

1. 引言

获得性免疫缺陷综合征（acquired immunodeficiency syndrome，AIDS）是由人类免疫缺陷病毒（human immunodeficiency virus，HIV）引起的一种严重危害人类身体健康的高传染性疾病，被称为 "人类的灾难"。HIV 病毒进入体内主要感染 $CD4^+T$ 细胞，并造成免疫系统损坏，导致各种机会性感染和肿瘤的发生，最终引起机体的死亡。

HIV-1 的基因主要编码 3 种酶：逆转录酶（reverse transciptase，RT）、蛋白酶（protease，PR）和整合酶（integrase，IN），这 3 种酶是 HIV-1 病毒的生命周期中重要的功能蛋白。其中，RT 催化 HIV-1 的逆转录过程，以 HIV-1 基因的单链 RNA 为模板逆转录生成双链 DNA。结构生物学研究显示，HIV-1 RT 的基本单位是一个异源二聚体，由 p66 和 p51 二个亚单位组成。p51 的氨基酸序列与 p66 的前 440 个相同，虽然 p66 和 p51 的氨基酸序列基本相同，但二者在空间构象上却有显著差异，并且在每个异二聚体中，只有 p66 上的聚合酶结构域才有活性。

HIV-1 逆转录酶的基本结构包含两个具有相同 N 末端的亚基，p51 和 p66（图 9-10）。其中，p66 包含两个活性区域：聚合酶区域和 RNaseH 区域，而 p51 仅包含聚合酶区域。RNaseH 区域的主要功能是降解 DNA/RNA 杂合链中的 RNA，促进 DNA 的合成。处于 N 末端的聚合酶区域由于形似人手，所以被分为手指、手掌，拇指和连接区。p66 中的手指和手掌区域是高度保守的，与拇指区的两个较大的 α 螺旋形成一个钳子的形状，用于固定住 DNA 模板。手掌区具有可以将引物固定在聚合酶活性位点的引物柄。然而，p51 中的聚合酶区域中手指区和手掌区靠得非常近，拇指区则偏离较远，没有模板和引物结合的位置，活性部位也被埋藏起来，所以不具有催化活性。因此，每个 HIV-1 RT 异二聚体只有一个具有催化活性的聚合酶部位。

目前，上市的药物中，以 HIV-1 RT 为靶点的主要有核苷类逆转录酶抑制剂（nucleoside reverse transcriptase inhibitors，NRTIs）和非核苷类逆转录酶抑制剂（nonnucleoside reverse transcriptase inhibitors，NNRTIs）两类。NRTIs 主要作用于 HIV-1 RT 的核苷结合部位，是天然核苷的类似物，进入体内后经多步磷酰化反应，代谢为有活性的三磷酸化核苷，与内源性的 $2'$-脱氧核苷-$5'$-三磷酸 [（$2'$-deoxy）nucleoside-$5'$-triphosphates，dNTPs]竞争性作用于酶的活性部位，由于 NRTIs 分子结构中没有能与 dNTPs 进行 $3'$,$5'$-磷酸二酯键结合的 $3'$-羟基，因此阻断病毒 DNA 链的延长，进而抑制了 HIV 病毒的复制。NNRTIs 属于非竞争性抑制剂，它通过诱导 HIV-1 RT 自身构象的互补重排，特异性结合于 p66 亚单位的疏水性的口袋，使 p66 中具有催化活性的 β 折叠重新定位，导致 RT 构象的改变而失活，从而达到抑制 HIV-1 复制的目的。

Balzarini 等使用 X 射线晶体衍射方法解析出了 HIV-1 RT 与 DNA 的复合物晶体结构（PDB 代码：4R5P），分辨率为 2.89 Å，并给出了 α-羧基核苷磷酸酯（α-carboxy nucleoside phosphonates，αCNP）与 RT 的识别信息，但是 RT 核心结构的运动情况与生物功能之间的关系还尚不明确。Cheng 等对 N-乙酰基-β-芳基-1,2-二脱氢乙胺类（N-acetyl-β-aryl-1,2-didehydroethylamines，NAD）衍生物做了体外的抑制活性试验，结果显示该类化合物是一种新型的非核苷类逆转录酶抑制剂，并且 N-甲基取代的衍生物的活性比 NH 单元更好，芳基的邻位取代衍生物活性比间位和对位取代的抑制活性高。

本实例将在 RT 与 DNA 的晶体结构的基础上，通过包括高斯网络模型（gaussian network model，GNM），各向异性网络模型（anisotropic network model，ANM）的粗粒化模型深入探究 RT 核心区域在 DNA 结合前后的运动情况，并解释这些运动与其生理功能的关系。本工作对基于 HIV-1 RT 结构的药物分子设计提供一定的结构基础。

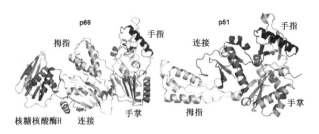

图 9-10   HIV-1 逆转录酶的三维结构

2. 结果与讨论

1)粗粒化模型的可靠性

B 因子又叫温度因子，其变化可以体现蛋白某些部位的活动性和柔韧性。图 9-11 给出了两个体系(即 p66 以及 p66-DNA 复合物)的计算 B 因子与实验 B 因子之间的相关性分析。从图 9-11 中可以看出，体系 p66 和 p66-DNA 的 B 因子实验值与计算值的相关系数分别为 0.38 和 0.48，相关性数值虽然不高，但考虑到样本较大($N>550$，$P<0.0001$)，所以具有显著的相关性，证明 GNM 方法的可靠性。

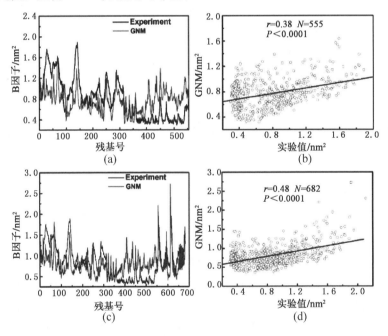

图 9-11   p66 和 p66-DNA 体系的 B 因子计算值和实验值的比较以及相关性

2)运动模式

生物大分子的运动可以分为快运动和慢运动两种模式。快运动模式具有局部谐波运动的特性，因此，快运动模式中的残基可以看做动力学热点残基，对分子间的识别具有重要作用。而慢运动模式表示分子功能上的全局大幅度运动情况，其中第一慢运动模式对于生物大分子发挥其生物学功能具有重要的作用。

图 9-12(a)是 p66 体系的第一快运动模式，其中在 T58、Q145、A455、G456、T477、A481 和 V548 处有峰值，由于残基 K425～A554 都处于 RNaseH(核糖核酸内切酶)区域，

该区域的主要功能是水解引物 tRNA 和 DNA-RNA 双链体中的基因组 RNA，因此可以推测该区域的较大运动幅度与其水解功能相关。从图 9-12(c)中可以看出，在与病毒 DNA 结合之后，快运动模式最明显的变化在于 T58、Q145 和 G262，可以推测这 3 个残基均参与了 RT 与病毒 DNA 的识别。其中 T58 和 Q145 处于手指区，前面提到手指区在结合 DNA 时会起到钳子的作用，因此其运动性会降低。

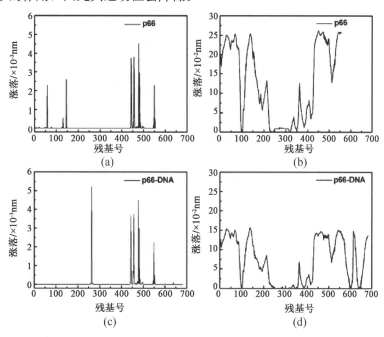

图 9-12　p66 和 p66-DNA 体系的第一快运动模式和第一慢运动模式

图 9-12(b)和图 9-12(d)分别给出了 p66 和 p66-DNA 两体系第一慢运动模式，纵坐标表示节点均方涨落。从整体上来看，在结合 DNA 前后，涨落较大的区域基本不变，分别是 P25～K73、D123～V148 和 G436～T473 3 个区域。但是，在结合 DNA 之后，上述 3 个区域的涨落幅度均出现较为显著的下降，这是由于 DNA 的结合导致 RT 整体的运动性降低。另外，在结合 DNA 之后，D250～E308 段残基由具有微弱的运动到运动幅度完全为 0，分析发现，该区域处于聚合酶区域的拇指区，再次证明前述的拇指区在 DNA 结合过程中与手指和手掌区一起充当钳子的作用，固定住 DNA 模板，因此在结合 DNA 后其运动性会降低。

3)运动相关性

图 9-13 给出了 p66 和 p66-DNA 两个体系各区域的运动相关性情况。可以看出，p66 在结合病毒 DNA 前后，各个区域的运动相关性变化不大。具体来说，手指和手掌区、拇指区和 RNaseH 区均具有较好的运动正相关性。另外，p66 的手指和手掌区(P1～M230)与其他区域呈现较为明显的运动负相关性，证明该区域的运动性与其他区域都不相同，这将在后续的运动方向中继续讨论。但是在 L100 附近的残基与该区域的其他残基呈现很明显的运动负相关性，参考图 9-12(c)和图 9-12(d)可知，L100 的运动性很低，证明该区域处于聚合酶区域关键的保守结构部位。

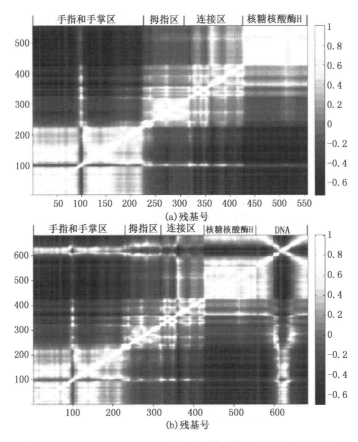

图 9-13　p66(a)和 p66-DNA(b)两个体系各区域的运动相关性

4)慢运动方向

运动相关性分析只能提供 p66 各个区域运动方向之间的关系,然而体系的绝对运动方向对于研究其生物功能具有更加重要的作用。图 9-14 分别给出了 p66 和 p66-DNA 两个体系的绝对运动方向。从整体上来看,在结合 DNA 后,p66 整体的运动性有较明显的降低,因此可以推测运动性的降低是 p66 与 DNA 识别的机理之一。从图 9-14(a)和图 9-14(b)中可以看出,手指区和 RNaseH 区的运动幅度比其他区域都大,并且是相向运动,有闭合的趋势。这种开合运动是 RT 的最主要的运动形式,说明这种运动是 RT 发挥其生理功能关键。从图 9-14(c)和图 9-14(d)中可以看出,DNA 的运动为自旋转运动,而手指区和RNaseH 区的运动方向均向 DNA 靠近,减少 DNA 与水的接触,使 p66-DNA 的结构更加稳定。

3. 结论

用 GNM 和 ANM 的方法深入分析了 HIV-1 RT 晶体结构中的功能性亚基 p66 在结合病毒 DNA 前后的运动情况。首先基于 GNM 计算所得的 B 因子与实验值具有较好的相关性,证明了粗粒化模型的可靠性。DNA 的结合对 p66 各区域的运动相关性影响较小,但各区域均呈现较强的运动内相关性,说明每个区域都具有特定的统一运动方向。p66 手指区与 RNaseH 区的开合运动是最主要的功能性运动,这是 HIV-1 RT 发挥逆转录生理功能

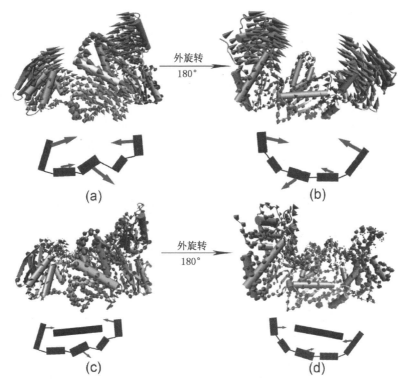

图 9-14 体系 p66 和 p66-DNA 的绝对运动方向

的关键。另外，RNaseH 区在结合 DNA 前后的运动幅度一直较大，较强的运动性对于维持水解 tRNA 和双链 DNA-RNA 的功能密切相关。粗粒化运动性分析结果对于更深入理解 HIV-1 RT 的运动和功能相关性以及后续基于 RT 的抗艾滋病药物的设计具有一定指导意义。

第三节 自由能曲面

一、主成分分析

通常地讲，柔性较大的 N 个原子的体系运动轨迹需要用 $3N$ 维笛卡尔坐标来描述，然而，这种高维度的数据很难进行直观的分析。尤其随着计算机技术的发展，计算机的计算能力大大提高，可以模拟的体系也越来越大，模拟时间越来越长，模拟得到的结果也越来越复杂。因此，需要更有效的分析方法来过滤海量数据中的"噪声"，从中发掘出有用的或感兴趣的信息，比如，从复杂的模拟轨迹中找到蛋白质的折叠或去折叠的路径；酶的重要结构域的大尺度的运动行为；体系的构象分布情况；配体、氨基酸残基的突变以及质子化效应等对蛋白质构象的影响。常用的解决方法是将坐标维度降低，同时尽可能保证原始信息的最大保留程度，以便于人们直观地考察体系的运动情况，这种方法便是主成分分析法。

主成分分析法（principal component analysis，PCA）是一种数学变换的方法，由 Karl

Pearson 在 1901 年首次提出，后来由 Hotelling 于 1933 年首次应用于大量变量上，形成了近代主成分分析法的雏形，其基本思想是采用降维的方法，把多个指标转化为少数几个重要的指标（主成分），其中每个主成分都能反映原始变量的大部分信息，且互不相关。PCA的基本原理是设法将原来众多具有一定相关性的指标（比如 P 个指标）重新组合成一组新的互相无关的综合指标来代替原来的指标。通常数学上的处理就是将原来 P 个指标作线性组合，作为新的综合指标。最经典的做法就是用 F1（选取的第一个线性组合，即第一个综合指标）的方差来表达，即 Va(rF1) 越大，表示 F1 包含的信息越多。因此在所有的线性组合中选取的 F1 应该是方差最大的，故称 F1 为第一主成分。如果第一主成分不足以代表原来 P 个指标的信息，再考虑选取 F2 即选第二个线性组合，为了有效地反映原来信息，F1 已有的信息就不需要再出现在 F2 中，用数学语言表达就是要求 Cov(F1，F2)＝0，则称 F2为第二主成分，依此类推可以构造出第三，第四，……，第 P 个主成分。在采用 PCA 进行综合评估时，选择的原则为累计贡献率大于 85％，因此降低了工作量，而又没有漏掉关键指标而影响评估结果。

根据以上的描述，可以发现 PCA 正适合解决本节开始提到的问题。PCA 解决该问题的基本思路是，首先由 MD 模拟的轨迹来构建协方差矩阵，然后计算其本征值和本征向量。得到的 $3N$ 个本征向量也就是原始笛卡尔坐标组合而成的新的坐标，它们彼此互不相关。而本征向量对应的本征值越大，说明体系的运动行为更多地表现在对应的本征向量坐标上，如果最大的几个本征值的加和除以协方差矩阵的轨迹大于或等于 85％，则证明这几个维度就可以描述整个体系超过 85％的运动信息。同时，这种具有高本征值的本征向量也称为主成分（principle component，PC）[49]。

并且，在实际的分析过程中，一般不会将生物大分子体系的全部 N 个原子都考虑，比如研究蛋白质骨架运动仅考虑 C_α 原子即可，研究某一特定功能性区域的运动仅选择该区域即可，这样不仅省时，还可以避免无关原子的较明显的运动掩盖了感兴趣部分原子的运动。因此，采用主成分分析法解决这种问题便十分简单，将蛋白质的复杂运动过程简化，对于认识蛋白质的运动与功能的关系有重要作用。自由能曲面就是采用 PCA 分析蛋白质运动性的一种重要方法，下面将对自由能曲面的原理及操作方法进行简单介绍。

二、自由能曲面简介

自由能曲面（free energy landscape，FEL）的主要思想为：通过研究体系自由能面图的最小值（对应体系最稳定的状态）和分界点（对应体系变化过程中的一个短暂的状态）来分析体系在生物学过程中发生的动力学变化。其中，主成分分析可以用来描述体系中最重要的动力学过程，并可用于绘制自由能面图[24]，根据具体的公式：

$$\Delta G(X) = -k_B T \ln P(X) \tag{9-10}$$

在这里，反应坐标 X 表示 PC；k_B 是玻尔兹曼常量；T 是绝对温度；$P(X)$ 是各种构象（X）出现的概率密度。通常情况下自由能面图为一个二维坐标的图，横纵坐标轴分别取为 PC1和 PC2，即最大的两个本征向量，这两个本征向量一般能够描述体系 80％以上的运动行为。选定坐标轴之后，需要将原始轨迹根据相应的本征向量映射到这两个坐标轴上，可以得到散点图，点越密集说明构象出现的概率越大，相应的自由能越低。然后将散点分布转

换为概率密度分布 $P(X)$，计算得到 $\Delta G(X)$，再做填色图即可得到自由能面图。自由能面图的绘制过程需要用到 Gromacs 中的 g_covar 和 g_anaeig 两个子程序以及 ddtpd 程序，下面将分别简要介绍这 3 个程序的基本内容。

1. g_covar 程序

g_covar 是 Gromacs 的一个子程序，用来生成轨迹的协方差矩阵并计算本征向量和本征值。其运行的代码为："g_covar -f all. trr(输入的轨迹文件)-s eq1. pdb(输入的结构文件)-o eigenvalues. xvg(输出的本征值文件)-v eigenvectors. trr(输出的本征向量文件)-xpm cov. xpm(图形描述的 N 阶协方差矩阵)-xpma covapic. xpm(图形描述的 $3N$ 阶协方差矩阵)"。其中，括号内容为相应文件的类型或内容，运行该程序后可以得到本征向量以及对应的本征值。

2. g_anaeig 程序

g_anaeig 也是 Gromacs 的一个子程序，其作用是将轨迹投影到选取的本征向量上，一般为 PC1 和 PC2 两个本征向量。g_anaeig 程序运行的代码如下："g_anaeig -f all. trr(输入的轨迹文件)-s eq1. pdb(输入的结构文件)-v eigenvectors. trr(输出的本征向量文件)-first 1 -last 2(选取的本征向量的范围)-2d 2d. xvg(每帧轨迹投影到本征向量上的值)-extr extreme. pdb(输出的结构文件)"。其中，括号内容为相应文件的类型或内容，运行 g_anaeig 程序后可以得到轨迹在 PC1 和 PC2 上的投影的二维的散点分布情况，即 2d. xvg 文件。

该文件可以用 xmgrace 程序打开，打开之后是一个散点图。每个散点代表一帧结构，越密集的地区表示该区域对应的构象能量越低，反之散点稀疏的区域对应的构象是不稳定的。一般地讲，投影到的本征向量越靠前(如 PC1 和 PC2)，2d. xvg 散点图越不规则，可以用 PCA 法做成簇分析；若投影到的本征向量越靠后(如 PC10 和 PC11)，散点图越趋近于一个球状，看不出任何特征，表示构象的差异引起的能量变化不能得到充分的展示，也无法做成簇分析。因此，PC1 和 PC2 能在最大程度上展示出体系的运动模式，即将体系的自由能面图的细节特征充分展现，这也是在实际操作过程中通常选择 PC1 和 PC2 两个本征向量的原因。

3. ddtpd 软件

ddtpd 全称为 convertting dot distribution to probability distribution，是一个可以将上面得到的 2d. xvg 文件转换为概率分布或自由能分布的程序。基本原理是根据数据中的最大和最小值来设定一个空间范围，然后根据输入的两个方向的格点数将空间划分为许多很小的格子，并根据以下公式来计算不同网格的概率密度，并转化为自由能。

$$P(x, y) = \frac{\text{网格内数据点个数}}{\text{总数据个数}} / \text{网格面积} \tag{9-11}$$

另外，ddtpd 还支持高斯展宽功能，可以解决数据点较少时图像难分辨的问题。

三、绘制自由能面图的操作步骤

在绘制自由能面图之前需要先得到相关体系的分子动力学模拟的轨迹文件，这在第八章中已有操作步骤及实例，此处不再赘述。自由能面图的操作步骤主要有以下四步。

1. 采用 VMD 处理轨迹文件和结构文件

该步骤的准备文件是在 Amber 的分子动力学模拟中得到的"complex_vac. prmtop"和"complex_nowat. mdcrd"两个轨迹文件。对两个文件的处理步骤如下：打开 VMD，在主菜单中选择"File→New Molecule"，在打开的窗口中的"Filename"项点击"Browse"，先选择"complex_vac. prmtop"文件所在的路径，点击"Load"载入。

加载完"complex_vac. prmtop"文件后，再点击"Browse"，选择"complex_nowat. mdcrd"文件所在的路径，并修改"Determine file type"为"AMBER Coordinates with Periodic Box"，点击"Load"加载。此时在"VMD OpenGL Display"窗口会出现加载的运动轨迹的画面，该运动轨迹就是分子动力学模拟过程中体系的运动轨迹，同时在主菜单窗口中会显示体系的总原子数(Atoms)以及构象数(Frames)。

在上述两个文件加载完成后，在"VMD Main"窗口中点击"complex_vac. prmtop"使之处于激活状态。再点击"File→Save Coordinates"，在"File type"中选择"pdb"，"Frames"中选择"First：0，Last：0"，再点击"Save"，存为"eq1. pdb"文件；同理，在"File type"中选择"trr"，"Frames"中选择"First：0，Last：4999"，再点击"Save"，存为"all. trr"文件，如图 9-15 所示。

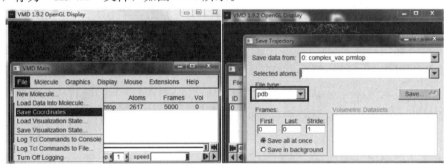

图 9-15　用 VMD 保存轨迹文件

注意：在上述的所有打开和保存的文件路径中不要出现中文，以免软件运行出错。另外，最后一步中的"First：0，Last：4999"需要根据实际的模拟时长来确定。

2. 使用 Gromacs 的相关程序将本征向量投影到 PC 上

得到 Gromacs 程序可识别的结构文件和轨迹文件后，用 Gromacs 中的 g_covar 和 g_anaeig 子程序计算得到本征向量和本征值，并将其投影到前两个主成分 PC1 和 PC2 上，具体操作步骤如下：将前面得到的"all. trr"和"eq1. pdb"两个文件拷贝到安装了 Gromacs 的 Linux 系统下(最好创建一个 fel 的文件夹，以方便后续的工作以及查验)。

在当前目录下运行"g_covar -s eq1. pdb -f all. trr -o eigenvalues. xvg -v eigenvectors. trr -xpm cov. xpm -xpma covapic. xpm"，即可得到模拟体系的本征值和本征向量。

在当前目录下运行"g_anaeig -f all. trr -s eq1. pdb -v eigenvectors. trr -first 1 -last 2 -2d 2d. xvg -extr extreme. pdb"，即可将模拟轨迹投影到选取的本征向量(PC1 和 PC2)上，最终得到"2d. xvg"文件。

3. 运行 ddtpd 程序

ddtpd 程序可以分析上述得到的轨迹在本征向量上的投影 2d. xvg 文件，得到概率分布。运行 ddtpd 之前需要将 2d. xvg 文件与 ddtpd 程序放在同一个文件目录下。

其操作步骤如下：①双击运行 ddtpd，提示 "Input g_anaeig -2d result filename"，输入 "2d. xvg"，回车确认；②提示 "Input number of x"，输入 "100"，回车，将 X 轴划分为 100 个格子，可根据需要调整；③提示 "Input number of y"，输入 "100"，回车，将 Y 轴划分为 100 个格子，可根据需要调整；④提示 "Which type of result you want ?"，输入 "4"，回车，选择经过高斯展宽后的－LnP；⑤提示 "Input broadening scale"，输入默认的 "1"，回车，该值越大，展宽效果越明显，但会造成细节区域难以分辨，可以反复尝试；⑥提示 "If output the points with P＝0 ?"，输入 "y"，回车，确认输出 P＝0 的点。数据将输出到当前目录的 "result. txt" 文件中；⑦提示 "If set -xx. xxxx as G＝0 ?"，输入 "y"，回车，确认将－LnP 最负的值，设为自由能 G＝0 的点，此时所有数据中的最小值就是 0。数据将输出到当前目录的 "result2. txt" 文件中，前两列是 PC1 和 PC2 的坐标，第三列是－LnP 的值；⑧注意程序最后输出的 "Now maximum result is a" 和 "b means P＝0 in this minival area" 两句话。此时打开 "result2. txt" 文件，将 b 的值替换为 a 的值，保存，即得到最终结果。

4. 使用 MATLAB 绘制自由能面图

完成上述步骤以后，已经得到了 PC1 和 PC2 对应本征值的矩阵数据，下面将采用 matlab 程序将矩阵的数据信息展现为图像信息。具体操作如下：①首先建立绘制自由能面图的 matlab 脚本，plotnetmat. m 脚本内容如图 9-16 所示，其中矩阵 A 的内容即为上面修改后的 "result2. txt" 中的三列矩阵数据，粘贴即可；②打开 MATLAB R2010b，将当前目录转换为 plotnetmat. m 脚本所在的目录，右键点击运行，即可得到该体系的在 PC1 和 PC2 的自由能面图；③参照图 9-8，对得到的自由能面图进行适当的修饰，添加横纵坐标等。

```
A=[                    ];
X=zeros(100,100);
Y=zeros(100,100);
mat_plot=zeros(100,100);
for i=1:100
  for j=1:100
    X(i,j)=A((i-1)*100+j,1);
    Y(i,j)=A((i-1)*100+j,2);
    mat_plot(i,j)=A((i-1)*100+j,3);
  end
end
figure;
contourf(X,Y,mat_plot,3); %画等高线图，6表示6层，可根据需要修改
colormap hot;
shading faceted;
colorbar;
```

图 9-16　plotnetmat. m 程序代码

第四节　聚类分析

通常情况下，我们在研究或者处理事物的时候，需要将大量的事物按照不同的依据进行归类。例如，根据化合物分子中是否含有碳元素，可以分为有机化合物和无机化合物；

根据药物治疗的病症不同，可以分为抗感染类药物、心血管系统药物、消化系统药物、呼吸系统药物等。对事物进行分类，进而归纳并发现其规律是人们认识世界、改造世界的一种重要方法。

一、聚类分析简介

由于计算对象和结果的复杂性，仅凭专业知识以及经验很难进行确切的分类。近年来，随着统计技术的发展以及计算机技术的普及，数值形式的分类形成了一个新的分支，称为聚类分析，聚类分析可以适用于多种不同类型的数据集合，对于分子动力学模拟的数据也具有较强的分析能力。

聚类分析，也称为群分析或成簇分析，是研究多要素事物分类问题的方法，是当代分类学与多元分析的结合。基本思路是，根据研究样本自身的属性，用数学的方法按照某种相似性或差异性指标，定量地确定每个样本之间的亲疏关系，并按这种亲疏关系对样本进行聚类。通俗地讲，聚类分析就是根据事物彼此不同的属性进行辨认，将有相似属性的元素聚为一类，使同一类的事物具有高度的相似性。

二、聚类分析的特征

聚类分析是定量研究数据建模简化数据的一种方法，常见的聚类分析有系统聚类法、动态聚类法和模糊聚类法等。这些方法都具有以下的特点：①聚类分析简单、直观，不同的类别之间有较为明显的属性差别，同一类的属性高度相似。②聚类分析主要用于探索性的研究，其分析结果可以提供多个可能的结果，最终的选择需要研究者的主观判断以及后续的分析。③不管实际数据中是否真正存在不同的类别，采用聚类分析都能得到若干分类的结果。④聚类分析的结果完全依赖于研究者所选择的聚类变量，增加、删除或改变其中的变量对最终结果都可能产生较大的影响。⑤在使用聚类分析时应特别注意可能影响结果的各个因素。⑥异常值和特殊变量对聚类结果有较大的影响，并且当分类变量的尺度不一致时，需要先对变量做标准化处理。

三、聚类分析在分子模拟中的应用

聚类分析在分子模拟中的主要应用在于对分子模拟过程中产生的构象进行成簇分析，将所有构象聚类，便于后续对模拟过程中的构象变化进行深入的分析。进行聚类分析的变量一般为分子动力学模拟过程中任意两个构象之间的 RMSD 值，即构象之间的偏差程度。其计算的思路为：逐个计算各个构象之间的 RMSD 值，建立一个 $N \times N$ 的 RMSD 的矩阵，其中 N 为构象的总数，然后人为设定一个 RMSD 的阈值，如果 2 个构象之间的 RMSD 小于该阈值，则归为一簇，若大于该阈值，则分别归类。最后将每簇中的能量最低的构象作为该簇的代表性结构，通过对比各簇代表性结构的变化，可以了解模拟过程中体系构象变化的总体趋势。

四、MD 模拟中聚类分析的操作步骤

通过分子动力学模拟可以得到蛋白质体系在一定时间内的运动轨迹，以及每个时间的

构象，这些构象可以组成一个数据集。结构生物学多尺度建模工具（multiscale modeling tools for structural biology，MMTSB）中的聚类（Cluster）工具可以计算每个构象之间的均方根偏差（RMSD），然后按照不同的阈值进行聚类，其具体操作步骤如下。

首先，需要将 MD 模拟的轨迹分别保存为体系的构象。然后，在 Linux 下执行以下五个步骤的命令：①"ptraj ../../complex＿vac.prmtop extract＿pdb.ptraj"，（其中 "extract_pdb.ptraj" 文件的内容为："trajin ../../md/complex_nowat.mdcrd 1 5000"，即 MD 模拟后的轨迹文件的相对路径，1 5000 表示模拟的构象数为 5000 个）。②再执行 "trajout ./PDBfit/complex.pdb pdb"，将每个构象保存为 "pdb" 格式，并保存在当前目录下的 "PDBfit" 文件夹中。③保存完之后，进入 "PDBfit" 文件夹可以看到所有的 "pdb" 文件。为了后续编写代码的方便，需要将文件后面的数字（1～5000）转换为统一的 5 位数，不足 5 位数的用 0 补齐。需要执行 "fix_number_pdb2.csh" 文件，其中的代码如图 9-17 所示。④完成上述步骤之后，所有聚类分析所需要的数据文件便准备好了，下面需要执行 MMTSB 中的 cluster 脚本完成聚类分析。具体的代码为："cluster.pl -kclust -mode rmsd -radius 1.1 -l 1：165 PDBfit/＊ ＞outfile-all_1_5000_1.1"。其中，radius 后的 1.1 即代表设定的 RMSD 阈值，该值可以人为改动，从理论上讲，阈值越大，所得到的簇越少；1：165 表示需要分析的蛋白质氨基酸的范围；outfile-all_1_5000_1.1 为输出文件的名称，查看该文件即可看到在该阈值下 MD 的所有构象可以分为几簇。⑤完成聚类分析后，可以将 "outfile-all_1_5000_1.1" 文件用 Ultraedit 打开，拷贝其中的数据并在 Origin 中作出聚类图，如图 9-18 所示。聚类分析的结果可以与前面的自由能面的结果进行比对，一般来讲，自由能面图中的能量最低区域个数与聚类分析中的 cluster 的个数应一致。

```
#! /bin/csh
pushd PDBfit >& /dev/null
set ff = *.pdb.1
set fnam = $ff:r
set numfil = `ls -1 *.pdb.???? | wc -l`
if( $numfil != 0)then
 foreach fnam (*.pdb.????)
   set fr=$fnam:r
   set fnum=$fnam:e
   mv $fnam $fr.0$fnum
   echo $fnam $fr.0$fnum
 end
endif
set numfil = `ls -1 *.pdb.??? | wc -l`
if( $numfil != 0)then
 foreach fnam (*.pdb.???)
   set fr=$fnam:r
   set fnum=$fnam:e
   mv $fnam $fr.00$fnum
   echo $fnam $fr.00$fnum
 end
endif

set numfil = `ls -1 *.pdb.?? | wc -l`
if( $numfil != 0)then
 foreach fnam (*.pdb.??)
   set fr=$fnam:r
   set fnum=$fnam:e
   mv $fnam $fr.000$fnum
   echo $fnam $fr.000$fnum
 end
endif

set numfil = `ls -1 *.pdb.? | wc -l`
if( $numfil != 0)then
 foreach fnam (*.pdb.?)
   set fr=$fnam:r
   set fnum=$fnam:e
   mv $fnam $fr.0000$fnum
   echo $fnam $fr.0000$fnum
 end
endif
```

图 9-17　fix_number_pdb2.csh 文件代码内容

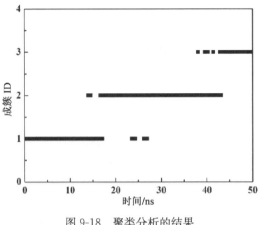

图 9-18 聚类分析的结果

第五节 自由能曲面和聚类分析实例

本实例[50]主要介绍了使用包括自由能曲面和聚类分析在内的方法来研究二酮酸化合物与 HIV-1 整合酶的分子识别。

一、引言

获得性免疫缺陷综合征，俗称艾滋病，由人类免疫缺陷病毒引起。现已成为目前人类最主要的流行病之一，严重威胁着人类健康。HIV 为逆转录病毒，可分为 1 型（HIV-1）和 2 型（HIV-2）两类，其中 HIV-1 是引起 AIDS 的主要病原体。临床上采用高效抗逆转录病毒联合治疗法（highly active antiretroviral therapy，HAART），与单一治疗法相比，HAART 联合使用多种作用于不同靶点的抗病毒药物，能有效改善药物耐受现象并有效抑制 HIV-1 活性，取得较好的疗效。整合酶（integrase，IN）是目前抗 HIV-1 药物开发的主要靶点之一。

目前在 HIV-1 IN 抑制剂中，以二酮酸类（diketoacids，DKAs）抑制剂尤为重要。作为首个机理明确的 HIV-1 IN 抑制剂，DKAs 能选择性抑制链转移（strand transfer，ST）反应，在受染的细胞中体现出抗病毒活性。这类抑制剂多含有芳香胺或酰胺基结构，主要结合于 IN-DNA 复合物中的疏水口袋。且近年来的研究显示，芳基结构的改变将对这一结合反应产生较大的影响。

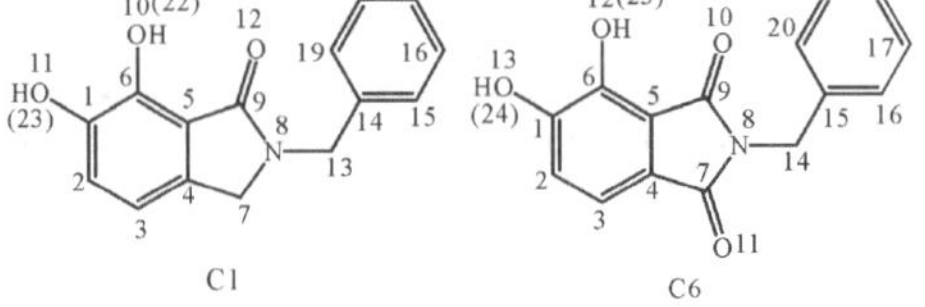

图 9-19 二酮酸类化合物的分子结构

为了进一步探究 DKAs 抑制剂结构与药理活性之间的关系，Xue 等合成了两类 DKAs 衍生物并测定了 IC_{50} 值，完善了实验数据，为后续研究开发新 DKAs HIV-1 IN 抑制剂奠定了一定的基础。本工作在第五章的分子对接基础上，采用分子动力学(molecular dynamics，MD)模拟对分子对接后的复合物进行验证，并采用自由能曲面和聚类分析对复合物在模拟过程中的构象变化进行深入分析，旨在为后续类似药物分子药理活性预测和结构改造提供理论支撑。图 9-19 给出了本文涉及化合物的化学结构，为方便后续有关氢键的讨论，图中括号里的数字用来表示极性氢。本节采用的主要模拟策略有分子动力学模拟、自由能曲面、自由能成簇和分子对接等，详见本书相关章节。

二、结果与讨论

1. 分子动力学模拟的收敛特性分析

体系 IN-C1 和 IN-C6 的势能在 400 ps 后均达到平衡，势能的平均值分别为 -2.59×10^5 kJ/mol 和 -2.60×10^5 kJ/mol，标准偏差分别为 1600 kJ/mol 和 1500 kJ/mol，波动率为 0.62% 和 0.58%。考虑到体系较大(均超过 16000 个原子)，波动对结果的影响较小，可忽略不计。由此可见，IN-C1 和 IN-C6 在模拟过程维持稳定。

IN-C1 和 IN-C6 分别在 7.5 ns 和 5.2 ns 后趋于稳定。两者的 RMSD 均为(0.22±0.011)nm。但 IN-C6 明显较 IN-C1 先达到平衡，而就波动趋势来看，IN-C1 总体呈现一种较大的起伏，而 IN-C6 的整体则较为平稳。这可能是由于 C6 较 C1 在分子识别过程中多一组氢键，能更加快速地完成特异性识别，将分子锚定于活性口袋中，形成更稳定的复合物。复合物分子在模拟过程中均未出现较大的体积变化，其回转半径维持在 1.52 nm 左右，且波动幅度较小。进一步表明二体系在模拟过程中均较为稳定。

图 9-20(a)给出了整合酶与复合物分子中 C_α 原子的 RMSF 分布。IN-C1 与 IN-C6 的 RMSF 值在模拟过程中呈现基本一致的变化趋势，二者具有相同的柔性区域。但 IN-C6 的 RMSF 值明显高于 IN-C1，C6 与 HIV-1 IN 的结合较 C1 与 HIV-1 IN 的结合更能增加分子柔性，这可能与 C6 体积比 C1 稍大，结合在口袋时，使 IN 内部的间隙扩张的更大有关。与 HIV-1 IN 的 RMSF 比较，可以观察到四处较大幅度的变动，分别是：T66～V72、W108～T115、A133～Y143、G163～L172，此四处区域分别通过一段 loop 区连接于活性口袋的外围。

通过 VMD 观察发现，由于小分子的结合本来就改变了 IN 的柔性，同时又牵拉了口袋，使得口袋外围的残基更加暴露，所以柔性增大。另外观察到四处涨落幅度较小的区域，分别是：I73～V79、I84～V88、L102～R107、M154～I161，此四处区域的柔性较小，可能与其位于蛋白内侧，溶剂化影响较小有关。RMSF 和实验 B 因子均可以用以表征体系在模拟过程中的柔性变化。图 9-20(b)给出了 HIV-1 IN 实验测定的 B 因子与 RMSF 的相关性分析，其相关系数为 0.32，显著水平小于 0.0001。对于 151 个样本而言，二者具有明显的相关性。由此可以证明通过模拟计算分析得到的柔性分布区域结论的可靠性。

2. 构象分析

用分子对接方法获得了图 9-21(a)和图 9-21(b)(其彩图见附图 7)，分别表示 C1 及 C6 与 HIV-1 IN 的结合模式。图中的关键残基用蓝色 stick 模式表示，C1、C6 用 stick 模式表示，蛋白部分用 solid-ribbon 模式表示。从图中可以看出，C1 和 C6 结合的位置和构型基

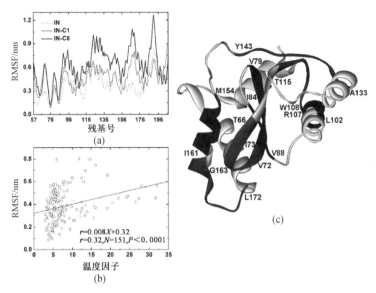

图 9-20　整合酶与复合物分子的柔性分布及 B 因子与其 RMSF 值的相关性

(a)IN、IN-C1、IN-C2 的柔性分布；(b)RMSF 与实验 B 因子的相关性；(c)IN-C1 和 IN-C6 分子柔性区域在 IN 上的体现

本一样，结合部位的氨基酸组成为 W61～L63、V77、I141、P142、S153、M154 等。

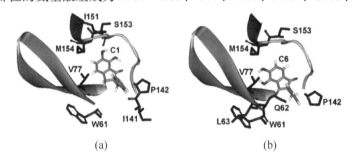

图 9-21　C1、C6 与 HIV-1 IN 的结合模式图(a：IN-C1；b：IN-C6)

图 9-22(a)和图 9-22(b)分别给出了 300 K 下 IN-C1 和 IN-C6 的自由能面图。图中颜色越深的区域自由能越低。从图 9-22 可以看出，两个体系在模拟过程中均存在两处相对独立的低自由能区域，即图中的 M1 和 M2。另外，两个体系的自由能面图形状差别较大，体系 IN-C1 的空间采样要大于 IN-C6。C6 与 IN 的结合稳定性要高于 C1，这与 C6 的抑制活性高于 C1 一致。为了进一步分析图中低自由能区域出现的原因，接下来进行了成簇分析。

图 9-23(a)和图 9-23(b)分别给出了 HIV-1 IN 与 C1 和 C6 所构成的复合物成簇分析的结果。RMSD 阈值设为 0.17 nm。从图中可以看出，IN-C1 经过 MD 模拟所得的 15400 和 IN-C6 模拟所得的 12600 个构象均分为 2 簇。成簇分析结果表明，在 MD 模拟过程中，HIV-1 IN 与 C1 和 C6 形成的复合物存在 2 种优势构象；各簇构象之间存在着一定的结构跃迁，其中 IN-C1 的跃迁率稍高于 IN-C6，这与前面图 9-22 自由能曲面分析结果一致。

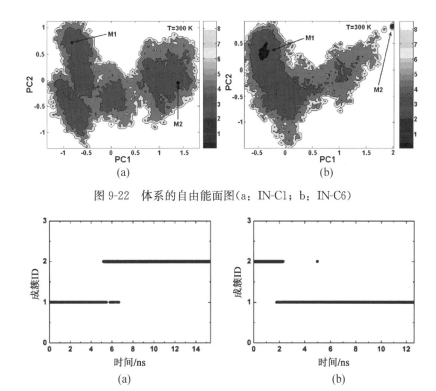

图 9-22　体系的自由能面图(a：IN-C1；b：IN-C6)

图 9-23　基于 HIV-1 IN RMSD 的成簇分析(a：IN-C1；b：IN-C6)

图 9-24 给出了每簇中能量最低构象的叠落结果。叠落结果表明，体系在模拟过程中的构象变化，主要存在于口袋外围，活性口袋部位的构象变化很小，证明氨基酸组成的活性口袋属于保守结构，在 MD 模拟过程中基本保持不变，这与之前的 RMSF 分析结果基本一致。

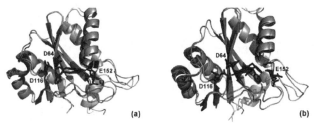

图 9-24　基于成簇分析的构象叠落(a：IN-C1；b：IN-C6)

三、结论

对 IN-C1 和 IN-C6 进行了显含水分子动力学模拟，RMSF 与 B 因子较好的相关性证明了模拟方法的可靠性。RMSD 和回转半径分析发现复合物在整个 MD 模拟过程中处于较稳定的状态，构象的变化较小。自由能面分析表明 C6 与 IN 的结合比 C1 更加稳定，能量独立区域面积较大。分子模拟结果与实验值吻合较好，为深入理解二酮酸类化合物与整合酶的识别机制以及基于 IN 结构的新药设计提供一定的结构及理论支持。

第六节　ProDy 使用

ProDy(Protein Dynamics & Sequence Analysis)是美国匹兹堡大学 Bahar 实验室[51,52]开发的一款免费的基于 Python 语言的软件包，网址为 http：// prody. csb. pitt. edu/index. html，它的功能主要分为两大部分：结构分析和动力学分析。在结构分析中，ProDy 程序具有快速灵活的 PDB 和 DCD 文件分析器，以及个性化的接触原子的选择和结构的比较功能。而在动力学分析中主要包含主成分分析和正则模分析。另外，ProDy 也是一个开源的软件，用户可以根据自己的需要在各个方面对软件代码进行修改，并且 ProDy 的许多功能都会与 VMD，NAMD 等软件交互使用，这大大提升了用户在使用过程中的个性化需求。

一、ProDy 的主要功能

ProDy 与 VMD 和 NAMD 联合使用可以实现很多功能，主要有 Normal Mode Wizard（NMWiz）、Evol、Druggability Suite、Elastic Network Models、Ensemble Analysis、Structure Analysis、Trajectory Analysis、Conformational Sampling、Collective Molecular Dynamics Simulations(coMD)、Membrane ANM(membrANM)和 Stiffness Matrix Calculations 等十一个功能。

具体来说，Normal Mode Wizard(NMWiz)是 VMD 的一款插件，可以实现对正则模型的描述、图像化和比较分析等，而正则模型可以来自对结构的主成分分析、模拟轨迹的动力学分析或者对蛋白质的正则模分析，并且 NMWiz 可以用来描述任何一个与分子运动相关的向量；Evol：可以得到蛋白质在 Pfarm 数据库中的多序列比对的信息，并获得保守以及共进化的氨基酸残基；Druggability Suite：是一款基于 VMD 的插件，可以通过类药性的模拟得到蛋白质表面的类药性的口袋信息；Elastic Network Models：主要是应用高斯网络模型和各向异性网络模型分析蛋白质的运动；Ensemble Analysis：可以分析实验测得的结构复杂的蛋白质结构，并推测其动力学性质；Structure Analysis：可以进行对蛋白质空间结构的比较和叠合，并确认结构中配体的接触残基的信息；Trajectory Analysis：可以对 MD 模拟的轨迹进行逐帧动画的深入分析，尤其是较长的轨迹或在个人电脑上无法分析的动力学轨迹；Conformational Sampling：通过对 ANM 进行采样来代替蛋白质的构象，并用 NAMD 进行分子动力学优化，这对于基于柔性的活性位点的分子对接具有重要的意义；Collective Molecular Dynamics Simulations(coMD)：是基于 VMD 的插件，采用多尺度混合方法获得异象体之间的过渡态；Membrane ANM(membrANM)：通过 ANM 对膜蛋白和磷脂双分子层进行的分子动力学研究；Stiffness Matrix Calculations：可以计算特定蛋白质的氨基酸残基的空间构象变化。

二、ProDy 的安装使用及基本命令

1. Anaconda 的安装

Anaconda 是一个和 canopy 类似的科学计算环境，是一个用于科学计算的 Python 发

行版，支持 Linux、Mac 和 Windows，包含了众多流行的科学计算。数据分析的 Python 包，它包含了大多数 Python 相关的程序，下载地址为 https：//www.continuum.io/down-loads。ProDy 的相关程序及命令均需要在 Python 的环境下进行，因此 Anaconda 可以为 ProDy 提供一个完整的计算环境。

2. ProDy 的安装

ProDy 的下载地址为 https：//pypi.python.org/pypi/ProDy/1.8.2，安装过程简单，在此便不赘述。

3. ProDy 的基本命令

启动 Prody 需要在 DOS 环境下进行，在 Windows 下按 Win＋R 键，输入"cmd"命令，再输入"ipython"即可进入 ipython(图 9-25)，这是一个 python 的交互式 shell，支持变量自动补全，自动缩进，内置了许多有用的功能和函数。

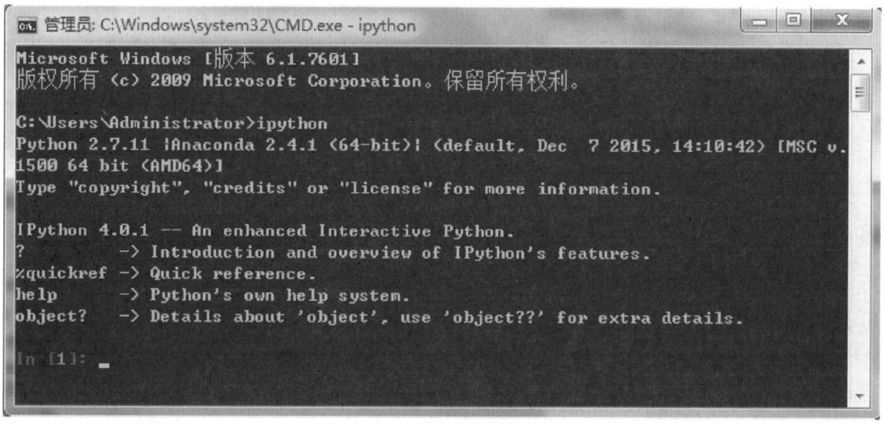

图 9-25　Windows 下的 ipython 界面

ProDy 的基本命令主要包含 5 个部分，分别是文件解析、分析功能、绘图功能、蛋白结构和原子组分析。在开始使用 ProDy 之前，需要载入所有的 ProDy 软件包，分别输入"from prody import ＊""from pylab import ＊""ion( )"。ProDy 可以自动从 RCSB 蛋白质数据库中下载对应的 PDB 代码的晶体结构，如"parsePDB('1p38')"即可自动识别或下载，并显示晶体结构中的总原子数。

在 ProDy 的分析功能中，可以计算大量的与晶体结构相关的参数，如回转半径、二面角(phi 和 psi)、RMSD、距离等，共 37 个参数。下面我们采用 Prody 计算晶体结构的回转半径。在 ProDy 的绘图功能中有 25 个选项，这里我们可以尝试使用最简单的功能：显示蛋白质三维结构作为例子，代码为 showProtein(p38)。

通常采用 ProDy 自动下载的 PDB 结构都是压缩文件，而在大多数的分析中需要用到的是未压缩的".pdb"文件，解压的过程需要用到"fetch"命令，如"fetchPDB('1p38'，compressed ＝ False)"。在原子组分析中，主要有标记、分割和分层的功能，图 9-26 给出了 ProDy 的基本命令。

```
# inroduce prody                                        ------调prody系列程序包
from prody import *
from numpy import *
from matplotlib.pylab import *
pdbid = '2n8a'------------------------------------读pdb文件,parsePDB用以分析pdb的的总体情况
prot = parsePDB(pdbid)
prot = prot.select('calpha')------------------------选择protein的Cα原子及dna的p原子
ens = Ensemble(prot)--------------------------------把NMR数据进行归纳成轨迹形式
ens.iterpose()
anm = ANM(pdbid)------------------------------------计算anm
anm.buildHessian(prot)
anm.calcModes(n_modes = 20)
writeNMD('%s.anm.nmd'%pdbid, anm, prot)
pca = PCA(pdbid)------------------------------------计算pca
pca.buildCovariance(ens)
pca.calcModes(n_modes = 20)
writeNMD('%s.pca.nmd'%pdbid, pca, prot)
modes_vec = anm.getEigvecs()------------------------得到pca的本征值和本征向量
modes_val = anm.getEigvals()
figure()                          -----图（模坐标pca，纵坐标anm，颜色深表示相关性高，相关性pca1，anm2相对性好）
showOverlapTable(pca[:5], anm[:5])
figure()                          -----图2（横坐标pca1，纵坐标anm2，中间有一些点，相关性比较高）
cp = calcCrossProjection(ens, pca[0], anm[1])
showCrossProjection(ens, pca[0], anm[1])
writeCSV('%s_crossproj_pca1_anm2.csv'%pdbid, cp)
```

图 9-26　ProDy 的基本命令

三、Druggability 计算

在 ProDy 的众多功能中，Druggability 是一项十分重要并且有意义的，也可称为"类药性口袋"计算，是在蛋白质靶点的研究中一个非常重要的概念[53]。Druggability 是指在蛋白质靶点表面存在的特异性的结合位点的位置。目前大量蛋白质的晶体结构被解析出来，然而由于技术上或性质上的问题，不能清晰地认识每个蛋白质的活性位点的具体位置，Druggability 的出现正好可以解决这个问题，这对于人们更加深入认识蛋白质的结合和功能具有重要的意义。

Druggability 是基于 VMD 中的 GUI 界面以及 python 模块的对模拟轨迹的分析套件。其中心思想是采用小分子探针，主要是异丙醇、乙酰胺、乙酸、异丙胺和异丁烷，与蛋白质靶点进行长时间的分子动力学模拟，并计算每个探针分子与蛋白质的结合自由能，进而评价靶点表面最有可能的结合位点的位置。其中，探针分子的结合自由能可以采用以下的公式计算得到[54]

$$\Delta G_{\text{probebinding}}^{i} = -RT\ln\left(\frac{n_i}{n_0}\right) \tag{9-12}$$

式中，n_i / n_0 表示探针密度与期望密度的比值；R 表示气体常数；T 表示绝对温度。下面我们将以 PFV 整合酶的晶体结构 3S3M 为例，对 Druggability 的计算过程进行简单的介绍。

为了计算的稳定性以及结果的可靠性，本例中的所有计算过程均在 Linux 系统下完成，需要准备的软件有 VMD 和 NAMD，安装过程不再赘述。

1. 准备文件的制作

事先从 RCSB 网站上下载 3S3M 的晶体结构数据，并用 VMD 打开另存为 PSF 格式的文件。在 Linux 下打开 VMD 的可视化界面，点击"Extensions→Modeling→DruGUI"，即出现"Druggability"的计算界面，在"Prepare System"中点击选择准备好的"PSF"和"PDB"文件，并在"Output Options"中选择"Output folder"的位置，以及"Output prefix"，如图 9-27 所示，在探针分子组成（Probe composition）中可以根据不同需要选择探针分子的组成及比例，模拟的长度（Sim length）可以设置大一点，有利于提高结果的准确性，最后点击"Prepare System"。

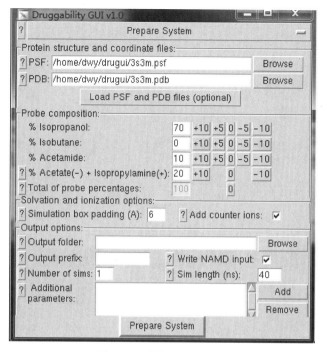

图 9-27 计算文件的准备

2. 计算探针格点

完成体系准备工作后，在输出文件目录会出现"3s3m_min"和"3s3m_sim"两个文件夹，在 Linux 系统下用 NAMD 依次执行"3s3m_min"文件夹中的"min. conf"，以及"3s3m_sim"文件夹中的"eq1. conf""eq2. conf""eq3. conf"和"sim. conf"，具体计算的命令为"namd2 min. conf ＞ min. log"，运算过程会比较耗时，需要注意的是在计算过程中需要先执行优化过程(min. conf)，并且模拟过程的文件必须按照顺序依次进行，运算结束后可以得到"eq1. dcd""eq2. dcd""eq3. dcd"和"sim. dcd"4 个轨迹文件。

模拟完成后，需要用 VMD 对模拟的轨迹进行分析，并计算得到探针格点(probe grid)。在"DruGUI"中选择"Calculate Grids"，并在 DCDs 中添加计算得到的模拟轨迹文件"eq1. dcd""eq2. dcd""eq3. dcd"和"sim. dcd"，其余参数根据需要进行修改，如图9-28 所示。

3. 计算成药性

计算完成后，得到各种探针分子在蛋白质表面的分布情况，包括"3s3m_ACAM. dx""3s3m_ ACET. dx""3s3m_ IPAM. dx""3s3m_ IPRO. dx"文件。最后采用"Assess Druggability"模块进行分析计算，在"Probe grid files"中添加所有". dx"文件，其他参数根据需要进行修改，本例中采用默认参数，如图 9-29 所示，最后点击"Assess Drug-gability"完成计算。

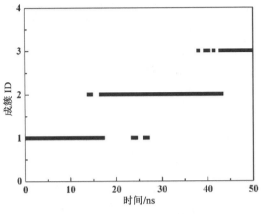

图 9-28　计算探针格点

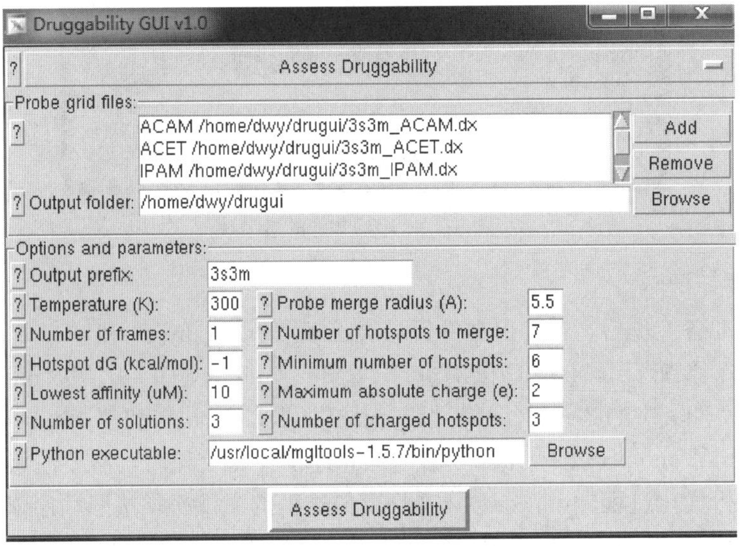

图 9-29　计算 Druggability

4. 确定结合力强弱

最终得到的 "3s3m_all_hotspots.pdb" 中即包含了所有探针分子的信息，并且 VMD 根据探针分子所在的区域将蛋白质表面自动划分为 6 个结合热点区，结果如图 9-30 所示，圆形即表示探针分子。

对上述探针分子—蛋白质结合图进行修饰可以得到如下更为直观的结合位点图(图 9-31)。在考虑了蛋白质和探针分子的溶剂效应和耦合效应之后，计算得到探针分子的结合自由能，图中灰色表示结合自由能低的点(结合能力较强)，黑色表示结合自由能较高的点(结合能力较弱)，白色则表示中等。观察发现 3s3m 蛋白质结构表面的探针分子中，只有图中所示的一处红色点，即该点是所有探针分子中结合能力最强的，它与其余 4 个点所占据的口袋位置正好是目前公认并且多篇文献中也有报道的抑制剂结合的活性位点。因此，ProDy 软件中的 Druggability 模块的计算可信度较高，对于未知结合位点的蛋白质来讲是一个较好的借鉴。

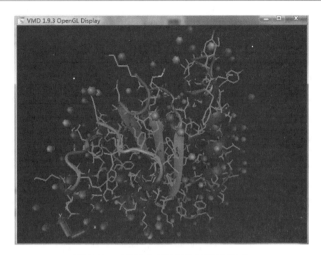

图 9-30　探针分子与蛋白质的结合

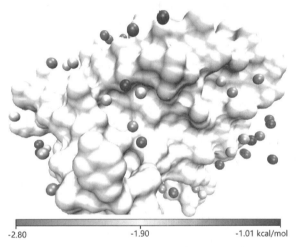

图 9-31　探针分子在蛋白质表面的分布

参考文献

[1]许哲军，程飞雄，孙宪强，等. GPCR 配体药效团数据库的构建[J]. 华东理工大学学报(自然科学版)，2011，2：167—174.

[2]Pandey S，Nelson D C，Assmann S M. Two novel GPCR-Type G proteins are abscisic acid receptors in arabidopsis[J]. Cell，2009，136(1)：136—148.

[3]Yang H，Qin C，Li Y H，et al. Therapeutic target database update 2016：enriched resource for bench to clinical drug target and targeted pathway information[J]. Nucleic Acids Research，2016，44(D1)：D1069—D1074.

[4]Tanabe G，Matsuoka K，Yoshinaga M，et al. Role of the side chain stereochemistry in the α-glucosidase inhibitory activity of kotalanol，a potent natural α-glucosidase inhibitor. part 2[J]. Bioorganic & Medicinal Chemistry，2012，20(21)：6321—6334.

[5]Wishart D S，Knox C，Guo A C，et al. Drugbank：a comprehensive resource for in silico drug discovery and exploration[J]. Nucleic Acids Research，2006，34：668—672.

［6］Rice P，Longden I，Bleasby A. EMBOSS：the European molecular biology open software suite［J］. Trends in Genetics，2000，16(6)：276—277.

［7］Alexander S，Mathie A，Peters J. Guide to receptors and channels(GRAC)［J］. British Journal of Pharmacology，2011，164(Supplement s1)：S1—S2.

［8］Gao Z，Li H，Zhang H，et al. PDTD：a web-accessible protein database for drug target identification ［J］. BMC Bioinformatics，2008，9(1)：104—111.

［9］Li H，Gao Z，Kang L，et al. TarFisDock：a web server for identifying drug targets with docking approach［J］. Nucleic Acids Research，2006，34(2)：W219—W224.

［10］Fang J，Yang R，Gao L，et al. Predictions of BuChE inhibitors using support vector machine and naive Bayesian classification techniques in drug discovery［J］. Journal of Chemical Information and Modeling，2013，53(11)：3009—3020.

［11］Tozzini V. Coarse-grained models for proteins［J］. Current Opinion in Structural Biology，2005，15 (2)：144—150.

［12］Nguyen H D，Hall C K. Molecular dynamics simulations of spontaneous fibril formation by random-coil peptides［J］. Proceedings of the National Academy of Sciences of the United States of America，2004，101(46)：16180—16185.

［13］Bereau T，Deserno M. Generic coarse-grained model for protein folding and aggregation［J］. Journal of Chemical Physics，2009，130(23)：405a—405a.

［14］Liwo A，Pincus M R，Wawak R J，et al. Calculation of protein backbone geometry from α-carbon coordinates based on peptide-group dipole alignment［J］. Protein Science，1993，2(10)：1697—714.

［15］Zhou J，Thorpe I F，Izvekov S，et al. Coarse-grained peptide modeling using a systematic multiscale approach［J］. Biophysical Journal，2007，92(12)：4289—4303.

［16］Dill K A. Theory for the folding and stability of globular proteins［J］. Biochemistry，1985，24(6)：1501—1509.

［17］Czaplewski C，Liwo A，Makowski M，et al. Coarse-grained models of proteins：theory and applications［M］. New York：Springer，2011.

［18］Sippl M J. Calculation of conformational ensembles from potentials of mean force［J］. Journal of Molecular Biology，1990，213(4)：859—883.

［19］Casari G，Sippl M J. Structure-derived hydrophobic potential：hydrophobic potential derived from X-ray structures of globular proteins is able to identify native folds［J］. Journal of Molecular Biology，1992，224(3)：725—732.

［20］Simons K T，Kooperberg C，Huang E，et al. Assembly of protein tertiary structures from fragments with similar local sequences using simulated annealing and bayesian scoring functions［J］. Journal of Molecular Biology，1997，268(1)：209—225.

［21］Miyazawa S，Jernigan R L. Residue-residue potentials with a favorable contact pair term and unfavorable high packing density term，for simulation and threading［J］. Journal of Molecular Biology，1996，256：623—644.

［22］Chiu T，Goldstein R A. Optimizing energy potentials for success in protein tertiary structure prediction ［J］. Folding & Design，1998，3：223—228.

［23］Hao M H，Scherage H A. How optimization of potential functions affects protein folding［J］. Proceedings of the National Academy of Sciences of the United States of America，1996，93：4984—4989.

［24］Liwo A. A united-residue force field for off-lattice protein-structure simulations II：parameterization of local interactions and determination of the weights of energy terms by Z-score optimization[J]. Journal of Computational Chemistry，2015，18(7)：874—887.

[25]Fujitsuka Y，Takada S，Luthey-Schulten Z A，et al. Optimizing physical energy functions for protein folding[J]. Proteins，2004，54：88—103.

[26]Izvekov S，Voth G A. A multiscale coarse-graining method for biomolecular systems[J]. Journal of Physical Chemistry B，2005，109：2469—2473.

[27]Snow M E. Minimum of protein-folding potentials from multiple starting conformations[J]. Journal of Computational Chemistry，1992，13：579—584.

[28]Pitera J W，Swope W. Understanding folding and design：replica-exchange simulations of "trp-cage" fly miniproteins[J]. Proceedings of the National Academy of Sciences of the United States of America，2003，100(13)：7587—7592.

[29]Earl D J，Deem M W. Parallel tempering：theory applications and new perspectives[J]. Physical Chemistry Chemical Physics，2005，7：3910—3916.

[30]Lei H X，Duan Y. Improved sampling methods for molecular simulation[J]. Current Opinion in Structural Biology，2007，17：187—191.

[31]Alder B J，Wainwright T E. Studies in molecular dynamics. I. general method[J]. Journal of Chemical Physics，1959，31(2)：459—466.

[32]Buldyrev S V. Application of discrete molecular dynamics to protein folding and aggregation[J]. Lecture Notes in Physics，2008，752：97—131.

[33]Zhou Y，Hall C K，Karplus M. First-order disorder-to-order transition in an isolated homopolymer model[J]. Physcal Review Letters，1996，77：2822—2825.

[34]Shirvanyants D，Ding F，Tsao D，et al. Discrete molecular dynamics：an efficient and versatile simulation method for fine protein characterization[J]. Journal of Physical Chemistry B，2012，116：8375—8382.

[35]Gō N. Theoretical studies of protein folding[J]. Annual Review of Biophysics and Bioengineerins，1983，12：183—210.

[36]Schug A，Onuchic J N. From protein folding to protein function and biomolecular binding by energy landscape theory[J]. Current Opinion in Pharmcology，2010，10(6)：709—714.

[37]Su J G，Chen W Z，Wang C X. Role of electrostatic interacions for the stability and folding behavior of cold shock protein[J]. Proteins，2010，78(9)：2157—2169.

[38]Jr R D H，Lili C L B. Subdomain competition，cooperativity and topological frustration in the folding of CheY[J]. Journal of Molecular Biology，2008，382(2)：485—495.

[39]Levitt M，Sander C，Stern P S. Protein normal mode dynamics：trypsin inhibitor，crambin，ribonuclease and lysozyme[J]. Journal of Molecular Biology，1985，181(3)：423—447.

[40]Brooks B，Karplus M. Harmonic dynamics of proteins：normal modes and fluctuations in bobine pancreatic trypsin inhibitor[J]. Proceedings of the National Academy of Sciences of United States of America，1983，80(21)：6571—6575.

[41]Haliloglu T，Bahar I，Erman B. Gaussian dynamics of folded proteins[J]. Physical Review Letters，1997，79(16)：3090—3093

[42]Atilgan A R，Durell S R，Jernigan R L，et al. Anisotropy of fluctuation dynamics of proteins with an Elastic Network Model[J]. Biophysical Journal，2001，80(1)：505—515.

[43]Yang L W，Rader A J，Liu X，et al. oGNM：online computation of structural dynamics using the

Gaussian Network Model[J]. Nucleic Acids Research, 2006, 34: 24-31.

[44]Eyal E, Yang L W, Bahar I. Anisotropic network model: systematic evaluation and a new web interface[J]. Bioinformatics, 2006, 22(22): 2619-2627.

[45]Eyal E, Lum G, Bahar I. The anisotropic network model web server at 2015(ANM 2. 0)[J]. Bioinformatics, 2015, 31(9): 1487-1489.

[46]Erman B. The Gaussian network model: precise predictions of residue fluctuations and application to binding problems[J]. Biophysical Journal, 2006, 91(10): 3589-3599.

[47]Jernigan R L, Demirel M C, Bahar I. Relating structure to function through the dominant slow modes of motion of DNA topoisomerase II[J]. International Journal of Quantum Chemistry, 1999, 75(3): 301-312.

[48]杜文义, 胡建平, 左柯, 等. HIV-1 逆转录酶的分子对接及运动功能相关性分析[J]. 原子和分子物理, 2016, 33(6): 963-972.

[49]Stein S A M, Loccisano A E, Firestine S M, et al. Chapter 13 principal components analysis: a review of its application on molecular dynamics data[J]. Annual Reports in Computational Chemistry, 2006, 2(6): 233-261.

[50]杜文义, 胡建平, 左柯, 等. 二酮酸化合物与 HIV-1 整合酶识别的分子模拟研究[J]. 中国抗生素杂志, 2016, 41(3): 200-211.

[51]Bakan A, Meireles L M, Bahar I. ProDy: protein dynamics inferred from theory and experiments[J]. Bioinformatics, 2011, 27(11): 1575-1577.

[52]Bakan A, Dutta A, Mao W, et al. Evol and prody for bridging protein sequence evolution and structural dynamics[J]. Bioinformatics, 2014, 30(18): 2681-2683.

[53]Bakan A, Nevins N, Lakdawala A S, et al. Druggability assessment of allosteric proteins by dynamics simulations in the presence of probe molecules[J]. Journal of Chemical Theory and Computation, 2013, 8(7): 2435-2447.

[54]Seco J, Luque F J, Barril X. Binding site detection and druggability index from first principles[J]. Journal of Medicinal Chemistry, 2009, 52(8): 2363-2371.

(石虎兵, 苏计国, 焦雄)

第十章　药物设计常用的数值分析

计算机辅助药物设计（computer aided drug design，CADD）是以计算机化学为基础，通过计算机的模拟、预测药物与生物大分子靶点之间的关系，设计和优化先导化合物。换句话说，CADD 实际上就是通过模拟和计算受体与配体的相互作用，进行先导化合物的优化与设计。CADD 最为核心的两个研究对象为靶点和药物，两个研究方向则是基于受体的药物分子设计和基于配体的药物分子设计。

在药物设计过程中，会涉及一些初步的数值分析，比如有：①多元线性回归，药物活性往往受到药物分子多个结构因素的影响，因此有必要进行多元回归分析，找出可能影响药效最为重要的结构因素；②在基于受体的药物分子设计中，可能需要证明能否用分子对接打分值大小来区分某小分子为抑制剂，如果可以用打分值来划分，那最合适的数据是什么，这都要用到 ROC 曲线；③在由一系列小分子构成的数据库中，基于计算获得的众多物化参数，将他们合理分类是否为活性化合物，这种分类在药物设计中具有重要的统计学意义，朴素贝叶斯分类是较为常用的分类策略；④MATLAB 计算软件在药物设计计算和绘图中经常会被使用，本章最后一节将简要介绍 MATLAB 在药物设计中的应用。

第一节　相关和回归分析

一、相关分析的基本概念

1. 函数关系

当一个或几个变量取一定的值时，另一个变量有确定值与之相对应，这种关系被称为确定性函数关系。如，某种商品销售额 y 与销售量 x 之间关系可表示为：$y = px$（p 为单价）；圆面积 S 与半径 r 之间关系可表示为：$S = \pi r^2$；企业的原材料消耗额 y 与产量 x_1，单位产量消耗 x_2，原材料价格 x_3 之间关系可表示为：$y = f(x_1, x_2, x_3)$ 等。

2. 相关关系

变量之间保持着不确定的数量依存关系，即变量间关系不能用函数关系精确表达，一个变量的取值不能由另一个变量唯一确定，当变量 x 取某个值时，变量 y 的取值可能有几个。如，商品的消费量 y 与居民收入 x 之间的关系；商品的消费量 y 与物价 x 之间的关系；商品销售额 y 与广告费支出 x 之间的关系；粮食亩产量 y 与施肥量 x_1、降雨量 x_2、温度 x_3 之间的关系；收入水平 y 与受教育程度 x 之间的关系等。

3. 自变量和因变量

具有相关关系的某些现象可表现为因果关系。自变量是引起某种结果变化的原因，它是可以控制、给定的值，常用 x 表示；因变量是自变量变化引起的结果量，它是不确定的值，常用 y 表示。它们的表现形式有多种：一种原因引起一种结果；多种原因引起一种结果；还有变量之间是互为因果的关系。相关分析一般不区分原因和结果。

4. 相关关系的分类

按相关的程度可分为完全相关、不完全相关和不相关。一个变量的变化完全由另一个变量所决定时，称变量间的这种关系为完全相关关系，这种严格的依存关系实际上就是函数关系；两个变量的变化相互独立、互不影响时，称这两个变量不相关（或零相关）；不完全相关指的是变量之间存在不严格的依存关系，是现实当中相关关系的主要表现形式，是相关分析的主要研究对象。

按相关的方向可分为正相关和负相关。正相关为一个变量随着另一个变量的增加（减少）而增加（减少），即两者同向变化，如家庭收入与家庭支出之间的关系；负相关是当一个变量随着另一个变量的增加（减少）而减少（增加），即两者反向变化，如产品产量与单位成本之间的关系，单位成本会随着产量的增加而减少。

按相关的形式可分为线性相关和非线性相关。线性相关指的是变量之间的依存关系大致呈现为线性形式，即当一个变量变动一个单位时，另一个变量也按一个大致固定的增（减）量变动；非线性相关则为变量间的关系不按固定比例变化。

按研究变量的多少可分为单相关、偏相关和复相关。两个变量之间的相关，称为单相关；一个变量与两个或两个以上其他变量之间的相关，称为复相关；在复相关的研究中，假定其他变量不变，专门研究其中两个变量之间的相关关系时称其为偏相关。

二、相关关系的测定

并非所有的变量之间都存在相关关系，因此需要用相关分析来识别和判断。相关分析就是借助于图表和分析指标对变量之间的依存关系的密切程度进行测定的过程。定性分析是依据研究者的理论知识和实践经验，对客观现象之间是否存在相关关系，以及何种关系作出判断。定量分析在定性分析的基础上，通过编制相关表、绘制相关图、计算相关系数等方法，来判断现象之间相关的方向、形态及密切程度。

1. 相关表和相关图

将自变量 x 的数值按照从小到大的顺序，并配合因变量 y 的数值一一对应而平行排列的表叫作"相关表"。相关表 10-1 给出了 8 个企业的日产量和生产费用的资料。

表 10-1　8 个企业日产量和生产费用的资料

企业编号	1	2	3	4	5	6	7	8
日产量 x/t	1.2	2.0	3.1	3.8	5.0	6.1	7.2	8.0
生产费用 y/万元	62	86	80	110	115	132	135	160

识别变量间相关关系最简单的方法是散点图法。所谓散点图法，就是将所研究变量的观察值以散点的形式绘制在坐标系中，通过它们呈现出的特征，来判断变量之间是否存在相关关系，得到相关形式、相关方向和相关程度等。根据表 10-1 所给资料可以做出相关

的散点图，如图 10-1 所示。

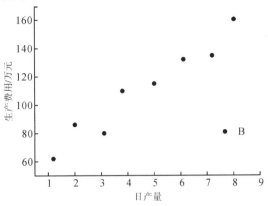

图 10-1　产品日产量和生产费用相关图

从图 10-1 可以看出，所绘制的散点图呈现出从左至右的上升趋势，它表明 x 与 y 之间存在着一定的正相关关系，即随着产品日产量的上升，生产费用也会增加。

2. 相关系数

相关图表可反映两个变量之间的相互关系及其相关方向，但无法确切地表明两个变量之间相关的程度。统计学家卡尔·皮尔逊设计了统计指标，即相关系数。在线性条件下说明两个变量之间相关关系密切程度的统计分析指标，简称相关系数。根据总体全部数据计算的，称为总体相关系数，记为 r_t；根据样本数据计算的，则称为样本相关系数，记为 r_s。将反映两变量间曲线相关关系的统计指标称为非线性相关系数、非线性判定系数；将反映多元线性相关关系的统计指标称为复相关系数、复判定系数等。其中总体相关系数计算公式为式(10-1)。

$$r_t = \frac{N\sum XY - \sum X \sum Y}{\sqrt{N\sum X^2 - (\sum X)^2}\sqrt{N\sum Y^2 - (\sum Y)^2}} \tag{10-1}$$

注意：总体相关系数一般不容易测定，通常只能计算样本相关系数，并用以估算总体相关系数。样本相关系数计算公式为式(10-2)。

$$r_s = \frac{N\sum xy - \sum x \sum y}{\sqrt{N\sum x^2 - (\sum x)^2}\sqrt{N\sum y^2 - (\sum y)^2}} \tag{10-2}$$

一般来说，相关系数 r 的取值范围为 $-1 \sim 1$。当 $r > 0$ 时，表示两变量正相关，$r < 0$ 时，两变量为负相关；当 $|r| = 1$ 时，表示两变量为完全线性相关，即为函数关系；当 $r = 0$ 时，表示两变量间无线性相关关系，但它并不意味着 X 与 Y 之间不存在其他类型的关系；当 $0 < |r| < 1$ 时，表示两变量存在一定程度的线性相关，且 $|r|$ 越接近 1，两变量间线性关系越密切，$|r|$ 越接近于 0，表示两变量的线性相关越弱。通常判断的标准是：$|r| < 0.3$ 称为微弱相关；$0.3 \leqslant |r| < 0.5$ 称为低度相关；$0.5 \leqslant |r| < 0.8$ 称为显著相关；$0.8 \leqslant |r| < 1$ 称为高度相关或强相关。

3. 相关系数实例及 Origin 软件实现

某企业某产品产量与单位成本资料如表 10-2 所示，根据表信息，要求：①做出相关图，判断相关方向和形态；②计算相关系数，说明产量与单位成本相关关系的密切程度；
③用 Origin 软件实现该计算步骤。

表 10-2　某企业某产品产量与单位成本

月份/月	1	2	3	4	5	6
产量/千件	2	3	4	3	4	5
单位成本/元	73	72	71	73	69	68

实现步骤为：①打开 Origin 软件，将月份和单位成本数据分别输入 A 和 B 列中。
②一直按住鼠标左键选上 A/B 列数据，点击右键→"plot"→"Scatter"，得到图 10-2 所
示的散点图，可以看出产品月产量和单位成本存在负相关关系，并且呈一条下滑直线。
③用式(10-2)计算相关系数，计算得到 $r = -0.90909$，即月产品产量与单位成本之间存在
高度负相关。④在图 10-2 的基础上，点击菜单"Analysis→Fit Linear"，得到图 10-3 所示
相关性计算结果。

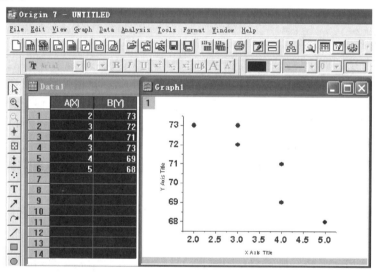

图 10-2　某产品产量与单位成本的相关图

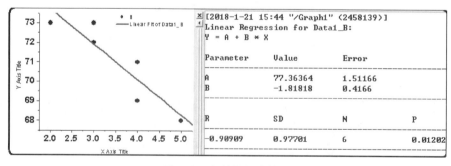

图 10-3　相关性拟合结果

三、回归分析的基本概念

1. 什么是回归分析

"回归"一词是由英国生物学家 F. Galton 在研究人体身高的遗传问题时首先提出的。回归分析通过一个变量或一些变量的变化解释另一变量的变化，即从一组样本数据出发，确定变量之间的数学关系式。

2. 相关分析与回归分析的关系

相关分析是回归分析的基础和前提，回归分析则是相关分析的深入和继续。相关分析需要依靠回归分析来表现变量之间数量相关的具体形式，而回归分析则需要依靠相关分析来表现变量之间数量变化的相关程度。只有当变量之间存在高度相关时，进行回归分析寻求其相关的具体形式才有意义。

二者的区别：①相关分析中变量之间的关系是对等的；回归分析中，变量之间的关系是不对等的，将变量划分为自变量和因变量。②相关分析中变量都必须是随机变量；回归分析中，自变量是给定的，因变量是随机的。③相关分析主要是通过一个指标即相关系数来反映变量之间相关程度的大小，相关系数是唯一的。而在回归分析中，对于互为因果的两个变量，则有可能存在两个或多个回归方程。

3. 回归分析的分类及步骤

回归模型按照自变量个数的多少，分为一元回归和多元回归；按照拟合函数的性质可以分为线性回归和非线性回归。回归分析步骤：①首先对变量之间的关系进行相关分析，并将变量分为自变量和因变量。②其次，找出合适的回归模型（即数学方程式），描述变量间的关系。③再次，对回归模型进行统计检验。④最后，统计检验通过后，利用回归模型，根据自变量去估计、预测因变量。

四、一元线性回归模型

1. 一元线性回归概念

如果变量 x 和 y 相关，并且从相关图表中可以看出它们之间大致形成一种直线关系，我们就可在相关图上求出一条与各点最相配合的直线，见式(10-3)。

$$y = A + B * x + \varepsilon \tag{10-3}$$

式中，x 为自变量，通常由研究者事先选定数值；A 为样本回归直线在 y 轴上的截距；B 为样本回归直线的斜率（又称回归系数），它表示当 x 增加一个单位时 y 的平均增加数量；ε 为误差项。其实，式(10-3)这种描述因变量 y 如何依赖于自变量 x 和误差项 ε 的方程称为回归模型。

2. 如何确定回归方程

在回归分析中，欲使所求回归直线 $y = a + bx$ 最适合于实际资料，必须使每个 x_i 对应的指标实测值 y_i 与回归直线确定的估计值 y_i 的离差平方之和为最小。这样便把寻找适当直线问题转化为使 $Q(a, b)$ 达到最小条件下求出 a、b 的问题[式(10-4)]。

$$Q(a, b) = \sum_{i=1}^{n} (y_i - a - bx)^2 = 最小值 \qquad (10\text{-}4)$$

解上述方程可以确定 a 和 b 的数值[式(10-5)和式(10-6)]。

$$b = \sum xy - \frac{1}{n} \sum x \sum y / \sum x^2 - \frac{1}{n} \left(\sum x \right)^2 \qquad (10\text{-}5)$$

$$a = \bar{y} - b\bar{x}, \quad 其中 \bar{x} = \frac{1}{n} \sum x, \bar{y} = \frac{1}{n} \sum y \qquad (10\text{-}6)$$

基于图 10-3，可以知道该线性方程为 $y = -1.81818x + 77.36364$，表明当产量每增加 1000 件时，单位成本平均每件降低 1.82 元。这个方程称为在给定样本条件下的一元线性回归方程，对应的直线称为样本回归直线。回归方程对于不同的样本是有差别的，因而，它具有经验的特征，所以在实用上，也将它叫做经验公式。值得注意的是，我们在实际的回归分析计算过程中，可以先把样本的 xy、x^2 和 y^2 给计算出来。

3. 估计标准误差的计算

回归方程的一个重要作用在于根据自变量的已知值估计因变量的理论值(估计值)。而理论值 y_c 与实际值 y 存在着差距，这就产生了推算结果的准确性问题。如果差距小，说明推算结果的准确性高；反之，则低。为了度量 y 的实际水平和估计值离差的一般水平，可计算估计标准误差。估计标准误差是衡量回归直线代表性大小的统计分析指标，它说明观察值围绕着回归直线的变化程度或分散程度。

为了度量回归方程的可靠性，通常计算估计标准误差。它度量观察值围绕着回归直线的变化程度或分散程度。通常用 S_y 代表估计平均误差，其计算公式为式(10-7)(基于表 10-2的数据)。

$$S_y = \sqrt{\frac{\sum (x - \bar{y})^2}{n - 2}} = \sqrt{\frac{\sum (y - a - bx)^2}{n - 2}} = \sqrt{\frac{3.8182}{6 - 2}} = 0.97701 \qquad (10\text{-}7)$$

式中，$(n-2)$ 为自由度(degree of freedom，DOF)，因在一元线性回归方程中，计算 a、b 两个参数，失去了两个自由变量，所以自由度为 $(n-2)$。估计标准误差愈大，则数据点围绕回归直线的分散程度就愈大，回归方程的代表性愈小。估计标准误差愈小，则数据点围绕回归直线的分散程度愈小，回归方程的代表愈大，其可靠性愈高。其实，图 10-3 中的 SD 即为这里的估计标准误差。

五、多元线性回归模型

在药物构效关系研究中，存在一个因变量(药效)和几个自变量(疏水，电荷等)有依存关系的情况。而且有时几个影响因素主次难以区分，或者有的因素虽属次要，但也不能略去其作用。市场经济活动也是这样，例如，某一商品的销售量既与人口的增长变化有关，也与商品价格变化有关。这时采用一元回归分析预测法进行预测是难以奏效的，需要采用多元回归分析预测法。多元回归分析预测法，是指通过对两个或两个以上的自变量与一个因变量的相关分析，建立预测模型进行预测的方法。当自变量与因变量之间存在线性关系时，称为多元线性回归分析。

1. 模型的一般形式

一元线性回归是一个主要影响因素作为自变量来解释因变量的变化，在现实问题研究中，因变量的变化往往受几个重要因素的影响，此时就需要用两个或两个以上的影响因素作为自变量来解释因变量的变化，这就是多元回归，也称多重回归。当多个自变量与因变量之间是线性关系时，所进行的回归分析就是多元线性回归。设 y 为因变量，x_1，x_2，$\cdots$，x_k 为自变量，并且自变量与因变量之间为线性关系时，则多元线性回归模型为

$$y = b_0 + b_1 x_1 + b_2 x_2 + \cdots + b_k x_k + e \tag{10-8}$$

式中，b_0 为常数项；b_1，b_2，$\cdots$，b_k 为回归系数；b_1 为 x_2，x_3，$\cdots$，x_k 固定时，x_1 每增加一个单位对 y 的效应，即 x_1 对 y 的偏回归系数；同理 b_2 为 x_1，x_3，$\cdots$，x_k 固定时，x_2 每增加一个单位对 y 的效应，即 x_2 对 y 的偏回归系数，等等。如果两个自变量 x_1，x_2 同一个因变量 y 呈线性相关时，可用二元线性回归模型描述

$$y = b_0 + b_1 x_1 + b_2 x_2 + e \tag{10-9}$$

建立多元线性回归模型时，为了保证回归模型具有优良的解释能力和预测效果，应首先注意自变量的选择，其准则是：①自变量对因变量必须有显著的影响，并呈密切的线性相关；②自变量与因变量之间的线性相关必须是真实的，而不是形式上的；③自变量之间应具有一定的互斥性，即自变量之间的相关程度不应高于自变量与因变量之因的相关程度；④自变量应具有完整的统计数据，其预测值容易确定。

2. 多元线性回归模型的估计

多元线性回归模型的参数估计，同一元线性回归方程一样，也是在要求误差平方和为最小的前提下，用最小二乘法求解参数[式(10-10)]。根据微积分中求最小值的原理，只需要 Q 对 b_1，b_2，$\cdots$，b_k 的偏导数为零。求解方程得到 b_1，b_2，$\cdots$，b_k。

$$Q = \sum_{i=1}^{n} (y_i - b_0 - b_1 x_1 - b_2 x_2 - \cdots - b_k x_k)^2 = 最小值 \tag{10-10}$$

3. 多元线性回归模型的检验和预测

多元线性回归模型与一元线性回归模型一样，在得到参数的最小二乘法的估计值之后，也需要进行必要的检验与评价，以决定模型是否可以应用。

1)拟合程度的测定

与一元线性回归中决定系数 r^2 相对应，多元线性回归中也有多重决定系数 r_m^2，它是在因变量的总变化中，由回归方程解释的变动(回归平方和)所占的比重，r_m^2 越大，回归方程对样本数据点拟合的程度越强，所有自变量与因变量的关系越密切。计算公式为

$$r_m^2 = 1 - \frac{\sum y^2 - (b_0 \sum y + b_1 \sum x_1 y + b_2 \sum x_2 y + \cdots + b_k \sum x_k y)}{\sum y^2 - \frac{1}{n} \left(\sum y\right)^2} \tag{10-11}$$

2)估计标准误差

估计标准误差[式(10-12)]，即因变量 y 的实际值与回归方程求出的估计值 $\hat{y}$ 之间的标准误差，估计标准误差越小，回归方程拟合程度越强。其中，k 为多元线性回归方程中的自变量的个数。

$$S_y = \sqrt{\frac{\sum (y - \hat{y})^2}{n - k - 1}} = \sqrt{\frac{\sum (y - b_0 - b_1 x_1 - b_2 x_2 - \cdots - b_x x_k)^2}{n - k - 1}} \tag{10-12}$$

3)回归方程的显著性检验

回归方程的显著性检验［式(10-13)］，即检验整个回归方程的显著性，或者说评价所有自变量与因变量的线性关系是否密切。常采用 F 检验，F 统计量的计算公式为：根据给定的显著水平 a，自由度$(k, n-k-1)$ 查 F 分布表，得到相应的临界值(critical value) F_a，若 $F > F_a$，则回归方程具有显著意义，回归效果显著；$F < F_a$，则回归方程无显著意义，回归效果不显著。

$$F = \frac{\sum (\hat{y} - \bar{y})^2 / k}{\sum (y - \hat{y})^2 / (n-k-1)} = \frac{R^2 / k}{(1-R^2)/(n-k-1)} \tag{10-13}$$

4)回归系数的显著性检验

在一元线性回归中，回归系数显著性检验(t 检验)与回归方程的显著性检验(F 检验)是等价的，但在多元线性回归中，这个等价不成立。t 检验是分别检验回归模型中各个回归系数是否具有显著性，以便使模型中只保留那些对因变量有显著影响的因素。检验时先计算统计量 t_i；然后根据给定的显著水平 a，自由度 $n-k-1$ 查 t 分布表，得临界值 t_a 或 $t_a/2$，$t > t-a$ 或 $t_a/2$，则回归系数 b_i 与 0 有显著差异，反之，则与 0 无显著差异。统计量 t 的计算公式为

$$t_i = \frac{b_i}{S_y \sqrt{C_{ij}}} \tag{10-14}$$

式中，C_{ij} 是多元线性回归方程中求解回归系数矩阵的逆矩阵$(x'x)^{-1}$ 的主对角线上的第 j 个元素。对二元线性回归而言，可用下列公式计算：

$$C_{11} = \frac{S_{22}}{S_{11} S_{22} - S_{12}{}^2} \tag{10-15}$$

$$C_{22} = \frac{S_{11}}{S_{11} S_{22} - S_{12}{}^2} \tag{10-16}$$

式中，

$$S_{11} = \sum (x_1 - \bar{x}_1)^2 = \sum x_1^2 - \frac{1}{n} \left(\sum x_1 \right)^2 \tag{10-17}$$

$$S_{22} = \sum (x_2 - \bar{x}_2)^2 = \sum x_2^2 - \frac{1}{n} \left(\sum x_2 \right)^2 \tag{10-18}$$

$$S_{12} = S_{21} = \sum (x_1 - \bar{x}_1)(x_2 - \bar{x}_2) \tag{10-19}$$

5)多重共线性判别

若某个回归系数的 t 检验通不过，可能是这个系数相对应的自变量对因变量的影响不显著所致，此时，应从回归模型中剔除这个自变量，重新建立更为简单的回归模型或更换自变量。也可能是自变量之间有共线性所致，此时应设法降低共线性的影响。

多重共线性是指在多元线性回归方程中，自变量之间有较强的线性关系，这种关系若超过了因变量与自变量的线性关系，则回归模型的稳定性受到破坏，回归系数估计不准确。需要指出的是，在多元回归模型中，多重共线性难以避免，只要多重共线性不太严重就行了。判别多元线性回归方程是否存在严惩的多重共线性，可分别计算每两个自变量之间的决定系数 r^2，若 $r^2 > r_m^2$ 或接近于 r_m^2，则应设法降低多重线性的影响。也可计算自变

量间的相关系数矩阵的特征值的条件数 $k=\lambda_1/\lambda_p$（λ_1 为最大特征值，λ_p 为最小特征值），$k < 100$，则不存在多重共线性；若 $100 \leqslant k \leqslant 1000$，则自变量间存在较强的多重共线性，若 $k > 1000$，则自变量间存在严重的多重共线性。降低多重共线性的办法主要是转换自变量的取值，如变绝对数为相对数或平均数，或者更换其他的自变量。

6）D. W 检验

当回归模型根据动态数据建立时，则误差项 e 也是一个时间序列。若误差序列诸项之间相互独立，则误差序列各项之间没有相关关系；若误差序列之间存在密切的相关关系，则建立的回归模型就不能表述自变量与因变量之间的真实变动关系。D. W 检验就是误差序列的自相关检验。检验的方法与一元线性回归相同。

4. 多元线性回归模型的 Excel 实现

这里，我们给出一个具体实例，说明如何利用 Excel 进行多元线性回归分析。我国城镇居民鲜蛋购买量及其影响因素的有关资料（已输入到 Excel），如图 10-4 所示。

	A	B	C	D
1	年份	城镇居民人均鲜蛋购买量/kg	城镇居民人均实际收入/元	肉禽蛋相对价格指数
2		Y	X_2	X_3
3	1985	6.84	748.92	100
4	1986	7.08	850.3941	102.9
5	1987	6.56	869.6369	109.26
6	1988	6.87	848.7135	122.04
7	1989	7.05	849.6538	120.27
8	1990	7.25	920.5336	116.62
9	1991	8.26	985.418	109.08
10	1992	9.45	1075.8929	105.86
11	1993	8.86	1178.3145	105.03
12	1994	9.68	1277.8954	114.35
13	1995	9.74	1339.5292	121.49
14	1996	9.64	1391.0346	118.59
15	1997	11.13	1444.9099	116.51

图 10-4　中国城镇居民鲜蛋购买量与有关资料

要求利用上述资料做以下分析：①画出人均鲜蛋购买量与人均实际收入的相关图；②计算人均鲜蛋购买量与人均实际收入及肉禽蛋相对价格指数的相关系数；③建立我国城镇居民鲜蛋购买需求的多元线性回归方程，并进行统计检验。

1）绘制相关图

在将有关数据已经输入到工作表的基础上，可按如下步骤绘制散点图：①拖动鼠标选定数值区域，该区域不包括数据的标志。本例中的数值区域为 "B3：C15"。②执行菜单命令"插入"→"图表"，进入图表向导。③选择"图表类型"为"散点图"，然后单击"下一步"按钮。④Excel 自动将前面所选的数值区的地址放入图表的数据区内，同时自动将排在前面一列的数据作为 X，排在后面的一列数据作为 Y。本例中，Excel 自动把人均鲜蛋购买量作为 X，人均实际收入作为 Y。如果要将纵轴与横轴对调，可点击"系列"，修改其中 X 与 Y 的数值区域后，单击"下一步"。⑤填写图表标题为"人均鲜蛋购买量和人均实际收入的相关图"，X 轴坐标名称为"人均实际收入"，Y 轴坐标名称为"人均鲜蛋购买量"，单击"下一步"按钮。⑥选择图表输出的位置，单击"完成"按钮，得到的结果如图 10-5 所示。

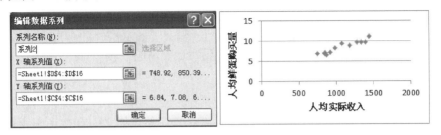

图 10-5　人均鲜蛋购买量与人均实际收入的相关图

2)计算相关系数

利用 Excel 中的相关系数分析工具可以方便地计算相关系数。操作步骤如下：①点击"数据"→"数据分析"→"相关系数"。调出"相关系数"分析工具对话框，其填写如图 10-6 所示；②填写完"相关系数"对话框，单击"确定"即可得到各个变量的相关系数矩阵，结果如图 10-6 所示。可以看出，我国城镇居民的人均鲜蛋购买量与人均实际收入之间存在显著的正相关，其单相关系数为 0.9497，与肉禽蛋相对价格指数之间则存在较弱的正相关。

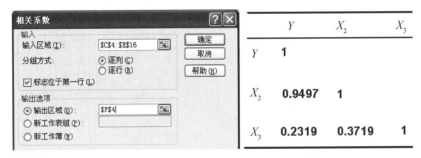

图 10-6　相关系数分析输入对话框及预测结果

3)线性回归分析

根据经济理论的分析，某种商品的需求主要取决于人们的实际收入和该商品的相对价格。因此，可设定一下鲜蛋购买量的回归模型：

$$Y_t = k_1 + k_2 X_2 + k_3 X_3 \tag{10-20}$$

利用 Excel 配备的回归分析工具，可以方便地进行回归模型的估计和检验。具体操作步骤如下：①点击"数据"→"数据分析"→"回归"，调出"回归"分析对话框，其中主要选项的含义如下：Y 值输入区域（在此输入因变量数据区域，该区域只能由单列数据组成，本例为"＄B＄2：＄B＄15"）、X 值输入区域（在此输入自变量数据区域，本例为"＄C＄2：＄D＄15"，Excel 将此区域中的自变量从左到右排列，自变量的个数最多可达 16 个）、标志（当输入的数值区域包括变量名时，选择该复选项）、置信度（confidence coefficient）（如果需要在汇总输出表中包含附加的置信度信息，则选中此复选框，然后输入所要使用的置信度，95％为默认值）、常数为零（如果回归方程中不想包含常数项，则选中此复选框）、残差（residual）（如果需要查看残差，则选中此复选框）、标准残差（standard residual）（如果需要在残差输出表中包含标准残差，则选中此复选框）、残差图（如果需要生成一张图表，绘制每个自变量和残差，则选中此复选框）、线性拟合图（如需要为预测值和观察值生成一个图表，则选中此复选框）。②填写完对话框后，单击"确定"按钮，计算机将自动输出计算结果（图 10-7）。

SUMMARY OUTPUT								
回归统计								
Multiple R	0.958662595							
R Square	0.91903397							
Adjusted R Square	0.902840764							
标准误差	0.46545291							
观测值	13							
方差分析								
	df	SS	MS	F	Significance F			
回归分析	2	24.5912282	12.2956141	56.75429396	3.47948E-06			
残差	10	2.166464111	0.216646411					
总计	12	26.75769231						
回归分析参数								
	Coefficients	标准误差	t Stat	P-value	Lower 95%	Upper 95%	下限 95.0%	上限 95.0%
Intercept	4.864565236	2.023949847	2.403500879	0.037093087	0.354923947	9.374206525	0.354923947	9.374206525
X2	0.006247548	0.000604434	10.33620325	1.17298E-06	0.004900786	0.00759431	0.004900786	0.00759431
X3	-0.02799305	0.019285577	-1.451501998	0.177278732	-0.070963998	0.01497789	-0.070963998	0.01497789

图 10-7　回归分析实例的输出结果

如图 10-7 所示，计算结果的基本内容包括以下三个部分：第一部分"回归统计"反映整个回归方程拟合的情况，具有复相关系数、决定系数 r^2、调整自由度的决定系数、回归标准差以及样本个数。第二部分是方差分析表，包括可解释的离差平方和、残差平方和、总离差平方和、它们的自由度以及由此计算出的 F 统计量和 F 统计量的显著水平。第三部分是回归系数的估计值以及它们的估计标准误差、t 统计量、t 统计量的 P 值、回归系数估计的上下界。如果在前面的选项中，要求输出残差、残差图和线性拟合图，则计算机输出结果除了以上 3 个基本部分外，还包括所要求的内容。

从上面的计算结果可知，本例所拟合的样本回归方程为

$$Y = 4.8646 + 0.0062 X_2 - 0.0280 X_3 \tag{10-21}$$

式中，3 个系数对应的 t 值分别为 2.40、10.34 和 -1.45。回归系数的符号与经济理论分析结果相符。X_2（人均实际收入）的 t 检验值较大、P 值较低，而 X_3（相对价格指数）的 t 检验值较小、P 值较高，这表明人均实际收入对鲜蛋购买量的影响较大，相对价格指数的影响则不够显著。另外，整个方程的 F 统计量也较大达 56.75，修正自由度的决定系数达 0.9028，这表明该回归方程有较好的拟合程度，能够通过统计检验[1,2]。

第二节　ROC 曲线

一、ROC 曲线的概念和主要作用

1. 二分类问题

针对一个二分类问题，将实例分成阳性或者阴性。但是实际中分类时，会出现 4 种情况。①若一个实例是阳性并且被预测为阳性，即为真阳性（true positive，TP）；②若一个实例是阳性，但是被预测成为阴性，即为假阴性（false negative，FN）；③若一个实例是阴性，但是被预测成为阳性，即为假阳性（false positive，FP）；④若一个实例是阴性，但是被预测成为阴性，即为真阴性（true negative，TN）。真/假表示是否预测正确，阳性/阴

性表示预测数值。

表 10-3 给出了二分类预测的 4 种可能性情况。其中 TP 为正确的肯定数目；FN 为漏报，没有找到正确匹配的数目；FP 为误报，没有的匹配不正确；TN 为正确拒绝的非匹配数目；1 代表阳性，0 代表阴性。

据表 10-3，引入两个新名词。其一是真阳性率(true positive rate，TPR)，计算公式为 $TPR=TP/(TP+FN)$，刻画的是分类器所识别出的阳性实例占所有阳性实例的比例，一般表征敏感性(sensitivity)。另外一个是假阳性率(false positive rate，FPR)，计算公式为 $FPR=FP/(FP+TN)$，计算的是分类器错认为阳性的阴性实例占所有阴性实例的比例(相当于 1-sensitivity)。还有一个真阴性率(true negative rate，TNR)，计算公式为 $TNR=TN/(FP+TN)=1-FPR$，刻画的是分类器识别出来的阴性实例占所有阴性实例的比例，也称为 specificity。

表 10-3 二分类预测的四种可能性情况

	预测＝1	预测＝0	合计
实际＝1	TP	FN	$TP+FN$
实际＝0	FP	TN	$FP+TN$
合计	$TP+FP$	$FN+TN$	$TP+FN+FP+TN$

2. 概念

受试者工作特征曲线(receiver operating characteristic curve，简称 ROC 曲线)，又称为感受性曲线。得此名的原因在于曲线上各点反映着相同的感受性，它们都是对同一信号刺激的反应，不过是在几种不同的判定标准下所得的结果。接受者操作的特性曲线就是以假阳性率为横轴，真阳性率为纵轴所组成的坐标图，和被试者在特定刺激条件下由于采用不同的判断标准得出的不同结果画出的曲线。

假设采用逻辑回归分类器，其给出针对每个实例为阳性的概率，那么通过设定一个阈值如 0.6，概率大于等于 0.6 的为阳性，小于 0.6 的为阴性，对应的就可以算出一组(FPR，TPR)，在平面中得到对应坐标点。随着阈值的逐渐减小，越来越多的实例被划分为阳性，但是这些阳性中同样也掺杂着真正的阴性实例，即 TPR 和 FPR 会同时增大。阈值最大时，对应坐标点为(0，0)，阈值最小时，对应坐标点(1，1)。

图 10-8 是一个典型的 ROC 曲线，线上的每个点对应一个阈值，以真阳性率(灵敏度)为纵坐标，假阳性率(1-特异度)为横坐标。理想目标为：TPR=1，FPR=0，即图中(0，1)点，故 ROC 曲线越靠拢(0，1)点，偏离 45°对角线越多，Sensitivity 和 Specificity 越大效果越好。传统的诊断试验评价方法有一个共同的特点，必须将试验结果分为两类，再进行统计分析。ROC 曲线的评价方法与传统的评价方法不同，无须此限制，而是根据实际情况，允许有中间状态，可以把试验结果划分为多个有序分类，如正常、大致正常、可疑、大致异常和异常 5 个等级再进行统计分析。因此，ROC 曲线评价方法适用的范围更为广泛。

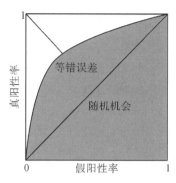

图 10-8　典型的 ROC 曲线

3. 主要作用

ROC 曲线主要有 3 个作用：①ROC 曲线能很容易地查出任意界限值时对性能的识别能力；②选择最佳的诊断界限值，ROC 曲线越靠近左上角，试验的准确性就越高，最靠近左上角的 ROC 曲线的点是错误最少的最好阈值，其假阳性和假阴性的总数最少；③两种或两种以上不同诊断试验对算法性能的比较，在对同一种算法的两种或两种以上诊断方法进行比较时，可将各试验的 ROC 曲线绘制到同一坐标中，以直观地鉴别优劣，靠近左上角的 ROC 曲线所代表的受试者工作最准确，也可通过分别计算各个试验的 ROC 曲线下的面积(AUC)进行比较，哪一种试验的 AUC 最大，则哪一种试验的诊断价值最佳。

二、如何绘制 ROC 曲线

假设已经得出一系列样本被划分为正类的概率，然后按照大小排序，下表是一个示例，表 10-4 中共有 20 个测试样本，"类型"一栏表示每个测试样本真正的标签(p 表示正样本，n 表示负样本)。

表 10-4　用于绘制 ROC 曲线的 20 个测试样本

序列	类型	正样本概率	序列	类型	正样本概率	序列	类型	正样本概率	序列	类型	正样本概率
1	p	0.9	6	p	0.54	11	p	0.4	16	n	0.35
2	p	0.8	7	n	0.53	12	n	0.39	17	p	0.34
3	n	0.7	8	n	0.52	13	p	0.38	18	n	0.33
4	p	0.6	9	p	0.51	14	n	0.37	19	p	0.30
5	p	0.55	10	n	0.505	15	n	0.36	20	n	0.1

接下来，我们从高到低，依次将正样本概率值作为阈值界限，当测试样本属于正样本的概率大于或等于这个界限时，我们认为它为正样本，否则为负样本。举例来说，对于表中的第 4 个样本，其正样本概率值为 0.6，那么样本 1、2、3、4 都被认为是正样本，因为它们的正样本概率值都大于等于 0.6，而其他样本则都认为是负样本。每次选取一个不同的界限，我们就可以得到一组 FPR 和 TPR，即 ROC 曲线上的一点。这样一来，我们一共得到了 20 组 FPR 和 TPR 的值，将它们画在 ROC 曲线的结果如图 10-9 所示。

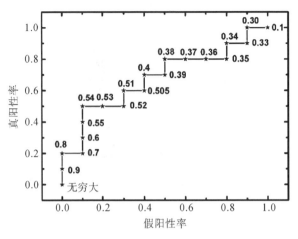

图 10-9　测试样本的 ROC 曲线

AUC 称为 ROC 曲线下的面积，介于 0.1~1。AUC 作为数值可以直观地评价分类器的好坏，值越大越好。首先 AUC 值是一个概率值，当你随机挑选一个阳性样本以及阴性样本，当前的分类算法根据计算得到的正样本概率值将这个阳性样本排在阴性样本前面的概率就是 AUC 值，AUC 值越大，当前分类算法越有可能将阳性样本排在阴性样本前面，从而能够更好地分类。

该方法简单、直观，通过图示可观察分析方法的准确性，并可用肉眼作出判断。ROC 曲线将灵敏度与特异性以图示方法结合在一起，可准确反映某分析方法特异性和敏感性的关系，是试验准确性的综合代表。ROC 曲线不固定分类界值，允许中间状态存在，利于使用者结合专业知识，权衡漏诊与误诊的影响，选择一更佳截断点作为诊断参考值。提供不同试验之间在共同标尺下的直观的比较，ROC 曲线越凸越近左上角表明其诊断价值越大，利于不同指标间的比较。曲线下面积可评价诊断准确性。

另外，ROC 曲线有个很好的特性：当测试集中的阳性/阴性样本的分布变换的时候，ROC 曲线能够保持不变。因为在实际的数据集中，经常会出现样本阳性和阴性比例不平衡，即阳性和阴性比例差距较大，而且测试数据中的阳性和阴性样本也可能随着时间变化。

三、ROC 曲线在分子对接中的应用

我们用一系列 CB_2 受体的激动剂通过分子对接方法获得激动剂与 CB_2 受体的一系列复合物，并计算了所有的对接打分值。那么就存在着两个特别有意思的科学问题：①函数打分值是否与实验的 IC_{50} 值（反映了分子活性）有较强的相关性，进而能否用函数打分值来判别分子为激动剂；②如果可以用函数打分值来表征分子活性，那么最佳的打分阈值是多少？带着这个问题，我们详细的实现过程如下，具体包括数据准备、绘制相关性曲线、绘制 ROC 曲线、确定具有区分度的对接打分阈值等 4 个步骤。

1. 数据准备

通过 ChEMBL 数据库中下载以及调研最近 5 年的科技文献，收集 CB_2 受体激动剂数

据(参考第三章内容)，并输入到 Excel 文件中，命名为"data. xlsx"文件。

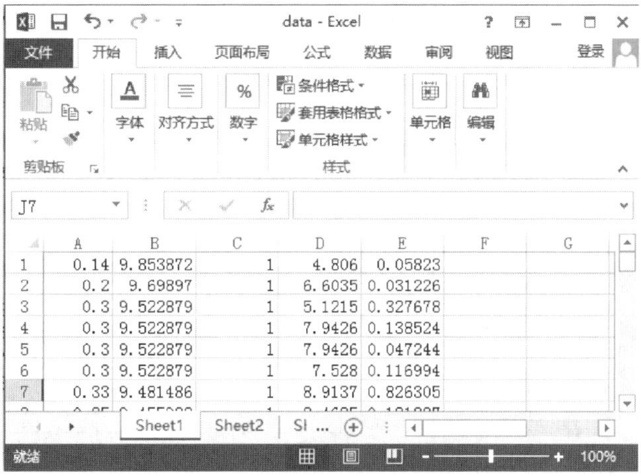

图 10-10　CB$_2$受体激动剂数据集

从图 10-10 可以看出，文件内容主要分为 5 列。第 1 列存放的是小分子的 IC_{50} 值，单位是 nM；第 2 列存放的是 pIC_{50}，即对第 1 列进行了 $-\lg(IC_{50} * 10^{-9})$ 的运算；第 3 列是填充 1 或者 0，可以考虑用 if 函数值填充，如果 IC_{50}>100 nM，表示小分子没有激动剂活性，填入 0，如果 IC_{50}<100 nM，表示小分子有 CB$_2$激动剂活性，填入 1(可以根据实际科研需要，来确定可能的 IC_{50} 阈值)；第 4 列为打分函数得分，这也是用分子对接方法获得的 CB$_2$受体和一系列 CB$_2$激动剂小分子所构成的复合物的结合强弱预测值；第 5 列一般为随机数列，可以是疏水，静电或者溶剂可接近面积等。

在我们的实例中，共有 825 个小分子，其中有 CB$_2$激动剂活性的是 568 个，没有激动剂活性的为 257 个。注意：有的时候为了分类区分更为显著，可以考虑将打分函数得分进行平方，以放大数据的差异性。

2. 绘制相关性曲线

我们用 Origin 软件绘制相关性曲线[3]。将图 10-10 中的第 3 列(pIC_{50})和第 2 列(对接打分)分别设置为自变量 x 和因变量 y。在 Origin 中完成输入数据后→鼠标左键选上两列数据→鼠标右键"Plot"→"Scatter"→菜单"Analysis"→"Fit Linear"，得到图 10-11 结果。

从图 10-11 可以看出，对接打分计算值和 pIC_{50} 实验值，相关系数 $r = 0.24$，$P <$ 0.0001，在有 825 个样本的基础上，相关性较为显著。但是由于 825 个数据集分布是较为集中的，因此很有必要进行一个二元分类分析，得到 ROC 曲线，确定下是否仅仅用对接打分值就可以区分数据库分子为激动剂。

3. 绘制 ROC 曲线

我们用 SPSS 软件获得 ROC 曲线[3]。绘制步骤为：打开 SPSS→把图 10-10 的 1~4 列(即 IC_{50}、pIC_{50}、1 或 0、对接打分)数据放入到 SPSS 列表中→"菜单/分析"→"ROC 曲线图"，在弹出的"ROC 曲线"对话框中，将对接打分列定为"检验变量(test variable)"，把 class 的 0/1 那列确认为"状态变量(state variable)"，状态变量的值设置为

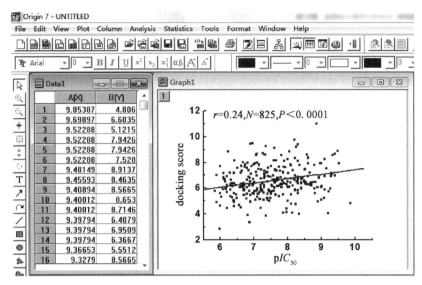

图 10-11   CB₂受体激动剂对接打分和 pIC_{50}数据的相关性

"1"。勾选所有分析结果,点击"确定",计算的设定如图 10-12 所示。

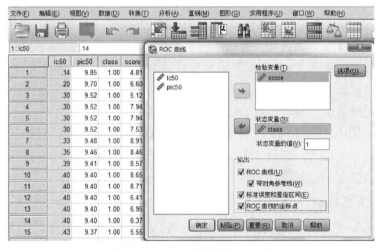

图 10-12   ROC 曲线的输入参数

点击图 10-12 的"确定"后,得到图 10-13 所示的实例的 ROC 曲线结果。从图可以看出,共 825 个样本,定义的激动剂样本为 568 个,非激动剂为 257 个。从 ROC 曲线形状来看,参考图 10-8 可知曲线形状较为理想。另外,查看曲线下面积(area under curve, AUC)为 0.624。一般来说,曲线下面积超过 0.5,数值越大,基于该 ROC 曲线特征参数来分类样本,其灵敏性和特异性效果越好。

从上面的分析可以看出,可以用对接打分的大小来确定分子是否为 CB₂ 激动剂。随后,我们再用图 10-10 的第 5 列随机数据来作为检验变量,同样绘制 ROC 曲线,结果见图 10-14。可以看到 ROC 曲线不合理,而且曲线下面积为 0.473,不仅小于 0.5,更而比之前对接打分所得到的曲线下面积(0.624)要小得多,所以这个随机数无法区分分子的活性。

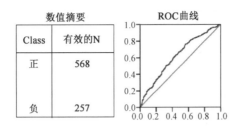

图 10-13 以对接打分为检验变量的 ROC 曲线

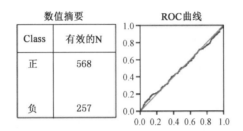

图 10-14 以随机数据为检验变量的 ROC 曲线

4. 确定具有区分度的对接打分阈值

前面提到，ROC 曲线主要有两个作用：①通过 AUC，确定哪些参数（比如对接打分、疏水、静电、氢键、溶剂可接近表面积，或者某几项的加和）可以用来有效区分分子是否会有活性。②通过 ROC 曲线上寻找到最靠近坐标轴左上角顶点［即坐标轴中坐标(0，1)的那个点］，ROC 曲线上该点的横坐标就是对接打分，可以用来区分该分子是否有活性，并可以和后续的二元 logistic 分析来进行对比。

在图 10-13 中，通过刻度，提取数据，得知 ROC 曲线中的［0.416，0.600］距离左上角坐标［0，1］最短。然后通过 SPSS 中曲线坐标的结果，查到对接打分＝6.4037，这就是 ROC 曲线分析给出的最好区分线。可以这么认为，当对接打分＞6.4037 时，此分子为 CB_2 激动剂，而对接打分＜6.4037 时，此分子为 CB_2 非激动剂。注意三点：①在 ROC 曲线找阈值，取决于多种因素，考虑的科学问题是可以容忍假阳性多些，还是可以容忍假阴性多些。比如，统计枪杀，可以统计假阳性多一点，因为不能漏掉一个案例；如果统计药物先导化合物，可以容忍假阴性多点，因为后面还有一些新方法可以排除和规避假阴性，数据收集越多，越有助于后续研究。②有时，在做 ROC 分析时，发现检验变量差异太小，可以考虑将所有检验变量进行同样的操作，比如平方、立方等。③在 ROC 曲线上寻找检验变量的阈值方法，除了上面提到的曲线上某点到坐标左上角(0，1)最近，还有一种方法是在曲线上寻找一个点，到对角线的距离最远。

四、logistic 回归

logistic 回归是一种广义的线性回归分析模型，常用于数据挖掘、疾病自动诊断、经济预测等领域。例如，探讨引发疾病的危险因素，并根据危险因素预测疾病发生的概率等。以胃癌病情分析为例，选择两组人群，一组是胃癌组，一组是非胃癌组，两组人群必定具有不同的体征与生活方式等。因此因变量就为是否胃癌，值为"是"或"否"，自变量就可以包括很多了，如年龄、性别、饮食习惯、幽门螺杆菌感染等。自变量既可以是连续的，也可以是分类的。然后通过 logistic 回归分析，可以得到自变量的权重，从而可以大致了解到底哪些因素是胃癌的危险因素。同时根据该危险因素的权重预测一个人患癌症的可能性。

在分子对接中，上面用 ROC 曲线已经确定可以用对接打分阈值有效区分分子为 CB_2 激动剂。后续，我们就可以用 logistic 回归分析来更加深入的分析该问题。具体操作流程为：打开 SPSS→把图 10-10 的 1~5 列（即 IC_{50}、pIC_{50}、1 或 0、对接打分、随机数据列）数据放入 SPSS 列表中→"菜单/分析"→"回归"→"二元 logistic"→在"Logistic 回归"对话框中，设置因变量（1 或 0 列）和协变量（对接打分）→"保存"→在"logistic 回归：保存"对话框中，点选"预测值/概率"→"继续"→"确定"，详见图 10-15。

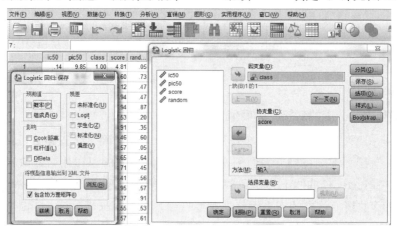

图 10-15　logistic 回归分析输入

在计算结果文档中，找到最后一个表"方程中的变数"，发现 $B=0.356$，常数＝－1.519，计算出来的阈值＝（－常数）/0.356＝1.519/0.356＝4.27，从上面来看 4.27 判断小分子是否有活性最好的数值判据，即对接打分小于 4.27 则有活性，大于 4.27 无活性。

另外返回到 SPSS 数据列表中，发现新出现一列 PRE_1 值，这列数据为预测概率，表明在不同的对接打分下，分子成为 CB_2 激动剂的概率。比如观察当对接打分＝4.27 时，预测概率为 0.5。然后在 Origin 软件中，将对接打分作为 x 数据列，预测概率为 y 数据列，得到预测概率 y-x 图（图 10-16）。在图 10-16 中，可以知道在某个对接打分下，相应成为 CB_2 激动剂的概率是多大。

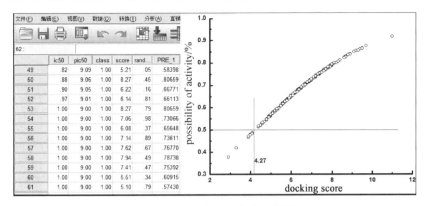

图 10-16　logistic 回归分析结果

第三节　基于贝叶斯分类的类药性预测

采用机器学习技术对已知的药物数据库和非药数据库进行训练，通过探讨化合物分子的物理化学性质和结构特征的多样性，计算机能够自动识别并区分类药和非类药分子。

一、机器学习

机器学习(machine learning，ML)是一门多领域交叉学科，涉及概率论、统计学、逼近论、凸分析、算法复杂度理论等多门学科，也是人工智能的核心，它主要使用归纳、综合，而不是演绎。在药物设计研究中，常用机器学习来进行小分子数据库的类药性分析，涉及的机器学习算法主要有人工神经网络系统(artificial neural network，ANN)、支持向量机(support vector machine，SVM)、递归分割(recursive partitioning，RP)和贝叶斯分类等。

1. 人工神经网络系统

ANN[4,5]是 20 世纪 80 年代以来人工智能领域兴起的研究热点，是一种模拟动物神经网络行为特征，进行分布式并行信息处理的机器学习算法。ANN 从信息处理角度对人脑神经元网络进行抽象，建立某种简单模型，按不同的连接方式组成不同的网络。在工程与学术界也常直接简称为神经网络或类神经网络。神经网络是一种运算模型，由大量的节点(或称神经元)之间相互连接构成。每个节点代表一种特定的输出函数，称为激励函数。每两个节点间的连接都代表一个对于通过该连接信号的加权值，称之为权重，这相当于人工神经网络的记忆。网络的输出则根据网络的连接方式，权重值和激励函数的不同而不同。而网络自身通常都是对自然界某种算法或者函数的逼近，也可能是对一种逻辑策略的表达。

图 10-17 给出了人工神经网络系统示意图，$a_1 \sim a_n$ 为输入向量的各个分量；$w_1 \sim w_n$ 为神经元各个突触的权值；b 为偏置；f 为激活函数，通常为非线性函数；t 为神经元输出。数学表示 $t=f(\boldsymbol{WA}^{\mathrm{T}}+b)$，$\boldsymbol{W}$ 为权向量，$\boldsymbol{A}$ 为输入向量，$\boldsymbol{A}^{\mathrm{T}}$ 为 $\boldsymbol{A}$ 向量的转置，可见，一个神经元的功能是求得输入向量与权向量的内积后，经一个非线性传递函数得到一个标量

结果。

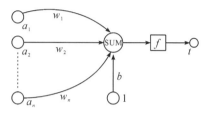

图 10-17 人工神经网络系统示意图

用人工神经网络进行小分子数据库的类药性分析时，首先要准备好训练集，这些训练集是由分好类别的数据（如用 1 标记类药性分子和用 0 标记非类药性分子）组成的，同时这些数据还包括一些描述分子的属性，即特征参数；然后通过建立属性特征参数之间的非线性关系使神经网络自动学习产生属性特征和输出值之间的联系，并通过这种联系来对每个分子进行打分，分数越接近于 1，则表明此分子是类药分子概率越大，分数越接近于 0，则表示此分子是非类药分子的概率越大。

2. 支持向量机

SVM 是一种非常理想的机器学习算法，最早于 1995 年由 Vapnik 等[6]提出。SVM 是基于统计学理论，结构风险最小化的原则，它在解决小样本、非线性及高维模式识别中表现出许多特有的优势，并能够推广应用到函数拟合等其他机器学习问题中。给定一组训练样本，每个标记为属于两类，一个 SVM 训练算法建立了一个模型，分配新的实例为一类或其他类，使其成为非概率二元线性分类。一个 SVM 模型的例子，如在空间中的点和映射，使得所述不同的类别的例子是由一个明显的差距是尽可能宽划分的表示。新的实施例则映射到相同的空间中，并预测基于它们落在所述间隙侧上属于一个类别。

在图 10-18 中，在 H_1 和 H_2 上的点就是支持向量，H_1 和 H_2 相互平行，并且没有实例点落在它们中间，分离超平面位于 H_1 和 H_2 形成的一条长带的中间。长带的宽带（H_1 和 H_2 之间的距离）称为间隔，H_1 和 H_2 称为间隔边界，间隔的大小依赖于超平面的法向量 w，等于 $2/\|w\|$。在决定分离超平面时只有支持向量起作用，而不依赖于其他实例点。如果移动支持向量将改变所求的解，但是如果在间隔边界以外移动其他实例点，则不影响所求的解。由于支持向量在确定分离超平面中起着决定性的作用，所以将这种分离模型称为支持向量机。支持向量的个数一般很少，所以 SVM 由很少的"重要"训练样本确定。

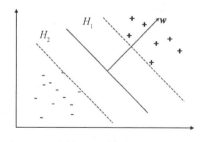

图 10-18 支持向量机间隔边界和法向量

除了进行线性分类，SVM 可以使用所谓的核技巧，它们的输入隐含映射成高维特征空间中有效地进行非线性分类。非线性可分问题是指通过利用非线性模型才能很好地进行分类的问题，如图 10-19 所示，无法找到一条直线（线性模型）将正负样本点正确分开，但可以用一条椭圆曲线（非线性模型）将它们正确分开。可见，SVM 的关键在于核函数。低维空间向量集通常难于划分，解决的方法是将它们映射到高维空间。但这个办法带来的困难就是计算复杂度的增加，而核函数正好巧妙地解决了这个问题。也就是说，只要选用适当的核函数，就可以得到高维空间的分类函数。在 SVM 理论中，采用不同的核函数将导致不同的 SVM 算法。SVM 作为一种分类策略，也较为普遍地用于确定小分子数据库是否为类药性分子方面的科研工作[7,8]。

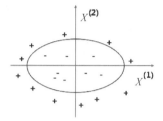

图 10-19　支持向量机进行非线性分类

3. 递归分割

RP 是在处理各类化合物数据的基础上让计算机自动建立的类药性判断原则，各种定则进一步集中概括形成决策树的形式，使计算机具有判别化合物是类药分子还是非类药分子的能力。由于 RP 方法直观明了，对类药性的研究有着重要的意义[9]。

Ajay 和 Wagener 等[9]采用 RP 技术构建了类药性预测模型，并取得了较好的结果。Ajay 等通过在类药性数据库 CMC 和非类药性数据库 ACD 中同时各选取 3500 个分子，用 7 个一维分子描述符构建递归分割模型，所构建的类药性模型能够准确预测 80％的 CMC 数据库中的分子为类药分子，70％的 ACD 数据库中的分子为非类药分子。RP 模型所构建的部分决策树示意图如图 10-20 所示。

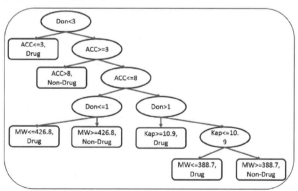

图 10-20　用递归拆分来区分药物分子和非药分子实例

4. 贝叶斯分类

贝叶斯分类是一种非规则的统计学分类方法，是通过分类器对数据进行挖掘的一种非常重要的方法。其通过对已分类的样本子集进行训练，总结归纳出分类函数或分类模型，该函数或模型能够将待分类数据项映射到某一给定的类别上，通过数据分类和回归分析，基于样本的数据记录，根据一定的分类准则自动给出对未知数据的推广描述，从而对未知数据进行预测，实现对未分类数据的分类。

朴素贝叶斯是贝叶斯证据独立的表达形式，属于一种特例，是一种简单的贝叶斯分类算法，能够快速获得后验概率，其应用效果比神经网络分类算法和决策树分类算法还要好，特别是待分类数据量非常大时，贝叶斯分类算法相较其他分类算法具有高准确率。

为了更好地了解朴素贝叶斯分类器是怎么工作的，了解贝叶斯法则很必要，其可以被简单地描述成下面公式：

$$后验概率 = \frac{条件概率 \times 先验概率}{现象概率} \tag{10-22}$$

我们可以用一个关于老天是否下雨的例子来解释上面的公式。

$$p(如果有乌云现象，结果下雨概率) = \frac{p(如果有下雨结果，乌云现象概率) \times p(结果下雨概率)}{p(乌云现象概率)}$$

$$\tag{10-23}$$

可以看到，如果在给定现象下，预测某种结果的概率，我们必须知道：①在给定这种结果下，出现这种现象的概率；②出现这种结果的概率；③出现这种现象的概率。

在药物设计领域，前人的研究[10-12]表明，基于分子性质参数并结合分子结构特征采用机器学习方法得到的类药性模型预测精度较高。基于一些重要的分子性质参数和分子结构指纹基础上构建贝叶斯分类预测模型，由于分子结构指纹能够反映化合物分子结构的信息，通过贝叶斯分类方法可以鉴定出一些对于分子类药性有积极和消极作用的分子结构片段，这对于以后的药物设计有着很重要的指导意义。

二、朴素贝叶斯分类在数据库类药性分析中的应用原理

1. 朴素贝叶斯模型的构建

在用朴素贝叶斯分类分析数据库类药性时，需将数据库中分子划分为类药分子和非类药分子。基于朴素贝叶斯分类原理，给出公式(10-24)。在式(10-24)中，C 代表化合物分类(类药或非类药)，$p(C \mid F_1, F_2, \cdots, F_n)$ 是化合物分类的后验概率；$p(C)$ 是从训练集中得到的分类先验概率，$p(F_1, F_2, \cdots, F_n \mid C)$ 是给定化合物种类后，分子描述符的条件概率，$p(F_1, F_2, \cdots, F_n)$ 是在数据集当中，分子描述符所出现的边际概率。

$$p(C \mid F_1, F_2, \cdots, F_n) = \frac{p(C)p(F_1, F_2, \cdots, F_n \mid C)}{p(F_1, F_2, \cdots, F_n)} \tag{10-24}$$

在朴素贝叶斯分类中，所有的分子描述符都认为是彼此独立的，通过这样的假设，可以得到式(10-25)。式中，$p(F_1 \mid C)$ 是独立变量 F_i 在特征属性为 C 时的概率，而 $\prod_{i=1}^{n} p(F_i \mid C)$ 为化合物为属性 C 时，所有的独立变量概率的乘积。

$$p(C \mid F_1, F_2, \cdots, F_n) = p(F_1 \mid C) \cdots p(F_n \mid C) = \prod_{i=1}^{n} p(F_i \mid C) \tag{10-25}$$

在类药性分析工作中，一般将所有的分子划分为类药或是非类药的。在式(10-26)、式(10-27)中，p 是化合物为+(比如抑制剂或者类药分子)时的后验概率；$p(+)$ 是化合物

为＋的前验概率；$p(F_1, \cdots, F_n)$ 是边缘概率，是一个常数；$\prod\limits_{i=1}^{n} p(F_i \mid +)$ 是化合物为＋时的所有属性的概率乘积；q 是化合物为－（比如非抑制剂或者非类药分子）时的后验概率；$p(-)$ 是化合物为－的前验概率；$p(F_1, \cdots, F_n)$ 是边缘概率，是一个常数；$\prod\limits_{i=1}^{n} p(F_i \mid -)$ 是化合物为－时的所有属性的概率乘积。显然，$p + q = 1$。

$$p = \frac{p(+)}{p(F_1, \cdots, F_n)} \prod_{i=1}^{n} p(F_i \mid +) \qquad (10\text{-}26)$$

$$q = \frac{p(-)}{p(F_1, \cdots, F_n)} \prod_{i=1}^{n} p(F_i \mid -) \qquad (10\text{-}27)$$

本节对于贝叶斯模型的构建是在分子模拟软件 Discovery Studio/protocol 中 Create Bayesian Model 上实现的。主要分析策略是：①数据库分子进行预处理，去除结构不合理、化合价有错误的分子，去重等；②从数据库中随机抽取一定数目的分子，准备好训练集和用来测试模型预测精度的测试集；③所有训练集和测试集中的分子都可以被分为两类分子，比如类药分子和非类药分子、抑制剂和非抑制剂等；④通过改变相关的分子性质描述符和分子指纹以及改变训练集和测试集中的分子数目来构建多个贝叶斯类药性预测模型；⑤选择预测精度高的类药性模型，确定所选用的分子性质描述符、分子指纹描述符以及训练集和测试集的组成。

2. 模型评价

无论递归分割模型还是贝叶斯分类模型，衡量模型预测能力的参数类似。比如在类药性预测时，就包括灵敏性（sensitivity，SE）、特异性（specificity，SP）、类药性分子的预测精度（$Q+$）、非类药性的预测精度（$Q-$）、马修斯相关系数（C）等，具体见以下 3 个计算公式。式中的 TP、TN、FP 和 FN 分别表示真阳性、真阴性、假阳性和假阴性的缩写。

$$SE = \frac{TP}{TP + FN} \qquad (10\text{-}28)$$

$$SP = \frac{TN}{TN + FP} \qquad (10\text{-}29)$$

$$C = \frac{TP \times TN - FN \times FP}{\sqrt{(TP + FN)(TP + FP)(TN + FN)(TN + FP)}} \qquad (10\text{-}30)$$

在 SE、SP 和 C 参数中，马修斯相关系数 C 值是评价类药性模型好坏所有参数中最重要的一个，即 C 值越大，构建的模型越好。

三、分子特征描述符

对于不同的分类算法，应采用不同的特征选择方法以达到较为理想的分类效果。在药物分子中，常用的特征统计量有：$LogP$、$ALogP$、$LogS$、$LogD$、$ALogD$、n_{HBD}、n_{HBA}、n_R、n_{ARand}、n_{O+N}、MSA、结构片段、MW 和分子指纹等。

1. 表征溶剂效应的参数

亲脂性是指化合物溶解于亲脂（非水）溶液中的能力。化合物渗透通过各种生物膜需要一定的亲脂性。通常以非水相（辛醇）和水相（水）之间的化合物的分布来测量亲脂性，结果表示为这些相之间浓度比(分配系数)的 10 为基数的对数,即 LogP 。P 是指化合物在正辛醇和水中的浓度的比值。

亲脂性的另一个常见参数是分配系数 LogD 。它是指在特定的 pH 条件下所有解离和非解离形式化合物在正辛醇和水中总浓度的比值。LogD 考虑了化合物离子化和非离子化形式,因此在不同的 pH 下进行测量。对于不可电离的化合物,在任何 pH 下 LogP = LogD 。一般来说,最令人感兴趣的 pH 是 7.4,即生理 pH。

ACD(ACD/PhysChem suite)是一款用于预测化合物物化性质的软件,因为 ACD/LogD 模块可以对含有一种或多种可电离组分化合物的油水分配系数进行快速准确的预测,正确地反映出电离化合物在给定 pH 下的油水两相中真实行为。由 ACD 测出的 LgD 的数值,简称 ALogD ;同理 ACD 测出的 LogP 的数值,简称 ALogP 。

溶解度是药物发现化合物的另一个常见物理参数,常用分子水溶性 LogS 表示。水溶性的确定是一个重要的分析,因为它反映了后续合成化合物的生物利用度。特别是对于用于口服的药物,溶解度的好坏直接影响了在胃肠道中的吸收。此外,溶解性差,也会影响对其他的 ADME 的分析。

2. 表征分子大小的参数

表征分子大小的参数主要包括分子量 MW 、氢键给体的数量 n_{HBD} 、氢键受体的数目 n_{HBA} 、旋转键的数目 n_{rot} 、环的个数 n_R 、芳香环的数目 n_{AR} 、氧原子和氮原子的数目和 n_{O+N} 、极性表面积 PSA 、分子片段极性表面积 MFPSA 、分子表面积 MSA 。

3. 分子指纹参数

常用的分子指纹描述符有 SciTegic 扩展连接指纹(FCFP、ECFP 和 LCFP)和 daylight-style path-based 指纹(FPFP、EPFP 和 LEFP)。分子指纹的第一个英文字母分别是 F、E、L。F 代表着功能角色代码,它包括氢键给体和氢键受体原子;正离子化和负离子化原子;可正离子化和可负离子化原子;芳香族元素和卤族元素。E 代表着原子类型代码,它包括特定原子与其他原子相连的总数;元素的类型;元素的电荷和元素的原子量。L 代表着脂水分配系数 ALogP 的原子类型代码,它包括在计算脂水分配系数 ALogP 时的 120 种原子类型。对于分子片段指纹的第二个英文字母,C 或者 P,它们代表着分子指纹的类型,C 代表着分子扩展连接指纹,P 代表着 path-based 分子指纹。而分子指纹的第 4 个字母则是为了强调原子之间的最大距离,如功能化扩展连接分子指纹且最大距离为 6 的分子指纹我们可以命名为 FCFP_6。

四、朴素贝叶斯分类及递归分割的应用实例及 Discovery studio 实现

本实例是基于文献[10],使用递归分割和朴素贝叶斯分类技术对糖蛋白抑制剂的预测。其工作中所涉及的主要操作步骤有以下 4 步。

1. 输入数据,手动添加分类

下载并辅以手工添加生成 training-set.sdf 数据库,用 Discovery Studio 2.5(简称 DS 2.5)软件包打开 training-set.sdf 数据库。结果如图 10-21 所示。值得注意的有两点:①可以考虑用 MOE 方法加 chemdraw/chem3d 所生成的 pdb 生成 *.mdb 数据库,然后转存为

sdf 数据库；②在图 10-21 打开的文件中必须有一列为 Class，可手动添加。

	Index	Name	Tagged	Visible	Visibility Locked
1	1	S(CCNC(=[N+]C···	☐No	☐No	☐No
2	2	O=C(OC)C1C2[N···	☐No	☐No	☐No
3	3	1727	☐No	☐No	☐No
4	4	O=C(N)N1c2ccc···	☐No	☐No	☐No
5	5	Fc1cc2C(=O)C(···	☐No	☐No	☐No
6	6	5361918	☐No	☐No	☐No
7	7	Fc1cc2C(=O)C(···	☐No	☐No	☐No
8	8	Oc1ccc2C[C@@H···	☐No	☐No	☐No
9	9	O=C(N)Cc1ccc···	☐No	☐No	☐No
10	10	FC1=CC2C(=[N+···	☐No	☐No	☐No

图 10-21　数据库在 DS 2.5 中打开的界面

2. 计算各种物化参数

在 DS2.5 中，点击工具栏的"Protocols→Discovery Studio→General Purpose→Calculate Molecular Properties"，左下角出现"Calculate Molecular Properties"选择框。然后在参数选择框中单击"Molecular Properties"，右边出现图 10-22 所示的参数勾选框。在勾选框中，实例中所有参数均在"2D"中可以选择，具体参数有："ALogP"中的"ALogP""ALogP_AtomClass"；"Molecular Properties"中的"LogD""Molecular_Weight"；"Molecular Property Counts"中的"HBA_Count""HBD_Count""Num_AromaticRings"和"Surface Area and Volume"中的"Molecular_Fractional Polar Surface Area""Molecular_SASA"等。

图 10-22　小分子的 2D 参数选择

选好所需要的参数，点击"OK"。点选，此时，观察到 DS 菜单上的播放键（F5）变绿，点击播放键，程序开始运行，在左下角表格中的"status"中有"running"。运行结束后，DS 会弹出运算完毕的对话框，点击"OK"，左下角在刚刚运算处有"success"出现，双击"success"，右上角出现运算结果，如图 10-23 左侧所示。

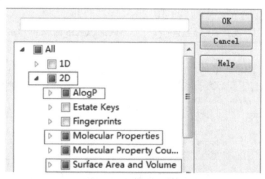

图 10-23　计算结果文件及参数计算数据列表

点击图10-23左侧"Output Ligands"中的"training-set.sd"文件,可以看到图10-23右侧数据列表中众多结构参数已经被计算出来。

3. 贝叶斯分类

在DS计算完sdf数据库的物化参数后,点击工具栏的"Protocols→Discovery Studio→QSAR→Create Bayesian Model",进入贝叶斯参数选择对话框(图10-24左侧)。点击红色字体"Property for Active"→选择"class";点击"Independent Properties→Calculable Properties",随后进行自变量选择。选择上所有的所需选择的2D参数以及"Fingerprint→ECFP6"等,然后点击"OK"→点击上方绿色播放键→程序开始运行,发现窗口左下角表格中"status"中有"running",运行结束后有"success"出现,双击"success",右上角出现运算结果(图10-24右侧)。

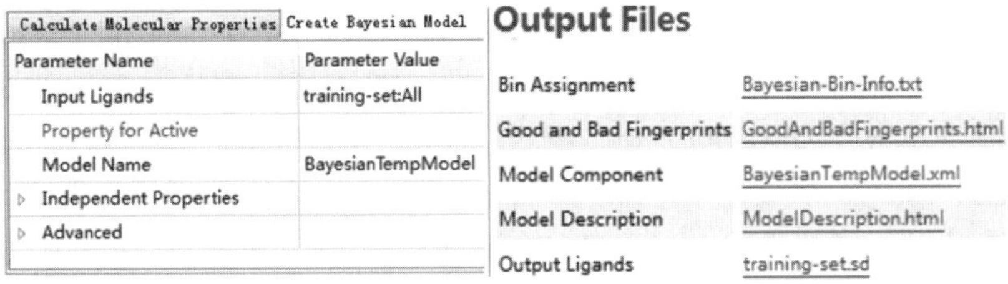

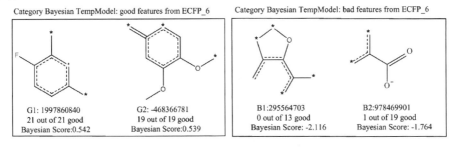

图10-24 贝叶斯分类的输入及输出文件

点击图10-24中的"Good and Bad Fingerprints.html",其中包含了保证分子维持类药性的有利以及不利的结构特征,详见图10-25。

图10-25 贝叶斯分类给出的有利和不利的分子指纹

在图10-24的"Model Description. html"文件中,有TP/FN、FP/TN的值,进而可以用于计算马修斯相关系数C值(TP:真阳性;TN:真阴性;SP:假阳性;FN:假阴性)。另外,在输出的"Output ligands"文件中有贝叶斯打分,如图10-26所示。基于每个小分子的贝叶斯打分,给出贝叶斯得分频数分布(frequency distribution),可以看出类药分子和非类药分子之间的得分区间的差异性。

4. 递归分割

在DS中,除了可以用贝叶斯分类来分析分子是否类药,还可以用递归分割(recursive partitioning)的方法来进行讨论。操作上来说,用DS 2.5打开sdf格式的数据库,点击工具栏的"Protocols→Discovery Studio→QSAR→Create Recursive Partitioning Model",出现图10-27所示的参数选择页面。在红色字体"Dependent Property"中选"class","Model Type"中选"Single

BayesianTempModel	BayesianTempModel#Enrichment
30.5356	1.
29.4103	1.
28.5158	1.
28.1606	1.
27.921	1.
27.9184	1.
27.7259	1.
27.7253	1.

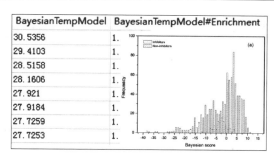

图 10-26　输出的贝叶斯打分数值及其频数分布图

Tree”。并点击“Tree Option”旁的小三角，对“Minimum Samples Per Node”(每节最小数量)和“Maximum Tree Depth”(最大树深)项设置目标参数。点击上方绿色播放键，程序开始运行，左下角表格中“status”中有“running”。运行结束后有“success”出现，双击“success”，右上角出现结果。

Parameter Name	Parameter Value
Input Ligands	training-set-(1):All
Model Name	RPTempModel
Dependent Property	
▷ Independent Properties	
Model Type	Single Tree

图 10-27　递归分割参数的选择

图 10-28 给出了可能重要的分子结构所对应的指纹代码，可以看到分子指纹 FCFP_6 中的 260714409 和 316382197 所对应的结构。这些在后续的决策树结构中会用到。

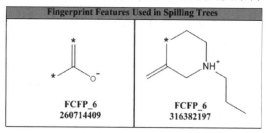

图 10-28　重要的分子指纹代码和其对应的片段结构

在输出结果的“Model Description”文件中，一般采用“Tree 1”的数据，里面可以查阅到 *TN*、*TP*、*FN* 和 *FP* 的数值，据此可以计算出 *C* 值。点击“Output Ligands”(Tree 1)，可以看到递归分割的直观结果。还可以查阅每一个分子属于哪一种类别，建议将这列数据复制粘贴到 Excel 表格中，运用排序功能，还可以清楚知道每一类分子的数目。最后，可以点击“View Tree 1”，可以看到图 10-29 的决策树结果，图中树深为 4，图上的数字表示类别。

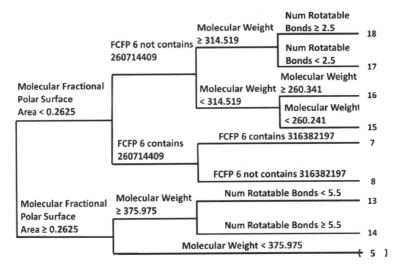

图 10-29 用递归分割方法对化合物进行类药性分类的决策数结果（树深为 4）

第四节 Matlab 在药物设计中的应用

MATLAB 意为矩阵工厂（矩阵实验室），是 matrix & laboratory 两个词的组合，是美国 MathWorks 公司出品的商业数学软件，是一种用于算法开发、数据可视化、数据分析及数值计算的高级技术计算语言和交互式环境。MATLAB 将数值分析、矩阵计算、科学数据可视化以及非线性动态系统的建模和仿真等诸多强大功能集成在一个易于使用的视窗环境中，为科学研究、工程设计以及必须进行有效数值计算的众多科学领域提供了一种全面的解决方案，并在很大程度上摆脱了传统非交互式程序设计语言（如 C、Fortran）的编辑模式，代表了当今国际科学计算软件的先进水平。

MATLAB 可以进行矩阵运算、绘制函数和数据、实现算法、创建用户界面、在 MATLAB 开发工作界面连接其他编程语言的程序等，主要应用于工程计算、控制设计、信号处理与通讯、图像处理、信号检测、金融建模设计与分析等领域。在生物物理学及药物设计领域，MATLAB 也有较为广泛的应用。

MATLAB 常用的基本元素包括数据类型、运算符、基本矩阵和函数等。首先，有必要了解一些基本的通用命令和一些标点的意义。

一、MATLAB 基本语法

1. 通用命令

通用命令是 MATLAB 中经常使用的一组命令，这些命令可以用来管理目录、命令、函数、变量、工作区、文件和窗口。为了更好地使用 MATLAB，用户需要熟练掌握和理解这些常用命令。另外，在 MATLAB 语言中，一些标点符号也被赋予了特殊意义或者代表一定的运算，具体内容见表 10-5。

表 10-5　MATLAB 语言的常用命令和标点

类型	命令	命令说明	命令	命令说明	命令	命令说明
常用	cd	显示或改变当前工作文件夹	clear	清理内存变量	clc	清除工作窗中所有显示内容
	load	加载指定文件的变量	diary	日志文件命令	home	将光标移至命令行窗口最左上角
	!	调用 DOS 命令	exit	退出 MATLAB	clf	清除图形窗口
	type	显示文件内容	quit	退出 MATLAB	dir	显示当前文件夹或指定目录下文件
	pack	收集内存碎片	hold	图形保持开关	echo	工作窗信息显示开关
	disp	显示变量或文字内容	path	显示搜索目录	save	保存内存变量到指定文件
标点	:	冒号具有多种应用功能	( )	括号，指定运算的优先级	%	百分号，注释标记
	;	分号区分行及取消参数分割符	[ ]	方括号，定义矩阵	!	惊叹号，调用操作系统运算
	,	逗号区分列及函数参数分隔符	{ }	大括号，构造单元数组	=	等号，赋值标记
	'	单引号是字符串的标识符	.	小数点及对象域访问	…	续行符号

2. 数据类型

MATLAB 中的数据类型主要包括数值类型、逻辑类型、字符串和函数句柄、数组类型、单元数组类型和结构数组类型、map 容器类型、转义字符等，下面将简要介绍这些数据类型。

1) 数值类型

常见的数值类型主要有整数、单精度浮点数和双精度浮点数 3 类。此外，还有少数数据以复数、无穷量和非数值量的形式存在。MATLAB 语言中，数值类型是可以允许非十进制数字的，如利用 $b = dec2bin(a)$ 函数（其中 b 为二进制，a 为十进制）将十进制数值转换为二进制数值类型。在 MATLAB 中，存在 8 种内置的整数类型，分别是有符号和无符号的 8 位、16 位、32 位和 64 位整数。对于浮点数类型，单精度浮点数因为占用位数少，因此占用内存小，但是能够表示的数值范围和精度却比双精度浮点类型小。

2) 逻辑类型

逻辑类型的数据是指布尔类型的数据及数据之间的逻辑关系。除了传统的数学运算之外，MATLAB 还支持关系和逻辑运算。这些运算的目的是提供求解真/假命题的答案。常用的关系操作符和逻辑运算符见表 10-6。MATLAB 会对所有输入的关系和逻辑表达式进行分析，认为任何非零数值都是真，而 0 当成假，并以 1 当做真输出，0 为假输出，以判别真/假命题。

表 10-6　MATLAB 语言的关系操作符和逻辑运算符

类型	命令	命令说明	命令	命令说明	命令	命令说明
关系操作符	<	小于	<=	小于或者等于	>	大于
	>=	大于或者等于	==	等于	~=	不等于
逻辑运算符	&	逻辑与	│	逻辑或	~	逻辑非

3)字符串和函数句柄

在 MATLAB 中，常常会对一些字符串进行操作。一般来说，字符串是以单引号括起来的简单文本，是储存在行向量中的文本，通过行向量中的元素和字符一一对应。实际上，元素存放的是字符的内部代码，即 ASCII 码。例如，输入"String ='Every good boy does fun.'；size(String)"，会得到输出结果"ans = 1 24"。

对于函数的调用一般存在直接调用和间接调用的方法。通过创建函数句柄的格式进行调用。创建函数句柄的一般句法格式为：Function_Handle = @ Function_Filename；其中，Function_Filename 是函数对应的文件的名称或 MATLAB 内部函数的名称，@是句柄创建操作符，Function_Handle 变量保存了这一函数句柄，并在后续运算中作为数据流进行传递。例如，"Function_Handle = @ sin"就创建了 MATLAB 内部函数 sin 的句柄，并保存到 Function_Handle 中，用于后续运算。

4)数组类型、单元数组类型和结构数组类型

数组(array)是 MATLAB 进行运算和存储的重要方法，通过阵列方式强调元素之间的运算。并且数组中的元素可以是任意的，包括数值、字符串、指针等。此外，还可以使用"："来表示一系列的数值，例如，"Array= i ： k"，表示从 i 开始，步长为 1，到 k 结束的数字序列。一般情况下，一维数组相当于向量，二维数组相当于矩阵。

在数组类型的基础上，新增了单元数组和结构数组。它们都提供了一种分级存储机制来储存不同类型的数据，从而方便对不同的数据类型进行管理和维护。在单元数组中，组成单元数组的每一个元素称为一个单元，每一个单元是可以包含任意数据类型的数组。例如，单元数组的一个单元可以是一个实数矩阵，或是一个字符串数组，也可以是一个复向量数组。而结构数组由一定的结构体组成。结构体是根据属性名组织起来的不同类型数据集合。

5)map 容器类型

map 的本意为映射，即可以将一个量映射到另一个量。比如将一个字符映射为一个数值，那个字符就是 map 的键(key)，那个值就是 map 的数据(value)。在 MATLAB 中，map 类的所有对象都具有 3 种属性：Count(无符号 64 位整数，表示 MATLAB 对象中存储的 key/value 对的总数)、KeyType(字符串，表示 map 对象中包括的 key 类型)和 ValueType(字符串，表示 map 对象中包括的数据类型)。其对应的默认值分别为 0、char 和 any。

6)转义字符

转义字符用于指定输出的符号，由"％"加上 ASCII 字符，但是在 MATLAB 中有特殊意义，都不是它本来的 ASCII 字符意思了。在 MATLAB 中，常见的转义字符有："％c"(输出单个字符)、"％d"(十进制整数格式)、"％e"(采用指数格式输出，采用小写字母 e，如：3.1415e+00)、"％E"(采用指数格式输出，采用大写字母 E，如：3.1415E+00)、"％f"(以定点数的格式输出)、"％i"(十进制整数以指数格式显示)、"％u"(无符号十进制数)、"％o"(无符号的八进制数)和"％s"(输出字符串)等，其中"％o""％u"支持使用子类型。

3. 运算符

1)数学运算符

MATLAB中的运算符分为算术运算符、关系运算符和逻辑运算符。这3种运算符可以分别使用，也可以在同一运算式中出现。当在同一个运算中，算术运算符优先级最高，其次是关系运算符，最后是逻辑运算符。当运算过于复杂时，可以通过添加括号来改变运算顺序。

在MATLAB运算过程中，常用的数学运算符包括：加法($a+b$)、减法($a-b$)、矩阵乘法($a*b$)、数组乘法($a*b$)、矩阵右除(a/b)、矩阵左除($a \backslash b$)、数组右除($a./b$)、数组左除($a.\backslash b$)、矩阵乘方($a\hat{} b$)、数组乘方($a.\hat{} b$)、负号($-a$)、共轭转置(')、一般转置(.')。另外，MATLAB中最主要的运算优先级排列如表(10-7)所示。

表 10-7 MATLAB 的运算优先级

优先级	运算法则	优先级	运算法则
1	括号()	6	关系运算>, >=, <, <=, ==, ~=
2	转置和乘幂 ', ^; .^	7	逐个元素的逻辑与 &
3	一元加减运算和逻辑非+, -, ~	8	逐个元素的逻辑或 |
4	乘除，点乘，点除 *, /, .*, ./	9	捷径逻辑与 &&
5	冒号运算:	10	捷径逻辑或 ||

2)数据类型常用操作函数

在数据处理过程中，常常要涉及一些数据转换函数和字符串处理函数。其中，常见的函数有以下几种。

● floor(x)、ceil(x)、round(x)、fix(x)指令

语法：floor(string)、ceil(string)、round(string)、fix(string)。

说明：分别为对数值向下取整、向上取整、取最接近的整数，如果小数部分是0.5，则向绝对值大的方向取整、向0取整。

示例：floor(2.5)＝2、ceil(2.5)＝3、round(2.5)＝3，round(-2.5)＝-3、fix(2.5)＝2，fix(-2.5)＝-2。

● real、imag指令

语法：real(string)、imag(string)。

说明：分别返回复数z的实部和虚部。

示例：real(2+3i)＝2、imag(2+3i)＝3。这表明2+3i中实部和虚部分别为2和3。

● abs、char、num2str指令

语法：abs(string)。

说明：将字符串转换为ASCII码和将ASCII码转回成字符串。

示例："a='hello'; abs(a); ans＝104 101 108 108 111"。

● symadd(A, B)、symsub(A, B)、symmul(A, B)、symdiv(A, B)指令

语法：symadd(string, string)、symsub(string, string)、symmul(string, string)、symdiv(string, string)。

说明：分别对 A 和 B 进行加法、减法、乘法和除法。

示例：symadd(4，2)＝6、symsub(4，2)＝2、symmul(4，2)＝8、symdiv(4，2) ＝2。

● hex2dec 指令

语法：hex2dec(string)。

说明：将十六进制的数值转成十进制。

示例：decimal＝hex2dec("ff")；这时 decimal＝255。

● bin2dec 指令

语法：bin2dec(string)。

说明：将二进制的数值转成十进制。

示例：decimal＝bin2dec('1010')；这时 decimal＝10。

● strncom 指令

语法：strncom(string，string，x)。

说明：比较 2 个字符串第 x 个字符是否相同，若返回 0 则表示不同；返回 1 则表示相同。

示例："strncom(number，cluster，5)"；输出结果返回值为 1。这表明两个字符串中第 5 个字符均为相同的 e，所以返回值为 1。

3)向量常用操作函数

● min、max、mean、median 指令

语法：min(string)、max(string)、mean(string)、median(string)。

说明：分别代表向量中的元素的最小值、最大值、平均值和中位数。

示例："C＝{7，8，9}"；"min(C)＝7"、"max(C)＝9"、"mean(C)＝8"、"median ＝8"。

● length 指令

语法：length(string)。

说明：向量中的元素个数。

示例："C＝{7，8，9}"；"length(C)＝3"。

● sort 指令

语法：sort(string)。

说明：对向量中的元素进行排序。

示例："C＝{97，93，85，74，32，100，99，67}"；"sort(C)；32 67 74 85 93 97 99 100"；这表明按照从小到大顺序进行排序。

● sum 指令

语法：sum(string)。

说明：向量中的元素总和。

示例："C＝[1，2，3]"；"sum(C)＝6"；"D＝[1，2，3；4，5，6；7，8，9]"；"sum(D)＝12 15 18"。

4. 基本矩阵

矩阵(matrix)是一个按照长方阵列排列的复数或实数集合，最早来自方程组的系数及常数所构成的方阵，这一概念由 19 世纪英国数学家凯利首先提出。矩阵是数组的二维展现形式，所以矩阵是数组的子集。常见的矩阵有 2 种构建方式，一种类似于单元数组，通过对变量进行直接赋值；另一种是通过 MATLAB 中一些指令来进行构建，常见的指令如表 10-8 所示。

表 10-8　常用的矩阵函数

函数名称	函数功能
ones(m, n, …, p)	构建一个 $m*n*\cdots*p$ 的 1 矩阵
ones[size(A)]	构建一个和矩阵 A 同样大小的 1 矩阵
zeros(m, n, …, p)	构建一个 $m*n*\cdots*p$ 的 0 矩阵
eye(m, n)	构建一个 $m*n$ 的单位矩阵
rand(m, n, …, p)	构建一个 $m*n*\cdots*p$ 的矩阵，其元素为 0~1 均匀分布的随机数
diag(x)	构建一个 n 维的方阵，它的对角线元素值取自向量 x，其余元素值都为 0

1)矩阵的运算

矩阵的加、减、乘、除、比较运算和逻辑运算等代数运算是 MATLAB 数值计算最基础的部分。其加减运算具有一些必要的前提条件，即参与运算的两个或者多个矩阵必须具有相同的行数和列数。因为在加减过程中类似于其元素的加减，所以，在运算过程中，满足一些运算规律。

(1)交换律：$A+B=B+A$。

(2)结合律：$A+(B+C)=(A+B)+C$。

在矩阵的乘除运算中，包括数与矩阵的乘除以及矩阵和矩阵的乘除。因为除法为乘法的逆运算，所以以乘法为例，总结乘法所具备的运算律：

(3)分配率：$x(A+B)=xA+xB$；$(x+y)B=xB+yB$；$A*(B+C)=A*B+A*C$。

(4)结合律：$(xy)*A=x(yA)=y(xA)$；$(A*B)*C=A*(B*C)$。

值得注意的是矩阵之间的乘法不存在交换律，所以 $A*B\neq B*A$。

2)矩阵中常用的操作函数

● find 指令

语法：find(string)。

说明：对矩阵中的元素进行查找。

示例："$A=[1\,0\,4\,-3\,0\,0\,0\,8\,6]$；$B=$find(A)"；输出结果为 "$B=1\,3\,4\,8\,9$"；这表明 B 中的数值表示 A 中第 1，3，4，8，9 个元素是大于 0 的元素。

● sort 指令

语法：sort(string, x)。

说明：对矩阵进行升序排列，当 $x=1$ 时，按照列进行排序；当 $x=2$ 时，按照行进行排序。

示例："$A=[1\,3\,0$；$3\,1\,0$；$9\,2\,4]$；$B=$sort(A , 1)；$C=$sort(A, 2)；$BC=[BC]$"

输出结果为"**BC**=

1 1 0 0 1 3

3 2 0 0 1 3

9 3 4 2 4 9"。

● sum 指令

语法：sum(string, x)。

说明：对矩阵内的元素求和，当 x =1 时，计算各列元素之和；当 x =2 时，计算各行元素之和。

示例："**A**=[1 3 0；3 1 0；9 2 4]；**B**=sum(A，1)；**C**=sum(A，2)"；输出的结果为"**B**=13 6 4；**C**=4 4 15"。

5. MATLAB 的控制流

MATLAB 平台上的控制流(control flow)结构和 C 语言很像，不过 MATLAB 比 C 语言相对简单一些。常见的控制流包括顺序结构、if-else-and 分支结构、switch-case 结构、try-catch 结构、for 循环结构和 while 循环结构。

1)顺序结构

作为最基本的控制流结构，顺序结构既可以独立使用作为一个简单的完整程序，也可以作为程序的一部分，与其他循环结构一起构成一个复杂的程序。常见的顺序结构包括输入、计算和输出 3 个流程。

2)if-else-end 分支结构

作为一种分支结构，if-else-end 的基本格式有多种：

● if expression   ％判决条件

commands1   ％判决条件为真，执行 commands1 并结束此结构

else

commands2   ％判决条件为真，执行 commands2 并结束此结构

end

● if expression1   ％判决条件

commands1   ％判决条件为真，执行 commands1 并结束此结构

elseif   expression2

commands2   ％判决条件 expression1 为假，expression2 为真，执行 command2，并结束此结构

…

else

commandsn   ％前面所以判决条件均为假，执行 commandsn，并结束此结构

end

3)switch-case 结构

switch 语句执行基于变量或表达式值的语句组，其基本语法结构为：

switch value   ％value 为需要进行判决的标量或字符串

```
    case test1
        command1              %如果 value 等于 test1，执行 command1，并结束此结构
    case test2
        command2              %如果 value 等于 test2，执行 command2，并结束此结构
    …
    case testk
        commandk              %如果 value 等于 testk，执行 commandk，并结束此结构
    otherwise
        commands              %如果 value 不等于前面所有值，执行 commands，并结束此
结构
    end
```

4) try-catch 结构、for 循环结构和 while 循环结构

try-catch 结构的句法形式为：

```
    try
        command1              %命令组 1 总是首先被执行。若正确，执行完成后结束此
结构
    catch
        command2              %命令组 1 执行发生错误时，执行命令组 2
    end
```

for 循环结构是针对大型运算相当有效的运算方法，其语法结构如下：

```
    for x = array
    commands
    end
```

其中，x 为循环变量，commands 为循环体，其执行次数由 array 数组的列数所确定的。

while 循环是在一个逻辑条件下重复执行一组语句，其执行次数是不确定的。具体的句法结构是：

```
    while expression
        commands
    end
```

和 for 循环语句一样，commands 也是一个循环体，通过与 expression 进行值得比对，完成整个循环过程。

6. 文件操作

文件操作是一种重要的输入输出方式，即从数据文件读取数据或将结果写入数据文件。MATLAB 提供了一系列输入输出函数，专门用于文件操作。

1) 打开文件

在读写文件之前，使用 fopen 函数打开或创建文件，指定对该文件进行的操作方式。fopen 函数的调用格式为：fid=fopen('filename','permission')。

在上面格式中，fid 为用于存储文件句柄值，如果返回的句柄值大于 0，则说明文件打

开成功。filename 为要打开的文件名，以字符串形式，permission 则表示对文件进行处理的方式。常见的处理方式为：① 'r'：只读方式打开文件（默认的方式），该文件必须已存在；② 'r＋'：读写方式打开文件，打开后先读后写。该文件必须已存在；③ 'w'：打开后写入数据，该文件已存在则更新，不存在则创建；④ 'w＋'：读写方式打开文件，先读后写，该文件已存在则更新，不存在则创建；⑤ 'a'：在打开的文件末端添加数据，文件不存在则创建；⑥ 'a＋'：打开文件后，先读入数据再添加数据，文件不存在则创建。

另外，在这些字符串后添加一个"t"，如 'rt' 或 'wt＋'，则将该文件以文本方式打开；如果添加的是"b"，则以二进制格式（binary format）打开，这也是 fopen 函数默认的打开方式。

2）关闭文件

文件在进行完读、写等操作后，应及时关闭，以免数据丢失。关闭文件使用的函数为用 fclose 函数，调用格式为：status＝fclose(fid)。

在上面格式中，fid 参数为关闭文件的标识。status 表示关闭文件操作的返回代码，若关闭成功，返回 0，否则返回 −1。如果要关闭所有已打开的文件使用 fclose('all') 函数。

二、MATLAB 应用实例

1. 计算轴向分布概率（axial frequency distribution，AFD）

在结构评价方面，常使用径向分布函数（radius distribution function，RDF），在 RDF 中，可以预测在某一个原子的 $r \to r + dr$ 球壳内的其他关注原子所出现的概率。但是，RDF 并没有计算复合物的几何坐标，而是将关注原子密度在各个方向上均一化。

在药物设计研究中，为了揭示药物小分子与靶点的复合物结构相关联的精确信息，可以考虑使用另外一种参数，即轴向分布概率。AFD 考虑的是相对于参考原子的分布情况，这取决于相对坐标轴，有助于深入了解药物−靶点复合物的几何构型，并进一步确定它们的稳定性。实际操作中，药物−靶点距离在 5 Å 以内的向量被用于研究非键合原子，也就是说仅仅考虑配体原子在不同模拟时间段内相对于靶点口袋的 3D 分布。可以将直线代表 X、Y、Z 轴，蛋白质口袋中的某原子作为参考点，配体原子坐标向 XY 轴平面映射。由此，基于 X 轴与 Y 轴坐标的相对位置，可以得到药物在活性口袋参考点周围的分布[13,14]。

AFD 的计算公式如式（10-31）：

$$\text{AFD} = \sum_{i=1, j=1}^{k, l} m_{i, j} \tag{10-31}$$

式中，i 和 j 代表 X 轴与 Y 轴上的相对坐标；k 值与 l 值分布表示相对于蛋白质原子来说 X 轴和 Y 轴上的截断值（cutoff value）；$m_{i, j}$ 则计算了落入此坐标内（i，j）的观测数。AFD 被用于分析配体向活性位点残基的运动，AFD 的分布可以用 3D 直方图的形式绘制，也可以二维等高线图绘制，效果比较直观。

1）AFD 计算的源程序及注释

```
%function []＝AFDanalyze()
inputfname＝'input';
fid1＝fopen(inputfname，'r');          %打开输入参数文件
```

```
line1=fgetl(fid1);
line2=fgetl(fid1);                      %读取参考原子信息
num1=str2num(fgetl(fid1));
num2=str2num(fgetl(fid1));              %读取统计参数
fclose(fid1);
mat1=[];
mat2=[];
for i=num1(1)：num1(2)：num1(3)
    if i<10
        pdbfname=['../PDBfit/4zqk.pdb.0000' num2str(i)];
    elseif i<100
        pdbfname=['../PDBfit/4zqk.pdb.000' num2str(i)];
    elseif i<1000
        pdbfname=['../PDBfit/4zqk.pdb.00' num2str(i)];
    elseif i<10000
        pdbfname=['../PDBfit/4zqk.pdb.0' num2str(i)];
    else
        pdbfname=['../PDBfit/4zqk.pdb.' num2str(i)];
    end
    fid2=fopen(pdbfname,'r');           %打开复合物轨迹文件
    while 1
        linepdb=fgetl(fid2);            %读取轨迹文件

        if linepdb==-1
            break;
        elseif length(linepdb)>26
            if strcmp(linepdb(1：26)，line1)==1   %识别受体参考原子
                mat1=[mat1; str2num(linepdb(30：38)) str2num(linepdb(39：
46))str2num(linepdb(47：54))];
            end
            if strcmp(linepdb(1：26)，line2)==1   %识别配体参考原子
                mat2=[mat2; str2num(linepdb(30：38)) str2num(linepdb(39：
46))str2num(linepdb(47：54))];
            end
        end
    end
    fclose(fid2);
end
```

```
mat3=mat2-mat1;                          %轨迹中参考原子相对坐标矢量集合
Xedges=num2(1)：num2(2)：num2(3);
Yedges=num2(1)：num2(2)：num2(3);         %根据参数生成边界
l3=length(Xedges);
[N1，binX1]=histc(mat3(:，1)，Xedges);     % X 方向统计分布
[N2，binX2]=histc(mat3(:，2)，Yedges);     % Y 方向统计分布
N3 = accumarray([binX1，binX2]，1);       % XY 平面统计分布
[1，m]=size(N3);
N4=[N3 zeros(1，l3-m); zeros(l3-1，m)zeros(l3-1，l3-m)];
x1=Xedges' * ones(1，l3);
y1=x1';
surfc(x1，y1，N4);          %生成统计分布曲面
shading interp;          %曲面插值平滑
outfname='output. dat';
fid3=fopen(outfname，'w');
for i=1：l3
    for j=1：l3
        fprintf(fid3，'%8.3f %8.3f %8.3f \\ n'，x1(i，j)，y1(i，j)，N4(i，j));
    %输出统计分布数值
    end
end
fclose(fid3);
```

2)程序运行

为了实现上述 AFD 程序，我们需要：①提供一个 PDBfit 文件夹，这个文件夹包含有系列 PDB 文件，可以用 MMTSB 程序获得，其实这个 PDB 文件在常规的 Cluster 分析中也会被用到。建议 PDBfit 文件夹和 AFD program 文件夹是平行等级路径。②运行 *.m 文件。③在运行 *.m 文件时，需要在人机对话界面输入图 10-30 所示的 input 文件说明(可以修改参数)。这里，我们要计算的是 ASP105 的 OD1 原子和 TYR151 的 HH 原子之间的距离。

```
ATOM 1670 OD1 ASP 105
ATOM 2380 HH TYR 151    注释：模式识别部分，仅仅拷贝pdb的前5列
1 10 20000              注释：选择pdb的方法，第1个，到20000个，每隔10步
-4 0.1 4                注释：x y z坐标范围 [-4,4]，间距为0.1
```

图 10-30　执行 AFD 程序的输入控制

2. 绘制自由能面图

在自由能曲面(free energy landscape，FEL)分析中，基于计算结果，我们需要绘制得到图 9-22。再次需要提醒的是：在计算得到 FEL 结果时，务必要基于平衡的分子动力学(molecular dynamics，MD)模拟的轨迹。

1）MATLAB 的 m 文件及注释

A＝[1.972241   1.308534   5.137418

    1.972241   1.345958   5.137418

                ....]；   ％ 自由能曲面数值矩阵

X＝zeros(100，100)；

Y＝zeros(100，100)；

mat_plot＝zeros(100，100)；

for i＝1：100

    for j＝1：100

        X(i, j)＝A((i-1)＊100＋j, 1)；   ％ 提取 X 方向坐标信息

        Y(i, j)＝A((i-1)＊100＋j, 2)；   ％ 提取 Y 方向坐标信息

        mat_plot(i, j)＝A((i-1)＊100＋j, 3)；   ％ 提取自由能曲面数值信息

    end

end

figure；

contourf(X, Y, mat_plot, 6)；   ％画等高线图，6 表示 6 层，可根据需要修改

colormap gray；

shading faceted；

colorbar；   ％ 图像调节

2）程序运行

在读入 ＊.m 文件后，这里主要修改的内容主要有两部分：①坐标内容；②等高线的颜色层数可以修改。也就是说，要对输出有要求，只需要修改 ＊.m 文件即可。

3. 粗粒化模型

为了得到蛋白质的运动模式，如果采用 MD 模拟采样，比较耗时。有一种替代方法是弹性网络模型，可以对蛋白质作进一步的简化，将其视为一个弹性网络。最为常用的有高斯网络(Gaussian network model，GNM)和各向异性网络模型(anisotropicnetworkmodel，ANM)[15-17]。

具体来说，GNM 是一种将蛋白质三维结构简化为一个弹性网络，并用氨基酸的 C_α 原子代替整个氨基酸作为网络节点的分子模拟模型。在 GNM 中，当两个节点间的距离低于截断半径(缺省可以设置为 7.3 Å)时，两节点用一弹性系数固定的弹簧连接。因此，网络的拓扑结构可以写成一个 $N\times N$ 的 Kirchhoff 矩阵($\mathit{\Gamma}$)。不过在 GNM 中，仅能得到节点的运动幅度，而不能提供绝对运动的方向信息。在 ANM 中，蛋白质也被简化为一个弹性网络，与 GNM 类似(截断半径缺省为 14 Å)，但在 ANM 中原子的涨落是各向异性的，蛋白质的运动模式是由 $3N\times 3N$ 的 Hessian 矩阵($\mathbf{H}$)所决定。

1）粗粒化模型计算的主程序 protein_main 源码及注释

％function []＝model_main()

clear；

radii1＝7.3；

```
radii2＝14;         %截断半径设置
fast_mode_num＝6;
anm_mode_num＝1;        %模式选取
anm_cone_length＝1.5;
filename＝'D:\\ GNM_ANM_hjp \\ PDB \\ 3L2T_A2. pdb';       %必须提供的最初
PDB 坐标
filename_c＝'D:\\ GNM_ANM_hjp \\ PDB \\ 3L2T_A2c. pdb';        %生成的偏移
pdb,后续画图用
[posall, resall, restype, tempall]＝pdbread(filename);       %读坐标
[netmat]＝matmake_gs(posall, resall, radii1);      %生成连接矩阵
[gaussmat, V, D]＝gaussnet(netmat);       %生成高斯网络,并求出特征值和特征
向量
corr_coef＝bfactor(tempall, V, D);       % b 因子
fast_ays(V, D, fast_mode_num);       % GNM 快运动模式
slow_ays(V, D);       % GNM 慢运动模式
%anm(filename, filename_c, radii2, anm_mode_num, anm_cone_length);
% ANM 慢运动模式
cov_ays(V, D);       %相关性分析
```

2)程序运行

仅仅运行 protein_main 的 matlab 程序,运行路径建议是:D:\\ GNM_ANM_hjp \\,这个是可以换的。具体的输入文件 pdb 就放在该文件夹中,而且有必要的话,在 protein_main.m 文件中修改 pdb 名即可。值得注意的是,该工作主要问题会出现在 pdbread.m 的子程序中,如果运行出错,建议对从 PDB 数据库下载的 pdb 文件进行简单的清理杂质工作。比如小分子,金属离子都不要不考虑。另外在后续用 VMD 绘制运动方向得到刺猬图时,推荐使用 new-cartoon 模型。

4. 溶剂化效应

在人体内,蛋白质行使生物学功能都需要在水环境中,水分子与稳定蛋白质的空间结构以及功能的发挥密切相关。水对于蛋白质的影响主要是通过分子间氢键、静电作用和范德瓦耳斯力相互作用来实现的[18]。在 MD 模拟过程中发现在结合口袋附近始终有一些水分子稳定存在,为了探究这些水在结合口袋中的作用,对体系表面的水分子(距离体系氨基酸在4 Å以内的所有水分子定义为表面水分子)数量做了统计分析。

1)预测 4 Å 以内水分子个数的主程序 water_pro 源码及注释

```
%function []＝water_pro()
discutoff＝4;       %截断半径
small_name＝'GGG';        %小分子名称
filename1＝'I:\\ cs-all-soft \\ water_program-bake \\ average_1WDN. pdb';        %坐
标文件
filename2＝'I:\\ cs-all-soft \\ water_program-bake \\ average_1WDN_4. dat';        %
```

输出文件

```
fclose('all');
small_mat=[];
wat_mat=[];
wat_name=[];
fid1=fopen(filename1，'r');
MAX1=10000;
MAX2=1000;
MAX3=200000;
discutoff2=discutoff*discutoff;
for i=1：MAX1
    line=fgetl(fid1);
        if length(line)>27&&(strcmp(line(18：20)，small_name)==1)       %识
别小分子开始标记
            break;
        end
    end
    small_pos=[str2num(line(30：38)) str2num(line(39：46)) str2num(line(47：
54))];    %读取小分子第一个原子坐标
    small_mat=[small_mat；small_pos];
    for i=1：MAX2
        line=fgetl(fid1);
            if length(line)>27&&(strcmp(line(18：20)，small_name)==1)       %识
别小分子标记
                small_pos=[str2num(line(30：38)) str2num(line(39：46)) str2num(line
(47：54))];        %读取小分子其他原子坐标
                small_mat=[small_mat；small_pos];
            end
        if length(line)>27&&(strcmp(line(18：20)，'WAT')==1)&&line(14)=='O'
    %识别水分子开始标记
            break;
        end
    end
small_l=length(small_mat);
wat_pos=[str2num(line(30：38)) str2num(line(39：46)) str2num(line(47：54))];
    %读取第一个水分子坐标
dismat1=abs([small_mat(：，1)-wat_pos(1)small_mat(：，2)-wat_pos(2)small_mat
(：，3)-wat_pos(3)]);
```

```
dis_flag=0;
for j=1: small_l
    dis_real=dismat1(j, 1) * dismat1(j, 1)+dismat1(j, 2) * dismat1(j, 2)+
dismat1(j, 3) * dismat1(j, 3);    %距离平方计算
    if dis_real<discutoff2      %判断第一个水分子是否小于截断半径
        dis_flag=1;
        break;
    end
end

if dis_flag==1      %小于截断半径记录下来
    wat_mat=[wat_mat; wat_pos];
    wat_name=[wat_name; line(22: 26)];
end

for i=1: MAX3
    line=fgetl(fid1);

    if line==-1
        break;
    end

    if length(line)>27&&(strcmp(line(18: 20), 'WAT')==1)&&line(14)=='O'
%继续识别水分子
        wat_pos=[str2num(line(30: 38))str2num(line(39: 46))str2num(line(47:
54))];    %读取水分子坐标
        dismat1=abs([small_mat(:, 1)-wat_pos(1)small_mat(:, 2)-wat_pos(2)
small_mat(:, 3)-wat_pos(3)]);
        dis_flag=0;
        disx=min(dismat1(:, 1));
        disy=min(dismat1(:, 2));
        disz=min(dismat1(:, 3));

        if disx<discutoff&&disy<discutoff&&disz<discutoff      %预判是否在截
断半径内
            for j=1: small_l
                dis_real=dismat1(j, 1) * dismat1(j, 1)+dismat1(j, 2) * dismat1
(j, 2)+dismat1(j, 3) * dismat1(j, 3);
```

```
                    if dis_real<discutoff2      %判断水分子是否小于截断半径
                        dis_flag=1;
                        break;
                    end
                end
            end
            if dis_flag==1      %小于截断半径记录下来
                wat_mat=[wat_mat; wat_pos];
                wat_name=[wat_name; line(22:26)];
            end
        end
    end
end


fclose('all');


[l1, l2]=size(wat_mat);


fd=fopen(filename2, 'w');
fprintf(fd, '水分子数(RMSD 阈值为 %5f):%5d \\ n', discutoff, l1);
if l1>0
    for i=1:l1    %循环输出小于截断半径的水分子信息
fprintf(fd,' \\ n 水分子编号:%s \\ t 坐标:%8.3f \\ t%8.3f \\ t%8.3f \\ n', wat_
name(i,:), wat_mat(i, 1), wat_mat(i, 2), wat_mat(i, 3));
    end
end


fclose(fd);
```

2)程序运行

在计算小分子周围水分子的 MATLAB 程序中，计算过程为：打开 MATLAB 程序→
在确定的路径中，读入"water_pro"主文件→在"water_pro"主文件中，执行"run"
→计算结果保存在"water_inf.dat"中。在 water_pro.m 文件中，经常需要修改的参数控
制有：①cutoff = 5；②小分子名：YKN；③pdb 路径及文件名；④输出结果的路径及文
件名等。值得注意的是，这里所需要的 pdb 输入文件，可以由 AMBER 12 程序从 MD 模
拟轨迹中提取获得。

参考文献

[1]曾五一. 统计学概论[M]. 北京：首都经济贸易大学出版社，2003.

[2]朱钰，杨殿学. 统计学[M]. 西安：西北工业大学出版社，2009.

［3］胡建平. 计算机化学实践基础教程［M］. 北京：科学出版社，2013.

［4］Ajay W W P, Murcko M A. Can we learn to distinguish between "drug-like" and "nondrug-like" molecules［J］. Journal of Medicinal Chemistry, 1998, 41: 3314-3324.

［5］Sadowski J, Kubinyi H. A scoring scheme for discriminating between drugs and nondrugs［J］. Journal of Medicinal Chemistry, 1998, 41: 3325－3329.

［6］Cortes C, Vapnik V. Support-vector networks［J］. Machine Learning, 1995, 20: 273－297.

［7］Muller K R, Ratsch G, Sonnenburg S, et al. Classifying ´drug-likeness´ with kernel-based learning methods［J］. Journal of Chemical Information and Modeling, 2005, 45: 249－253.

［8］Li Q L, Bender A, Pei J F, et al. A large descriptor set and a probabilistic kernel-based classifier significantly improve druglikeness classification［J］. Journal of Chemical Information and Modeling, 2007, 47: 1776－1786.

［9］Wagener M, van Geerestein V J. Potential drugs and nondrugs: prediction and identification of important structural features［J］. Journal of Chemical Information and Computer Sciences, 2000, 40: 280－292.

［10］Chen L, Li Y Y, Zhao Q, et al. ADME evaluation in drug discovery. 10. predictions of P-glycoprotein inhibitors using recursive partitioning and naive bayesian classification techniques［J］. Molecular Pharmaceutics, 2011, 8: 889－900.

［11］Chen L, Li Y Y, Yu H D, et al. Computational models for predicting substrates and inhibitors of P-glycoprotein［J］. Drug Discovery Today, 2012, 17: 343－351.

［12］Wang S C, Li Y Y, Wang J M, et al. ADME evaluation in drug discovery. 12. development of binary classification models for prediction of hERG potassium channel blockage［J］. Molecular Pharmaceutics, 2012, 9: 996－1010.

［13］Ul H F, Abro A, Raza S, et al. Molecular dynamics simulation studies of novel β-lactamase inhibitor ［J］. Journal of Molecular Graphics & Modelling, 2017, 74: 143－152.

［14］Azam S S, Abro A, Raza S. Binding pattern analysis and structural insight into the inhibition mechanism of sterol 24-c methyltransferase by docking and molecular dynamics approach［J］. Journal of Biomolecular Structure & Dynamics, 2015, 33(12): 2563－2577.

［15］Chang S, Hu J P, Lin P Y, et al. Substrate recognition and transport behavior analyses of amino acid antiporter with coarse-grained models［J］. Molecular BioSystems. 2010, 6: 2430－2438.

［16］Chang S, Jiao X, Hu J P, et al. Stability and folding behavior analysis of zinc-finger using simple models［J］. International Journal of Molecular Sciences. 2010, 11: 4014－4034.

［17］Hu J P, Liu M, Tang D Y, et al. Substrate recognition and motion mode analyses of PFV integrase in complex with viral DNA via coarse-grained models［J］. Plos ONE, 2013, 8(1), e54929.

［18］Papoian G A, Ulander J, Eastwood M P, et al. Water in protein structure prediction［J］. Pnas, 2004, 101(10): 3352－3357.

（常珊，卢本卓）

附　录　常用 Linux 计算软件的安装

一、Linux 系统安装(版本：Red Hat 6.5)

Linux 是一套免费使用和自由传播的类 Unix 操作系统，是一个基于 POSIX 和 UNIX 的多用户、多任务、支持多线程和多 CPU 的操作系统。它能运行主要的 UNIX 工具软件、应用程序和网络协议。它支持 32 位和 64 位硬件。Linux 继承了 UNIX 以网络为核心的设计思想，是一个性能稳定的多用户网络操作系统。

本文所有的软件安装均是在 Red Hat Enterprise 6.5 操作系统上完成，首先进行 Red Hat Enterprise 6.5 安装，安装过程如下：

- 预先制作安装文件光盘或 U 盘(iso 文件)；将装有 Red Hat Enterprise 6.5 系统的 U 盘/光盘插入电脑，启动电脑(BIOS，点击 F12 或 Delete 键)，选择储存类型，惠普选择：Network Controller(戴尔选择：USB storage device)；

- install or update an existing systems→English→US→Hard device→/dev/sdb4→next →create a user name：sx→next→选择 Asia ShangHai 或 Asia HongKong→set root password：123456(当系统安装完成后，登录 root 用户，并使用命令 passwd 来改变 root 密码)→use anyway→use all space(页脚下的两个选择请勿点击)→选择硬盘时选择储存空间大的硬盘→write changes to disk(格式化)→software Development Work- Station→逐个的选择所有选项和插件，大概 20 min 后完成选择，插件选择完成后，选择页面下的 customize now。

- next(在这步，大概有 2500 个插件需要进行安装，系统安装过程需要半个小时)→ reboot→forward→yes，forward→no，register later→forward→yes，forward，输入 "sx"；password：123456→forward，yes→change the times→forward→finish→yes →ok

- 登录 sx，点击鼠标右键，选择 open in Terminal，输入 su root，输入密码后输入 password：123456→new password：xxxxxx

- 上网的网络需要进行设置，输入 "vi etc/sysconfig/network-scripts/ifcfg-p4p1" 将参数改成下面的内容：

DEVICE＝p4p1	HWADDR＝F8BC：12：88：71：XX
TYPE＝Ethernet	UUID＝5b4c6149-2e2b-4201-b826-16f66c9XXX
ONBOOT＝yes	NM_CONTROLLED＝yes
BOOTPROTO＝static	IPADDR＝192.168.0.4
NETMASK＝255.255.255 0	GATEWAY＝192.168.0.1
DNS1＝202.115.80.130	DNS2＝202.115.80.131

- 如果设置工作站的网卡，注意工作站是双网卡(名字 eth0/eth1)

- 第一个网卡设置好后可以连接外网：打开终端输入 vi etc/sysconfig/network-scripts/ifcfg-eth0 改成如下所示内容：

DEVICE＝eth0　　　　　　　HWADDR＝D8：9D：67：F3：XX：XX
TYPE＝Ethernet　　　　　　UUID＝5270de4b-5713-4fbc-8489-911fbfxxx
0NBOOT＝yes　　　　　　　NM_CONTROLLED＝yes
BOOTPROTO＝static　　　　IPADDR＝XXX.XX.XX.XX
NETMASK＝255.255.255.0　GATEWAY＝XXX.XX.XX.1
DNS1＝202.115.80.130　　DNS2＝202.115.80.131
NETWORKING＝yes　　　　IPV6INIT＝no
USERCTL＝no

- 第二个网卡是连接内网，使实验室的电脑通过其连接外网，打开终端并输入 vi etc/sysconfig/network-scripts/ifcfg-eth1，并输入以下内容：

DEVICE＝eth1　　　　　　HWADDR＝D8：9D：67：F3：XX：XX
TYPE＝Ethernet　　　　　UUID＝6a6770dd-1ff6-48c5-9364-8405a4axxx
ONBOOT＝yes　　　　　　NM_CONTROLLED＝yes
IPADDR＝192.168.0.1　　NETMASK＝255.255.255.0

- 另外，打开/etc/rc.d 要在终端中输入'vi rc.local'改成如下所示内容，使得 Linux 可以作为服务器广播开来，使得局域网的其他 Windows 或 Linux 及其均可以上网。

This script will be executed *after* all the other init scripts.
You can put your own initialization stuff in here if you don't
want to do the full sys v style init stuff.　　tou ich /var/lock/subsys/Local
echo 1 ＞/proc/sys/net/ipv4_forward　　/sbin/modprobe ip_tables
/sbin/modprobe iptable_filter　　　　　/sbin/modprobe iptable_nat
/sbin/modprobe ip_conntrack　　　　　 /sbin/modprobe ip_conntrack_ftp
/sbin/modprobe ip_nat_ftp　　　　　　 /sbin/iptables -F INPUT
/sbin/iptables -F FORWARD　　　　　　/sbin/iptables -F POSTROUTING -t nat
/sbin/iptables -P FORWARD DROP
/sbin/iptables -t nat -A POSTROUTING -O eth0 -s 192.168.0.1/16 -j MASQUER-ADE
/sbin/iptables -A FORWARD -i eth0 -m state -state ESTABLISHED，RELATED -j ACCEPT
/sbin/iptables -A FORWARD -s 192.168.0.1/16 -j ACCEPT
echo " Nat is starting......[Ok] "

- 输入 "service network restart"（重新启动网卡）。
以上内容即系统安装和网卡设置部分。

二、AMBER12 安装教程

AMBER 是分子动力学模拟的三大软件（AMBER、NAMD、GROMACS）之一，常用于蛋白质、核酸、糖等生物大分子的计算模拟。AMBER12 在安装过程中需要预先安装 parallel_studio 和 openmpi。

1. 安装 parallel_studio_xe_2017_update4. tgz

parallel_studio_xe_2017 是版本较新的英特尔编译器。首先，从其他电脑上获取或者从网上下载安装包，例如，在 192.168.0.4(horse)上安装，而安装包在 192.168.0.5(bradypod)上时，在 horse 的终端输入 ssh hjp@192.168.0.5 和密码进入 bradypod；然后输入 scp ＊gz hjp@192.168.0.4：/home/hjp/all_soft(这步操作的意思是将后缀为 gz 的压缩包由 bradypod 上传到 horse 的/home/hjp/all_soft 中，注意没有 all_soft 文件夹时需要新建这个文件夹)，此步骤将安装 amber12 所需的 3 个压缩安装包全部复制到了 horse 上，下面安装 parallel_studio_xe_2017_update4. tgz。

- tar -xzvf parallel_studio_xe_2017_update4. tgz→su root→输入密码→cd parallel_studio_xe_2017_update4. tgz→. /install. sh→安装过程分为 7 个步骤，Enter 键→一直空格，阅读安装协议，输入 accept ＋ Enter 键，检查配置 1＋ Enter 键，输入激活序列号 V8WBR6PJV2K6，Enter 键，检查序列号(此序列号在下载编译器时赠送，下载地址：https：// software. intel. com/en-us/parallel-studio-xe/choose-download/free-trial-cluster-linux-fortran，有效时间为 30 天)enter 键→ 1＋Enter 键，参与软件体验计划→1＋Enter 键，设置编译环境→1＋Enter 键，准备安装→1＋Enter 键，开始安装→Enter 键，安装结束。

- 完成安装之后需要进行环境变量的设置。在 root 的目录下输入 vi ～/. bashrc，进入环境变量。在最后一行加上 source /opt/intel/ parallel_studio_xe_2017/bin/psxevars. sh intel64，也可加上如下所示内容除 source /opt/intel/ parallel_studio_xe_2017/bin/psxevars. sh intel64 外的内容，注意 source 前不加""在环境变量中"＃"代表着类似于开关的符号，系统在读取这个符号时将会自动跳过这一行之后的内容，注意步骤的第二步需要加"＃")。

- 在编译器，以及后续的并行程序及 amber12 安装结束后，修改 Linux 的环境变量(～/. bashrc)，建议修改如下：(要使得. bashrc 生效，在命令行直接键入 bash 即可)
  ＃. bashrc
  ＃ Source global definitions
  if [-f /etc/bashrc]; then
  . /etc/bashrc
  fi
  ＃ User specific aliases and functions
  ＃＃＃＃＃ icc ifort ＃＃＃＃＃＃＃＃＃＃＃＃＃＃＃＃＃＃＃＃＃＃＃＃＃＃
  ＃source /opt/intel/parallel_studio_xe_2017/bin/psxevars. sh intel64
  ＃＃＃＃＃＃＃＃＃＃ alternative　mpirun, new icc/ifort containing mpirun ＃＃
  ＃＃＃＃＃

MPI＝/usr/local/openmpi-1. 6. 5	export MPI
PATH＝ $PATH： $MPI/bin	export PATH
MPI_LIB＝ $MPI/lib	MPI_INCLUDE＝ $MPI/include
export MPI_LIB	export MPI_INCLUDE

  ＃＃＃＃＃＃＃＃＃＃＃＃＃＃＃ amber 12 ＃＃＃＃＃＃＃＃＃＃＃＃＃＃＃
  ＃＃＃＃＃＃＃＃＃＃

export AMBERHOME＝/home/hjp/amber12 export PATH＝＄PATH：＄AMBER-HOME/bin

- 此时在/home/hjp/的用户目录下，若处于 root 权限时输入两次(可能更多)exit，退出 root 权限，进入到 hjp@bradypod～中，输入 vi ～/. bashrc 重复上一步骤。使用 "which ifort" 或者 "which icc" 查看 ifort 和 icc 的位置，注意：如果在电脑之间进行文件传输不能正常进行时，可能需要进行以下操作：在根目录中输入 vi ～/. bashrc 以及在 source /opt/intel/ parallel_studio_xe_2017/bin/psxevars. sh intel64 最前面加上 "♯"，保存并退出，输入 bash。

2. 安装 openmpi-1. 6. 5

在 AMBER12 运算过程中，一般可以需要使用 openmpi 来实现程序并行，提高运算效率。首先，在互联网下载免费的 openmpi-1. 6. 5 程序包，后续的安装步骤如下。

- tar -xzvf openmpi-1. 6. 5→su root，输入密码→cd openmpi-1. 6. 5→. /configure --prefix＝/usr/local/ openmpi-1. 6. 5 CC＝icc CXX＝icpc F77＝ifort FC＝ifort(cc，cxx，f77，fc 均为编译器)→make all 编译得到可执行程序(安装文件)，时间约为七八分钟，若不报错(最后一行为 Leaving……)即可。
- make install(开始安装，安装时间约为十分钟)→vi /etc/profile→在最后一行加入以下两行内容→退出并保存。
  export PATH＝/usr/local/openmpi-1. 6. 5/bin：＄PATH
  export LD＿LIBRARY＿PATH＝＄LD＿LIBRARY＿PATH：/usr/local/openmpi-1. 6. 5/lib
- 输入 source /etc/profile，进入 openmpi-1. 6. 5 中的 examples，即在 openmpi-1. 6. 5 目录下输入 cd example→ls，此时文件夹中没有文件名，显示为绿色→ make 开始编译，此时，会出现绿色文件并没有报错→使用 which mpicc、which mpif77 或者 which mpif90 查看这三个编译器的位置→which mpirun→查看 mpirun 的位置→mpirun -np 2 hostname，会出现两个 horse→mpirun -np 2 hello_f90，这时会出现两行文字。
  注意：安装之后的步骤为查看安装后的程序是否正常运行，若以上都成功证明安装成功，若不成功则需要进行以下操作 cd /opt/intel/lib/intel64→cp * /usr/local/ openmpi-1. 6. 5/lib。

3. 安装 AMBER12

- tar -xzvf amber12→mv amber12 /home/hjp/ →vi ～/. bashrc 在环境变量最后一行加上以下两行。完成环境变量设置并保存后，su root 并输入密码转移库文件。
  export AMNERHOME＝/home/hjp/amber12
  export PATH＝＄PATH：＄AMBERHOME/bin
- cd /opt/intel/lib/intel64 然后输入 cp -r * /home/hjp/amber12/lib/和 cp -r * / home/hjp/amber12/lib64/
- cd /usr/local/openmpi-1. 6. 5/lib 然后输入 cp -r * /home/hjp/amber12/lib/和 cp -r * /home/hjp/amber12/lib64/
- cd /lib/然后输入 cp -r * /home/hjp/amber12/lib/和 cp -r * /home/hjp/ amber12/lib64/

安装结束后，用分子动力学模拟运行一系列测试文件，以测试是否安装成功。注意：(1)并行运算的路径为：/usr/local/openmpi-1.6.5/bin/mpirun -np4 sander ＋ 执行文件名；(2)若有显示数据库不全或者不能传输文件需要进入环境变量进行设置。vi ～/.bashrc 将 source 前面的 ♯ 去掉，然后输入 bash，再输入 vi ～/.bashrc 再 source 前加上 ♯，再次 bash；(3)若发现不能互相登机器，如 horse 不能登上 turtle，在 turtle 终端输入 vi .ssh/know_hosts，将里面的所有东西删除即可。

三、AutoDock 安装教程

AutoDock 是一款开源的分子模拟软件，最主要应用于执行配体—蛋白分子对接。它由 Scripps 研究所的 Olson 实验室开发与维护。在安装 AutoDock 之前需要安装 mgltools。

1. mgltools_x86_64Linux2_1.5.0 的安装

MGL Tools 是 由 Molecular Graphics Laboratory（MGL）实验室的 The Scripps Research Institute 机构开发的可视化的、分析分子结构的软件。在 http：//mgltools.scripps.edu/downloads/previous-releases/mgltools-1-5.0 下载 mgltools_x86_64Linux2_1.5.0.tar.gz 安装包，并将此安装包移入 Linux 系统对应的程序安装文件夹中。

- tar -xzvf mgltools_x86_64Linux2_1.5.0.tar.gz → cd mgltools_x86_64Linux2_1.5.0.tar.gz→su root 输入密码→source install.sh 出现对话框，选择非商业用途。
- 退出 root，进入环境变量并加入以下两行内容：
  export INstDir＝/home/hjp/all_soft/mgltools_x86_64Linux2_1.5.0
  export PATH＝$PATH：$INstDir/bin
- bash→输入 pmv 或 adt 查看是否安装成功。

2. 安装 autodocksuite 4.2.5.1_x86_64 Linux2.tar.gz

登录 http：//autodock.scripps.edu/downloads/previous-releases/autodock-4-2-5/→点击 Linux：Intel(64-bit)，下载 autodocksuite 4.2.5.1_x86_64 Linux2.tar.gz 安装包→将安装包上传至安装目录下，输入 tar -xzvf autodocksuite 4.2.5.1_x86_64 Linux2.tar.gz→解压后输入 cd i86_64Linux2→su root，输入密码→cp auto * /usr/local/bin/，完成安装。

四、VMD 及其插件的安装

VMD 是可视化分子动力学(visual molecular dynamics)的简称，经常和 NAMD 配套使用，其安装过程比较简单。

1. VMD 安装

tar -xvf vmd-1.9.1.bin.LINUXAMD64.opengl.tar.gz→cd vmd-1.9.1→./configure→cd src→su root 输入密码→make install。在命令行中输入"vmd"验证安装是否正确，若正常出现 vmd 程序即完成安装。

2. coMD 和 DruGUI 的安装

coMD 和 DruGUI 是 VMD 程序中的两个插件。在 MD 模拟过程中，经常会使用这些小插件，这些插件的安装同样也很简单，由于插件较多，我们仅仅使用了 coMD 和 DruGUI 的安装教程作为示例，其他 VMD 插件安装与教程例子基本相同。

- 首选下载安装文件，在 http：//prody.csb.pitt.edu/tutorials/comd_tutorial/

intro. html 上下载 comd＿plugin＿files. tgz 或者在 http：// prody. csb. pitt. edu/
tutorials/drugui＿tutorial/intro. html 上下载 drugui＿plugin＿files. tgz。

- tar -xvf comd＿plugin＿files. tgz 或者 drugui＿plugin＿files. tgz→输入 vmd→进入 VMD
控制面板中→点击 Extensions→Tk console→输入 global env；puts ＄env(VMDDIR)
回车，查看 vmd 安装文件的位置，记下该位置(/usr/local/lib/vmd/plugins/noarch/
tcl)→再打开一个终端，进入到 all＿soft(安装包所在路径)→su root，输入密码→cp -
rf comd＿plugin＿files(或者 drugui 插件名)/usr/local/lib/vmd/plugins/noarch/tcl→cd
/usr/local/lib/vmd/scripts/vmd→vi loadplugins. tcl→找到 Modeling menu 这一行文
字，在后面输入 vmd＿install＿extension comd comd＿tk " Modeling/CoMD" 或者 vmd
＿install＿extension drugui drugui＿tk " Modeling/DruGUI" →输入 "wq"，保存并
退出。
- 输入 vmd，在控制面板中点击 Extensions→Modeling→coMD 或者 DruGUI 查看安装
是否成功。

五、IPython 安装

IPython 是一个交互式计算系统。主要包含 3 个组件：增加的交互式 Python shell，解
耦的双过程通信模型，交互式并行计算的架构。支持变量自动补全。Ipython 安装需要
Python2. 7 以上版本，RedHat 系统自带版本为 2. 6，因此需要更新 Python 版本。其安装
流程如下：

1. 安装 Python 2. 7. 3

Python 2. 7. 3 是一种面向对象的解释型计算机程序设计语言，由荷兰人 Guido van
Rossum 于 1989 年发明，第一个公开发行版发行于 1991 年，俗称 "爬虫"。

- 下载 Python2. 7. 3 压缩包并解压(下载网址：https：// www. python. org/download/re-
leases/2. 7. 3/)，解压命令：tar -xzvf ＋ 文件名
- cd Python2. 7. 3→. /configure(此时安装路径设为默认，未进行更改)→make(编译)→
make install(root 权限下进行操作，建议使用 su root 命令进入 root)→bash→使用 py-
thon 命令查看 python 是否安装完成，若安装成功则出现以下提示：Python 2. 7. 3
(default，Jun 28 2017，04：07：03)；〔GCC 4. 4. 7 20120313(Red Hat 4. 4. 7-4)〕on
linux2；Type " help"," copyright"," credits" or " license" for more information.

2. 安装 pip

pip 是一种简捷安装 IPython 的工具，pip 有简单、快速、自动的特点。

- 下载 pip 安装包(网址：https：// pypi. python. org/pypi/pip♯downloads)，解压并进
入文件。
- 输入 python setup. py install(在 root 权限下进行)。
- 若出现 No module named setuptools 则进行 setuptools 安装。

3. setuptools 安装

setuptools 是 Python Enterprise Application Kit(PEAK)的一个副项目，它 是一组
Python 的 distutilsde 工具的增强工具，适用于 Python 2. 3. 5 以上的版本。

- 下载 setuptools(地址：http：// pypi. python. org/packages/source/s/setuptools/setuptools-2. 0. tar. gz)

- 解压并进入文件夹
- 编译 setuptools ♯ "python setup. py build"，若提示无权限将代码变更为下面的代码；"sudo python setup. py build"。
- 开始执行 setuptools 安装："python setup. py install"；♯若提示无权限，输入如下代码；"sudo python setup. py install"；→bash。

4. IPython 安装

使用 pip install -U ipython 命令即可完成安装，并使用 ipython 命令查看 ipython 是否安装完成。

六、GROMACS-5. 1 的安装

GROMACS 是分子动力学常用的三大软件之一，GROMACS 在安装过程中需要提前安装 fftw 和 cmake。

1. fftw-3. 3. 4 的安装

fftw-3. 3. 4. tar. gz 可以使单精度和双精度互相切换，是 GROMACS 安装所必需的。安装过程为：tar -xzvf fftw-3. 3. 4. tar. gz→cd fftw-3. 3. 4→. /configure　--prefix＝/opt/fftw-3. 3. 4　--enable-float　--enable-shared→make→su root 输入密码→make install→完成安装。

2. cmake-2. 8. 12. 2 的安装

cmake 为编译器，也是安装 GROMACS 所必需的软件。

- tar -xzvf cmake-2. 8. 12. 2. tar. gz→cd cmake-2. 8. 12. 2→. /configure　--prefix＝/opt/cmake-2. 8. 12. 2→gmake→su root 输入密码→gmake install
- vi ～/. bashrc 输入以下一行文字
  export PATH＝/opt/cmake-2. 8. 12. 2/bin/：$ PATH
- bash

3. GROMACS-5. 1 的安装

- tar -xzvf gromacs-5. 1 . tar. gz→cd gromacs-5. 1→mkdir build(方便文件管理，也可不建立此文件夹)→cd build→将 5 号机器中 build 下的 1. sh copy 到本机 build 文件夹下
- vi　～/. bashrc 确认在 source 加上"♯"
- bash→. /1. sh→ make　-j　16(核)→su root 输入密码→make install(可以之前 bash 下)→exit
- vi　～/. bashrc 在环境变量中加上以下内容
  export PATH＝/opt/gromacs-5. 1/bin：$ PATH
  export LD_LIBRARY＝/opt/gromacs-5. 1/lib64：$ LD_LIBRARY_PATH
- bash→将例子 ADH_bench_systems. tar. gz 复制粘贴到 job_test/gromacs-test 中→tar -xzvf ADH _ bench _ systems. tar. gz → cd adh _ cubic → gmx _ mpi grompp -f rf _ verlet. mdp(注意：gmx_ mpi 为运行；grompp 为程序)→mpirun -np 16 gmx_ mpi mdrun &

  注意：查看本电脑有几个核可输入 cat /proc/cpuinfo ｜ grep " cores" ｜ uniq，若能够

正常计算并结束，则表示安装成功。

七、grace-5. 99. 0 的安装

grace 是 Linux 系统中的作图软件，安装过程如下。tar xvzf grace-5. 99. 0. tar. gz →
cd grace-5. 99. 0 → ./configure → make → su root 输入密码 → make install → vi ～/
. bashrc 加入以下内容：

export PATH＝/usr/local/grace-5. 99. 0/bin：$PATH

- bash→执行 xmgrace-5. 99. 0 potential. xvg，若能出现所需绘制的图形，则表示安装
  成功。

八、CLUSTER 的安装

Cluster 是进行构象成簇分析的必备插件，CLUSTER 在安装前需要安装 MMTSB。
安装过程为，tar -xvf mmtsb. tar→为了避免权限限制，把解压得到的 MMTSB 文件夹复
制到/usr/local/下→cd mmtsb→./install. sh→vi ～/. bashrc 加入以下内容：

export MMTSBDIR＝/usr/local/mmtsb

export PATH＝$PATH：$MMTSBDIR/perl：$MMTSBDIR/bin

- 保存退出，bash→进入到 analysis 中的 09-cluster，执行 nohup ./ kclust_all. sh & →
  若执行成功即安装完成。

九、Gaussian09 安装过程

Gaussian09 是量化计算中最为常用的一种计算软件包，集分子优化、分子轨道、过渡
态能量和结构、成键和反应能量、振动频率、红外等功能于一身。Gaussian 程序还有其他
对应的版本，下面给出了 Gaussian09 的安装过程。

将 g09 压缩包上传至 Linux 系统的个人软件文件夹中→解压→cd g09→chmod 700 *
（修改文件中所有文件的权限，注意高斯在运行过程中容易出现权限过高的错误，需要修
改文件权限才能进行后续的计算）。修改环境变量 vi ～/. bashrc，在环境变量中设置如下
（修改至高斯文件安装路径）→完成安装。

export g09root＝/home/yx/work-soft

source $g09root/g09/bsd/g09. profile

十、propak3 的安装

propak 是一种分析蛋白质中氨基酸残基 pK_a 值的一个小工具。安装步骤如下：

在 https：// github. com/jensengroup/propka-3. 1 下载安装包→将安装包（zip 格式文
件）上传至 Linux 系统中→使用命令 unzip propka-3. 1-master. zip，解压文件→进入文件，
在 root 权限下使用命令：python setup. py install -user，其中 user 代表自定义安装路径，
可不用自定义安装路径，直接使用 python setup. py install 命令安装在默认路径下→完成
安装后进入 Tests 文件夹执行 ./runtest. py，若安装成功则会生成许多子文件→在个人用
户下使用 propka31 XXXX. pdb 即可进行对蛋白质 pK_a 值的分析。生成 XXX. pka 和
XXX. propka_input 文件。

中英文对照索引

不均一核 RNA	heterogeneous nuclear RNA，hnRNA
部分电荷	partial charge

C

C 末端结构域	C-terminal domain，CTD
残基关联分析	residue contact analysis
参考序列	reference sequence，RefSeq
侧链	side chain
测试集	testing set
长程相互作用	long range interaction
长链非编码 RNA	long non-coding RNA，lncRNA
场匹配	field fit
超低温电子显微镜	electron cryomicroscopy，cryo-EM
超二级结构	super-secondary structure
超螺旋结构	super-helix
弛豫空间	relaxation space
弛豫时间	relaxation time
穿线法	threading
从头设计	de novo design
粗粒化模型	coarse-grained model
催化	catalysis
催化核心结构域	catalytic core domain，CCD
催化机制	catalytic mechanism
大肠杆菌	*Escherichia coli*
大沟	major groove
大麻素受体 2	cannabionoid receptor 2，CB_2

D

单点模型	single point model
单精度浮点数	single precision floating point
单体酶	monomeric enzyme
单相关	simple correlation
弹性网络模型	elastic network model
蛋白激酶	protein kinase
蛋白酶	protease
蛋白质－蛋白质相互作用	protein-protein interaction，PPI
蛋白质数据库	protein data bank，PDB
蛋白质相互作用数据库	database of interacting proteins，DIP
蛋白质序列	protein sequence
等势图	contour map

递归分割	recursive partitioning，RP
电子云	electron cloud
迭代法	iteration method
叠合	alignment
定点诱变	site-directed mutagencesis
定量构效关系	quantitative structure-activity relationship，QSAR
定长窗口增长	fixed wide window growth
动态窗口增长	dynamic modified window growth
动态热力学积分法	dynamic modified thermodynamic integration
毒性	toxicity
度规张量	metric tensor
端粒	telomere
对接打分	docking score
多尺度粗粒化	multi-scale coarse grained，MS-CG
多点模型	multipoint model
多复本交换分子动力学	replica-exchange molecular dynamics，REMD
多功能酶	multifunctional enzyme
多聚腺苷酸尾	poly（A）-tail
多酶复合物	multienzyme complex
多肽	polypeptide
多药耐药性菌株	multidrug-resistant，MDR
多元分析	multivariate analysis
多元回归	multiple regression
多重度	multiplicity
多重共线性	multicolinearity

E

二级结构	secondary structure
二聚化	dimerization
二硫键	disulfide bond
二面角	dihedral angle

F

发病学	pathogenesis
发夹	hairpin
反向激动剂	inverse agonist
反竞争性抑制作用	uncompetitive inhibition
反密码环	anticodon loop
泛耐药鲍曼不动杆菌	*Acinetobacter baumannii*，Ab
范德瓦耳斯力	van der Waals force

方均根	root mean square，RMS
方均根偏差	root mean sguared deviation，RMSD
方均根涨落	root mean squared fluctuation，RMSF
芳香平面	aromatic plane
芳杂环	heteroaromatic ring
非必须激活剂	non-essential activator
非编码 RNA	non-coding RNA，ncRNA
非格点模型	non-lattice model
非核苷类逆转录酶抑制剂	nonnucleoside reverse transcriptase inhibitors，NNRTIs
非化学键相互作用	non-bonded interaction
非极性相互作用	non-polarization interaction
非结合状态的分子对接	unbound docking
非竞争性抑制作用	non-competitive inhibition
非冗余蛋白	non-redundant protein
非线性函数	nonlinear function
非正常二面角	improper dihedral angle
分辨率	resolution
分类器	classifier
分类学	taxonomy
分子伴侣	molecular chaperone
分子表面积	surface area
分子叠合	molecular superimposition
分子堆积	molecular stacking
分子对接	molecular docking
分子构象	molecular conformation
分子力学	molecular mechanics
分子模拟	molecular simulation
分子片段	molecular fragment
分子片段极性表面积	molecular fractional polar surface area
分子全息定量构效关系	holographic QSAR，HQSAR
分子生物学	molecular biology
分子识别	molecular recognition
分子图形学	molecular graphics
分子相似性指数分析法	comparative molecular similarity indices analysis
分子形状分析法	molecular shape analysis，MSA
辅基	prosthetic group
辅酶	coenzyme
辅助因子	cofactor

负超螺旋	negative supercoil
复相关	multiple correlation
复制蛋白 A 家族	replication protein A，RPA
G	
G 蛋白偶联受体	G protein-coupled receptor，GPCR
G-四链结构	quadruplex
概率密度函数	probability density function，PDF
感受性曲线	sensitivity curve
刚性对接	rigid docking
高频振动	high frequency vibration
高亲和性	high affinity
高斯函数	gaussian function
高斯网络模型	gaussian network model，GNM
高通量基因组序列	high throughput genomic sequences，HTG
高通量筛选	high throughput screening，HTS
革兰氏阳性菌	Gram-positive bacteria，G^+
革兰氏阴性菌	Gram-negative bacteria，G^-
格点模型	lattice model
各向异性网络模型	anisotropic network model，ANM
公共骨架	common skeleton
共轭梯度法	conjugate gradient method
共价催化	covalent catalysis
共晶结构	cocrystal structure
构象	conformation
构象搜索算法	conformation search algorithm
构效关系	structure-activity relationship
谷胱甘肽	glutathione，GSH
骨架修饰	backbone modification
骨架跃迁	scaffold hopping
固有无序蛋白	intrinsically disordered protein
寡聚酶	oligomeric enzyme
寡肽	oligopeptide
关键残基	key residues
关联相似度	contact similarity
关系运算符	relational operator
官能团	functional group
广义波恩	generalized Born，GB
国际分子交换协会	International Molecular Exchange Consortium，IMEx

过渡态	transient state
过氧化物酶和单加氧酶	peroxidases and monooxygenases

H

HIV-1 整合酶	HIV-1 integrase，HIV-1 IN
哈密顿量	Hamiltonian
还原酶系	reductase
焓	enthalpy
合成	synthesis
合理药物设计	rational drug design
核磁共振	nuclear magnetic resonance，NMR
核苷	nucleoside
核苷类逆转录酶抑制剂	nucleoside reverse transcriptase inhibitors，NRTIs
核函数	kernel function
核酶	ribozyme
核内小 RNA	small nuclear RNA，snRNA
核酸	nucleic acid
核苷切除修复	nucleotide excision repair，NER
核酸数据库	nucleic acid data bank，NDB
核糖	ribose
核糖核酸	ribonucleic acid，RNA
核糖体	ribosome
核糖体 RNA	ribosomal RNA，rRNA
核糖体蛋白	ribosomal protein
核心部分	center core portion，CCP
呼吸系统药物	respiratory drug
互补碱基对	complementary base pair
互补链	complementary strand
互补受体场	complementary receptor field
化学基因组学	chemical genetics
化学键相互作用	bonded interaction
化学结构式	chemical structural formula
化学生物学	chemical biology
化学位移	chemical shift
化学遗传学	chemical genetics
回归分析	regression analysis
回转半径	radius of gyration
活性部位	active site
活性口袋	active pocket

活性类似物方法	active analogue approach，AAA
J	
剂量效应	dosage effect
机器学习	machine learning
积分步长	integration step
基团反转	group reversal
基因表达	gene expression
基因功能	gene function
基因组概览序列	genome survey sequences，GSS
基因组学	genomics
基于结构的药物设计	structure based drug design，SBDD
基于模板的建模	template-based modeling
基于配体的方法	ligand-based approaches
基于片段的药物设计	fragment based drug design，FBDD
基于受体的方法	structure-based approaches
激励函数	activation function
激素	hormone
极性表面积	polar surface area
极化率	polarizability
疾病靶标	target
几何哈希法	geometric hashing
几何约束	geometric constraint
己糖激酶	hexokinase
计算机辅助药物设计	computer aided drug design，CADD
计算机化学	computer chemistry
甲基化	methylation
甲基化嘌呤	m7G/m7A
假非结合状态的分子对接	pseudo-unbound docking
假尿嘧啶	pseudouracil，PU
假阳性率	false positive rate，FPR
检验变量	test variable
碱基堆积作用	base stacking interaction
碱基序列	base sequence
剑桥结构数据库	cambridge structural database，CSD
交叉验证	cross validation
交互数据集生物通用库	biological general repository for interaction datasets
酵母基因组数据库	saccharomyces genome database，SGD
结构非特异性药物	structurally nonspecific drugs，SND

结构骨架	structure framework
结构碰撞	structural collision
结构片段	structural fragments
结构生物学	structural biology
结构生物学多尺度建模工具	multiscale modeling tools for structural biology，MMTSB
结构特异性药物	structurally specific drugs，SSD
结构性质	structural properties
结构域	domain
结合模式	binding model
结合能	binding energy
结合位点	binding site
结合状态的分子对接	bound docking
截断值	cutoff value
介电常数	dielectric constant
介质屏蔽效应	shielding effect
金属酶	metalloenzyme
金属效应	metal effect
金属中心参数生成器	metal center parameter builder，MCPB
茎环结构	stem-loop structure
晶体结构	crystal structure
晶体学	crystallography
警惕结构	vigilance structure
径向分布函数	radial distribution function，RDF
竞争性抑制作用	competitive inhibition
静电势	electrostatic potential
静电作用	electrostatic interaction
镜像	mirror image
局部微扰对接	local perturbation docking
局部序列比对基本检索工具	basic local alignment search tool，BLAST
距离比较法	distance comparison，DISCO
距离和电荷分析	distance and charge analysis，DISCA
距离几何	distance geometry，DG
锯齿状	zigzag
聚丙烯酰胺凝胶电泳	polyacrylamide gel electrophoreses，PAGE
聚类分析	cluster analysis
决策树	decision tree
绝对结合自由能	absolute binding free energy

K

抗感染类药物	anti-infective drug
抗体	antibody
抗原	antigen
空间排列	spatial arrangement
空间取向	spatial orientation
空间位阻	steric hindrance
空间效应	space effect
跨膜信号转导	transmembrane signal transduction
快速傅里叶变换	fast Fourier transform，FFT
扩散率	diffusivity

L

拉格朗日乘子	Lagrange multiplier
拉伸分子动力学	steered molecular dynamics，SMD
拉氏图	Ramachandran plot
类药性	drug-likeness
离散分子动力学模拟	discrete molecular dynamics，DMD
离散函数	discrete function
离子通道	ion channel
理化参数	physicochemical parameters
力场参数	force field parameter
力场优化	force field optimization
立体场	steric field，S
立体构型	steric configuration
立体化学作用	stereochemical interaction
立体排斥能	stereo rejection energy
连续介质	continuous medium
链转移	strand transfer，ST
量－效曲线	quantal dose-effect curve
量子力学	quantum mechanics，QM
量子生物学	quantum biology
量子效应	quantum effect
邻近效应	proximity effect
磷酸	phosphoric acid
留一法	leave one out，LOO
孪药	twin drug
逻辑运算符	logical operator

M

MDL 毒性数据库	MDL toxicity database
慢增长	slow growth
锚残基	anchor residue
帽结合蛋白	cap-binding protein，CBP
酶促反应动力学	kinetics of enzyme-catalyzed reaction
每节最小数量	minimum samples per node
美国国家医学图书馆	the National Library of Medicine，NLM
美国食品药品监督管理局	Food and Drug Administration，FDA
蒙特卡洛算法	Monte Carlo，MC
米氏方程	Michaelis equation
密度泛函理论	density functional theory，DFT
描述符	molecular description
敏感性	sensitivity
模板分子	template molecule
模拟退火技术	simulated annealing，SA
目标分子	target molecule

N

N 末端结构域	N-terminal domain，NTD
内毒素	endotoxin
内能	internal energy
内源性配体	endogenous ligand
能量收敛	energy convergence
能量分解	energy decomposition
能量分解	energy decomposition
能量优化	energy optimization
拟合能力	fitting capacity
拟牛顿法	quasi Newton method
逆转录	reverse transcription
逆转录酶	reverse transcriptase，RT
牛顿-拉夫逊法	Newton-Raphson method

O

偶极矩	dipole moment
耦合常数	coupling constant

P

帕金森病	Parkinson disease
排它体积分析	exclude volume analysis
配分函数	partition function

S

S 期激酶相关蛋白 2	S-phase kinase-associated protein 2，Skp2
三维结构	three dimensional structure
三叶草	cloverleaf
熵	entropy
神经网络模型	neural network，NN
生理功能	physiological function
生理学	physiology
生态系统	ecosystem
生物催化剂	biocatalyst
生物电子等排	bioisosterism
生物化学	biochemistry
生物活性信息	bioactivity information
生物利用度	bioavailability
生物信息学	bioinfomatics
生物医学	biomedicine
识别模式	recognition mode
食品添加剂	food additives
世界蛋白质数据库	worldwide protein data bank，wwPDB
收敛条件	termination option
受试者工作特征曲线	receiver operating characteristic curve
受体学说	receptor theory
疏水场	hydrophobic field，H
疏水通道	hydrophobic channels
疏水性相互作用	hydrophobic interaction
数据库	database
数据流重定向	data flow redirection
衰减因子	decay factor
双精度浮点数	double precision floating point
双螺旋结构	double helix
双氢尿嘧啶	dihydrouracil，DHU
双嗜性分子	amphipathic molecule
水合作用	hydration
水解酶	hydrolase
水溶性	water solubility
瞬时压力	instantaneous pressure
四级结构	quaternary structure
四面体结构	tetrahedral structure

稀有碱基	rare base
系综	ensemble
细胞	cell
细胞壁	cell wall
细胞毒性机制	cytotoxic mechanism
细胞分化	cell differentiation
细胞色素 P450 酶系	cytochrome P450 enzyme system，CYP450
细胞生物学	cytobiology
细菌耐药	bacterial drug resistance
先导化合物	lead compound
显含溶剂模型	explicit solvent model
限制酶切	restriction enzyme digestion
线性响应	linear response approximation
线性自由能相关法	linear free energy relationship，LFER
相关分析	correlation analysis
相关系数	correlation coefficient
相角	phase angle
相似性搜索	similarity search
消化系统药物	digestive drug
小非编码 RNA	small non-coding RNA，sncRNA
小干扰 RNA	small interfering RNA，siRNA
小沟	minor groove
效价	potency
协方差矩阵	covariance matrix
谐振势	harmonic potential
心血管系统药物	cardiovascular drug
锌指	zinc finger
新靶点	novel target
新化学实体	new chemical entities，NCE
信号转导	signal transduction
信使 RNA	messenger RNA，mRNA
虚假原子	pseudoatom
虚拟—对接筛选	virtual-docking screening
虚拟筛选	virtual screening
序列比对	sequence alignment
序列标记位点	sequence tagged sites，STS
序列相似度	sequence similarity
序列重复度	sequence identity

正超螺旋	positive supercoil
正则变量	canonical variable
正则系综	canonical ensemble，NVT
支持向量机	support vector machine，SVM
脂多糖	lipopolysaccharide
脂溶性	lipid solubility
脂水分配系数	lipid-water partition coefficient
脂质 A	lipid A，LA
脂质双层	lipid bilayer
中性拮抗剂	neutral antagonist
肿瘤基因解剖计划	cancer genome anatomy project，CGAP
周期性边界条件	periodic boundary condition，PBC
轴向分布概率	axial frequency distribution，AFD
主成分	principal components，PCs
主成分动力学	essential dynamics，ED
主成分分析	principal component analysis，PCA
转录 RNA	transfer RNA，tRNA
状态变量	state variable
状态函数	state function
自变量	independent variable
自由能曲面	free energy landscape，FEL
组合化学	combinatorial chemistry
最大树深	maximum tree depth
最大循环数	maximum cycle
最低杀菌浓度	minimal bactericidal concentration，MBC
最低抑菌浓度	minimal inhibitory concentration，MIC
最陡下降法	steepest descent method
最适 pH	optimum pH
最适温度	optimum temperature
最小二乘法	partial least square，PLS
坐标维度	coordinate dimension

附　图

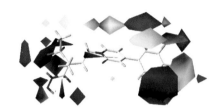

附图 1

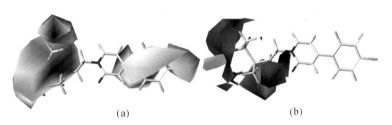

(a)   (b)

附图 2

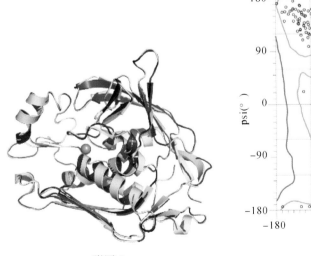

附图 3

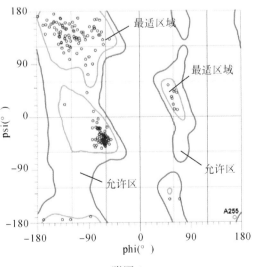

附图 4

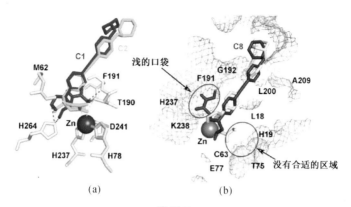

(a)   (b)

附图 5

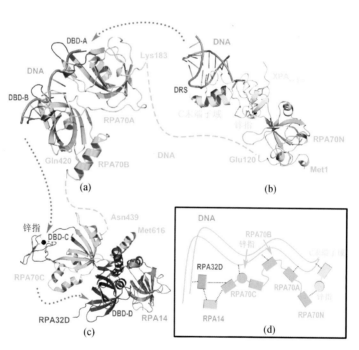

(a)   (b)

(c)   (d)

附图 6

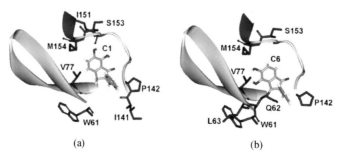

(a)   (b)

附图 7